Helmut Arnold, Hans-Joachim Schille (Hrsg.)
Praxishandbuch Drogen und Drogenprävention

D1725289

Helmut Arnold, Hans-Joachim Schille (Hrsg.)

Praxishandbuch
Drogen und Drogenprävention

Handlungsfelder – Handlungskonzepte –
Praxisschritte

Juventa Verlag Weinheim und München 2002

Die Deutsche Bibliothek - CIP-Einheitsaufnahme

Ein Titeldatensatz für diese Publikation ist bei
der Deutschen Bibliothek erhältlich.

© 2002 Juventa Verlag Weinheim und München
Umschlaggestaltung: Atelier Warminski, 63654 Büdingen
Printed in Germany

ISBN 3-7799-0783-6

Inhalt

IV. Familie und Drogengebrauch

V. Grenzsituationen und Drogengebrauch

VI. Drogengebrauchsprävention

VII. Beratung und Therapie Drogenabhängiger

VIII. Selbstbilder in der Drogenarbeit

Helmut Arnold und Hans-Joachim Schille

Einführung

Das vorliegende Praxishandbuch ist im Kontext eines praxisorientierten Fortbildungs- und Forschungsprojektes entstanden, welches von 1998 bis zum Sommer 2000 vom Institut für regionale Innovation und Sozialforschung – IRIS e.V. – in Zusammenarbeit mit der TU Dresden durchgeführt wurde. Das Gesamtprojekt war eingebunden in die Europäische Gemeinschaftsinitiative „Beschäftigung/Integra". Wir danken der Europäischen Union und dem Freistaat Sachsen für die Förderung.

Das wesentliche Ziel dieses Projektes bestand in der Entwicklung und Stärkung der Handlungskompetenz von Mitarbeitern verschiedener Professionsgruppen, die in der Praxis direkt oder indirekt mit Drogengefährdeten und -abhängigen zu tun haben. Im Projekt stand der Begriff Drogen für Alkohol und illegale Drogen. In diesem Buch geht es vor allem um den Gebrauch illegaler Drogen und seine Vermeidung durch Prävention. Drogenprävention wurde im Projekt und wird in diesem Buch als Kurzfassung für Drogengebrauchsprävention verwendet und als spezielles Feld der Suchtprävention, das durch das Wesensmerkmal substanzbezogen charakterisiert ist, verstanden.

Die hier publizierten Materialien spiegeln eine Besonderheit des Projekts wider: die Verschränkung von informierend-aktivierender Fortbildung und begleitender Forschung. Dabei war uns wichtig, die erfahrungsbezogenen Reflexionen der Teilnehmer aus ihren jeweiligen Handlungsfeldern in den Weiterbildungsveranstaltungen aufzunehmen und diese auch in systematisierter Form für die Entwicklung von Fortbildungsmaterialien in Form von Modulen zu verwenden. Die in diesem Praxishandbuch nun publizierten Module wenden sich an alle, die sich im Bereich der Drogenarbeit präventiv, vor allem beratend oder weiterbildend, betätigen. Die Texte lassen sich auf verschiedene Zielgruppen und Weiterbildungsformen zuschneiden und nach Bedarf miteinander verbinden.

Ebenso wenig, wie es nicht *die* erfolgreiche Prävention und eine dementsprechende Systematik oder Handlungsrezeptur gibt, ließen sich nicht alle Module in gleicher Weise darstellen. Die Autoren sind in ihren Themenfeldern ausgewiesen, sie pflegen ihren eigenen Stil, sie haben sich für dieses Praxishandbuch allerdings um eine Wissenschaftssprache bemüht, die von unterschiedlichen Berufsgruppen verstanden wird. Die Module widerspiegeln den gegenwärtigen Forschungsstand mit Vorläufigkeiten, Unschärfen und offenen Problemen.

Die Drogengebrauchsituation in Deutschland, insbesondere der Gebrauch von illegalen Drogen, macht Informationen für alle damit befassten Berufsgruppen erforderlich. Die Texte sind so angelegt, dass sie einen materialreichen Überblick zur aktuellen Situation und zur Fachdiskussion geben, wobei vor allem auf die Bundesrepublik Deutschland Bezug genommen wird. In den Beiträgen zeichnen sich einige übergreifende Querschnittsthemen ab: So stellt das Jugendalter jenen bedeutsamen Entwicklungsabschnitt dar, in welchem sich Drogengebrauch und seine Habitualisierung herausbilden. Drogengebrauch wird in unserem Zugangsverständnis als Risiko- und als Bewältigungsverhalten erörtert. Das geschieht zumeist auf den Ebenen von Set und Setting. Zum Zweiten zeigt schon ein rascher Blick auf die vielschichtige Fachdiskussion, dass Drogenarbeit ein heterogenes Arbeitsfeld darstellt, in das eine Vielzahl von beteiligten Akteuren involviert ist, die von ganz unterschiedlichen Zugängen her ihre jeweiligen Arbeitsansätze zur Problembearbeitung entfalten. In diesem Buch geht es vor allem um Gebrauchsprävention als Primär- und Sekundärprävention sowie um die soziale und berufliche Integration von Drogengebrauchern. Aus zumeist sozialpädagogischem Blickwinkel fokussieren viele Beiträge auf Formen der Lebensbewältigung und untersuchen Möglichkeiten der Unterstützung im breiten Spektrum zwischen alltagsbezogen begleitenden, lebensweltorientierten und intervenierenden, systemischen Handlungsansätzen. Fragen der Beratung und der Erweiterung von Ressourcen der Betroffen durch Aktivierung von sozialer Unterstützung und Netzwerkbildung stehen im Mittelpunkt.

Die einzelnen Kapitel haben eine relative Geschlossenheit und folgende Schwerpunkte:

Im Kapitel *Sucht und Drogengebrauch* werden historische und interkulturelle Wurzeln, rechtliche, soziologische, psychologische und präventive Aspekte von Sucht und Drogengebrauch im Sinne von *Grundlagentexten* für die folgenden Kapital dargestellt; hier wird auch auf die Rolle der Drogen in ihrer massenmedialen Präsenz und Thematisierung eingegangen. In den letzten Jahren hat sich das Spektrum der gebrauchten Stoffe und der Gebrauchsformen bedeutend erweitert. Dazu wird im Kapitel *Drogenarten und Drogenerleben* ein sachlich-informativer Überblick gegeben.

Im umfangreichen Kapitel *Jugend und Drogengebrauch* werden allgemeine entwicklungsphasenbezogene, geschlechtsspezifische und gesellungsformentypische Erscheinungsformen des Drogengebrauchs Jugendlicher erörtert, Schlussfolgerungen für eine alters- und zielgruppenspezifische Prävention gezogen und die aktuellen Herausforderungen im konkreten Handlungsfeld der arbeitsweltbezogenen Integrationsprojekte bestimmt.

Der Familie als der auch für Drogengebrauch oder Nichtgebrauch wichtigen Sozialisationsinstanz wird bezüglich der Zusammenhänge von Struktur, Gebrauch der Eltern und Co-Abhängigkeit das Kapitel *Familie und Drogengebrauch* gewidmet, das mit der Vorstellung des alltagspädagogischen Konzepts von ‚anderen Erwachsenen', die quasi Elternrollen übernehmen, abgeschlossen wird.

Grenzsituationen und Drogengebrauch im Jugendalter werden am Beispiel von Gefängnisaufenthalt und Prostitution beleuchtet.

Im Kapitel *Drogengebrauchsprävention* werden die Bedingungen, Möglichkeiten und Erfolg versprechenden Formen von Drogenprävention systematisch im Inhaltsbogen Theorie – Praxis – Politik abgehandelt. Dabei wird verdeutlicht, dass keiner Einzelkämpfer sein muss, dass es vielmehr darauf ankommt, Netzwerke zu schaffen und diese kontinuierlich zu entwickeln.

Das Kapitel *Beratung und Therapie* Drogenabhängiger steht am Schnittpunkt von Sekundär- und Tertiärprävention. Schwerpunkte sind hier Beratungskonzepte, Formen und Chancen von Therapien, die (versicherungs-) rechtlichen Voraussetzungen für deren Inanspruchnahme sowie die unmittelbare Krisenintervention. Im letzten Kapitel geht es um Selbstbilder und Selbsterfahrung von Gebrauchern und ihren Helfern nach der Maxime, dass das Verstehen des Anderen das Selbstverstehen voraussetzt.

Als Leser unseres Buches wünschen wir uns vor allem in Bereichen der Primär- und Sekundärprävention Tätige, aber auch Beschäftigte aus tangierenden Feldern. Studierende der Sozialen Arbeit, der Psychologie, Pädagogik, Kriminologie und Soziologie können einen praxisorientierten Einblick in den Bereich Drogengebrauchsprävention und Überblick zu wichtigen Handlungsfeldern, Handlungskonzepten und Praxisschritten bekommen.

Ganz unterschiedliche Professionsgruppen, die in unsere Fortbildungsreihe direkt einbezogen waren, haben daran mit Gewinn partizipiert; vor diesem Erfahrungshintergrund darf das vorliegende Praxishandbuch auch MitarbeiterInnen von Wohlfahrtsverbänden und der kommunalen Sozialadministration, Streetworkern, Lehrern und Lehrerinnen, Polizisten und Polizistinnen aus den Präventionsabteilungen, MitarbeiterInnen der Bewährungshilfe, Pfarrern und Pfarrerinnen, gemeinde-diakonischen MitarbeiterInnen, Jugendschutzverantwortlichen, MitarbeiterInnen der Berufsberatung und der Arbeitsvermittlung der Bundesanstalt und nicht zuletzt gemeinwohlorientiert engagierten Bürgerinnen und Bürgern empfohlen werden. Schließen glauben wir, dass die Texte auch für betroffene Eltern und ältere Jugendliche lesbar und lesenswert sind. Das Sachwortverzeichnis soll dafür eine zusätzliche Orientierungshilfe sein.

Teil I
Sucht
und Drogengebrauch

Das Grundthema dieses Buches ist die Frage: Warum greifen Menschen zu Drogen? Eine immer wieder zu findende Antwort lautet: zur Bewältigung von Lebensaufgaben. Drogen als ‚Chemie der Bewältigung' führen zu einem Lebensstil, der abhängig oder süchtig genannt wird. Sie unterschieden sich nur durch den Substanzgebrauch von anderen Süchten, die das Tun und Lassen von Menschen determinieren. Sucht und Drogengebrauch als Lustgewinn, als Bewältigungs- und Risikoverhalten sind ein Thema mit historischem und interkulturellen Hintergrund, ohne den der heutige Drogengebrauch nicht zu verstehen, geschweige denn vorurteilsfrei zu bewerten und schon gar nicht zu verhindern ist. Sucht kann von Sehnsucht, von Idolen, von Traumata, von Neugier, von Einsamkeit, von Konflikten, aus dem Befolgen von Gruppennormen usf. kommen. Beim genauen Hinsehen ist sie ein Suchen nach Mitmenschlichkeit als Kompensation für Beziehungsstörungen oder von vermeintlicher Lebenssinnlosigkeit. Ein Siechen ist sie immer, das kommt schon im gleichen Ursprung der Wörter Sucht und Siechen im Deutschen zum Ausdruck.

Die historischen, interkulturellen, rechtlichen, sozialpsychologischen, soziologischen Grundfragen von Sucht und Drogengebrauch sowie deren Widerspiegelung in Medien, Kultur und Politik sind die inhaltlichen Schwerpunkte des ersten Kapitels.

Christian v. Wolffersdorff

Drogengebrauch als interkulturelles Phänomen

Die Frage nach interkulturellen Aspekten des Drogengebrauchs, insbesondere nach den verwirrenden Legitimationsversuchen, mit denen das Ineinanderfließen von Legalität und Illegalität in diesem Bereich einhergeht, lässt sich im Rahmen eines Überblicksbeitrags naturgemäß nur in großen Umrissen behandeln. Einige Informationen zum internationalen Drogenhandel machen den Anfang. Im Anschluss daran befassen wir uns mit den offenen und verdeckten Zusammenhängen zwischen Drogenerfahrung und religiöser Erfahrung. Zwei weitere Abschnitte zeichnen die Entwicklung vom Opium zum Heroin und vom Coca zum Kokain nach. Sodann wird auf die Bedeutung des Drogengebrauchs als interkulturelles Phänomen der Romantik und als Stilmittel jugendlicher Protestkulturen eingegangen. Eine Betrachtung zum Problem der Sucht in einer süchtigen Gesellschaft und eine zusammenfassende Reflexion bilden den Abschluss.

Grenzüberschreitungen der besonderen Art – die Tour de France 1998

Wie so viele andere Praktiken des Alltagslebens ist auch der Drogengebrauch von der Globalisierung erfasst worden. Dem Medienkonsumenten wird dieser Wandel heute vor allem im Zusammenhang mit den internationalen Großveranstaltungen des Sports bewusst, und wohl kein anderes Ereignis hat ihn greller beleuchtet als die Tour de France 1998. Man erinnert sich: Fahrer aus aller Welt entscheiden sich in Reaktion auf die Aufdeckung eklatanter Dopingpraktiken zum Bummelstreik. Die Nervosität unter Aktiven und Funktionären wächst, denn die Beweise für die universelle Verbreitung des Dopings im Radsport (und nicht nur dort) sind erdrückend. Der unter diesen Umständen eigentlich zwingende Abbruch der Tour rückt in greifbare Nähe, muss aber unter allen Umständen verhindert werden. Das verlangt die große Koalition der Interessen, die das internationale Topereignis unterschwellig steuert und die auch vom Zuschauer am heimischen Bildschirm mitgetragen wird – trotz des ungläubigen Entsetzens, das ihn angesichts der Bilder von Wagenladungen voller Präparate und Spritzen befällt. Und schon häufen sich, öffentlich zelebriert im internationalen Mediennetz, zerknirschte Reuebekenntnisse, fein dosierte Schuldzuweisungen und moralische Gelöbnisse zu radikaler Verhaltensänderung. Für den ganzen Ärger, so ist zu hören, sind doch nur die Verfehlungen einiger weniger verantwortlich. Der Betrieb als ganzer sei sauber und verdient es nicht, von aufgescheuchten Medienleuten kollektiv in den Schmutz gezogen zu werden.

Doch jeder, der die einschlägigen Nachrichten über den unaufhaltsamen Einzug der Drogen in die Welt des Sports seit einigen Jahren verfolgt, kann aus den dargebotenen Bildern, Fakten und Vernebelungsversuchen selbst die nahe liegende Schlussfolgerung ziehen: Was in dem Medienrummel über die Verquickung von Fahrerteams, Sponsorenfirmen, Pharmakonzernen, Dopingpräparaten und Polizeitaktiken, in all den gewundenen Statements zur Legalität bzw. Illegalität der bekannt gewordenen Praktiken aufscheint, ist nur die Spitze eines Eisberges. Der profitträchtige Einsatz von Drogen in der kulturübergreifenden Welt des Sports bewegt sich nicht auf der Ebene kleinkrimineller peanuts, sondern auf der Ebene internationaler Kapitalinteressen. Als weltumspannend erweist sich dabei weniger die olympische Idee des ehrlichen Ringens um Sieg und Ruhm als die merkwürdige Tatsache, dass sich mit gesundheitsschädigenden und suchterzeugenden Praktiken viel Geld verdienen lässt – das Geld derer, die in gleichzeitig dargebotenen Antidrogen-Kampagnen auf ein gesundes Lebensgefühl ohne Eskapaden eingeschworen werden sollen. *Keine Macht den Drogen* – das an den Tribünen der Fußballstadien und an den Gitarren internationaler Rockgrößen prangende Motto ist unfreiwillig zum großen Fragezeichen geworden. Was hat es auf sich mit der Macht der Drogen, internationale Kreuzzüge zu mobilisieren, (sub)kulturelle Bewegungen in Gang zu setzen und die Beziehungen zwischen Staaten zu beeinflussen? Wie ist es zu verstehen, dass sich in den USA während der letzten Jahrzehnte ein veritabler *war on drugs* etablieren konnte, zu dessen Fortsetzung sich jeder Präsidentschaftskandidat, der seine Siegchancen nicht von vornherein verspielen will, vor jeder politischen Sachaussage zunächst einmal feierlich bekennen muss?

Fragen wie diese sind notwendig, um die Größenordnungen zu verstehen, in denen sich das Drogengeschehen international und interkulturell inzwischen bewegt. Das kulturelle Klima der Risikogesellschaft (Beck 1986) mit ihrem Hunger nach Selbsterfahrung und Selbstvergewisserung bringt es mit sich, dass das Bedürfnis nach Grenzüberschreitungen – im räumlichen wie im mentalen Sinne – seinerseits grenzenlos vermarktet wird. Die Suche nach einem erfüllten, besser gesagt: *an*gefüllten Leben auf ständig steigendem Anspruchsniveau und mit garantierter Erlebnisintensität mündet in einer Spirale von Tourismusmärkten, Therapieformen, pseudoreligiösen Sinnangeboten und Ganzheitsversprechungen. Sie alle leben von der Suggestion des grenzüberschreitenden kicks – können diesen aber mit der fortschreitenden Habitualisierung des Bedürfnisses nach ‚more of the same' immer weniger realisieren. Ulrich Beck hat für diese rastlose Spiralbewegung, die gerade in der wachsenden Suchtanfälligkeit der modernen Konsumgesellschaften zum Ausdruck kommt, ein ebenso treffendes wie beklemmendes Bild gefunden:

„Die Konsequenz ist, dass die Menschen immer nachdrücklicher in das Labyrinth der Selbstverunsicherung, Selbstbefragung und Selbstvergewisserung hineingeraten. [...] In der Suche nach Selbsterfüllung reisen die Menschen nach Tourismuskatalog in alle Winkel der Erde. Sie zerbrechen die besten Ehen und gehen in rascher Folge immer neue Bindungen ein. Sie lassen sich umschulen. Sie fasten. Sie joggen. Sie wechseln von einer Therapiegruppe zur anderen. Besessen vom Ziel der Selbstverwirklichung reißen sie sich selbst aus der Erde heraus, um nachzusehen, ob ihre Wurzeln auch wirklich gesund sind" (Beck 1986, S. 156).

Der internationale Drogenhandel

Was die internationalen Strukturen des Drogenhandels betrifft, so wissen wir heute, dass die Bewegungen des illegalen Drogenkapitals den Erdball wie ein feines Geäst von Blutgefäßen umspannen. An zahlreichen Punkten sind diese mit anderen profitträchtigen Wirtschaftszweigen verbunden, so z.B. mit dem international operierenden Waffenhandel. Nicht nur bei den Kriegen in Afghanistan, den andauernden Guerillakämpfen in Südamerika und den militärischen Auseinandersetzungen im ostasiatischen ‚Goldenen Dreieck', sondern auch bei den jüngsten Balkankriegen waren und sind stets auch Drogen im Spiel, vor allem wenn es um die Finanzierung von Waffen geht. Die ohnehin äußerst durchlässigen Grenzen zwischen Legalität und Illegalität werden dabei geplant und systematisch überschritten. In einigen für den Drogenhandel strategisch wichtigen Regionen Asiens und Lateinamerikas sind es die Bosse des Drogenkapitals, die Regierungen einsetzen und entlassen. Dass sie mit Hilfe von Sozialprogrammen für die Not leidende Bevölkerung sogar richtig populär werden können, erscheint nur dem Außenstehenden paradox. Da sie es trefflich verstehen, sich mit dem jeweils herrschenden Politik-, Militär- und Polizeiapparat bis zur Unkenntlichkeit zu verfilzen, leisten sie ihren spezifischen Beitrag zur Entstehung einer Machtstruktur, die sich gegenüber jeglichem Versuch demokratischer Kontrolle immunisiert. Das Bild von einem Staat im Staate erhält hier reale Bedeutung. Aus zahllosen kleinen Adern, d.h. aus dem Kleingeld der Drogenkonsumenten in den Abnehmerländern, speisen sich die großen Geldströme, aus denen das internationale Drogenkapital (das legale wie das illegale) seine Dynamik bezieht. Eine zentrale Voraussetzung dafür, dass dieses Kapital auf den globalen Finanzmärkten ungehindert agieren kann, bilden die über den Globus verteilten Geldwaschsysteme, in denen Drogengeld gereinigt und legalisiert wird.

Auf der anderen Seite des Kapitaltransfers, zu den Erzeugerländern hin, verzweigen sich die Ströme wieder, bis sie in kaum noch wahrnehmbaren Verästelungen die vom Mohn-, Hanf- oder Coca-Anbau lebenden Kleinbauern erreichen. Da diese von paramilitärisch organisierten Drogensyndikaten abhängig sind und von sich aus keinerlei ökonomische Motivation für das Umsteigen auf andere Erzeugnisse haben, scheiterten bislang alle Versuche, den großen Drogenstrom bereits hier, in seinen Quellgebieten, zu unterbrechen. Vor allem die Ansätze der USA, des Drogenproblems durch erzwungene Produktionsumstellungen, die gewaltsame militärische Unterbrechung von Transportwegen und den Kauf von Regierungen schon auf der Angebotsseite Herr zu werden, haben sich immer wieder von Neuem festgefahren. Auch der erhebliche Aufwand an teuren Spezialeinheiten, Geheimdienstoperationen und ideologischer Aufrüstung, der den Ankündigungen zur Verschärfung des Drogenkrieges im Rhythmus der US-Präsidentschaften jeweils folgt wie ein Schatten, hat dies nicht verhindern können. Im Gegenteil, die martialische Rhetorik vom Kampf gegen das Rauschgift, den alle entschlossen führen müssen, erweist sich letztlich selbst als Teil des Problems, das er zu lösen vorgibt.

Nicht nur notorische Skeptiker haben deshalb damit begonnen, die Sinnhaftigkeit solcher Strategien zu bezweifeln. Doch befinden sich die Kritiker der internationalen Drogenkriegs-Politik – ganz ähnlich wie die durch fortgesetzte blutige Amokläufe aufgeschreckten Kritiker der amerikanischen Waffenlobby – in einer schwierigen Lage. Ihre Argumente sind zwar intellektuell kaum zu widerlegen und moralisch gut begründet, auf der Ebene politischer Praxis aber weitgehend folgenlos, weil ihre Umsetzung die Selbstauflösung ganzer Industriezweige voraussetzen und fest gefügte Machtallianzen zum Einsturz bringen müsste. Von Abhängigkeit zu Abhängigkeit, das ist die Logik, nach der sich der globale ökonomische Kreislauf des Drogenhandels vollzieht. Es ist dieselbe Logik, nach der sich nun schon seit Jahrhunderten auch weite Teile des Handels der reichen Industrieländer mit den Ländern der so genannten Dritten Welt vollziehen. Der Drogenforscher Günther Amendt hat dieses Koordinatensystem der Abhängigkeiten schon 1972 mit dem Titel seines Buches über die Ökonomie der Drogen treffend auf den Punkt gebracht: Sucht – Profit – Sucht.

Zieht man aus den bisher angesprochenen Facetten des internationalen Drogenhandels ein erstes Resümee, dann drängt sich eine Einsicht auf, die aus der Perspektive der reichen Industriegesellschaften nur als Selbstkritik formuliert werden kann: Mehr als je zuvor in der langen Geschichte des Drogenhandels und der Drogenprobleme sehen sich diese Nationen durch die jüngste Ausweitung und Internationalisierung des Drogengeschehens auf der Suche nach gangbaren Wegen der Drogenkontrolle auf sich selbst zurückgeworfen und in ihrem angemaßten kulturellen Hegemoniestreben verunsichert. Da die Quellen des Nachschubs mit den traditionellen Mitteln ökonomischer und polizeilicher Kontrolle nicht versiegelt werden können, lässt sich die unbequeme Einsicht, dass sich das Entscheidende nur auf der Nachfrageseite ändern kann, nicht länger leugnen. Anders gesagt: Nur wenn es den Abnehmerländern gelingt, auf eigenem Boden andere Regeln und Kontrollmechanismen zum Umgang mit Drogen zu entwickeln als bisher, wird sich die bekannte Spirale von Nachfrage, Angebot, neuerlicher Nachfrage usw. (vielleicht) aufhalten lassen. Und was für den illegalen Bereich, die dunkle Seite des Drogenkonsums gilt, gilt letztlich auch für den Umgang mit den legalen Alltagsdrogen: Auf beiden Seiten lässt sich beobachten, wie die Versuche, vernünftige Regeln und Kontrollmechanismen für den Umgang mit Drogen zu etablieren, in Widersprüchen stecken bleiben, durch doppelte Moral verstellt und durch machtvolle Interessenkoalitionen blockiert werden. Gesellschaft und Drogen – eine unendliche Geschichte, in der sich sowohl die Spuren kultureller Konflikte als auch Bewegungen hin zu kulturübergreifenden Konvergenzen auffinden lassen; eine Geschichte, die sich durch die Niederungen des Alltags zieht, aber auch die Höhen religiöser Erfahrung nicht ausspart. Die folgenden Beispiele vermitteln einen Eindruck davon.

Schamanentum, Ekstase, unio mystica – Drogen und religiöse Erfahrung

Trotz ihrer fundamentalen Unterschiede sind die Religionen der Welt einander in zweierlei Hinsicht ähnlich: Sie lenken den Blick auf eine *andere* Wirklichkeit – eine Wirklichkeit des Heiligen, die den Bereich des Profanen überwölbt; und sie beschreiben bestimmte Verhaltensregeln, die beim Übertritt vom *Profanen* zum *Heiligen* unbedingt eingehalten werden müssen, damit der Adept von der Wucht dieses Vorgangs nicht erdrückt wird. In vielen frühen Religionen spielte dabei der Gebrauch von Drogen eine wichtige Rolle. Das gilt besonders für den Umgang mit Pflanzenhalluzinogenen (Pilze und Kaktusarten) in frühen mittel- und südamerikanischen Kulturen, aber auch für den rituellen Gebrauch von Haschisch bei den Skythen, das Trinken von Palmwein bei religiösen Zeremonien auf Bali und zahllose weitere Beispiele. Der Soziologe René König weist in seiner Einleitung für die Aufsehen erregende kulturgeschichtliche Ausstellung „Rausch und Realität", die 1981 im Kölner Rautenstrauch-Joest-Museum stattfand, auf kulturübergreifende Aspekte religiöser Initiationsriten hin und zeigt, welche Rolle dabei bewusstseinsverändernden Drogen zukommt (die universelle Feinstruktur des Vorgangs wird vom Autor jeweils mit Anführungszeichen kenntlich gemacht):

> „Mit der Initiation sind jeweils Komplexe von Riten verbunden, mit deren Hilfe der Übergang ‚vermittelt' wird. Dieser ist zumeist ein mehrgliedriger und gestufter Vorgang, im Laufe dessen der Übergang aus der einen Dimension in die andere realisiert wird; der ‚Rückweg' erfolgt in ähnlicher Weise, indem die aufgenommenen neuen Kräfte langsam abgebaut und der Adept wieder profaniert wird. Das Ziel ist ‚Partizipation' an der neuen Bewusstseinsebene, die sich dem trivialen Alltag gegenüber ‚exklusiv' verhält. So muss ein ‚vorsichtiges Verhalten' entwickelt werden, charakterisiert durch vielerlei Formen von ‚Meidungen' (Tabus), die durch beständige ‚Orakel', ‚Opfer' und ‚Reinigungsriten' gesichert werden. Die Zahl der zu diesem Zweck entwickelten ‚Techniken' ist unüber-

sehbar, aber es gibt wiederkehrende Stationen in diesem Prozess, die man als Seklusion (Absonderung des Adepten), Fasten, Askese, sexuelle Enthaltung, Reinigung, Tod und Auferstehung bezeichnen kann. Das Ziel ist also Erreichung der Partizipation am Heiligen, die dem Adepten wie ein ‚Rausch' (und oft genug auch *als* Rausch), als eine echte Enthebung in einen anderen Bewusstseinszustand erscheint, aus dem dieser auch nicht unmittelbar, sondern wiederum nur unter Einsatz ‚spiegelbildlicher' Riten entlassen werden kann [...] Bei vielen Religionen, z.B. schamanistischer Art, wird der Übergang von der Alltagsrealität in die Dimension eines neuen Bewusstseinszustandes durch halluzinogene Drogen vermittelt, die oft genug als Gott verehrt werden" (König 1981, S. 16).

Königs Betrachtung zeigt, dass sich von den drogengestützten Praktiken schamanistischer Religionen bis hin zu den metaphysischen Praktiken der Hochreligionen eine Entwicklung vollzogen hat, in deren Verlauf unmittelbare Drogeneffekte allmählich durch funktionale Äquivalente (Techniken, die in ihren Wirkungen ähnlich sind und vergleichbare Funktionen erfüllen) abgelöst werden. Zu nennen sind hier vor allem Meditation, Askese, Fasten, Tanz, Hypnose oder die wochenlange Isolation des Einzelnen von der Gemeinschaft (Anachoretismus), mit der der Übergang in die nichtalltägliche Wirklichkeit vorbereitet wird. Im Judentum des Alten Testaments, das seinen strengen Jahve-Glauben von den ungezügelten und rauschhaften Praktiken seiner altorientalischen Nachbarvölker abgrenzen muss, entwickelt sich eine neue Sicht auf das Wesen der Ekstase. Diese erscheint nun als Gottestrunkenheit, die nicht mehr auf die physischen Wirkungen des Weins oder anderer Substanzen angewiesen ist. Beim Propheten Jesaja (29, 9) heißt es: „Seid trunken, doch nicht vom Wein, taumelt, doch nicht von starkem Getränk" (zit. nach Legnaro 1981, S. 57).

Zahlreiche Stellen des Alten und Neuen Testaments nehmen auf die rauschhafte Erfahrung des Weins Bezug. Die Bewertung des Weins unterliegt dabei, wie die französische Literaturwissenschaftlerin Martine Chatelain belegt, deutlichen Widersprüchen. Wein erscheint einerseits als Element der Freude und des erotischen Überschwangs. So heißt es im Hohen Lied Salomos: „Dein Bauchnabel ist ein rundes Becken, wo der gewürzte Wein nicht ausgehen könnte [...] Ach! Seien deine Brüste wie die Trauben des Weinbergs [...] Und sei dein Gaumen wie der gute Wein" (Chatelain 1981, S. 292). Zugleich aber repräsentiert der Wein auch Gefahr und Übel. Wein steht für unkontrollierte Ausschweifungen und damit für die Bedrohung des sozialen Zusammenhalts. „Er führt den Trinker außerhalb der sozialen und väterlichen Ordnung in den undifferenzierten Fluss, ohne Grenzen und ohne Anhaltspunkte, den Fluss – der jeder Droge eigen ist – des zusammenfügenden Verhältnisses mit der Mutter: der Zustand vor dem Gesetz, vor der Trennung, vor der Identität". Wovor aber, so fragt die Autorin weiter, schützt sich die jüdisch-christliche Kultur, wenn sie darauf beharrt, „aus dem Wein ein Symbol der Kultur und eine für die Männer reservierte

Sache zu machen?" (ebd.). Die Weinmythen, so ihre These, verraten einerseits den Wunsch nach Rückkehr zum Ursprung, zur Mutter. Andererseits weist die Symbolik des Weines als Darstellung einer männlichen Kultur auf die Ausgrenzung des Weiblichen hin – etwa auf die Verdrängung der Frau aus dem Priesterstand. Der Wein als Symbol des Blutes steht für ein männliches Phantasma der Selbsterzeugung. „Indem Christus sein Wein-Blut als Lebensgetränk gibt, setzt er sich an die Stelle der Frau des ursprünglichen Gartens: Alle Symbole, die wir im Garten Eden identifiziert haben, finden sich im Bild der Kreuzigung, wo der gekreuzigte Christus gleichzeitig das Symbol des Weinbergs von Eden und der Schlange ist" (a.a.O., S. 295).

Beispiele wie dieses zeigen, dass auch die heute als Alltagsdrogen bekannten Substanzen wie Wein im Bezugsrahmen religiöser Sinngebungen gesehen werden müssen, die die Welt der Alltagswirklichkeit überschreiten oder mythisch überhöhen. Auch für den Gebrauch des Tabaks bei den indianischen Völkern Süd- und Nordamerikas lässt sich das an zahlreichen Beispielen zeigen – zu denen auch das bekannte Ritual der Friedenspfeife gehört. Und stets spiegeln sich in diesen Bedeutungen fundamentale kulturgeschichtliche Prozesse, die dem uns bekannten, nicht zufällig mit dem ökonomischen Terminus ‚Konsum' bezeichneten Gebrauchsmuster ein *anderes* Gebrauchsmuster entgegenhalten. Sowohl für die Antike (Griechenland und Rom) als auch für das frühe Christentum und das Mittelalter lässt sich das zeigen. Neben der Symbolik des Weines, der in der christlichen Tradition eine hervorgehobene Bedeutung zukommt, sind vor allem die im Schatten des offiziellen Christentums fortlebenden (und von diesem oft erbittert bekämpften) mystischen Strömungen für eine Phänomenologie religiöser Ekstase aufschlussreich. Aus der Spätantike (drittes Jahrhundert n.Chr.) ist hier der neuplatonische Philosoph Plotin zu nennen. Mit seiner Lehre von den Emanationen, die aus dem Urgrund des All-Einen (Hyperusion) hervorgehen und in der Vielgestaltigkeit des Stofflichen zerrinnen, gibt er der alten dualistischen Ideenlehre Platons eine monistische Deutung, die in der *unio mystica* gipfelt. Indem der Erlösung Suchende den Weg der Emanationen in umgekehrter Richtung beschreitet und sich durch Reinigung und Askese wieder dem göttlichen Urgrund annähert, kann er sich von den Verirrungen seiner leiblichen Existenz befreien. Doch nur in seltenen Augenblicken der Ekstase ist es ihm vergönnt, schon während des Weges die Überfülle des All-Einen zu schauen und die Wiedervereinigung mit Gott vorwegzunehmen. Plotins Philosophie, die stark von den religiösen und philosophischen Umbrüchen an der Zeitenwende von der Antike zum Mittelalter durchdrungen war, hatte auf die nachfolgenden Jahrhunderte großen Einfluss.

In der Zeit des Hochmittelalters sind es Meister Ekkehart, Hildegard von Bingen oder der als ‚doctor ecstaticus' bezeichnete Jan van Ruysbroeck, die ähnliche Gedanken äußern und dadurch von der scholastischen Lehre abweichen. Anders als bei den Vertretern der um ihre Herrschaft über die Welt kämpfenden Kirche hat der Rückzug in innere Erfahrungen, religiöse

Verzückungen (die sich nicht selten in einer erotisch sublimierten Sprache ausdrücken) und kosmische Visionen bei ihnen eine nicht nur ornamentale, sondern grundlegende Bedeutung. Gerade deshalb wurden sie in ihrer Zeit mit großem Misstrauen betrachtet und spielten in der Geschichte des Christentums eine Rolle, die man als *subkulturell* bezeichnen könnte.

> „Die Welt der Wirklichkeit ist im Mittelalter gewissermaßen [...] durchlässiger für Erfahrungen anderer Bewusstseinszustände; noch ist die Wendung auf ein völliges ‚In-der-Welt-Sein' nicht vollzogen. Transzendente Erfahrung, ob mit oder ohne Drogen zustande gekommen, besitzt eine Relevanz für Verhalten und Denken, wird freilich nicht wertfrei akzeptiert, sondern unter theologischen Kriterien als ‚gut' oder ‚böse' beurteilt, ein kirchlicher Herrschaftsanspruch, der universell gilt und die Etikettierung von Häretikern und Hexen erlaubt" (Legnaro 1981, S. 59).

Mit der von Legnaro angesprochenen Etikettierung von Häretikern und Hexen schließt sich ein Kreis. Die zunehmende Rationalisierung und ‚Entzauberung' der Welt (Max Weber) führt dazu, dass nur nicht-stoffgebundene Formen religiöser Erfahrung als akzeptabel erscheinen, während die Benutzung von Kräutern und Elixieren – also Drogen – einer zunehmenden Ächtung anheim fällt, die sich in vielen Fällen bis zur Verfolgung und physischen Vernichtung steigert. Im rationalen Universum der christlichen Weltanschauung haben solche Formen von Wahrheitssuche und Ekstase keinen Platz mehr.

Kulturkonflikte und Handelswege – Vom Opium zum Heroin

Bei dem aus der Mohnpflanze gewonnenen Opium handelt es sich, ähnlich wie bei der Cocapflanze der südamerikanischen Indianer, um eine Jahrtausende alte Kult- und Kulturpflanze. Rohopium wurde seit dem späten Mittelalter auch in Europa zur Bekämpfung einer breiten Palette von Krankheiten für medizinische Zwecke, vor allem zur Schmerzbekämpfung, eingesetzt. Die Palette reichte von Durchfall, Ruhr und Cholera bis hin zu Husten, Bronchitis, Asthma und fiebrigen Erkrankungen. Ähnlich wie der deutsche Arzt und Philosoph Paracelsus von Hohenheim, der mit Tinkturen aus Alkohol, Kräutern und Opium arbeitete, experimentierte der englische Arzt Thomas Sydenham mit dem so genannten Laudanum. Einer damals schon erkennbaren Präferenz seiner Landsleute folgend, verwendete Sydenham für seine Mischung als Grundsubstanz Portwein, der dann mit einer opiumhaltigen Tinktur versetzt wurde.

Das Rohopium, das man für solche medizinischen Zwecke in größeren Mengen benötigte, wurde vom 17. Jahrhundert an für längere Zeit aus der Türkei, Ägypten und einigen benachbarten Ländern importiert. Um sich eine realistische Vorstellung von der damaligen Verbreitung des Opiumkonsums zu machen, müsste man zum Vergleich wohl etwa die heutige Rolle des Aspirins heranziehen. Opium hatte seinen Platz in bürgerlichen Hausapotheken, und als Karl Marx zwei Jahrhunderte später seine berühmte Formulierung von der Religion als ‚Opium des Volkes' prägte, war dies nicht nur metaphorisch gemeint. Marx wusste, dass das Volk zur Linderung seiner miserablen Lebensbedingungen tatsächlich auch Opium verwendete, und er war Zeuge, wie sich zusätzlich zu dem Elendsalkoholismus englischer Fabrikarbeiter ein massenhafter Laudanumverbrauch verbreitete.

Die Grundsubstanz dieser Alltagsdroge des frühen Industriezeitalters wurde aus der östlichen Mittelmeergegend importiert, die auch historisch das eigentliche Ursprungsgebiet des Opiums ist. Die frühesten Belege für die medizinisch-heilende, aber auch die euphorisierende und kultische Verwendung von Opium findet sich bei den Sumerern des Zweistromlandes, die den Mohn als ‚Pflanze der Freuden' bezeichneten und ihn auch bei religiösen Handlungen gebrauchten. Die entsprechenden Quellen datieren zurück ins vierte vorchristliche Jahrtausend. Von Mesopotamien aus verbreitete sich der Opiumgebrauch dann in die assyrisch-babylonische und in die ägyptische Kultur – von dort aus schließlich nach Griechenland, wo die Substanz den für uns gebräuchlichen Namen erhielt: Opòs (Saft). Homer, der Dichter der Ilias und der Odyssee, spricht vom Opium bereits in poetischer Sprache als dem ‚Trank der Vergessenheit', und in ähnlicher Weise geht das Opium auch in die Welt der klassischen griechischen Mythologie ein, aus der die Intellektuellen der europäischen Klassik und Romantik so gerne schöpften. Wir begegnen ihm dort als Symbol des Schlafgottes Hypnos (von daher der Begriff Hypnose) und seines Sohnes Morpheus (des Traumgottes; von daher dann später auch die Bezeichnung Morphin), doch auch als Symbol des Todesgottes Thanatos (zu diesen Informationen vgl. Scheerer/Vogt 1989, S. 277). Der Ahnherr der westlichen Medizin, der im griechischen Epidauros praktizierende Arzt Asklepios (lateinisch: Äskulap), benutzte die Substanz bereits im siebten vorchristlichen Jahrhundert. Mit einer Mischung aus Opium, Wein und Honig versetzte er seine Patienten in einen Trancezustand, der ihm dazu diente, Aufschlüsse über das Wesen ihrer Krankheiten und über Therapiemöglichkeiten zu erhalten (Behr 1980, S. 46). Mit wachsender Ausdehnung des römischen Reiches verbreitete sich der Gebrauch von Opium schließlich immer weiter nach Westen und nach Osten. Beginnend mit den Eroberungszügen Alexanders des Großen nahm das Opium seinen Weg auch nach Indien. Islamische Quellen, so notiert Hans Günther Behr, berichten von Alexanders Gewohnheit, an den Wegstrecken seiner Heeresverbände Mohnfelder anlegen zu lassen, um den Opiumnachschub für sich und seine Soldaten zu sichern. Jeder von ihnen erhielt vor einer Schlacht neun Kugeln Opium, „da dieser Stoff sehr wohl jede Angst nimmt, obgleich er im Übermaß tötet" (Behr 1980, S. 47, unter Bezugnahme auf eine historische Quelle).

So weit in äußerster Verkürzung einige Anmerkungen zur Entstehung und Ausbreitung des Opiumgebrauches in den mediterranen Kulturen. Doch was ist gemeint, wenn die neuere Geschichte dieser Substanz, wie schon die der Cocapflanze, immer wieder mit der Rolle des Kolonialismus in Verbindung gebracht wird? Was hat es mit den ominösen Opiumkriegen im fernen Osten auf sich, und wie kommt es, dass wir mit Worten wie ‚Opiumhöhle' unwillkürlich die Aura Chinas assoziieren – Dschunken in den Häfen von Shanghai und Canton, fernöstliche Musik, verwinkelte düstere Räume mit opiumrauchenden Chinesen? Zur Beantwortung dieser Fragen ist daran zu erinnern, dass die große Zeit der Entdeckungen, in der neue Seewege den Aufbruch in zuvor unbekannte Weltregionen ermöglichten, für die europäischen Staaten eine Epoche gnadenloser Konkurrenz um Märkte und Macht einleitete. Den dominierenden Seefahrernationen Portugal, Spanien, Frankreich, Holland – allen voran jedoch England kam es darauf an, möglichst viel von den Schätzen Ostasiens und Amerikas in möglichst kurzer Zeit und zu möglichst geringen Kosten heim ins Mutterland zu holen. Dieses Ziel verfolgten sie mit Hilfe mächtiger Handelsgesellschaften. Einer von ihnen, der British-East-Indian-Company, war es im Laufe der Zeit gelungen, Konkurrenten wie die holländische Ost-Indien-Company zurückzudrängen und von Indien aus einen ungemein profitablen Opiumhandel nach China zu organisieren, der das Land mit einem massenhaften Drogenelend überzog. Indisches Opium wurde dem Land im Tausch gegen chinesische Seide, Porzellan und Gewürze aufgedrängt. Auch Tee, jene Substanz also, die in England selbst mehr und mehr zur Alltagsdroge werden sollte, gehörte zu den Zahlungsmitteln. Die Versuche der Chinesen, sich gegen den ungleichen Handel zur Wehr zu setzen, führten zu wiederholten Demütigungen durch das britische Königshaus, das die einträglichen Geschäfte seiner Handelsvertreter nicht unterbinden mochte, und schließlich zu den bekannten Opiumkriegen in den dreißiger und fünfziger Jahren des neunzehnten Jahrhunderts. Zum ersten Mal in der Geschichte wurde damit ein traditionelles Rausch- und Kultmittel im großen Stil als *Ware* eingesetzt, wurde aus einer Droge ein international vertriebenes *Handelsgut*.

Die nächste Station in der Geschichte des Opiums, die wir betrachten müssen, um die heutige Bedeutung des Heroins zu verstehen, beginnt im Labor des Paderborner Apothekers Sertürner. Er war es, der zu Beginn des neunzehnten Jahrhunderts erstmals das für die Wirkung des Opiums entscheidende Alkaloid isolierte und ihm wegen seiner einschläfernden, beruhigenden Effekte den Name Morphium gab. Mit dieser Entdeckung war die Tür zu einer qualitativ neuen Entwicklungsstufe des Drogenkonsums geöffnet – der industriellen Massenerzeugung synthetisch hergestellter Substanzen, deren Motiv nicht mehr die Begleitung ritueller Praktiken, sondern die schnellstmögliche Profitmaximierung war. Nur dadurch, dass man die Droge aus ihrem ursprünglichen kulturellen Umfeld herauslöste und sie in ein Massenprodukt verwandelte, wurde sie für Verkauf und Handel interessant. Ein zentrales Merkmal der Drogenentwicklung liegt darin, dass sich die Herauslösung von Drogen aus spezifischen kulturellen Milieus und ihre Transformation in Handelswaren seit den Tagen Sertürners unaufhaltsam beschleunigt hat. Die vorerst letzte Stufe dieses Beschleunigungsvorgangs (und ein weiterer qualitativer Sprung auf dem Wege von den natürlichen zu den chemischen Drogen) wurde vor wenigen Jahren mit der Ausbreitung der so genannten Designerdrogen erreicht. Was die interkulturelle Dynamik des Drogengebrauchs betrifft, bilden sie den endgültigen Durchbruch zur Nivellierung jener (sub)kulturellen Bedeutungen und Sinngebungen, die mit Cannabis, Mohn oder Coca bis in die Drogenszenen der sechziger und siebziger Jahre einmal verknüpft waren.

Es waren vor allem deutsche Firmen, die den neuen Produktionszweig entschlossen ausbauten und sich mit ihm neue Absatzmärkte schufen; allen voran die Firmen Merck in Darmstadt, die ab 1827 zur industriellen Produktion von Morphium überging, und Bayer Leverkusen (damals noch in Elberfeld ansässig), wo ab 1858 das so genannte Diacetyl-Morphium hergestellt wurde, also die Basis jener Substanz, deren synthetisierte Form später Heroin genannt wurde. Das neue Kapitel Drogengeschichte, das mit der industriellen Fertigung von Morphium beginnt, umfasst ein außerordentlich breites Spektrum von Ereignissen und Entwicklungen. Es führt uns hinein in die Welt der so genannten Patentmedizinen, von der heute noch die frühen Werbeaktionen der eben genannten Firmen künden (McCoy 1981). Es waren Werbeaktionen, die schnell auch die internationalen Absatzmärkte der auf Morphiumbasis erzeugten Produkte entdeckten und die neue Droge nicht nur deutschen Hausfrauen, sondern auch amerikanischen Bürgern und australischen Siedlern anboten. In Australien wurde mit Hilfe der morphin- und alkoholhaltigen Patentrezepte deutscher und einheimischer Firmen binnen weniger Jahrzehnte eine hochgradig drogenabhängige Bevölkerung im wahrsten Sinne herangezüchtet. So erwies sich die Befürchtung der europäischen Siedler, dem vermeintlich ungesunden australischen Klima nur durch regelmäßige Einnahme von Medikamenten standhalten zu können, als günstiger Nährboden für die Verkaufsinteressen der Drogenindustrie.

Neben solchen ökonomischen Interessen sind es vor allem handfeste politische Konflikt- und Interessenlagen, die der interkulturellen Entwicklung des Drogengebrauchs ihren Stempel aufgedrückt haben. Nicht erst in den siebziger Jahren des zwanzigsten Jahrhunderts, sondern schon erheblich früher wurde Drogenpolitik zum Synonym für Kontrollpolitik. Bereits im neunzehnten Jahrhundert finden sich Beispiele für eine Politik, in der bestimmte Gewohnheiten des Drogengebrauchs zum Vorwand der sozialen Ausgrenzung von Minderheiten werden. Eine frühe Ausprägung dieses Typs von Drogenpolitik finden wir am Beispiel der chinesischen Minderheit in Kalifornien um die Mitte des 19.Jahrhunderts. Es war die Zeit der großen Eisenbahnlinien, die vom Osten des Landes immer weiter nach Westen gebaut wurden. Aufgrund ihrer Tüchtigkeit und Disziplin waren besonders chinesische Arbeiter für diesen Zweck sehr gefragt. Zu Tausenden wurden chinesische Fremdarbeiter eingestellt, um am Jahrhundertprojekt des Eisenbahnbaus mitzuwirken. Zunächst willkommen, wurden sie nach Fertigstellung der Bahnlinien schnell als Belastung empfunden und angefeindet. Einen Vorwand für die immer stärkere Diskriminierung und Ghettoisierung der Chinesen bot der Opiumgebrauch, den sie aus ihrer Heimat mitgebracht hatten – späte Folgewirkung der oben geschilderten britischen Kolonialpolitik, die nun auf unerwarteten Wegen auf die Kindeskinder ihrer Urheber zurückschlug. Im Jahr 1878 wurde in Kalifornien das erste westliche Opiumgesetz erlassen – mit dem das Opiumrauchen unter Strafe gestellt wurde. Die Vorurteile der Bevölkerung nahmen zu und schlugen um in aggressive Hysterie. Für alle möglichen Probleme wurden ‚die Chinesen' verantwortlich gemacht. Die Folge war, dass diese sich immer mehr in die engen Wohngebiete am Rande der Städte zurückzogen, wo sie noch geduldet wurden. Was daraus zu lernen ist: An der Wiege der pittoresken Chinatowns von San Francisco oder Los Angeles, an denen sich heute Touristen aus aller Welt erfreuen, stand ein kultureller Konflikt, ein Drogenproblem.

Von der indianischen Cocapflanze zum westlichen Kokain

Neben dem ‚Goldenen Dreieck' und dem ‚Goldenen Halbmond', den wichtigsten Brennpunkten der asiatischen Heroinproduktion, rückte in den achtziger Jahren vor allem die lateinamerikanische Kokainproduktion ins Zentrum der Aufmerksamkeit. Immer neue Schlagzeilen über die Akteure und Opfer des Guerillakampfes, der in den Anden sowie in entlegenen Winkeln des Amazonasgebiets tobte, ließen die vollmundigen Versprechungen Reagans und anderer US-Präsidenten vom nahen Sieg im *war on drugs* zu Makulatur werden. Meldungen über ‚Drogenbarone', die ihre Geschäfte aus so genannten Hochsicherheitsgefängnissen weitgehend ungestört und luxuriös bewirtet fortsetzen konnten, riefen bei Außenstehenden Unverständnis hervor. An der konsequenten Benutzung des Drogenhandels zur Finanzierung von Aufständischen-Armeen, deren Bosse ihrerseits ein virtuoses Spiel mit den Sicherheitsbedürfnissen der verelendeten bäuerlichen Bevölkerung dieser Regionen spielten, und sich ihre Gefolgschaft durch Terror und Belohnung sicherten, zeigte sich die enorme Überlebensfähigkeit des Drogenkapitalismus. Die Entstehung des ‚sendero luminoso' (leuchtender Pfad) in Peru ist dafür ein Beispiel – der peruanische Schriftsteller Vargas Llosa befasst sich damit in seinem eindringlichen Roman „Maitas Geschichte". Allein in Kolumbien fielen im Verlauf der achtziger Jahre mehr als 10.000 Menschen dem Terror der Kokainkartelle zum Opfer, und es gehört zum Zynismus dieser Ereignisse, dass die Handlanger dieser Kartelle nicht selten unter maßgeblicher Beteiligung westlicher Geheimdienste für ihr Geschäft ausgebildet wurden und werden.

In den historisch von Armut, Ausbeutung und Gewalt geprägten Andenregionen stellt der Anbau der Cocapflanze für große Teile der Bevölkerung einen unverzichtbaren Wirtschaftsfaktor dar, zumal der Verfall des Weltmarktpreises für südamerikanisches Erz in den siebziger Jahren dazu führte, dass: in Bolivien viele Erzminen geschlossen werden mussten. Dort hatten die meist indianisch-stämmigen mineros immerhin Arbeit gefunden, wenn auch unter kaum vorstellbaren Bedingungen, die nur durch den permanenten Gebrauch von Coca zur Hungerdämpfung und zur Aktivierung des Organismus erträglich wurden. Die Folge waren massive Bevölkerungsbewegungen in die Hauptstadt des Landes, La Paz, wo sich eines der am stärksten verelendeten Slumgebiete des Kontinents bildete, und in das kaum besiedelte Quellgebiet des Amazonas, wo sich die arbeitslosen Bergarbeiter bei regionalen warlords im Coca-Anbau verdingten. Mit Privatvermögen von jeweils mehreren Milliarden DM gehören einige Drogenhändler dieser Region zu den reichsten Leuten der Welt. Trotz zeitweiliger Rückschläge ist es ihnen gelungen, weite Teile des schwer kontrollierbaren Landes mit eigenen Militär- und Verwaltungsstrukturen zu überziehen. Das Robin-Hood-mäßige Ansehen, das sie in Teilen der Armenbevölkerung als großmütige Erbauer von Krankenhäusern, Straßen und Kinderspielplätzen genießen, kommt ihnen dabei zugute.

Ähnlich wie zuvor bei der Opiumproduktion in Ostasien konnte sich in Lateinamerika vor diesem Hintergrund eine Kokainproduktion entwickeln, die aufgrund ihrer exorbitanten Verdienstspannen zu einer wachsenden Überproduktion der Droge führte. Exportoffensiven in die USA, vor allem auf dem Weg über Florida, dessen Verstrickung in den Drogenhandel seit den achtziger Jahren durch weltweit verkaufte Action-Machwerke wie „Miami Vice" ein weiteres Mal vermarktet wird, waren die Folge. Mit zunehmender Sättigung des nordamerikanischen Marktes geriet schließlich auch Europa ins Visier des Kokainhandels. Traditionelle kulturelle und sprachliche Verbindungen führten dazu, dass ein beträchtlicher Teil der Ware seinen Weg in die europäischen Regionen zunächst einmal über Spanien nahm. Gerade in Madrid konnte sich daher ein florierender Drogenmarkt etablieren, der neben dem Kokainhandel schnell auch für andere Drogenmärkte interessant wurde. Dies umso mehr, als sich ein Großteil der spanischen Jugend nach dem Ende des Jahrzehnte während Franco-Regimes in einem experimentierfreudigen Zustand der movida (Bewegung) befand, der sie für das Angebot empfänglich machte, in kurzer Zeit nachzuholen, was ihre Generationsgenossen in Frankreich oder Deutschland ihnen scheinbar voraushatten.

Die beschriebenen Wechselwirkungen zeigen, wie die ursprünglich bäuerlich-traditionale, indianisch geprägte Welt des Cocagebrauchs von der modernistischen, großstädtischen Welt des Kokain verdrängt wird – ein Vorgang, an dem die Konflikthaftigkeit und interkulturelle Dynamik der modernen Drogenentwicklung besonders deutlich wird. Alte, lokale Traditionen des Drogengebrauchs, bei denen Coca als hungerstillendes Nahrungs- und Genussmittel oder als rituelle Substanz bei religiösen Zeremonien diente, wurden im Zuge des sozialen und ökonomischen Wandels aufgerieben – so dass auch die kulturell integrierenden Funktionen, die solchen Praktiken einmal zu Eigen waren, verloren gingen. Die verelendeten Drogenszenen

südamerikanischer Metropolen mit ihrem massenhaften Konsum der äußerst gesundheitsschädlichen Kokainbase (basuca) legen davon ein bedrü-
ckendes Zeugnis ab.

Künstler, Literaten, Bohemiens – Drogen als interkulturelles Phänomen der Romantik

Am Beginn der Moderne lässt sich ein merkwürdiges Phänomen beobachten. Intellektuelle, vor allem solche, die der Bewegung der Romantik zuge-
rechnet werden, beginnen sich für die Wirkungen des Drogenrausches zu
interessieren. Der halluzinogene Rausch, wie er vom Haschisch erzeugt
wird, und das tiefe Vergessen des Opiumrausches enthalten für sie die Ver-
heißung eines Aufbruchs in andere Erfahrungs- und Wirklichkeitsbereiche
– so wie sie auch in ihren Bildern, Dichtungen und Kompositionen be-
schworen werden. Bewusstseinsveränderungen, die auf die Intensivierung
ästhetischer Wahrnehmungen oder auf die Auflösung des gewohnten Zeit-
begriffs zurückgehen, enthalten für sie die suggestive Bedeutung von Experimenten, die über die Enge der bürgerlichen Existenz hinausweisen und ins
Freie führen. Beispiele dafür finden sich in den Dichtungen des schwer opi-
umabhängigen Samuel T. Coleridge, der in seiner Ode vom „ancient mari-
ner" oder in seiner Vision von Kubla Khans Schloss „Xanadu" Bilder entwirft, in denen Raum und Zeit wie verwandelt erscheinen. Auch die zum
Inbegriff deutscher Romantik gewordene Symbolik von der Blauen Blume,
die sich mit dem Namen Friedrich von Hardenberg (genannt Novalis) verbindet, gehört in diesen Zusammenhang.

Nicht weniges von dem, was wir in Schule und Familie als Inbegriff roman-
tischer Dichtung kennen gelernt haben, war also in seinem Entstehungskon-
text mit der Einnahme von Drogen verknüpft. Die Liste derer, die sich bei
der hymnischen Suche nach gesteigerter Lebenserfahrung in verzweifelter
Drogenabhängigkeit wieder fanden, ist lang. Es war wiederum Novalis, der
in seinen Hymnen an die Nacht ein weiteres Leitmotiv der romantischen
Bewegung formulierte – und zwar in Formulierungen, die sich mehrfach
ganz unverschlüsselt auf die tröstende Wirkung des Mohnsaftes beziehen:
„Aus dem Bündel Mohn / in süßer Trunkenheit / entfaltest du die schweren
Flügel des Gemüts und schenkst uns Freuden, dunkel und unaussprechlich,
heimlich wie du selbst bist/Freuden, die uns einen Himmel ahnen lassen
[...]" Novalis schrieb seine Hymnen an die Nacht unter dem Eindruck des To-
des seiner Verlobten Sophie von Kühn, die im Frühjahr 1797 an Schwind-
sucht gestorben war. Auch Novalis erlag dieser Krankheit wenige Jahre
später. „In diesen vier von Schmerz und Trauer und bald auch von einer
starken religiösen Vision erfüllten Jahren, in denen die Laudanumphiole
stets in Reichweite blieb, entstand der größte Teil seines bemerkenswerten
Werkes" (Kupfer 1997, S. 152).

Weitere berühmte Künstler sind im gleichen Kontext zu nennen, und ihnen allen ist gemeinsam, dass sich in ihrem Werk und in ihrem Leben die Erschütterungen beim Übergang in die Moderne abbilden. Zu ihnen gehören der spanische Maler Goya, dessen finstere capriccios uns auch etwas von den Depressionen der schweren Drogenabhängigkeit erahnen lassen, in die er bei der Behandlung seiner Schwerhörigkeit hineingeraten war; der französische Komponist Hector Berlioz, der in seiner „symphonie fantastique" einen Hexensabbat zum Klingen bringt und auf diesem Wege eigene Drogenerfahrungen verarbeitet; Schelling, Novalis und E.T.A. Hoffmann gehören dazu, Edgar Allan Poe, die Franzosen Arthur Rimbaud und besonders Charles Baudelaire. In seinem Buch über die „Künstlichen Paradiese" formuliert er den Gedanken einer künstlichen, sich im Rausch erschließenden Idealwelt, die den Geist von der Welt der natürlichen Erscheinungen unabhängig machen soll (Kupfer 1996, S. 44). Mit diesem Werk verfasste er sozusagen den Klassiker der Drogenliteratur. Einen Eindruck von der tiefen Resignation, der *décadence*, in der sich Baudelaire am Ende seines Lebens wieder findet, vermitteln die folgenden Zeilen:

„Sänger der wilden Lüste des Weines und des Opiums, dürste ich nur noch nach einem auf Erden unbekannten Trank, den auch die Apothekerkünste des Himmels nicht zu bieten vermöchten, – nach einem Trank, der weder Leben noch Tod, weder die Erregung noch das Nichts enthielte. Nichts wissen, nichts lehren, nichts wollen, nichts fühlen, schlafen und nochmals schlafen, das ist heute mein einziger Wunsch" (ebd.).

Später experimentierten auch viele der europäischen Expressionisten und Surrealisten mit Drogen, deren Wirkungen – oft in verschlüsselter Form – ihre Werke beeinflussten. Dasselbe gilt für bekannte Schriftsteller wie Gottfried Benn, Walter Benjamin oder Hermann Hesse. Nicht zufällig gelangte Hesses *Steppenwolf* innerhalb der mit Drogen experimentierenden Drogenszene Europas und der USA in den sechziger und siebziger Jahren noch einmal zu Popularität (s.u.).

Wohl kein anderer in dieser langen Reihe hat die Beweggründe für die Einnahme von Opiaten so scharfsichtig und zugleich so verstiegen charakterisiert wie der englische Essayist und ‚opium eater' Thomas de Quincey. Was er über die Wirkung der Drogen schreibt, lässt den interkulturellen Charakter der an der Schwelle zur Moderne aufbrechenden Sehnsucht nach einer *anderen Welt* als der sich abzeichnenden Welt der Maschinen und der Geschwindigkeit besonders deutlich hervortreten:

„Hier war das Geheimnis der Glückseligkeit, über das die Philosophen so vieler Jahrhunderte gestritten hatten, auf einmal enthüllt. Nun konnte man für einen Penny die Glückseligkeit kaufen und in der Westentasche bei sich tragen. Verzückungen waren transportabel geworden und ließen sich in kleinen Flaschen verkorken" (de Quincey 1962, S. 68f., zit. nach Dieckhoff in Völger u.a. 1981, S. 412).

Und auch die gesellschaftlichen Ursachen dieser Suche nach Traumwelten, die sich unter den jungen Genies der Romantik wie ein Lauffeuer verbreitete und die Feingeister der Pariser Bohème zur Erkundung ihrer künstlichen Paradiese bewog, wurden bereits von de Quincey gesehen. An einer Stelle seines Buchs spricht er fatalistisch von den Beschleunigungskräften, die die Wirren der frühen Industrialisierung mit sich bringen und das Zeitempfinden der Menschen durcheinander wirbeln. De Quincey sagt dies am Anfang des 19. Jahrhunderts:

> „Es liegt auf der Hand, dass diese rapide Fortschrittsgeschwindigkeit gebremst werden muss (was zu hoffen, nicht zu erwarten ist) [...] Sich selbst überlassen, wird die innere Tendenz dieser chaotischen Entwicklung zum Verhängnis führen, zum Wahnsinn [...] Der Sinn für Größe und Schönheit, den jeder in sich trägt, wird abgestumpft von dieser ewigen Hetzjagd [...] Aber wie auf der einen Seite unser Traumvermögen unter dem Verfall der Einsamkeit leidet, so gibt es andererseits physikalische Medien, die es fast ins Übernatürliche steigern [...] Bei weitem am stärksten aber wirkt das Opium" (de Quincey 1962, S. 150).

Drogengebrauch als ein Versuch, dem Überdruss am entfremdeten Leben der Moderne zu entgehen, als Suche nach unverstellter Erfahrung, als Grenzüberschreitung hin zu einer vermeintlich intensiveren Existenz – ein bis heute überdauerndes Motiv für die Bereitschaft, sich auf die Risiken der Sucht einzulassen, wird hier bereits am Beginn der Industrialisierung klar benannt.

Die Ästhetik des Rausches, das belegen die bisher erörterten Beispiele, ist in beträchtlichem Maße das Ergebnis kultureller Konventionen, ein gesellschaftliches Konstrukt, in dem die Eigenarten und Rituale der verschiedenen Kulturen zum Ausdruck kommen. Historisch gesehen, hatten die veränderten Produktionsbedingungen des Frühkapitalismus und der Industrialisierung auch in dieser Hinsicht tief greifende Auswirkungen.

> „Mit der Einführung von Maschinen in den Produktionsprozess geht der Wechsel von der ‚aufgabenbezogenen Zeitorientierung' (also einer zyklischen Zeitorientierung; E.P. Thompson) zur linearen Zeiteinteilung einher, das heißt der Wechsel von spezifischen Unregelmäßigkeiten der Arbeitsbelastung je nach dem jahreszeitlichen Arbeitsanfall hin zu permanent gleich hoher Arbeitsbelastung, die vom Maschinentakt vorgegeben ist" (Scheerer/Vogt 1989, S. 11).

Mit diesem sozialen und ökonomischen Wandel (Max Weber hat dafür den bezeichnenden Begriff von der Entzauberung der Welt geprägt) verändert sich auch die Einschätzung von Rauschzuständen. Der Takt der Maschinen (heute müssten wir sagen: der Computer) setzt den gleich bleibend nüchternen Arbeiter bzw. Angestellten voraus. Der normative Rahmen, den sie vorgeben, verträgt sich nicht mit dem entgrenzenden Charakter des Rausches, der auf diese Weise einer zunehmenden sozialen Stigmatisierung anheim fällt. Die Figur des pathologischen Trinkers, die im achtzehnten und neunzehnten Jahrhundert entsteht, ist vor diesem Hintergrund zu sehen. Der Rausch der elenden Branntweintrinker auf den Stichen des englischen Malers William Hogarth etwa ist ein einsamer, ausgegrenzter, auf sich selbst zurückgeworfener Rausch, der keine Gemeinschaft mehr stiften, geschweige denn sich zu einer symbolischen Sinn- und Kulturerfahrung aufschwingen kann.

Turn on, tune in, drop out –
Drogen in der internationalen Protestbewegung

Hector Berlioz (s.o.) lässt das Subjekt seiner „symphonie fantastique" durch Opiumrausch und Höllenqualen gehen. Der *Künstler*, der hier vorgeführt wird, erfährt sich als Gegenpol zu einer entfremdeten Gesellschaft. Es ist die Droge, die dem Subjekt die Pforten zu einer ebenso beglückend-visionären wie einsamen und abschreckenden Dimension menschlicher Erfahrung eröffnet. „Break on through to the other side", heißt es 150 Jahre später in einem Song der amerikanischen Kultband *The Doors* um den früh an Drogen gestorbenen und – wohl auch deshalb – bis heute legendären Sänger Jim Morrison. Eben dieses Bild von den Pforten der Wahrnehmung, das der Schriftsteller Aldous Huxley in seinem berühmten Buch über Experimente mit halluzinogenen Drogen zeichnet, das Bild vom Durchbruch zu einer anderen, reicheren Form ästhetischer Erfahrung ist es, dem wir in der romantisch-subkulturellen Tradition des Drogengebrauchs wiederholt begegnen. Insofern lässt sich zwischen den Dichtern und Künstlern der Frühromantik, den Drogenexperimenten expressionistischer Intellektueller, der Drogenphilosophie der Beatniks und Hippies, bis hin zu den antiautoritären Protestbewegungen der sechziger Jahre, den Songs der Beatles, der Rolling Stones und vieler anderer Gruppen, die sich in ihrer Musik auf Drogenerfahrungen bezogen, ein roter Faden aufzeigen, der die innere Verwandtschaft ihrer Motive kenntlich macht.

Keine andere Droge wurde dabei so sehr zum Synonym für den interkulturellen Charakter der jugendlichen Aussteigerbewegung wie das Cannabis. Haschisch und Marihuana galten in den fortgeschrittenen Ländern des Westens plötzlich als Protestdroge der Jugend. Ob in San Francisco, New York, London, Berlin, Paris oder Kopenhagen – überall entwickelte sich eine Ästhetik der Subkultur, die den Ausstieg aus der Gesellschaft ebenso selbstverständlich propagierte wie den Gebrauch verbotener Drogen, die dem ‚establishment' ein Dorn im Auge waren. Zwei sich gegenseitig hochschaukelnde Entwicklungen waren vorausgegangen. Nachdem die Alkoholprohibition unwiderruflich gescheitert war, benötigte die amerikanische Drogenbekämpfungslobby ein neues Betätigungsfeld. Die monströsen Fehlschläge und Korruptionsaffären, die auf das Konto der beträchtlich angewachsenen Kontrollbehörde gingen, ließen ihre Abschaffung nahe liegend erscheinen –

Grund genug, sich neue Strategien zur eigenen Existenzsicherung und zur Legitimation eines neuerlichen Drogenkreuzzugs zu erarbeiten. Die Durchsetzung einer strikten Marihuanaprohibition erschien dafür ein viel versprechender Weg, zumal sich die damals für Marihuanakonsum bekannten sozialen Minderheiten für die Ziele einer solchen Verbots- und Skandalisierungspolitik vorzüglich eigneten: Mexikanische Landarbeiter im Südwesten des Landes, die schon damals als billige Arbeitskräfte gebraucht, zugleich aber als schmutzige Fremdkörper verachtet wurden; Farbige in den Südstaaten, wo die Gewohnheit des Haschischrauchens bei schwarzen Jazzmusikern ihren Ausgang genommen hatte.

Die zweite Entwicklung folgte der ersten wie der Rückschlag eines Pendels. Als vom weißen Bürgertum verfolgte Droge erhielt Cannabis in wachsenden Teilen der amerikanischen und europäischen Jugend eine Popularität, die allein von ihrer eher mäßigen physischen Wirkung her keineswegs erklärbar ist. In dilettantisch inszenierten ‚Aufklärungskampagnen' wurde Cannabis von den Verfolgungsbehörden mit dramatisierenden Bezeichnungen wie killer weed (Todeskraut) belegt und als Einstiegsdroge in die angeblich zwangsläufig folgende Heroinabhängigkeit gebrandmarkt. Zugleich entstanden in den aufkommenden Szenen der beat-generation, der Hippies und des underground abenteuerliche Drogenideologien. Je mehr diese für bare Münze genommen wurden, desto stärker wurde innerhalb der lockeren antiautoritären Netzwerke die Neigung, sich selbst als *Gegenkulturen* zu feiern und sich den Habitus einer internationalen Bewegung zuzulegen. Einem kalifornischen Professor, Timothy Leary, war es vorbehalten, das Motto der internationalen Aussteigerbewegung zu prägen – turn on, tune in, drop out. Wenig später wurde er mit internationalem Haftbefehl gesucht und zu dreißig Jahren Gefängnis verurteilt. Auch dieses Beispiel zeigt, welches Ausmaß an Irrationalität der damaligen Auseinandersetzung über Jugend und Drogen zugrunde lag. Auf beiden Seiten wurde maßlos übertrieben. Den einen galten Drogen als ultimatives Teufelszeug, den anderen als Vehikel zum Aufbruch in egalitäre Phantasiewelten mit viel Sex und wenig Ausbeutung. Je mehr diese Welten als schnell erreichbare konkrete Utopien idealisiert wurden, desto geflissentlicher wurde übersehen, dass viele der über Nacht populär gewordenen Aussteigergrößen der verachteten *plastic society* gegenüber in zutiefst parasitärer Abhängigkeit verharrten.

In dieser Widersprüchlichkeit erreichte die Bewegung schließlich auch die europäischen Zentren der antiautoritären Revolte. Dort vermischte sie sich mit Elementen intellektueller Protesteliten und beschleunigte schließlich die unvermeidliche Polarisierung dieser Strömungen. Auf der einen Seite sammelten sich die ‚Hedonisten', aus deren subkulturellen Experimenten die Anfänge der Kollektiv- und Spontibewegung hervorgingen, auf der anderen die ‚Politischen', die sich in ihrer Sehnsucht nach diszipliniertem Klassenkampf der kargen Fron leninistischer Parteiarbeit verschrieben und die Ideen der Hedonisten mit ätzender Verachtung straften. Es zeigt sich also, dass die Entstehungsphase der Drogenbewegung trotz der vielen ernsten Anlässe und interkulturellen Ursachen, aus denen sie erwuchs, nicht ohne Ironie beschrieben werden kann. Die in den sechziger und siebziger Jahren aus der internationalen Protestbewegung hervorgegangene Drogenszene war in gewissem Sinne das Kind eben der hysterischen Aufregung, gegen die sie so vehement aufbegehrte und die dem Cannabis oder dem LSD plötzlich die Fähigkeit zuschrieb, ganze Jugendgenerationen ins Verderben zu stürzen. Denn umgekehrt entwickelte sich in den antiautoritär eingestellten Subkulturen ein nicht minder hysterischer Hang zur Mystifizierung der Drogen, die dem außenstehenden Betrachter eben die abschreckenden Bilder bestätigten, die er von ihren Benutzern ohnehin schon hatte. Dem Drogenproblem, so zeigt sich auch hier wieder, ist analytisch nur dann beizukommen, wenn man der Interdependenz kultureller, sozialer und mentaler Faktoren auf den Grund geht. Das Denken in eindimensionalen Beziehungen von Droge (= Ursache) und Verelendung (= Folge), das den Drogendiskurs bis heute beherrscht, reicht dazu nicht aus.

Einer der bekanntesten Vordenker der Protestbewegung, der vor den Nationalsozialisten nach Kalifornien geflohene Philosoph und Soziologe Herbert Marcuse, formulierte in seinem „Versuch über die Befreiung" eine politische Interpretation jener psychedelischen Erfahrungen, die für die aufbegehrende Jugend der späten sechziger Jahre so viel Verheißungsvolles hatten. Mit dieser Interpretation traf er besonders die Gefühlslage derjenigen, die an dem Grundimpuls der Protestbewegung als interkultureller Befreiungsbewegung festhalten und sich nicht von den Fraktionskämpfen einer zerfallenden außerparlamentarischen Opposition absorbieren lassen wollten.

„Der *trip* schließt ein, dass sich das durch die etablierte Gesellschaft geformte Ich auflöst – künstlich und kurzfristig. Gleichwohl antizipiert die künstliche und ‚private' Befreiung in einer verzerrten Form ein Erfordernis der gesellschaftlichen Befreiung: die Revolution muss gleichzeitig eine Revolution der Wahrnehmung sein, welche den materiellen und geistigen Umbau der Gesellschaft begleitet und die neue Umwelt hervorbringt. Das Bewusstsein von der Notwendigkeit einer solchen Revolution der Wahrnehmungsweise, eines neuen Sensoriums, ist vielleicht der Wahrheitskern im psychedelischen Suchen" (Marcuse 1969).

Solche weit gesteckten, spekulativen Bögen zwischen persönlichem und gesellschaftlichem Befreiungsanspruch waren es, die der damaligen Protestbewegung ihre besondere Anziehungskraft und ihr kulturübergreifendes Flair verliehen. In kürzester Zeit war aus vereinzelten Aktionen kalifornischer Hippies ein international beachtetes Massenphänomen geworden, das in (für damalige Verhältnisse) überdimensionalen Begegnungsorgien von *Musik und Liebe* seinen Ausdruck fand und umgehend vermarktet wurde. Noch heute wird die ‚Mutter aller Happenings', das legendäre Woodstock-Festival, von Menschen verehrt, die mit den ekstatischen Verzückungen seiner Teilnehmerinnen und Teilnehmer ansonsten wenig anfangen könnten. Die Kristallisationspunkte der Hippiebewegung waren schnell überfüllt von Neuankömmlingen, die dazugehören wollten. Ebenso schnell forderte die irreführende Informationspolitik über Cannabis und LSD ihre erste Opfer. Psychische Krisen und Zusammenbrüche infolge unvorbereiteten Halluzinogengebrauchs häuften sich. Die scheinbar so friedfertige Szene wandelte sich zum Problemgebiet, in dem konkurrierende Dealergruppen ihre Revierkämpfe austrugen. Der Mordprozess gegen Charles Manson und seine satanistische Clique machte für jedermann sichtbar, dass es sich bei der friedvollen Idylle von Liebe und Freundschaft um ein Trugbild handelte, dem die Realität der Szene schon lange nicht mehr entsprach. Das Auftreten gewalttätiger Rockergruppen wie den Hell's Angels rief die Polizei auf den Plan, und schnell war angesichts innerer Spannungen zwischen den verschiedenen Fraktionen der Szene auch der Traum eines international vernetzten *underground* ausgeträumt. Das Ende der Blumenkinder ist zugleich das Ende einer leicht identifizierbaren, mit einem bestimmten Lebensstil assoziierten Drogensubkultur. Doch was das Einsickern der Drogen – insbesondere des Cannabis – in die *Alltagskultur* betrifft, ist dieses Ende der Anfang.

Sucht in einer süchtigen Gesellschaft

Wenn sogar zentrale Bereiche des Alltags Muster süchtigen Verhaltens aufweisen, was von neueren Erkenntnissen über Arbeits- und Kaufsucht, Spielsucht, Fernsehsucht, Sexsucht etc. ja zwingend nahe gelegt wird, dann stellt sich die Frage, ob nicht gerade die grundlegenden Verkehrsformen und kulturellen Konventionen der modernen Konsumgesellschaft einer inhärenten Suchtlogik folgen. Das gängige Schema von Normalität und Abweichung in Bezug auf Sucht wäre damit auf den Kopf gestellt. So gesehen, ist es nicht nur der Gebrauch bewusstseinsverändernder Substanzen, sondern das moderne Konsumentenbewusstsein selbst, dem „mit seinem Wunsch nach kontrollierten Intensitätssteigerungen und zielgerichteten Erlebnisproduktionen eine Suchtdisposition zugrunde liegt" (Klose 1999). Sucht erweist sich dann nicht mehr als das kulturell Fremde und Andersartige, sondern als Bestandteil einer übergreifenden Verhaltensformierung, „die suchtartiges Verhalten als andere Seite des Normalverhaltens konstituiert" (Sting 1998, S. 4). Die Normalität der Konsumgesellschaft erscheint damit als ein nicht endender Kreislauf von Wunschproduktion, ausbleibender Bedürfnisbefriedigung und Wiederholung der Wunschproduktion auf gesteigertem Aspirationsniveau. Denn „das Konsumbedürfnis geht mit einer inneren Unzufriedenheit einher, die zum ‚Wiederkaufen' anregt. Im ‚Wiederkaufen' als ihrem eigentlichen Ziel etabliert Werbung einen Wiederholungszwang, der der Struktur von Sucht entspricht" (a.a.O., S. 8).

Auch wenn ein dermaßen allgemeiner Zugang zum kulturellen Verständnis von Sucht definitorische Probleme mit sich bringt, bewegt sich eine solche Blickrichtung doch weg von den Konventionen einer Drogendiskussion, in der Sucht stets die Sucht der *anderen* war; einer Diskussion, die sich lange

Zeit nahezu reflexhaft auf die offiziell Süchtigen fixierte, weil Einsichten in die Massenhaftigkeit und soziale Genese gesellschaftlich angepasster Suchtformen einer nachhaltigen Tabuisierung unterlagen. Gegenüber dem herkömmlichen engen Suchtbegriff weist der erweiterte Suchtbegriff darauf hin, dass nicht nur der Gebrauch von Substanzen, sondern auch sozial und kulturell als normal geltende Verhaltensweisen mit Abhängigkeit zu tun haben und zumindest in ihren gesteigerten Varianten süchtigen Charakter annehmen können. Auch Phänomene wie Spielsucht und Arbeitssucht sowie die unterschiedlichen Ausprägungen von Essstörungen (Anorexie, Bulimie) wurden daher in letzter Zeit als Suchtprobleme thematisiert. Zugleich machte ihre Erforschung deutlich, dass bei der Erklärung von Suchtverhalten geschlechtsspezifische Faktoren beachtet werden müssen. Während sich beispielsweise Alkoholabhängigkeit noch immer als männliche Domäne erweist, überwiegen sowohl bei Medikamentenmissbrauch als auch bei den erwähnten suchtartigen Essstörungen eindeutig Mädchen und Frauen.

Darüber hinausgehend geraten jedoch nicht nur bestimmte individuelle Verhaltensmuster wie Arbeiten, Spielen oder Essen, sondern auch gesamtgesellschaftliche Strukturen ins Blickfeld eines erweiterten Suchtbegriffs. Insbesondere die abhängigkeitsfördernden Lebensweisen der globalen Konsumgesellschaft mit ihrer destruktiven, auf der Ausbeutung natürlicher und menschlicher Ressourcen aufbauenden Wegwerflogik sind in diesem Zusammenhang zu nennen. Die Abhängigkeit des Konsum-Individuums vom ununterbrochenen Zufluss an optischer und akustischer Außenstimulierung, die sich aus der raum-zeitlichen Organisation des modernen Alltags und aus der Funktionsweise der Massenmedien ergibt, ist als suchtförmiger Prozess angelegt. Wenn das Bedürfnis nach Reizzufuhr immer neue Steigerungen bzw. Kompensationen verlangt, um die Furcht vor innerer Leere zuzudecken, dann wirft dies auch ein Licht auf die Gesellschaft, in der sich der Süchtige bewegt. In diesem Sinne thematisiert der Schweizer Psychoanalytiker Arno Gruen die modernen Probleme des Umgangs mit Drogen als Formen der *Sucht in einer süchtigen Gesellschaft* (Gruen 1996; vgl. auch ders. 1993). In ihr wird nicht nur der offiziell Süchtige, sondern jedes Gesellschaftsmitglied mit Verkehrsformen konfrontiert, die auf Wiederholungszwängen aufbauen. Dadurch, dass ständig Belohnungen in Aussicht gestellt werden, deren Einlösung zugleich in die Zukunft verschoben werden muss, damit die Spirale der Bedürfnisproduktion in der Gegenwart aufrecht erhalten werden kann, werden bereits die Gefühle der Menschen suchtartig überformt. „Um aber zu uns, den offiziellen Nichtsüchtigen, zurückzukommen, möchte ich eine Art von Sucht beschreiben, der wir alle ausgeliefert sind: Das ist die Sucht nach einem andauernden Stimuluszufluss. Die Suche nach Stimuluszufluss von außen ist eine der verbreitetsten kompensatorischen Aktivitäten, die dem Entweichen des inneren Schwächegefühls dienen" (Gruen 1997, S. 96). Die Situation der Menschen in den fortgeschrittenen Konsumgesellschaften reduziert sich auf die von „Robotern in der Gewalt von Stimulusketten" (Gruen 1993, S. 123), deren innere

Kohäsion auseinander bricht, sobald ihr Kontakt zu den benötigten Außen-
reizen unterbrochen wird. In dieser Situation unterliegen sie verstärkt dem
Risiko, suchtartige Mechanismen auszubilden, mit denen sie sich das, was
ihnen entzogen werden soll, durch zwanghaftes Festhalten oder rasenden
Aktionismus zu sichern versuchen.

Folgt man diesem sozialpsychologischen Erklärungsansatz, dann verändert
sich das Koordinatensystem, in dem sich die Betrachtung des Verhältnisses
von Individuum und Droge, Gesellschaft und Sucht bewegt. Die mit der
Suchtentwicklung einhergehende Trübung des Bewusstseins, die Blockie-
rung des Zugangs zu den eigenen Gefühlen und die zunehmende Bereitschaft, das Selbst mit künstlich erzeugten Ersatzgefühlen abzuspeisen, erweisen sich dann nicht mehr nur als intraindividuelle Vorgänge. Vielmehr
vollzieht sich darin die Anpassung an eine übergreifende, interkulturell
wirksame Suchtstruktur. Die Selbstunterwerfung unter eine unablässige
Folge medienvermittelter Wunschstimulierungen, deren Erfüllung nicht zu
Befriedigung, sondern nur zu erneuter Wunschstimulierung führt, wird in
dieser Struktur als normal und gesund erwartet, während ihre Verweigerung
negativ sanktioniert wird. Solange das Selbst in der Suchtspirale verharrt
und nicht mit seinen wirklichen Bedürfnissen konfrontiert wird, kann es die
Wahrnehmung seiner inneren Leere vermeiden. Die Angst, aus dem Kreislauf ungesättigter Bedürfnisse auszubrechen, aus der Rolle zu fallen und
das Eintreten von *Wunschlosigkeit* zuzulassen, enthält daher in sich eine
Disposition zur Sucht. Doch ist es ja eben dieses Funktionieren auf redu-
ziertem Niveau, das in einer Gesellschaft angeblicher Höchstleistungen als
Voraussetzung für Erfolg definiert ist – und das den Medienkonsumenten in
den Leistungsritualen des Sports, der Arbeitswelt sowie der Werbungsäs-
thetik permanent als Spiegel vorgehalten wird. Auch dass Kinder und Jugendliche über gezielte Strategien des Marketing und der Produktwerbung
schon früh in ein kompensatorisches Konsumverhalten hineinsozialisiert
werden (durch das sie von früh auf lernen, sich an Dingen statt an Menschen zu orientieren), zeigt, dass dem heimlichen Lehrplan der Konsumgesellschaft eine Suchtdimension zugrunde liegt (vgl. Cebulla 1998, S. 7ff.).
Schon der Psychologe Victor v. Gebsattel beschrieb diesen Kontaktverlust
des Menschen zu seinem Selbst als entscheidende Disposition dafür, dass er
sich so beharrlich und wider besseres Wissen in die Sucht verstricken lässt:
„Verführt aber den Menschen der jeweilige Zustand der Leere, sein Abge-
dichtetsein gegen die eigene Tiefe und Höhe dazu, peripheren Tendenzen
die Führung zu überlassen, mit dem Ziel, rasch und auf billige Weise zu einem Inhalt zu gelangen, so ist damit schon der Weg beschritten, der in die
Sucht führt" (v. Gebsattel 1954, S. 131f., zitiert nach Kupfer 1996, S. 241).

Zusammenfassung und Ausblick

Was lässt sich aus diesem Überblick über interkulturelle Konstellationen und Bedeutungen des Drogengebrauchs lernen?

Wichtig erscheint zunächst, dass sich das Risiko, das mit der Suche nach Grenzerfahrungen stets verbunden ist, schon historisch nicht säuberlich nach Kriterien wie Kultur und Subkultur (bzw. Gegenkultur) differenzieren lässt. Nicht erst in neueren Jugendbewegungen wurde und wird mittels Drogen nach solchen Erfahrungsqualitäten gesucht. Stets war dieses Suchen auch eine starke Antriebsfeder der europäischen ‚Hochkultur' und der verschiedensten Religionen. Weiterhin hat die Betrachtung Anhaltspunkte für unterschiedliche Muster des Drogengebrauchs erbracht, die an die spezifischen gesellschaftlichen Rahmenbedingungen der jeweiligen kulturgeschichtlichen Epoche geknüpft sind und nur von ihnen her verstanden werden können. Drei solche Muster schälen sich bei näherer Betrachtung heraus: Während sich bei der indianischen Urbevölkerung Südamerikas wie auch in zahllosen anderen Regionen der Welt ein *rituell-sakrales Muster* beobachten lässt, verdichten sich die Motive zum Drogengebrauch bei europäischen Intellektuellen an der Schwelle zur Moderne zu einem *romantischen Muster*, dessen introvertierte Ästhetik trotz vielfacher Abwandlungen noch in den antiautoritär gestimmten nordamerikanischen und westeuropäischen Drogenszenen eine Rolle spielt. Wenn wir von dort aus einen Sprung in die Gegenwart der Designerdrogen machen, dann scheint sich gegenwärtig eine drittes Muster herauszukristallisieren, für das eine griffige Typisierung erst noch zu finden wäre. Während es von de Quinceys Opiumerfahrungen über die halluzinogenen Experimente westlicher Intellektueller bis hin zu den jugendlichen Protestbewegungen der sechziger und siebziger Jahre stets um ein *Aussteigen* aus den Zeitrhythmen der Industriegesellschaft, um ein Gegengewicht gegen ihre Beschleunigungskräfte ging, scheint es bei den heute dominierenden Designerdrogen wie Ecstasy genau umgekehrt zu sein. Bei ihnen geht es nicht mehr um Visionen von stillstehender Zeit und überwältigenden Räumen, wie sie in Baudelaires „Künstlichen Paradiesen" entworfen wurden und noch die Drogenästhetik der sechziger Jahre bewegten, sondern um Geschwindigkeit und Leistung. Standen Haschisch und Opium für Kontemplation, Passivität und Ausstieg, so geht es bei Ecstasy um gesteigerte Aktion – um eine Wachheit, die sich auf die Beschleunigungskräfte der Globalisierung bewusst einlässt und mit ihnen Schritt zu halten versucht. Nicht mehr der Reiz des dropping out, des Ausstiegs aus einer verachteten bürgerlichen Gesellschaftsformation, vermittelt den Kick, sondern das Einpegeln in den vorgegebenen Zeittakt der Computergesellschaft. „Welcome to the machine", so hieß es vor einiger Zeit in einem Song der englischen Rockgruppe Pink Floyd. Die computerisierten Rhythmen der Techno-Musik erscheinen wie die akustische Umsetzung dieses Programms – und wie die Proklamation eines Lebensgefühls, das seine Erfüllung nicht mehr in imaginären Gegenwelten, sondern in einem ganz und gar diesseitigen Kult der Geschwindigkeit sucht.

„Ecstasy war zum Katalysator eines neuen Lebensgefühls und zum Be-schleuniger einer neuen Jugendkultur geworden – von nun an war kein Halten mehr. Das Konsumgut hatte sein Marktsegment und seine Vermarktungsstrategie gefunden. Nicht nur auf Partys begann sich der Gebrauch durchzusetzen, auch in der Freizeit und zu Hause, in Jugend-zentren und Clubs. Selbst in Fitnessstudios und Fußballstadien hielt die Leistungsdroge Einzug" (Walder/Amendt 1997, S. 40).

Der Begriff der Leistungsdroge, der hier verwendet wird, bringt die Verän-derung des Konsummusters auf den Punkt. Drogen lassen sich eben nicht nur – wie beim Alkohol, beim Haschisch oder beim Heroin – dazu benut-zen, sich für einen Moment lang aus dem hektischen Zeittakt der modernen Industriegesellschaft zu verabschieden und einem anderen Zeitmaß zu fol-gen. Ebenso gut lassen sie sich für die entgegengesetzte Richtung verwen-den, und genau darin scheint die Bedeutung jener aufputschenden, leis-tungssteigernden Drogengeneration zu liegen, die heute mit den schier un-begrenzten Mitteln der modernen Chemie produziert werden kann: Drogen als künstliche Einstiegshilfen in den Geschwindigkeitsrausch, dem sich die global vernetzte Computergesellschaft verschrieben hat. Zugleich eröffnet dieses Thema ein weiteres Kapitel innerhalb der unendlichen Geschichte des Drogengebrauchs. Während es bei den einschlägigen Drogendebatten der letzten Jahrzehnte stets um die Konfrontation mit dem *Anderen* ging, das heroinspritzende Junkies, langhaarige Kiffer und halluzinierende Träu-mer zu verkörpern schienen, repräsentieren die Designerdrogen eine Dro-gengeneration, die den Produktpaletten des Warenhauses nachempfunden scheint. Das Innerste der modernen Waren- und Dienstleistungsproduktion, das Prinzip des *more of the same* in beliebiger Kombination und endloser Abwandlung, wird dabei gleichsam nach außen gekehrt, so dass die ver-sprochenen Ekstasen immer wieder nur Kopien ihrer selbst hervorbringen – Subjektivität als Klon. Insofern bezeichnet das eingangs zitierte Beispiel der Tour de France auf tragikomische Weise die Größenordnung der Risi-ken, bei der die interkulturelle Entwicklung des Drogengebrauchs und der ihr zugrunde liegenden Ökonomie inzwischen angelangt ist.

Literatur

Amendt, G.: Sucht-Profit-Sucht. Frankfurt 1972
Beck, U.: Die Risikogesellschaft. Auf dem Weg in eine andere Moderne. Frankfurt am Main 1986
Behr, H.G.: Weltmacht Droge. Das Geschäft mit der Sucht. Wien/Düsseldorf 1980
Cebulla, E.: Kommerzialisierte Kindheit und Jugend. In: Landesstelle gegen die Suchtgefahren in Baden-Württemberg 1998
Chatelain, M.: Berichte über Drogenkonsum im Alten und Neuen Testament. In: Völger, G.: (Hrsg.): Rausch und Realität – Drogen im Kulturvergleich. Köln 1981
De Quincey, T.: Bekenntnisse eines englischen Opiumessers. Stuttgart 1962

Dörner, K./Plog, U.: Irren ist menschlich. Lehrbuch der Psychiatrie/Psychotherapie. Rehburg-Loccum 1984

Gebsattel, V.v.: Prolegomena einer medizinischen Anthropologie. Ausgewählte Aufsätze. Göttingen/Heidelberg 1954

Gruen, A.: Rebellion und Anpassung – Formen von Sucht in einer süchtigen Gesellschaft. In: Landesstelle gegen die Suchtgefahren in Baden-Württemberg 1998

Gruen, A.: Der Verrat am Selbst. München 1993

Klose, A.: Alles unter Kontrolle. In: Süddeutsche Zeitung Nr. 4. 1999, S. 13

König, R.: Vorwort – über einige ethnosoziologische Aspekte des Drogenkonsums in der Alten und der Neuen Welt. In: Völger, G. (Hrsg.): Rausch und Realität – Drogen im Kulturvergleich. Köln 1981

Kupfer, A.: Die künstlichen Paradiese. Stuttgart 1996

Legnaro, A.: Ansätze zu einer Soziologie des Rausches – zur Sozialgeschichte von Rausch und Ekstase in Europa. In: Völger, G. (Hrsg.): Rausch und Realität – Drogen im Kulturvergleich. Köln 1981

Marcuse, H.: Versuch über die Befreiung. Frankfurt 1969

McCoy, A.: Wie eine drogenabhängige Gesellschaft entsteht – das Beispiel Australien. In: Völger, G. (Hrsg.): Rausch und Realität – Drogen im Kulturvergleich. Köln 1981

Scheerer, S./Vogt, I.: Drogen und Drogenpolitik – ein Handbuch. Frankfurt 1989

Spode, H.: Die Macht der Trunkenheit. Kultur- und Sozialgeschichte des Alkohols in Deutschland, Opladen 1993

Sting, S.: Suchtprävention als Bildungsaufgabe. Perspektiven für die außerschulische Jugendarbeit. In: neue praxis, 4/1999

Völger, G. (Hrsg.): Rausch und Realität – Drogen im Kulturvergleich. Köln 1981

Walder, P./Amendt, G.: Ectasy & Co. – alles über Partydrogen. Reinbek 1997

Lothar Böhnisch und Hans-Joachim Schille

Drogengebrauch als Risiko- und Bewältigungsverhalten

Begriffliches Basiswissen – ein pragmatischer Zugang zur Suchthematik

Wenn von Sucht gesprochen oder über sie geschrieben wird, wird diese häufig nur an Drogenabhängigen oder Alkoholikern festgemacht. Vielfach wird dabei nur an Fremde und nicht an sich und seine Angehörigen gedacht. Man selbst ist doch nicht süchtig, denn Sucht gilt ja als eine Krankheit und wird oftmals als Charakterschwäche aufgefasst. Alkoholsucht wird zumeist toleriert, alle anderen Süchte sind im Alltagsverständnis negativ apostrophiert. Die Gier anderer nach berauschenden Stoffen, nach Glücksspielen oder Fernsehen, einerseits zu viel und andererseits gar nicht Essen, nach Geschwindigkeitsrausch u.a.m. wird in der Alltagswahrnehmung nicht als Sucht verstanden. Phantasien und Vorurteile sind ein häufiger Grund dafür. Auch wird der Missbrauch von Schlaf-, Schmerz-, Beruhigungsmitteln und von Muntermachern, die der Arzt ja schließlich verordnet oder der Apotheker empfohlen hat, gar nicht als süchtiges Verhalten gesehen. So greifen überlastete Eltern für ihre ‚hyperaktiven' oder ‚depressiven' Kinder gern zu (rezeptfreien) Beruhigungssäften oder Muntermachern, die medial heftig beworben werden – Sansodyne ist ein dafür herausragendes Beispiel.

Die Stellung der Einzelnen und der Gesellschaft zu diesen Phänomenen ist zwiespältig. Zudem halten sich auch unrealistische Erklärungsversuche für das Entstehen süchtigen Verhaltens und fördern moralische Ambivalenz, die in Positionen ausgedrückt wird wie:

- Niemand wird gegen seinen Willen abhängig.
- Jeder kann mit sich tun, was er will.
- Ich kann tun, wozu ich Lust habe.
- Das System ist daran schuld.
- Ich habe mich im Griff.

Bei genauem Hinsehen und Analysieren zeigt sich, dass jedes menschliche Interesse und Verhalten zur Sucht werden kann, dass aber die Kassandrawarnung von der „Versüchtelung der Gesellschaft" als ein Ausdruck sich vollziehender gesellschaftlicher Erosion nicht haltbar ist. Dem Betrachter wird aber dabei ein Definitions- und Theoriedilemma ebenso offenbar wie die verbreitete Reduktion des Problems auf die stoffgebundenen Süchte und dabei speziell auf die illegalen Drogen.

Sucht ist ein Syndrom und ein Symptom für verschiedene Ursachen. Für das konkrete Subjekt hat sie einen Sinn. Sucht kann ein Eingang zu vermeintlichen Paradiesen sein, selbstverordnetes Leiden ebenso wie inszeniertes Lusterleben, Verdrängen oder Scheinlösen von Problemen, Flucht in die Einsamkeit oder Mittel zu deren Überwindung, sich beweisen oder protestieren wollen u.v.m. Das Füllhorn suchtverleitender Angebote richtet sich vor allem an Jugendliche, die sich und das Glück suchen und denen vorgegaukelt wird, dass in dieser Welt jeder immerzu glücklich sein kann, dass man alles erreichen kann, wenn man nur will, dass es keinen Erfolg ohne Risiko gibt, dass man nur die Spielregeln einhalten muss, dass man sich in der Gruppe der Norm zu fügen habe, sich von den Altvorderen abrupt abnabeln müsse usw.

Balancen werden von den Jugendlichen gefordert, die schwer zu halten sind. Jugendliche sind in der Phase ihrer Selbstfindung als Pubertierende oder Adoleszente nicht nur bereit, sondern auch gezwungen zu erproben und zu experimentieren, um im Übergang ihre personale und soziale Identität zu finden. Das ist eine ihrer Entwicklungsaufgaben, die sie mit anderen Mitteln und unter anderen Bedingungen als ihre Eltern lösen müssen. In diesem Zeitabschnitt sind Jugendliche suchtgefährdeter als in ihrem vorangegangenen Lebensabschnitt. Viele Suchtkarrieren nehmen hier ihren Anfang, wenn sich das Verhalten als Bewältigungsverhalten verfestigt und nicht jugendkulturell abklingt. Aber dabei ist zu bedenken, dass nur etwa jeder Fünfte, der in seiner Jugend illegale Drogen probiert, süchtig wird, dass die als Königsweg der Suchtprävention immer wieder propagierte starke Persönlichkeit sich auch in der Gesellschaft verwirklichen können muss, dass Selbstwertgefühl sich nur im Rahmen von Gemeinschaftsgefühl verwirklichen kann. Kurzum: Ob jemand im Jugendalter, aber auch als Erwachsener, zu Drogen greift, ist gesellschaftlich und individuell verursacht.

Obwohl die Suchtforschung in einem Entwicklungsstadium ist, in welchem mehr Fragen gestellt als Antworten gegeben werden, werden wir im Folgenden versuchen, uns zu einigen häufig gestellten Fragen zu positionieren.

Was wird unter Sucht verstanden?

Der Suchtbegriff kommt aus der Umgangssprache, aber nicht, wie vermutet werden könnte, von suchen, sondern von siechen, also krank werden. Das ist treffend und sprachgeschichtlich belegt. Sucht ist also eine Krankheit. Die Weltgesundheitsorganisation (WHO) hat angesichts der Schwierigkeiten der Begriffsdefinition darauf verzichtet, den vagen Suchtbegriff zu verwenden und dafür den Begriff „drug-addiction" gesetzt. Genau besehen gilt dieser Begriff nur für stoffgebundene Süchte. Die WHO fasst in ihrem Klassifikationssystem (DSM-III-R) eine periodische oder chronische Berauschung durch wiederholte Einnahme natürlicher oder synthetischer Drogen als Abhängigkeit auf und unterscheidet davon den schädlichen Gebrauch psychotroper Substanzen. Merkmale der Drogenabhängigkeit sind:

• Fortsetzung des Drogengebrauchs um jeden Preis

• das Bedürfnis, die Einnahmedosis der Wirkung halber zu erhöhen (Toleranz)

• Entzugserscheinungen

• Selbstzerstörung

• Konflikte im sozialen Nahraum und mit der Gesellschaft.

Die Begriffe Gebrauch (Konsum), schädlicher Gebrauch und Abhängigkeit haben in der seriösen Fachdiskussion den Suchtbegriff weitgehend verdrängt. Mit dem Suchtbegriff wird aber immer noch umgangssprachlich lax umgegangen. Schnell wird jemand als süchtig abgestempelt, ist es aber gar nicht. Auf dem Weg zur Sucht und beim Beharren in ihr gibt es deutliche graduelle Unterschiede. Zwei Beispiele sollen das zeigen:

Es gibt ganz verschiedene Alkoholikerpersönlichkeiten. Trotz aller Vielfalt wurden fünf Typen abgegrenzt. In der heute allgemein anerkannten Klassifikation, die auf E. M. Jellinek (1940) zurückgeht,

• ist der *Alpha-Typ* ein Konflikt- oder Erleichterungstrinker, der gegen seine Ängste trinkt, aber ohne jede körperliche Abhängigkeit ist und so z.B. vor einer Prüfung wochenlang nichts trinkt.

• Dem *Beta-Typ* entspricht der, der an jedem Wochentag im Kreise der Kollegen mehrere Flaschen Bier trinkt, aber am Wochenende im Kreise der Familie keinen Tropfen Alkohol zu sich nimmt und auch nicht das Bedürfnis dazu hat. Beide Typen können jederzeit ihren Alkoholkonsum beenden. Es sind nichtsüchtige Trinker.

• Der *Gamma-Typ* trinkt Alkohol wie in einem Sog und kann sich immer weniger selbst kontrollieren. Hat er mit Trinken begonnen, kann er nicht mehr aufhören. Er trinkt immer mehr. Er trinkt bis zur Volltrunkenheit und fängt am Tag immer früher damit an.

• Der *Delta-Typ* ist immer unauffällig. Es scheint, er habe sein Trinken im Griff. Er ist aber nur ein sparsamer Trinker, der zur Aufrechterhaltung seines Alkoholspiegels wenig Alkohol braucht. Er trinkt nur so viel, wie er für seinen Alkoholspiegel braucht und wird deshalb auch Spiegeltrinker genannt. Beide Typen sind suchtkrank und unfähig, ohne Therapie abstinent zu leben.

• Der *Epsilon-Typ* ist der Quartalstrinker, der exzentrisch Alkohol konsumiert. Auch bei ihm gibt es die Möglichkeit, abstinent zu leben. Insgesamt muss er aber als abhängig gelten.

Auch Drogengebraucher unterscheiden sich untereinander deutlich. Es ist nicht haltbar, geschieht aber leider häufig, jeden Gebraucher als abhängig zu betrachten oder jedem ein Abrutschen auf der so genannten schiefen Bahn des Drogenkonsums in die Gosse vorauszusagen. Experimenteller Gebrauch geschieht aus Neugier oder aus dem Wunsch heraus, neue Gefühle kennen zu lernen. Beim Treffen mit Freunden kommt es zu einem Konsum aus sozialen, stimulierenden oder entspannenden Motiven. Diese Art des Gebrauchs ist zwar häufiger als der experimentelle, aber an bestimmte Gesellungsformen wie Partys gebunden, ohne die es keinen Konsum gibt. Eine andere Form ist der situationsabhängige Gebrauch, der nur dann stattfindet, wenn bestimmte Anforderungen im persönlichen und beruflichen Leben zu bewältigen sind. Bei diesen Formen kann nicht von Drogensucht gesprochen werden.

Das ist bei langandauerndem oder täglichem Drogenkonsum, auch wenn die soziale und ökonomische Integration nicht verloren geht, anders. Bei dieser Form und beim zwanghaften Gebrauch, der mit drastischen, schmerzhaften Entzugserscheinungen bei Fehlen der nötigen Drogenmenge und häufig mit Beschaffungskriminalität einher geht, liegt Abhängigkeit vor, die behandlungsbedürftig ist.

Wann entsteht Sucht?

Sucht entwickelt sich immer aus dem Verhältnis eines konkreten Menschen zur Gesellschaft und/oder zu sich selbst. Ist dieses gestört, kann süchtiges Verhalten erlernt werden oder eine Droge als vermeintlicher Katalysator zur Überwindung eines als defizitär erlebten Zustandes benutzt werden. Suchtbiographien gleichen sich selten. Sie haben viele Facetten und Brüche. Fast ausnahmslos sind mehrere Ursachen zu finden, die in der Person, im System der gesellschaftlichen und individuellen Werte, im Milieu, in der Biographie, in Konflikt- und Problemsituationen und in deren individuellen Lösungsvermögen, aber auch im Mittelangebot und in der Spezifik der Mittelwirkung liegen.

Neuerdings gibt es zunehmend wissenschaftlich begründete Hinweise darauf, dass einzelne Süchte anlagenbedingt sind. Für die Ausbildung von stofflichen Abhängigkeiten konnten genetische Dispositionen gefunden werden, die die Stoffwechselprozesse so beeinflussen, dass zwangsläufig berauschende Stoffe konsumiert werden, die schnell an den Rezeptoren bestimmter Gehirnteile andocken bzw. physiologisch verursachte Konditionierungen erfolgen.

Welche Suchtformen gibt es?

Unterscheiden lassen sich

- *nichtsubstanzgebundene Süchte* wie Arbeitssucht, Spielsucht, Esssucht und ihr Gegenteil Magersucht, Sexsucht, Kaufsucht, Computerarbeitssucht, Putzsucht, Reinlichkeitssucht, Risikosucht, Extremsportsucht, Vergnügungssucht, Video- oder Fernsehsucht, Geschwindigkeitsrausch;

- *substanzgebundene Süchte* differenziert nach
  - legalisierten Substanzen im Sinne des Betäubungsmittelgesetzes (BtMG) wie Alkohol, Nicotin, Coffein, Teein, verordnete, aber unnötige Medikamente, verfügbare Schnüffelstoffe wie Lösungsmittel oder Lacke
  - illegalisierten Substanzen im Sinne des BtMG wie Opiate, Kokain und Crack, Cannabisprodukte, Halluzinogene, Designerdrogen, nicht verordnete, aber regelmäßig missbrauchte Medikamente.

Im Betäubungsmittelgesetz wird unterschieden zwischen

- nicht verkehrsfähigen und nicht verschreibungsfähigen Betäubungsmitteln,
- verkehrsfähigen, aber nicht verschreibungsfähigen Betäubungsmitteln,
- verkehrsfähigen und verschreibungsfähigen Betäubungsmitteln,
- in bestimmten Dosierungen bzw. Kombinationen verkehrs- und verschreibungsfähigen Betäubungsmitteln.

Die gültige Aufstellung der zu den jeweiligen Gruppen gehörenden Substanzen findet sich in den Anlagen I-III zum BtMG (vgl. hierzu Blum, Drogenarten, i.d.B.).

Welche Wirkungen entstehen bei der Suchtbefriedigung?

Es sind sowohl physische als auch psychische Wirkungen. Drogen verändern die Erregungsübertragung zwischen Hirnzellen. Indem sie Reize hemmen oder verstärken und die Ausschüttung von Neurohormonen und Botenstoffen stimulieren, rufen sie Effekte hervor wie Ekstase, Euphorie, Halluzination, Wachbleiben, Ruhe oder Schlaf, aber auch Veränderungen in der Funktion von Körpersystemen, vor allem des Herz-Kreislauf-Systems. Wegen den damit ggf. verbundenen schädigenden Wirkungen werden Drogen auch Rauschgifte genannt. Nichtstoffgebundene Süchte haben ähnliche Wirkungen. Werden sie befriedigt, so kommt es zu einer Endorphinausschüttung im Gehirn, das sind Neurohormone, und damit verbunden zu einem Glücks- und Lusterleben.

Wie wird Suchtentstehung erklärt?

Es gibt viele Versuche, das Entstehen von Süchten zu erklären. Die Psychoanalyse führt Süchte auf psychosexuelle Entwicklungsstörungen zurück, die Individualpsychologie auf mangelndes Selbstwert- und Gemeinschaftsgefühl. Die Lern- und Verhaltenstheoretiker sehen Sucht als Mittel zur Bewältigung sozialer Situationen. Soziologen vertreten häufig die Auffassung, dass Sucht entsteht, wenn von der Gesellschaft betonte Ziele nicht auf legalen Wegen erreicht werden (Anomie). Neuere biologische Erklärungen ergeben sich aus

Genwirkungen und deren Zusammenhängen mit Umweltfaktoren. Suchtentstehung ist immer ein *multifaktorielles Geschehen*. Deshalb wirken die folgenden Ursachenfaktoren nie für sich allein, sondern in einem sozialen Gefüge (Setting), das sich individuell und situativ herausbildet und sich als Bewältigungsform der zugrunde liegenden Ursachen verfestigen kann.

Sucht wird erklärt aus fehlendem Selbstwertgefühl oder aus fehlender Lustbefriedigung. Die Nichtbewältigung sozialer oder intellektueller Belastungen führe zum Aus- und Abweichen in Süchte. Fehlender Lebenssinn wird dafür ebenso verantwortlich gemacht wie mangelnde Anpassungs- oder Konfliktlösungsfähigkeiten. Milieueinflüsse, Jugendkulturen wie Hippie-, Rave- und Housekultur und bewusster Protest gegen Erwachsene oder fehlende glückliche Lebenssituationen werden als Ursachen genannt. Sucht sei ein Ventil der Unzufriedenheit und der Perspektivlosigkeit. Alles läge an der mystischen Macht der Drogen und an der Tabuisierung ihres Gebrauchs. Die kranke Familie sei schuld oder falsche Lösungen für Beziehungsarmut in einer entfremdeten Gesellschaft.

Sicher sind das alles mögliche Faktoren. Es ist unbestreitbar, dass Suchtentstehung eine dem Süchtigen bewusste oder unbewusste belastende Lebenssituation voraussetzt, die mehr oder weniger riskant und zumeist ohne Hilfe und ohne Berücksichtigung seiner spezifischen Ressourcen bewältigt werden soll. Ein Süchtiger stößt sich an den Wänden der Tatsächlichkeit. Deren Vielfalt hat in letzter Zeit dazu geführt, dass immer mehr Nuancen von Belastungsfaktoren und Risikogruppen abgegrenzt wurden, aus denen aber kaum wirksame präventive Strategien abgeleitet werden können. Meist wird erst die Entstehung einer Suchtkarriere rekonstruiert, wenn die Betroffenen bereits abhängig sind. Prognostische Aussagen zur Wirkung von Risikofaktoren sind zwar im konkreten Fall schwer zu geben, aber riskante Faktorenkonstellationen deuten bereits früher auf mögliche Suchtkarrieren hin.

Sucht als Risikoverhalten

Gemeinhin wird der Risikobegriff auf das lateinische *risicare* – Steuern in den Klippen – zurückgeführt. Sicher trifft das einen Teil des Begriffsinhalts. Wird aber die Zahl der Klippen, sprich die der Risikofaktoren, groß, wird zwangsläufig aus Steuern Stillstand. Ein älterer Begriff, das altarabische *risiku* – etwas Gutes oder Nützliches verlieren – beleuchtet treffender die qualitative Seite von Sucht als Risikoverhalten.

Der Begriff *Risikoverhalten* rückt, wie auch der im Folgenden dargestellte Begriff *Bewältigungsverhalten*, im Gegensatz zu den Begriffen Devianz und Kriminalität die subjektive Seite in den Vordergrund, ohne die soziale zu vernachlässigen. In vielen Untersuchungen wurden Risikokonstellationen für Suchtverhalten ermittelt. Die folgenden finden sich immer wieder:

- Schulleistungskonflikte im Spannungsdreieck von Erwartungsdruck der Eltern, Leistungsdruck der Schule und individueller Selbstwertproblematik,

- familiale Konflikte, die zumeist aus der Inkonsistenz des Elternverhaltens, gegenseitigen Enttäuschungen, Ablösungsängsten und ähnlichen Störungen innerfamilialer Beziehungen resultieren,

- gestörtes Selbstwertgefühl, und zwar im Sinne der Angst vor dem eigenen Selbst, im Sinne von Hilflosigkeit, von fehlender Selbstbehauptung, Mangel an sozialer Bindung und an Rückhalt,

- Flucht in die Gegenwart, wobei bei hohem Zukunftspessimismus eine „Alles-oder-nichts- Lebenshaltung" erzwungen wird,

- Milieudruck zum Suchtverhalten macht Risikoverhalten attraktiv, weil es die Gruppe stärkt, dem Individuum Gruppenzugehörigkeit und seinen Status in der Gruppe vermittelt,

- Erlebnis- und Tätigkeitsdefizite, verstanden als Defizite im Selbsterleben und der Selbsttätigkeit, einhergehend mit dem Gefühl, wenig oder überhaupt nichts verändern zu können,

- Isolation aus Gruppen bei gescheiterter Anschlusssuche bzw. infolge von negativen Ausschlusserfahrungen,

- Stresserleben und Erleben prekärer Vorbilder,

- ideologisch gespeister Realitätsverlust, z.B. durch weltfremde Ideologien oder jugendkulturelle Omnipotenzgefühle.

Diese Risikokonstellationen können durch Schutzfaktoren eingeschränkt werden, die auch *protektive Faktoren* genannt werden. Sie wirken als Puffer gegen das Eingehen von Risiken, können solche aber nicht generell ausschalten. Solche Schutzfaktoren sind z.B. Kompetenzen zur Bewältigung von Problemen, Wertschätzung der eigenen Gesundheit, positive Vorbilder, Verbundenheit mit der Familie, Teilnahme an prosozialen Aktivitäten, aktive Teilnahme am Leben von Sport- oder Glaubensgemeinschaften, folgenkritisches Denken, Nachdenken über den Sinn des Lebens usw.

Sucht als Risikoverhalten beinhaltet die empirisch begründete Annahme, dass Verhaltensweisen, die sich schädigend bis zerstörend gegen die eigene Person und gegen andere richten, in ihren Entstehungsbedingungen und Funktionen für den Einzelnen auf psychosoziale Faktoren der Biographie und des Milieus rückbeziehbar sind. Präventive Maßnahmen zum Risikoverhalten setzen deshalb an ‚positiver Milieuveränderung' und am Konzept der ‚funktionalen Äquivalente' an. Milieus sollen im Sinne nahräumlicher Gruppenbezüge von Gegenseitigkeit und Vertrautheit, aber auch von Abhängigkeit voneinander so erweitert werden, dass Menschen sich „Alternativen" zu suchtgefährdenden Verhaltensweisen aneignen können, mit denen das Bedürfnis nach intensivem Erleben und Grenzüberschreitung auf anderem Wege befriedigt werden kann. Dazu kann die Jugendarbeit mit zielgruppenspezifischen Angeboten erlebnisorientierten Charakters einen wichtigen Beitrag leisten. Methodische Anregungen dafür finden sich in der Erlebnispädagogik. Um herauszufinden, welche Erfahrungen in diesem Sinne als funktionale Äquivalente wirken können, sind genauere Kenntnisse über die Art der Milieubedingtheit und die Qualität der jeweiligen Risikoorientierung notwendig: Welche Normen gelten? Wer setzt sie? Warum wird was angestrebt? Was ist gruppentypisch?

Abschließend sei hervorgehoben, dass es nicht möglich und auch nicht sinnvoll ist, Risikoverhalten bei Heranwachsenden völlig auszuschließen. Das wäre sogar schädlich. In der Jugendphase als eigenständiger Lebensform dient Risikoverhalten der Lösung spezifischer Entwicklungsaufgaben wie der geschlechtlichen Identität, der produktiven Realitätsverarbeitung, des Selbständigwerdens, des eigenständigen Bewältigens von Belastungen, der Fixierung und dem Verwirklichen von Lebenszielen. Es geht also darum, Risikoverhalten so zu moderieren, dass die Gesundheitsschädigungen minimiert werden.

Sucht als Bewältigungsverhalten

Wie kommt es, dass Menschen in kritischen Lebenskonstellationen Handlungsfähigkeit um jeden Preis – auch auf Kosten der Norm – anstreben (müssen)?

Das Grundmodell für eine Erklärung liefert das Coping-Konzept aus der Stressforschung. Dort wurde erkannt, dass bei Stresszuständen – also leibseelischen Belastungen und Störungen des Wohlbefindens, die auf Menschen einwirken, aber von ihnen nicht völlig rational durchschaubar und kalkulierbar sind – der Körper in seiner psychophysischen Befindlichkeit von sich aus reagiert, um aus dieser Störung heraus wieder in ein (subjektives) Gleichgewicht zu kommen. Dieses muss dann aber nicht Gesundheit sein, sondern ist oft Flucht in Krankheit, Hyperaktivität, Depression etc. Der Schlüssel zum Verstehen dieser Vorgänge liegt im Wirken jener homöostatischen Kraft, die im Falle des Stresszustandes durch den biophysischen Mechanismus, im Falle der kritischen psychosozialen Befindlichkeit durch den im kritischen Ereignis freigesetzten sozial gerichteten Trieb (Selbstbehauptungstrieb) selbst ausgelöst wird. Beides sind Vorgänge, die vom Einzelnen nicht oder nur teilweise kontrollierbar sind. Physischer Stress und psychosoziale Belastungsfaktoren gehen dabei meist ineinander über. Körperliche, psychische und soziale Reaktionen kumulieren, verstärken sich.

Bewältigungsverhalten kann auch tiefenpsychologisch erklärt werden. Die von S. Freud gefundenen und formulierten Abwehrmechanismen wie Verdrängung, Projektion, Rationalisierung sind ja nichts anderes als Bewältigungsversuche und psychische Schutzmechanismen des Selbst zur Überwindung von subjektiver Angst oder Schuld. Wenn die subjektiven psychosozialen Ressourcen nämlich versagen, übernehmen die tiefenpsychischen und triebbesetzten Strebungen das Kommando. Im Bereich des Selbst überformt dann der in kritischen Situationen freigesetzte Selbsterhaltungs- und

Selbstbehauptungstrieb die biographisch mehr oder weniger entwickelte Selbstkontrolle.

Der Begriff Coping steht für Bewältigung, Copingstrategie für Bewältigungsstrategie. Es geht um Problembewältigungsverhalten – und zwar kognitiv und emotional in einem sich zeitlich verändernden Austausch von Person und Situation, der solange dauert, bis homöostatisches Wohlbefinden anstelle von Stress tritt. Welche Bewältigungsstrategien ein Individuum entwickelt hat und ggf. benutzt, ist wissenschaftlich nicht genau erforscht und voraussagbar.

Als Bewältigungsstrategien kommen hauptsächlich vor:

- defensive Strategien – Rückzug („damit will ich nichts mehr zu tun haben!"),
- Umstrukturierung des Wertsystems – Rationalisierungen („werde freier!"),
- Problemlösungsstrategien („was ist sinnvoll?"),
- Änderungsstrategien im Sinne von bewussten Verhaltensänderungen („ich rühre kein Glas mit Alkohol mehr an!"),
- Anpassungsstrategien an Milieus („wenn es doch alle meine Freunde machen!"),
- Abwartestrategien („kommt Zeit, kommt Rat!"),
- Abspaltungsstrategien bis hin zum Gewaltverhalten („die werden mich und meine power noch kennen lernen!"),
- emotionale Strategien, d.h. Gefühle erzeugen, um in einen erwünschten psychophysischen Zustand zu kommen („ich bin zufrieden, bin ganz ruhig!").

Dabei existieren geschlechtertypische Muster (siehe dazu die Beiträge Funk, Dorgengebrauch bei weiblichen Jugendlichen, und Gottschalch, Drogengebrauch bei männlichen Jugendlichen, i.d.B.). Das Bewältigungsverhalten von Jungen und Männern ist häufiger nach außen, das der Mädchen und Frauen häufiger nach innen gerichtet. Generell gilt, dass sich Voraussagen zur Strategiewahl aus der Struktur des Selbst und aus der Biographie eines Menschen nur annäherungsweise treffen lassen. Das trifft auch auf Suchtstrategien zu. Anstatt dabei die eigenen nahe liegenden anderen Ressourcen zu erkennen und zu mobilisieren, kann eine „süchtige" Scheinlösung zur Passung von Person und Anforderung als mögliches Bewältigungsverhalten eingesetzt werden. Dabei spielt auch eine entscheidende Rolle, dass Drogen ein aktivierendes Medium sind. Zumal drogengebrauchende Jugendliche sich den Alltagskonsumenten in der Konsumgesellschaft überlegen fühlen, indem sie als Drogengebraucher aktiver, vitaler sind, ein positives sozial-emotionales Erleben haben, zumindest bevor sich nach dem Umkippen in die Abhängigkeit eine zunehmend lähmende Haltung einstellt.

Eine „Suchtlösung" führt zwangsläufig irgendwann dazu, viele lebenswichtige Fragen und Aufgaben nicht mehr lösen zu können. Das wird auch beim Drogenkonsum, verstanden als chemische „Hilfe" der Lebens- und Problembewältigung, als Nichtverfügbarkeit anderer Ressourcen, offensichtlich. Die „Krücke" Drogenkonsum, auf die sich Gebraucher stützen, macht aber auch Zusammenhänge in der individuellen Problembewältigung deutlich, wie Kompensation von Minderwertigkeitsgefühlen, geringe Frustrationstoleranz, mangelnde Selbstkontrolle. Das findet sich bei Alkoholikern häufiger.

Auch die Konsummotive und -gewohnheiten bei illegalen Drogen zeigen individuelle, lebensstiltypische Besonderheiten, die auf Zusammenhänge bei der Entwicklung von Copingstrategien verweisen. Chronische Haschischgebraucher offenbaren häufig Störungen im Bereich der zwischenmenschlichen Beziehungen. Heroinmissbraucher wählen ein Mittel, das ihnen Rückzug und Verdrängung erleichtert. Kokain- und Amphetamingebraucher wählen ihre Substanzen, um Ängste in einer feindlich empfundenen Umwelt zu verhindern, wach und leistungsfähig zu sein oder Euphorie zu erleben. Wer Halluzinogene nimmt, ist in der Regel mit seinem bisherigen Erleben unzufrieden oder will an den Phantasien der Gruppe und den Berichten darüber teilhaben. Polytoxikomane wollen sich einfach nur zudröhnen und so Problemen aus dem Wege gehen. Von vielen nichtstoffgebundenen Süchtigen wird oft angestrebt, sich selbst oder sich der Gruppe zu beweisen, aber auch zu genießen oder sich versagen zu können.

Literatur

Böhnisch, L.: Abweichendes Verhalten. Weinheim und München 1998
    Kapitel 1: Ein interdisziplinäres Konstruktionsmodell Abweichenden Verhaltens
    Kapitel 4: Pädagogische Konzepte zum Umgang mit Abweichendem Verhalten
Engel, U./Hurrelmann, K.: Was Jugendliche wagen. Eine Längsschnittstudie über Drogenkonsum, Stressreaktionen und Delinquenz im Jugendalter. Weinheim und München 1994
    Kapitel 1: Gesundheitsrisiken und Risikoverhalten im Jugendalter
    Kapitel 2: Schlussfolgerungen für die Risikoprävention
Hurrelmann, K.: Sozialisation und Gesundheit. Somatische, psychische und soziale Risikofaktoren im Lebenslauf. Weinheim und München 1994
    Kapitel 3: Soziale, psychische und somatische Risikofaktoren im Lebenslauf
    Kapitel 4: Personale und soziale Kapazitäten der Lebensbewältigung
Nordlohne, E.: Die Kosten jugendlicher Problembewältigung. Alkohol-, Zigaretten- und Arzneimittelkonsum im Jugendalter. Weinheim und München 1992
    Kapitel 2: Lebensbedingungen und gesundheitsrelevantes Verhalten im Jugendalter
Rotta, L.: Leben lohnt doch. Sucht, Schulden, Hilfen. Freiburg 1995.
    Fallbeispiel: Renate K., Arne T., Petra L., Annerose H.
Franzkowiak, P.: Risikoverhalten und Gesundheitsbewusstsein bei Jugendlichen. Berlin, Heidelberg, New York, Toronto 1986
Jellinek, E.M. und Mac Farland, R.A.: Analysis of psychological experiments on the effects of alcohol. Quart. J. Stud. Alcohol, 1940/1
Kolip, Petra, (Hrsg.): Programme gegen Sucht. Internationale Ansätze zur Suchtprävention im Jugendalter. Weinheim und München 1999
Simon, R./Tauscher, M./Pfeiffer, T.: Suchtbericht Deutschland 1999. Hohengehren 1999

Karsten Fritz

Mediengesellschaft und Drogengebrauch

Solange es das Kino gibt, finden sich auch Drogen auf der Leinwand, später auf dem Bildschirm. Sei es das obligate Glas Whisky in der Hand von Humphrey Bogart, der Joint in „Easy Rider" oder die Rave-Party-Droge in „Wasted!". Medien spiegeln aktuell und seismographisch den Zustand der Gesellschaft und ihrer Problemlagen. Die Darstellung von Drogengebrauch und Suchtverhalten im Film reduzierte sich lange Zeit auf legale Drogen wie Alkohol und Nikotin. Mit wenigen Ausnahmen waren diese Drogen allerdings keiner kritischen Bewertung unterworfen (herausragende Ausnahmen: „Das verlorene Wochenende", Billy Wilder 1945; „Der Mann mit dem goldenen Arm", Otto Preminger 1955). Alkohol und Zigaretten gehörten quasi zur obligatorischen Status-Ausstattung der meist männlichen Helden (exemplarisch in diesem Zusammenhang das Männerbild in den Filmen der ‚Schwarzen Serie'). Rauchende Frauen dagegen suggerierten zumindest ein nervöses Wesen, weiblicher Alkoholkonsum war sogar meist mit deutlichen Zügen von Neurose und Krankheit verbunden (siehe z.B. „Endstation Sehnsucht", Elia Kazan 1951).

Man mag Medien als den Pranger der Neuzeit (siehe nachmittägliche Talk-Shows), als Verantwortungsträger oder Meinungsmacher charakterisieren, immer bleiben die Medien ein Spiegel. Spiegel der gesellschaftlichen Verhältnisse und Spiegel der Abhängigkeiten, in denen sich jedes Medium befindet – seien diese ideologisch, ökonomisch und politisch verursacht. Greift ein Fernsehsender beispielsweise das Thema ‚Drogenkonsum in Sachsen' in einer Dokumentation auf, dann ergeben sich rasch Zuordnungen: ZDF, RTL, selbst ARTE werden über das Thema anders reflektieren als beispielsweise der MDR.

Die Spiegelfunktion der Medien, insbesondere des Films, wird in diesem Beitrag anhand der nicht unumstrittenen These von Siegfried Kracauer, wonach sich die tiefenpsychologischen Dispositionen eines Volkes im Film wieder finden, nachfolgend näher erläutert. An dieser Stelle soll zunächst beispielhaft aufgezeigt werden, in welcher Art und Weise moderne Medien das Thema Drogen und Drogengebrauch als gesellschaftlich relevantes Thema aufgreifen und gestalten. Dabei geht der Blick in zwei Spiegel: die Werbung und Talkshows.

Erster Spiegel: Die Werbung

Nirgendwo anders in den Medien wird so viel Geld investiert und verdient wie in der Werbung. Die Banalität des Alltags, enttäuschte Träume und eine prekäre Identitäts- und Selbstwertbalance erzeugen bei vielen Menschen ein Interesse an Drogen, welches von der Werbung, wenn auch nicht verursacht, so doch in intensiver Weise verstärkt wird. Die Zigaretten-, Alkohol- und Arzneimittelindustrie als legale Branchen des Wirtschaftslebens zahlen immense Summen für die Propagierung ihrer Produkte. An den Werbestrategien kann man ablesen, welche Konzeption als die aussichtsreichste gilt. Angeknüpft wird an Anerkennungswünsche, Lebensgefühl, Abenteuerlust, an das Bedürfnis nach Zuwendung und Liebe, an den unterschwelligen Wunsch nach Erlebnis und Nervenkitzel: Aus diesem Stoff sind die meisten Werbestrategien für legale Drogen. In millionenschweren Kampagnen wird ein sozialpsychologisch und tiefenpsychologisch ausgetüfteltes Szenarium abgespult, das passgenau der sozialisationstheoretischen und -praktischen Ausgangssituation des legalen Drogenkonsums entspricht.

Die *Zigarettenwerbung* hat es besonders leicht. Bei der Zigarette handelt es sich um eine Droge, von der die meisten Konsumenten sehr schnell abhängig werden. Es sind also kaum Strategien nötig, um die Konsumenten bei der Stange zu halten. Wer einmal an der Droge hängt, kommt von ihr nur mit allergrößten Schwierigkeiten wieder los. Allenfalls lohnt es sich, in die Werbung zu investieren, um bestimmte Marktanteile zu halten. Interessant sind aber potentielle Neueinsteiger. Und das sind Jugendliche und Kinder. Unverfroren wird dabei auf immer jüngere Bevölkerungsgruppen gesetzt und natürlich auf alle, die anteilmäßig im Konsum noch zurückliegen. So wurden in den letzten 15 Jahren sehr erfolgreich Strategien entwickelt und eingesetzt, um vor allem junge Frauen für die Zigarette zu gewinnen. In letzter Zeit ist zu beobachten, wie sich die Kampagnen zumindest implizit auf eine ganz besonders junge Klientel ausrichten, also auf die etwa 10-Jährigen, die ja heute schon zu zwei bis drei Prozent zu den regelmäßigen Zigarettenkonsumenten gehören.

Die Werbestrategien für Zigaretten sind eindeutig lebensstilorientiert. Es genügen einige attraktive Symbole, die alle um Anerkennung, Ausstrahlung und Bewunderung kreisen. Zum Beispiel: der Cowboy und die ungezähmte Weite der amerikanischen Wildnis (Marlboro), Freundschaft und ein bisschen Ostalgie (Kabinett), tierisch schwarzer Humor (Camel) oder französisches Lebensgefühl und Baguette-Romantik (Gauloises). Im Übrigen hat alles seine Signalfarbe, in benannter Reihenfolge: rot, braun, gelb, blau. Werbepsychologen denken vor dem Hintergrund eines drohenden Verbotes von Zigarettenwerbung übrigens intensiv darüber nach, Werbebotschaften ausschließlich auf Signalfarben zu reduzieren. Jedes rot gerahmte Verkehrsschild würde demnach ein Bedürfnis auslösen: entweder nach ‚Coca Cola' oder ‚Marlboro'. Der Freiheitsmythos, symbolisiert durch die Wildpferde in der Prärie, oder die skurrilen Transvestiten haben heute schon einen so durchschlagenden Wiedererkennungswert, dass die Benennung des zugehörigen Produktes entbehrlich wird und teilweise sogar unterbleibt.

Im Unterschied zur Zigarettenwerbung kommt bei der *Alkoholwerbung* noch die erotisierende Komponente hinzu. Ansonsten gleichen sich die Strategien: Ansprache von Neueinsteigern, vor allem von noch unterdurchschnittlich häufig alkoholtrinkenden weiblichen und von jüngeren Konsumenten. Auffällig ist auch die ökologische Komponente. Um das deutsche Reinheitsgebot zu illustrieren, wird das Bier schon mal dekorativ vor einem glasklaren Gebirgsbach präsentiert.

Bei den *Arzneimitteln*, für die im Rahmen der Förderung der Selbstmedikation geworben wird, gelten inzwischen teilweise die gleichen Regeln. Da heute schon ein Fünftel aller Arzneimittel und Medikamente im ‚Over the Counter'-Marktsegment umgesetzt wird, leuchtet es ein, dass sich die Werbebranche im Auftrag der Pharmaunternehmen an den Strategien der Zigaretten- und Alkoholindustrie orientiert.

Immer wieder wird die Frage diskutiert, ob ein Verbot der Werbung für suchtgefährdende Substanzen die Lösung sein könnte. Es gibt bislang wenige Staaten, die ein Verbot durchgesetzt haben. Ein Werbeverbot gibt es in Deutschland derzeit nur für illegale Drogen und Zigaretten im Fernsehen. Das Verbot ist im Grunde systemfremd, beruht doch das gesamte wirtschaftliche System moderner Industriestaaten auf den Verkauf von Waren und Dienstleistungen. Werbung begleitet dieses Geschäft.

Zweiter Spiegel: Talkshows

Alles, was wir über unsere Gesellschaft, ja über die Welt, in der wir leben, wissen, wissen wir durch die Massenmedien – so lautet eine provozierende Feststellung von Niklas Luhmann (1985). Die universelle Präsenz der Massenmedien in unseren Köpfen gilt auch für die Erfahrungsbereiche, von denen wir meinen, ohne besondere methodischen Zweifel auskommen zu können, nämlich für das Alltagswissen, für die Erkenntnisse und Anschauungen, mit denen wir täglich umgehen und die uns als Grundlage für das Handeln in der Lebenswelt dienen. Die Massenkommunikation veranlasst uns vor allem zu falschen Durchschnittsbildungen. Dies zeigt sich beispielsweise in der stigmatisierenden Präsentation solcher Themen wie Jugend und Gewalt oder zunehmende Drogensucht.

Am Beispiel der Sendeform Talkshow soll dies deutlich gemacht werden. Mit der Talkshow sind an dieser Stelle nicht die nachmittäglichen Bekenntnisshows á la Bärbel Schäfer, Hans Meiser oder Arabella Kiesbauer gemeint. Gemeint ist die oft zur besten Sendezeit ausgestrahlte klassische Debattenshow. Hier geht es vorwiegend um Politik und andere Fragen von öffentlichem Interesse, etwa Umweltverschmutzung, Rentenanpassung oder eben Drogenpolitik.

Wie eine solche Sendung strukturiert ist, soll am Beispiel der vor einiger Zeit im ARD ausgestrahlten Talkrunde „Vom Rausch in die Hölle – Wer stoppt die Drogenflut" beschrieben werden. Die Sendung beginnt nach einem knallig-grellen Intro und Titeleinblendung zunächst mit der Anmoderation: *„Experten schlagen Alarm. Die Situation ist dramatisch. Erstmals seit Jahren ist die Zahl der Rauschgifttoten wieder gestiegen. Eine gefährliche Entwicklung, die sich auf die Formel bringen lässt: Es sind immer mehr und sie werden immer jünger. Was sind die Ursachen? Haben Eltern, Lehrer, Politiker, haben wir gegen die Drogensucht kläglich versagt?"* Es folgen mehrere kurze Einspielungen über Betroffene und Meinungsbilder von der Straße. Anschließend wird die Talkrunde vorgestellt: Im Kreis befindet sich der Präsident des Bayerischen Landeskriminalamtes, der Polizeipräsident von Bielefeld, ein Präventionsexperte der Caritas, die Mutter eines drogenabhängigen Kindes, eine Lehrerin, ein Arzt und ein Ex-Süchtiger (Bezeichnung entsprechend der Untertitelung in der Sendung). In der Diskussion wird Betroffenheit artikuliert und versucht, Lösungswege aufzuzeigen. Thematisiert wird ausnahmslos der Umgang mit illegalen Drogen. Alkohol wird mit keinem Wort erwähnt. Die Diskussion konzentriert sich fast ausschließlich auf die Darstellung des Drogenkonsums als Gesundheitsrisiko. Soziale Hintergründe und sozialstrukturelle Rahmenbedingungen bleiben fast vollständig ausgeklammert (Leistungsdruck, soziale Anonymität, Armut, Arbeitslosigkeit). Der in der Runde vertretene ‚Betroffene' wird als erfolgreich ‚domestiziert' vorgeführt. Am Ende der Sendung erfolgt eine live-Schaltung in eine Hamburger Techno-Party, wo sich zwischen dem Reporter vor Ort und einer Besucherin der Party folgender Dialog entspannt:

Reporter: *„Hat dich die Sendung etwas nachdenklich gemacht?"* Anja: *„Mich hat die Sendung auf jeden Fall nachdenklich gemacht. Ich denk mal, ich werd jetzt etwas vorsichtiger sein."* Reporter: *„Das heißt, du bist jetzt etwas aufgeklärter über die Nebenwirkungen von Ecstasy?"* Anja: *„Ja, auf jeden Fall."* Reporter: *„Vielen Dank Anja. Damit zurück ins Studio."* Es folgt ein kurzes Resümee des Moderators, welches mit den Worten endet: *„Wir wollten einen Anstoß geben für eine breite Diskussion zwischen den Generationen."*

Genau hier scheint ein Problem bei der Berichterstattung bzw. bei Diskussionen zum Thema zu liegen: Die Bemühungen der Erwachsenen (Journalisten, Politiker, Polizisten ...), mit den meist jugendlichen Betroffenen ins Gespräch zu kommen, sind kein Dialog sondern der inszenierte Schein eines Dialog. Das Problem wird psychologisiert und pädagogisiert: Experten machen die angeblich gestörte Familiensituation und das soziale Umfeld für die ‚extremen Erscheinungsformen der Jugend' verantwortlich. Ähnlich wie bei Talkrunden, in denen es um das Thema Jugend und Gewalt geht, erfolgt auch hier eine Delegation von Verantwortung: Gewalt in der Gesellschaft ist gleich Gewaltpotential der Jugendlichen. Dies birgt die Möglichkeit der Entlastung der Elterngeneration. Ähnlich verhält es sich beim Thema Drogen. Wenn das öffentliche Interesse in Form von Medien und Polizei überwiegend auf den Gebrauch illegaler Drogen gerichtet ist, während die innerhalb anderer Jugendkulturen sowie der Erwachsenenkultur favorisierte ,Volksdroge' Alkohol weitestgehend toleriert und in den meisten Medienberichten weniger problematisiert wird, kommt es zu einem folgenreichen Paradox: Das öffentlich vorgelebte und medial vermittelte Ungleichgewicht bei der Thematisierung des Konsums legaler und illegaler Drogen färbt auch auf die individuelle Bewertung jugendlichen Drogenverhaltens vieler Erwachsener ab. Eine allgemeine Tendenz der Fixierung auf den Konsum gesetzlich verbotener Drogen und deren Kriminalisierung steht im Widerspruch zu einer gleichzeitig loyal gestimmten Position gegenüber dem Gebrauch legaler Drogen. In der medialen Reflexion beispielsweise der Technoszene und der gesellschaftlichen Reaktion auf das von den Medien vermittelte Bild drückt sich die Schizophrenie innerhalb des offiziellen gesellschaftlichen Umgangs mit der Drogenproblematik aus: Verteufelung von Ritualen der Subkultur bei gleichzeitiger Akzeptanz und Verharmlosung des festeingeschliffenen Drogenkonsums und Suchtverhaltens der dominierenden Kultur.

Um beim Beispiel der Technoszene zu bleiben: Es ist sicher letztendlich auch der eher dramatisierenden denn sachlichen Darstellung der Medien zuzuschreiben, dass die Partizipation an dieser Jugendkultur zuallererst die Vorstellung maßloser Drogenexzesse in sich birgt. Betrachtet man das Bild der Technoszene, welches sich aus der Darstellung sowohl in audiovisuellen als auch in Printmedien zusammensetzt, liegt auf der Hand, worauf sich der Standpunkt vieler Vorurteile gegenüber dieser Szene begründet. Dass sich die gesellschaftlichen Vorurteile gegenüber dieser Jugendkultur zum größten Teil auf deren Risikoverhalten in Sachen Drogen beziehen, ist also nicht zuletzt das Resultat einer medialen Beschreibung, welche bei deutlicher Überbewertung gerade deren normabweichende Erscheinungen, wie den szenespezifischen Gebrauch von Ecstasy, zum zentralen Gegenstand wählt, ohne dabei dem Gesamtphänomen dieser Jugendkultur gerecht zu werden. Das öffentliche Interesse an Skandalberichten aus der Technoszene lässt offensichtlich werden, dass es sich weniger um einen Ausdruck von Sorge um die jugendlichen Drogenkonsumenten handelt, als um das Aufbauen von Feindbildern. Zwar fällt es schwer, die Raver und ihre Drogen, etwa im Gegensatz zu den Junkies, mit Elend und sozialem Absturz gleichzusetzen – dennoch fungiert die Jugendkultur in Sachen Drogen als Inkarnation der gesellschaftlichen Normabweichung und eignet sich somit hervorragend als Zielscheibe für die Stigmatisierungen und Verurteilungen derer, die glauben, sich gegen diesen vermeintlichen Angriff auf ihre Moralvorstellungen wehren zu müssen. Und die Medien fungieren auch hier als Spiegel und als Seismograph gesellschaftlicher Befindlichkeiten. Nachfolgend soll auf dieses Phänomen im Zusammenhang mit den Fremd- oder Angstbildern einer Gesellschaft näher eingegangen werden.

Denn sie wissen (nicht), was sie tun – individuelle Mediennutzung und subjektive Medienwelten

Jene, die sich betroffen fühlen, machen Filme zum Thema – Fremdbilder

„Ich behaupte, dass mittels einer Analyse der deutschen Filme tiefenpsychologische Dispositionen, wie sie in Deutschland von 1918 bis 1933 herrschten, aufzudecken sind: Dispositionen, die den Lauf der Ereignisse zu jener Zeit beeinflussten und mit denen in der Zeit nach Hitler zu rechnen sein wird" (Kracauer 1974, S. 17).

Mit dieser Aussage beginnt Siegfried Kracauer sein berühmtes Buch „Von Caligari zu Hitler – Eine psychologische Geschichte des deutschen Films", welches er 1947 veröffentlichte. Kracauers Grundthese: Filme spiegeln die Empfindlich- und vor allem Empfänglichkeiten (s)eines Volkes. Indem Kracauer deutsche Filme von 1918 bis 1933 zitiert und analysiert, zeigt er das psychologische Spiegelbild einer Nation in einer bestimmten Zeit mit all seinen widersprüchlichen Strömungen. Diese verweisen trotz ihrer Widersprüchlichkeit auf einige wenige Grundstimmungen, welche ständig zwischen Regression, hilflosen Versuchen der Auflehnung und erneuter Resignation wechseln. Sie deuten eine Fixierung auf autoritäres Verhalten an und gipfeln in der Unfähigkeit, diesem Verhalten mit einem reifen und demokratischen Bewusstsein zu begegnen. Nach Kracauer spiegeln die Filme einer Nation ihre Mentalität unvermittelter als andere künstlerische Medien, und das aus zwei Gründen: „Erstens sind Filme niemals das Produkt eines Individuums [...] Zweitens richten sich die Filme an die anonyme Menge und sprechen sie an [...] Wer immer manipuliert, bleibt abhängig von den Eigenschaften, die seinem Material innewohnen; selbst die offiziellen Nazikriegsfilme spiegelten noch als reine Propagandawerke bestimmte nationale Merkmale, die nicht erst künstlich zu erschaffen waren" (Kracauer 1974, S. 11).

Was also liegt dieser These folgend näher, als über den Film auch das Verhältnis einer Gesellschaft zum Thema Drogengebrauch zu rekonstruieren. Gerade in den letzten Jahren spiegelt sich die öffentliche Sensibilisierung zum Thema Drogen und Drogengebrauch auch facettenreich im Film. Ob stigmatisierend oder spiegelnd, lassen sich aus den nachfolgenden Annotationen zeitgeschichtliche Bezüge herstellen, die über das rein Filmische hinausweisen auf Tendenzen und Befindlichkeiten in der öffentlichen Wahrnehmung und Diskussion eines komplexen und immer auch negativ besetzten Themas.

Eine vollständige Filmografie zum Thema Drogengebrauch und Suchtverhalten kann im Rahmen dieses Beitrags nicht erstellt werden. Sinnvoll erscheint aber eine Auswahl von Zeigerfilmen, die sich für den Einsatz in der Prävention, Aus- und Weiterbildung eignen. Die am Schluss aufgeführten

Filme sind nach Themenschwerpunkten gegliedert, wobei mitunter mehrere Zuordnungen möglich sind. Die Listung innerhalb der Themen erfolgt chronologisch. Alle Filme sind mit kurzen Annotationen versehen.

Jene, die betroffen sind, machen lieber ihre eigenen Bilder – Selbstbilder

Nachfolgend sollen zwei Projekte vorgestellt werden, an denen sich exemplarisch aufzeigen lässt, welche Sicht ‚Betroffene' auf ihre Problemlagen haben.

„Drugs suck – Filmregie statt Ecstasy" ist ein Videowettbewerb, den das Institut „Jugend Film Fernsehen" 1997 gemeinsam mit RTL2 geplant und durchgeführt hat. Der Film *„Alles im Griff"* entstand im Rahmen des Fortbildungs- und Forschungsprojektes „Drogenarbeit und Drogenprävention" von IRIS e.V. 1998 in Meißen. Er steht stellvertretend für einen Versuch, Jugendliche zum Thema Drogengebrauch zu Wort kommen zu lassen.

Projekt 1: „Drugs suck – Filmregie statt Ecstasy"

Medienpädagogik will unter anderem Kinder und Jugendliche zum produktiven und kreativen Gebrauch der Medien anregen. Eine wesentliche Zielsetzung ist dabei, Medien als Ausdrucksmittel, als Mittel der Kommunikation nutzen zu lernen. Dies setzt voraus, dass es ein Thema gibt, zu dem Heranwachsende etwas zu sagen haben, das sie beschäftigt. Der Videowettbewerb „drugs suck" spiegelt beispielhaft dieses Interesse.

Drogen sind heute ein gesellschaftliches Problem und ein Thema für alle Jugendlichen. Das Projekt „drugs suck" wollte den vielen Anti-Drogen-Kampagnen nicht eine neue hinzufügen, sondern sie um ein Element erweitern: Um das Nachdenken über den schmalen Grat zwischen Genuss, Sucht und Drogen. Der Wettbewerb konnte viele Gruppen Jugendlicher dazu bewegen, über das Thema zu reflektieren und einen Videobeitrag zu produzieren. Bundesweit wurden Jugendliche zwischen 12 und 21 Jahren dazu aufgerufen, Filme zum Thema Drogen, Ursachen von Sucht und Möglichkeiten der Vorbeugung zu drehen. Die Jugendlichen sollten ihre eigenen Vorstellungen, Gedanken und Meinungen in kurzen Videoclips ausdrücken und darstellen. Damit wurde das Ziel verfolgt, die TeilnehmerInnen durch die Eigenproduktion zur Reflexion ihres eigenen Standpunktes anzuregen.

Auf einem VHS-Video vom Institut „Jugend Film Fernsehen" wurden die 10 prämierten Videoclips zusammengefasst. Das Video kann beim KöPäd-Verlag bestellt werden (ISBN 3-929061-89-9). Im Folgenden sollen drei der prämierten Filme kurz vorgestellt werden:

• Verbote – *Spielfilm, 4:29 min., Medienzentrum Bremen, 1998*

Ein gut pointierter und treffender Film, der aufzeigt, dass Verbote in der Suchtprävention keine Lösung sind. Mit dem Film wird eine klare Aussage gegen Verbote von Drogen als alleinige Möglichkeit der Suchtvorbeugung gemacht. Die Filmmacher wenden sich gegen eine Drogendiskussion, in der es nur um Legalität und Illegalität geht. Wichtig ist, dass in dem Film die verschiedensten Süchte und Drogen dargestellt werden; dabei werden Genuss und Konsum zum politischen Thema.

• Schuhgröße 41 – Auf Nummer sicher

Musikclip, 5:00 min., Strasos Schnelsen, 15 Jahre, Hamburg 1996

Der Film beschreibt das Leben von Jugendlichen auf der Straße. In dieser Umgebung ist der Schritt zum Drogenkonsum nicht groß. In diesem Film steht er aber nicht im Vordergrund. Vielmehr vermitteln die Jugendlichen, dass sie keine Drogen brauchen, sondern sich auf sich selbst verlassen können, was auch ein grundsätzlicher Ansatz der Suchtprävention ist. Aufgrund unterschiedlicher thematischer Anknüpfungspunkte lässt sich der Film auf vielen Ebenen diskutieren und in der Präventionsarbeit einsetzen.

• Virtueller Pilztrip – *Animationsfilm, 1:58 min., Medienzentrum Bremen, 1998*

Im Film werden die positiven und negativen Wirkungen eines Drogenrausches gegeneinander gestellt und schöne Erfahrungen nicht ausgeklammert. Hervorhebenswert ist die gelungene bildhafte Umsetzung eines Drogentrips.

Projekt 2: „Alles im Griff"

Der Film lässt 13- bis 18-jährige Jugendliche, zumeist Mädchen, in verschiedenen Jugendtreffs in einer sächsischen Kleinstadt zum Thema Drogengebrauch zu Wort kommen. Die Aussagen der Jugendlichen skizzieren Drogengebrauch als eine völlig normale und sehr verbreitete Angelegenheit. Es wird eine große Distanz zur Welt der Erwachsenen deutlich, die durch Nicht-Verstehen, Misstrauen und Schweigen aufgebaut wird. Die Jugendlichen beschreiben die positiven Seiten von Drogengebrauch im Erlebensbereich und der Vermittlung von Zugehörigkeit. Die Beschaffung von Drogen wird als unproblematisch geschildert. Gegenüber Drogenabhängigkeit bei anderen fühlen sich die Jugendlichen eher ohnmächtig. Sie vermuten, dass ein zu schwacher Charakter die Ursache dafür ist. Seelische Abhängigkeit betrachten sie im Gegensatz zu körperlicher Abhängigkeit als nur eingebildete Abhängigkeit, die ein „ich will nicht" unterbrechen könnte. Aus dem Umfeld der Jugendlichen wird nur wenig bekannt. Sehnsüchte nach einem Elternhaus, das ihnen Vertrauen schenkt, nach einer Lehrstelle und Geldverdienen kommen am Rand zum Ausdruck. Die verschiedenen Aussagen der einzelnen Jugendlichen reihen sich patchworkartig aneinander und vermitteln in ihrer Offenheit einen sehr unmittelbaren Eindruck. Obwohl die Fragen in eine Gruppensituation hinein gestellt werden, kommt es in der Regel zu keinem Gespräch in der Gruppe, sondern die Jugendlichen wenden sich direkt an die Interviewerin. Die Intentionen der Interviewerin werden im Film nicht ausgesprochen. Die Interviewerin tritt lediglich mit kurzen Kommentaren in Erscheinung.

Filmauswahl mit Annotationen

Die folgende Filmauswahl für Präventionsveranstaltungen ist mit ca. 50 Filmen repräsentativ, aber zwangsläufig unvollständig. Die Filme sind nach sechs Schwerpunkten gegliedert. Nach Möglichkeit wurde der Verleih bzw. Videovertrieb angegeben.

Gesellschaft und Individuum

Das Irrlicht
Frankreich/Italien 1963, Regie: Louis Malle, 108 Min.

Ein junger Mann erlebt nach einer Alkoholentwöhnungskur intensiver denn je seine Isoliertheit in der Gesellschaft, die er verachtet und der er die Schuld zuschiebt, dass er sein Leben nicht zu bewältigen vermag.

Easy Rider
USA 1969, Regie: Dennis Hopper, 95 Min.

Nachdem sie mit einem Deal das große Geld gemacht haben, fahren zwei junge Männer quer durch die USA. Der Weg durch die mythenträchtige Western-Landschaft wird zur tödlichen Reise durch ein Amerika, das seinen Traum von Freiheit verraten hat. Die Bilder und Bewegungen des Road Movies spiegeln die visionären Innenbilder und Seelenbewegungen der Helden.

Kokain – Das Tagebuch der Inga L.
BRD 1985, Regie: Rubin Sharon, 79 Min.

Ein kleiner Rauschgifthändler träumt vom Aufstieg innerhalb der Drogenszene und setzt dafür rücksichtslos seine von ihm abhängige Geliebte ein. Als Report aufgezogener Trivialfilm, der lediglich vorgibt, vor Drogenkriminalität und der Gefahr der Abhängigkeit zu warnen.

Eisenzeit
BRD 1991, Regie: Thomas Heise, 87 Min.

Dokumentarfilm über vier junge Erwachsene aus der ehemaligen DDR, die als unangepasste Jugendliche (1991) Schwierigkeiten mit Staat, Gesellschaft und Familien bekamen und in Alkohol und Drogen flüchteten.

Kids
USA 1994, Regie: Larry Clark, 93 Min.

Umstrittener Erstlingsfilm über eine Gruppe von Jugendlichen in New York, die sich bis zum Exzess an Sex und Drogen berauschen und die Gefahren der AIDS-Infektion verdrängen. Die auf oberflächliche Schockwirkungen zielende krasse Naturalität in der Darstellung des Abstoßenden ist ebenso problematisch wie die Haltung des Regisseurs zu den Figuren. Sie werden als schwachsinnige Monster vorgeführt, so dass das Schreckensbild einer Jugend ohne Verantwortungsgefühl entsteht, das nicht frei von überzogenen Klischees ist.

Dealer

BRD 1998, Regie: Thomas Arslan, 74 Min., Peripher

Ein junger Türke, der seinen Lebensunterhalt als kleiner Drogenhändler in Berlin verdient, ist außerstande, sich aus seinem kriminellen Umfeld zu lösen. Wie in einem Trancezustand gibt er sich seinem Zustand großer seelischer Verwirrung sowie der Illusion eines möglichen Aus- und Aufstiegs hin, verliert Geliebte und Kind, wird verhaftet und von Abschiebehaft bedroht. Eine fern jeder äußeren Dramatik präzise entwickelte existentialistische Geschichte, die sehr differenziert die Situation eines Menschen vor Augen führt, dem alle Bindungen und (Lebens-) Ziele verloren gehen.

Bube Dame König grAs

GB 1998, Regie: Guy Ritchie, 106 Min., Polygram

Vier kleinkriminelle Freunde stehen vor dem Problem, in kurzer Zeit ihre Spielschulden an einen lokalen Unterweltboss bezahlen zu müssen. Bei einem Drogengeschäft legen sie sich mit einer Reihe Berufskrimineller an. Ein ungewöhnlicher, fast ernsthafter Gangsterfilm mit einer überbordenden Fülle von Drehbucheinfällen. Einige Brutalitäten verstören wie die spröde Bildsprache des Films, der ein fatalistisches Weltbild vorstellt.

Psychopathologie des Alltagslebens

Die Katze auf dem heißen Blechdach

USA 1958, Regie: Richard Brooks, James Poe, 109 Min.

Verfilmung von Tennessee Williams gleichnamigem Bühnenstück: Psychologisch durchleuchtete Gesellschaftskritik – angewandt auf die unaufrichtigen und verfahrenen Beziehungen in der personenreichen Sippe eines vermögenden Farmers in den Südstaaten der USA. Die Lust am Entlarven des Krankhaften und Niederträchtigen wird gelegentlich spürbarer als die Menschenliebe, die sich am Ende andeutet.

Wer hat Angst vor Virginia Woolf?

USA 1965, Regie Mike Nichols, 131 Min., Atlas Film

Martha, eine durch den Alkohol aufgeschwemmte Frau, demütigt ihren Mann; George, ein mittelmäßiger und desillusionierter College-Professor schlägt mit Zynismus zurück. Das Duett weitet sich zum Quartett. In den erbarmungslosen Geschlechterkampf dieser alkoholschweren Nacht wird ein junges Ehepaar hineingezogen. Eine teuflische Nacht mit seltsamen

Spielen, Seelenstriptease, Selbstzerfleischungen und voller Demütigungen für alle. Der Morgen bringt die brutale Ernüchterung: Alle Hoffnungen und Lügen sind weggeschwemmt. George und Martha bleiben zusammen, aneinander gekettet, nur sich selbst verständlich.

Das Mädchen mit der Muschel
CSSR 1980, Regie: Jiri Svoboda, 87 Min.

Ein 13-jähriges Mädchen bemüht sich um den Fortbestand der Familie, nachdem der Vater die dem Alkohol verfallene Mutter verlassen hat. Schließlich sind die Zustände so untragbar, dass das Mädchen und ihre drei Halbbrüder in ein Erziehungsheim müssen. Nur die Erinnerung an glückliche Tage bleibt.

Trainspotting
GB 1995, Regie: Danny Boyle, 93 Min.

Eine Clique schottischer Heroin-Junkies bestreitet ihren Tagesablauf mit der unablässigen Suche nach Betäubungsmitteln, was sich als endloser Kampf um den nächsten Kick bzw. die Mittel, sich Drogen zu beschaffen, darstellt. Erst als einer ins Gefängnis und ein anderer in den Entzug wandert, scheint der Teufelskreis durchbrochen zu werden. Eine bittere, mit ungewöhnlichen filmischen Mitteln erzählte Groteske. Trotz der suggestiven Bebilderung der Drogenerfahrungen ein zugleich schockierendes und einfühlsames Portrait der Junkie-Szene.

Leaving Las Vegas
USA 1996, Regie: Mike Figgis, 110 Min.

Die letzten Wochen im Leben eines Alkoholikers, der beschließt, sich in Las Vegas zu Tode zu trinken, wovon ihn auch die unerwartete Liebesbeziehung zu einer Prostituierten nicht abbringen kann. Eine Bestandsaufnahme menschlicher Leidens- und Liebesfähigkeit, in der sich Dokumentation und Poesie zu einer deprimierenden und beunruhigenden Beschreibung existentieller Grenzsituationen treffen. Für den Zuschauer ein schwer erträglicher Film, der sich jeder moralischen Kategorisierung verweigert und stattdessen zur Reflexion über das eigene Schicksal einlädt.

Nowhere
USA 1997, Regie: Gregg Araki, 85 Min., Kinowelt

Über ein Dutzend Jugendliche wollen in einem anonymen, gesichtslosen Los Angeles auf unterschiedlichste Weise ihre Sehnsucht nach Nähe und einer übermächtigen Zerrissenheit entkommen. Sex in verschiedensten Spielarten, extrem ausgeflippte Partys und Drogen scheinen jedoch die einzigen Antworten auf fehlende Nähe und Beziehungslosigkeit zu sein. Ohne den Versuch einer Distanzierung macht sich der Film die Oberfläche der geschilderten Verhältnisse zu Eigen. Poppige, grelle Farben und genüsslich ausgestellte groteske Situationen und Effekte liefern dieses für den Regisseur typische ‚Teen Angst Movie' letztlich dem Verdacht der prätentiösen Provokation aus.

Krankheitsbilder und Therapien

Endstation Sehnsucht

USA 1951, Regie: Elia Kazan, 127 Min.

Eine neurotische Frau, die versucht, mit Hilfe des Alkohols ihre Vergangenheit zu vergessen, sucht Zuflucht bei ihrer Schwester. Als der Schwager ihre hoffnungsvolle Freundschaft mit einem schüchternen Mann zerstört und sie vergewaltigt, verwirrt sich ihr Geist endgültig: Sie muss in die Psychiatrie eingeliefert werden. (Remake 1983)

Labyrinth

BRD/Italien 1959, Regie: Rolf Thiele, 95 Min.

Die psychotherapeutische Behandlung einer Alkoholikerin (Nadja Tiller) in einem Schweizer Luxussanatorium endet in einem lösenden Schock, als die Patientin den Selbstmord einer von ihr abgewiesenen Nymphomanin miterlebt. Eine hervorragend fotografierte und in der Hauptrolle sehr subtil gespielte Zeitgeist-Studie.

Symptomatologie und Verlaufsformen des Alkoholismus

BRD 1973, 33 Min., IWF

Der Film ist für die Verwendung im Hochschulunterricht bestimmt. Patienteninterviews dokumentieren die psychiatrische Symptomatologie des Alkoholismus, insbesondere der fortgeschrittenen Schweregrade: Abhängigkeit, Wesensänderung und Persönlichkeitsabbau, Entzugsdelirium, Alkoholhalluzinose, Korsakow-Syndrom, Wernicke-Enzephalopathie, alkoholbedingte Demenz.

Violetta Clean

BRD 1988, Regie: M. Eschenbach/G.E. Grossmann, 30 Min., LBS Berlin

„Violetta Clean" heißt das erste Drogentherapieprojekt für Mädchen und junge Frauen. Es ist in einer Berliner Villa untergebracht und existiert bereits seit 1983. Jede der hier lebenden Frauen hat ihr eigenes Zimmer, sie verwalten das Haus selbst, unterstützt von zwei Betreuerinnen. Neuerdings arbeiten die Violettas bei einem Nachsorgetreff.

Vielleicht ist das Sünde, dass ich bete

Polen 1993, Regie: Franco De Pena, 24 Min.

Ein Mann bringt unter Drogeneinfluss die Urgroßmutter seiner Freundin um. Da er an Aids leidet, ist ihm klar, dass er nie mehr aus dem Gefängnis kommen wird.

Psychotisches Erleben/Wahnwelten

Naua Huni

BRD 1986, Regie: Barbara Keifenheim, 60 Min.

Dieses Filmprojekt konzentriert sich ganz auf die Sichtweise des Indianerstammes Huni Kuin aus dem peruanischen Amazonasgebiet. Anhand von vorgeführten Filmmaterial aus dem Ruhrgebiet wird die Reaktion der Indianer gezeigt, für die alle Filmbilder in den Bereich der halluzinogenen Visionen gehören, die sie selbst durch den Drogengebrauch kennen.

Naked Lunch – Nackter Rausch

GB/Kanada 1991, Regie: David Cronenberg, 115 Min.

Nach dem Totschlag an seiner Frau kann sich ein drogenabhängiger Gelegenheitsschriftsteller in die Interzone absetzen, wo Drogenkonsum zum völligen Realitätsverlust führt. Methaphorisch angelegte, schwer zu entschlüsselnde Verfilmung des autobiografisch gefärbten Kultbuchs von William S. Burroughs. Trotz der bizarren und für feinsinnige Gemüter Ekel erregenden Beschreibung des Drogenrauschs stellen Inszenierung und Bildgestaltung einen eher ruhigen Erzählfluss her, der Horrortrip und Realität untrennbar verwebt und das Geschehen als einen Schwebezustand des Bewusstseins darstellt. Dabei werden Fragen nach Identität, Kreativität und der Befindlichkeit des Menschen gestellt und negativ beantwortet: Der Mensch ist im Teufelskreis des Lebens gefangen.

Sucht

Bestie Mensch

Frankreich 1938, Regie: Jean Renoir, 100 Min.

Ein durch Alkoholismus belasteter Lokomotivführer (Jean Gabin) erdolcht seine Geliebte und begeht Selbstmord. Renoir ist bei der Verfilmung von Zolas Roman eigene künstlerische Wege gegangen, indem er die menschliche Tragödie in psychologisch motivierte Impressionen zerlegt. Faszinierende Kameraführung, meisterhafter Schnitt, überragende Schauspielleistungen.

Das verlorene Wochenende

USA 1945, Regie: Billy Wilder, 99 Min.

Zwei Tage im Leben eines trunksüchtigen Schriftstellers in New York, sein zunehmender Verfall, der auch von seiner Verlobten nicht aufzuhalten ist, bis in die Qualen des Deliriums. Eine mit großer Eindringlichkeit packend gestaltete Alkoholiker-Studie, atmosphärisch dicht, überzeugend dargestellt, kompromisslos realistisch.

Der Mann mit dem goldenen Arm

USA 1955, Regie: Otto Preminger, 119 Min., Schauinsland (Verkauf, nur englisch)

Das teils schockierende, teils erschütternde Portrait eines Rauschgiftsüchtigen (Frank Sinatra) im Elendsviertel von Chicago. Vortrefflich inszeniert und mit hohem schauspielerischen Können bewältigt (Oscar für Sinatra).

Connection

USA 1960, Regie: Shirley Clarke, 102 Min.

Ein Dokumentarfilmregisseur will eine Gruppe von Rauschgiftsüchtigen in ihrem Appartement filmen. Sie stellen sich erst gegen ihn, machen aber doch der in Aussicht gestellten Drogen wegen mit, zeigen sich während der Vorbereitung des Films, in Erwartung neuen Gifts, dann im Koma. Zuletzt ist der Regisseur gleichfalls angeschlagen, gibt das Filmen auf und überlässt das Material seinem Kameramann. Ein Film über die Schwierigkeiten beim Filmen von Rauschgiftsüchtigen. Die wirklich dokumentarische Methode erbrächte womöglich nichts als Mitleid erregende oder schreckensvolle Sensationsbilder. Also spielen die Schauspieler Rauschgiftsüchtige und Dokumentarfilmleute. Nur das Jazz-Quartett ist echt und improvisiert Cool Jazz in bewusst gestellter Trance. Diese Musik ist genau der Brechung des Rauschgift-Spiels angepasst und trägt wesentlich zur Atmosphäre des Films bei.

Die Tage des Weinens und der Rosen

USA 1962, Regie: Blake Edwards, 117 Min.

Ehe und Karriere eines PR-Managers (Jack Lemmon) werden durch übermäßigen Alkoholkonsum zugrunde gerichtet. Ein breit angelegtes Melodram mit einzelnen quälend realkritischen Szenen.

Trash

USA 1970, Regie: Paul Morrissey, 110 Min.

Das Dahinsiechen eines jungen, impotenten Heroinsüchtigen in wilder Ehe mit einem heterosexuellen Mädchen, das von Müllabfällen lebt.

Die Süchtigen

USA 1970, Regie: Daryl Duke, 100 Min.

Ein Psychiater in einer kalifornischen Stadt versucht mit Hilfe eines jungen Lehrers, der selbst Drogenerfahrungen hat, Kontakt zu süchtigen Jugendlichen zu bekommen. Gut gemeinter Antidrogenfilm mit geringem Informationsgehalt.

Bildnis einer Trinkerin

BRD 1979, Regie: Ulrike Ottinger, 108 Min., Atlas Film

Zwei namenlose Trinkerinnen stehen im Mittelpunkt: Die eine, als SIE bezeichnet, ist eine reiche Fremde aus dem Süden. Sie kommt nach Berlin, um ungestört und anonym „ihrer Bestimmung gemäß zu leben", dem Alkoholismus. Diese Symbolfigur mondänen Untergangs in auffälligen, üppigen Kostümen begegnet der „Trinkerin vom Bahnhof Zoo", eine ebenfalls namenlose aber sozial fixierbare Erscheinung, arm und heruntergekommen, aber vitaler als SIE, weil sie ihre Sexualität noch nicht völlig abgelegt hat. Sie ist noch haltloser, aber als Figur weniger künstlich und synthetisch, eher der Realität abgeschaut.

„Soweit mir Trinker bekannt sind, wollen sie nicht trinken, sondern sterben", erklärt die Regisseurin als nächtliche Figur vor der Kamera. Drei allegorische Figuren begleiten, sachverständig kommentierend und ungerührt, den Weg: Die soziale Frage, die exakte Statistik und der gesunde Menschenverstand konstatieren nur, aber sie können nichts ändern und nicht helfen.

Mein Tod soll Warnung sein

BRD 1980, Regie: Ralf Beck, 30 Min., LBS

Dokumentarfilm, basierend auf dem Tonbandprotokoll eines Heroinsüchtigen, der 19-jährig Selbstmord begeht. Roland S. wächst in einer oberschwäbischen Kleinstadt auf. Erst raucht er Haschisch, dann wird er heroinsüchtig. Seine Lehrstelle gibt er auf, macht schließlich eine Entziehungskur, wird rückfällig und macht immer höhere Schulden. Nach sechsmonatigem Heroinkonsum sieht er keinen anderen Ausweg mehr als den Tod.

Christiane F.: Wir Kinder vom Bahnhof Zoo

BRD 1981, Regie: Ulrich Edel, 138 Min., Atlas Film

Der Film beruht auf dem Buch der Reporter Kai Hermann und Horst Riek. Beide haben zwei Monate lang das drogensüchtige Mädchen Christiane interviewt, deren Lebenslauf und derer Drogenkarriere minutiös aufgezeichnet. Ein Bild einer Fixerbiographie, die in ihrer Art zweifelsohne typisch ist für manche andere.

Einfach nur da sein

BRD 1981, Regie: Bernd Lindner, 36 Min., LBS

Zwei Straßensozialarbeiter einer Drogenberatungsstelle werden bei ihrer alltäglichen Arbeit begleitet. Der Dokumentarfilm zeigt Beratungsgespräche in Kneipen, das regelmäßige Aufsuchen der Rauschmittelkonsumenten in Diskotheken und anderen Treffpunkten, die Zusammenarbeit mit Rechtsanwälten und Selbsthilfegruppen sowie Teamarbeit in der Beratungsstelle.

Die Sehnsucht der Veronika Voss

BRD 1982, Regie: Rainer Werner Fassbinder, 104 Min., Schauinsland (Verkauf)

Ein Sportreporter lernt eine faszinierende Frau kennen und verliebt sich in sie. Erst später merkt er: Die Frau ist Veronika Voss, der ehemalige UFA-Star. Und langsam kommt er hinter das Geheimnis ihrer exaltierten Existenz. Veronika ist von ihrer Ärztin drogenabhängig gemacht worden, wohl in der Absicht, ihren Besitz an sich zu bringen. Zusammen mit seiner Lebensgefährtin versucht der Reporter, der verbrecherischen Ärztin das Handwerk zu legen.

Unter dem Vulkan

USA 1984, Regie: John Huston, 112 Min.

Die Geschichte eines ehemaligen britischen Konsuls in Mexiko, den seine Verzweiflung über erlittene psychische Qual in den Alkoholismus getrieben hat und der an einem einzigen Tag die Vision von Versöhnung und Glück und die Überschreitung der Grenze zur Selbstzerstörung erlebt.

Barfly

USA 1987, Regie: Barbet Schroeder, 97 Min.

Ein alkoholabhängiger, erfolgloser Schriftsteller ist am Ende; die Jagd nach der Droge und geradezu rituell vollzogene Schlägereien scheinen sein einziger Lebensinhalt zu sein. Er trifft Wanda, eine schöne, aber hoffnungslose Frau, süchtig wie er. Nach kurzer Liebeseuphorie wird klar: Auch gemeinsam können sie ihrer selbstgewählten Hölle nicht entfliehen. Da bietet sich dem Helden eine unverhoffte Chance; eine junge Verlegerin wird auf ihn aufmerksam und nimmt ihn mit in ihre saubere, nüchterne Welt der Erfolgreichen. Doch bereits nach einer Nacht kehrt er zurück, aus Liebe zu Wanda und zu einer dunklen, faszinierenden, gewalttätigen, trostlosen Welt, die er aber als seine wahre Heimat erkennt und annimmt. Entscheidend ist, dass dieses existentialistische Bekenntnis zum eigenen Milieu ohne falsches Pathos vermittelt wird, dass diese Nachtwelt, voll von Vitalität, trügerischer Geborgenheit und Todessehnsucht, weder aus der überhöhten Sicht der Moralisten noch aus der lüsternen Froschperspektive des Voyeurs eingefangen wird. „Barfly" ist trotz des dunklen Milieus und reichlich unverblümter Dialoge ein erfreulich diskreter und um Einfühlung bemühter Film, der in seinen besten Momenten dank seiner ungebrochenen Liebe zu den Figuren den Gedichten und dem Roman Bukowskis recht nahe kommt.

The World Is Yours

BRD/Schweiz 1988, Regie: Mario Cortesi, 30 Min., LBS

Der Film bewegt sich gleichzeitig auf zwei Ebenen. Auf der einen Ebene veranschaulicht er die letzten dreißig Minuten eines Jungen auf der Intensivstation. Der Junge hat sich eine Überdosis Heroin gesetzt. Gleichzeitig erleben wir, was in diesen dreißig Minuten überall in der Welt im Drogenhandel geschieht: die großen Verschiebungen von Suchtmitteln, von Millionen von Dollar, das Vergehen der Leute, die hinter diesen einträglichsten Geschäften der Welt stehen. Dabei steht die Droge Opium im Mittelpunkt, aus der Heroin gewonnen wird. Der Film arbeitet sowohl mit Dokumentaraufnahmen wie auch mit nachgestellten Spielszenen.

Drugstore Cowboy

USA 1989, Regie: Gus Van Sant, 101 Min., Atlas Film, Schauinsland (Verkauf)

Ein Junkie und seine Clique stehen voll auf Drogen. Die nächste Spritze und der nächste Überfall auf eine Apotheke bestimmen den Alltag. Erst als sein ausgeprägter Aberglaube dem jungen Mann eine düstere Zukunft verheißt, wird zumindest für ihn der Ausstieg möglich. Doch die Drogen holen ihn auf ganz andere Art ein. Ein in Inszenierung, Fotografie und Darstellung herausragender „kleiner" Film, der konsequent aus dem Blickwinkel der Betroffenen berichtet. Er betreibt keine Ursachenforschung, vermeidet Schuldzuweisungen und spiegelt so den Kreislauf der Abhängigkeit als von der übrigen Welt losgelöstes Leben.

Kaufrausch

BRD 1990, Regie: Malkin Posorski, 44 Min., LBS

In der modernen Konsumgesellschaft kann sich die Lust zu kaufen bis zur Sucht steigern. Betroffene schildern das Phänomen aus eigenem Erleben, Experten erläutern die psychologischen und sozialen Wirkungsmechanismen und zeigen Wege auf, wie Kaufsüchtige über Schuldnerberatungsstellen und Selbsthilfegruppen aus der Sucht finden können.

Der Kunde ist König

Schweiz/BRD 1991, Regie: Josy Meier, 55 Min., Medienwerkstatt Freiburg

„Schauplatz ist der Züricher Drogenstrich. Wen zieht es warum dorthin? Diese Frage richtet sich ausnahmsweise nicht an die Jungen, sondern an jene diskreten Männer, die des Nachts per Auto vorfahren und sich bedienen. Drei Freier, ganz normale Schweizer Familienväter um die Vierzig, machen in dem Film zögerliche Schritte aus ihrer Anonymität heraus. Ihre Motive sind eigenartig gefühlsschwanger und reiben sich an den lapidaren, ablehnenden Aussagen der Frauen. Der Drogenstrich ist dem Selbstbildnis der Junkies gemäß ein Strich ohne Huren. Und das genau, so scheint es, suchen die Freier. Also die Rechnung geht nicht auf." (Josy Meier)

London kills me

GB 1991, Regie: Hanif Kureishi, 107 Min., Concode, Schauinsland (Verkauf)

Ein 20-jähriger drogenabhängiger Kleindealer will aussteigen und sich durch einen Job als Kellner ein Überleben in Würde sichern. Nach vielen Schwierigkeiten gelingt es ihm eher zufällig, sich dem sozialen Druck des Milieus zu entziehen und auch die Voraussetzungen für seine Arbeitsstelle zu erfüllen. Von überzeugenden Darstellern getragen, zeigt der Film eine Gesellschaft, in der Leben zum Überlebenskampf geworden ist.

Bad Lieutenant

USA 1992, Regie: Abel Ferrara, 100 Min., Schauinsland (Verkauf)

Ein drogenabhängiger und von seiner Wettleidenschaft gefesselter New Yorker Polizeioffizier erfährt in der Begegnung mit einer vergewaltigten Nonne eine neue Dimension der Spiritualität und am Ende in der Vision des vom Kreuz herabgestiegenen Christus Erlösung. Unerbittlich hart in der Charakterstudie eines Menschen im existentiellen Chaos, der in ungewohnter Weise eine extreme Spannung zwischen dem Blick in die Abgründe des Hässlichen und Gemeinen und der Reinheit des Spirituellen auszuhalten versucht. Der Regisseur mutet dem Zuschauer eine Erfahrung zu, die nicht so schnell abzuschütteln ist: Der Film ist bei aller Härte eine im Kino ungewöhnliche Behandlung der Frage nach der Erlösungsbedürftigkeit des Menschen.

Der goldene Schuss

BRD 1992, Regie: Roland Schraut, 25 Min., LBS

Dokumentarfilm über die Drogenlaufbahn des 27-jährigen Sven aus der Frankfurter Drogenszene, der eine Entziehungskur hinter sich hat und nun mit allen Mitteln versucht, ‚clean' zu bleiben. Obwohl er erfährt, dass er an Aids erkrankt ist, setzt er sich realistische Ziele für die Zukunft.

Jim Carroll – In den Straßen von New York

USA 1995, Regie: Scott Kalvert, 102 Min.

Drei Sport-Stipendiaten einer katholischen Eliteschule in New York werden heroinsüchtig und stürzen in den Abgrund von Selbstzerstörung, Gewalt und Kriminalität. Eine ihrer komplexen episodenhaften Vorlage nicht immer gerecht werdende, aber eindringlich inszenierte und hervorragend gespielte Verfilmung der Tagebücher des Schriftstellers und Musikers Jim Carroll.

Thriller, Komödien, Unterhaltung

Kokain

USA 1949, Regie: William Castle, 75 Min.

Ein Kriminalbeamter lässt einen Sträfling absichtlich aus dem Gefängnis fliehen, um sich auf die Spur eines Rings von Rauschgiftschmugglern führen zu lassen. Film Noir in halbdokumentarischem Stil.

Rio Bravo

USA 1959, Regie: Howard Hawks, 140 Min.

Sheriff John Chance (John Wayne) gerät bei der Festnahme eines Mörders in Bedrängnis: Der Bruder des Täters, Boss einer Bande von Revolverhelden, belagert das Gefängnis. Nur durch die Mithilfe eines versoffenen Hilfssheriffs (Dean Martin), eines kauzigen Alten und eines jungen Scharfschützen kann die Lage bereinigt werden. Herausragender Western, der die einfache, aber spannende Story mit professioneller Gelassenheit und ironischen Zwischentönen inszeniert.

Brennpunkt Brooklyn

USA 1971, Regie: William Friedkin, 104 Min.

Ein fanatischer New Yorker Polizist führt einen harten und grausamen, letztlich jedoch erfolglosen Kampf gegen Rauschgifthändlerorganisationen. Am Ende erlegt er die "kleinen Fische", die Drahtzieher betreiben weiter ihr Geschäft. Der Regisseur entwirft mit der Figur des Detektivs Doyle das komplexe Portrait eines kaputten, desillusionierten Einzelkämpfers (Fortsetzung: French Connection II, USA 1974, Regie: John Frankenheimer).

Kein Koks für Sherlock Holmes

GB 1976, Regie: Herbert Ross, 109 Min.

Doyle ließ Holmes 1891 abtreten. Seine Leser protestierten und so ließ er den Detektiv nach drei Jahren wieder ,auferstehen'. Die entstandene Lücke ,füllt' dieser Film: Watson findet Holmes völlig dem Rauschgift verfallen vor. Um ihn von seiner Sucht zu befreien, benutzt Watson Holmes Verfolgungswahn, um ihn nach Wien zu Sigmund Freud zu locken. Beide werden Freunde, und im Verlauf der Handlung kann Freud Holmes heilen. In eine amüsant-stilvollen Inszenierung wird die Begegnung zweier exzentrischer Zeitgenossen eingebettet.

Der Höllentrip

USA 1980, Regie: Ken Russell, 102 Min., Schauinsland (Verkauf)

Ein Wissenschaftler gerät bei den Versuchen, durch Drogen und Selbsterfahrungsübungen sein Unterbewusstsein zu erforschen, in akute Lebensgefahr, aus der ihn seine Frau in letzter Minute rettet.

Schock-Therapie

USA 1987, Regie: Julian Doyle, 88 Min.

Psycho-Schocker der unüblichen Art: Nach dem Drogentod ihres Bruders wird eine ebenfalls süchtige junge Frau in eine Klinik eingewiesen, die für ihre seltsamen Entzugsmethoden berüchtigt ist. Alle Patienten scheinen unter Angstzuständen zu leiden, und es stellt sich heraus, dass sie in Wahrheit nur als Organspender dienen. Im Nachhinein wird jedoch klar, dass das Horror-Szenario nur gestellt war, um die Frau von ihrer Sucht zu befreien.

Smoke

USA 1994, Regie: Wayne Wang, Paul Auster, 112 Min., Kinowelt

Der Verkäufer eines Tabakladens in Brooklyn ist Dreh- und Angelpunkt einer Vielzahl von Geschichten über Freundschaften, Güte und solidarisches Handeln. Keine große Filmerzählung, sondern wundervoll gereihte Miniaturen, die sich in einem entspannten Rhythmus zur Einheit fügen. Das fabelhafte Buch, die kongeniale Inszenierung und die exzellenten Darsteller lassen den zauberhaften Film zu einem selten gewordenen Erlebnis werden, das lange anhält (siehe auch „Blue in the Face").

Blue in the Face

USA 1994, Regie: Wayne Wang, Paul Auster, 85 Min., Kinowelt

Ein halb dokumentarischer, halb inszenierter ‚Augenblicksfilm', inspiriert durch die Arbeit mit den Schauspielern für den Film „Smoke": Man kehrt in den kleinen Tabakladen in Brooklyn zurück und erlebt kleinere und kleinste Episoden, die überwiegend von den Darstellern improvisiert werden und sich zu einem Potpourri Brooklynscher Mentalitäten ergänzen (herausragend z.b. Jim Jarmuschs Monolog über seine letzte Zigarette). Kurzweilig, charmant und entspannt, gewinnt der Film durch die Kenntnis von „Smoke".

Wasted!

Niederlande 1996, Regie: Ian Kerkhof, 102 Min.

Ein junges Paar entzweit sich inmitten der Amsterdamer Techno- und Rave-Szene. Das Mädchen gerät dabei an einen Drogendealer und lässt sich zunächst von seinem ‚aufregenden' Leben beeindrucken. Schließlich eskaliert die latent vorhandene Gewalt während einer Rave-Party, auf der sich das Paar wiederbegegnet. Mit digitalen Effekten und Verfremdungen fängt der Film die Atmosphäre der Szene ein, wobei er eine starke Unmittelbarkeit erreicht. Über weite Strecken stellt er die Probleme der jungen Menschen in einer hektischen Umgebung überzeugend dar, verliert sich am Ende aber in einer aufgesetzt ironischen Haltung.

Gridlock'd – Voll drauf

USA 1996, Regie: Vondie Curtis Hall, 91 Min., PolyGram

Ein weißer und ein schwarzer Musiker beschließen in der Neujahrsnacht, sich einem Drogenentzugsprogramm zu unterziehen, nachdem die Leadsängerin ihres Trios mit einer Überdosis ins Koma fiel. Damit aber beginnt eine turbulente Odyssee durch eine herzlose Behördenwelt, der sich bald auch zwei Killer und die Polizei Detroits anschließen. Schwarze Komödie voller (Selbst-)Ironie und Sarkasmus, die von hervorragenden Schauspielern und einem packenden Inszenierungsstil getragen wird und die bedingungslose Freundschaft der beiden Männer ebenso sensibel wie psychologisch stimmig skizziert.

Literatur

Böhnisch, L.: Pädagogische Soziologie. Eine Einführung. Weinheim und München 1996

Fritz, K.: Die Bilderwelt der Jugend. Milieuorientierte Medienarbeit mit Jugendlichen. In: Böhnisch, L./Rudolph, M./Wolf, B. (Hrsg.): Jugendarbeit als Lebensort. Weinheim und München 1998

Kracauer, S.: Von Caligari bis Hitler. Eine psychologische Geschichte des deutschen Films. Frankfurt am Main 1974

Luhmann, N.: Die Realität der Massenmedien. Opladen 1995

Müller-Doom, S./Neumann, K.: Medienforschung als Kulturanalyse. Oldenburg 1989

Niesyto, H.: Erfahrungsproduktion mit Medien. Selbstbilder, Darstellungsformen, Gruppenprozesse. Weinheim und München 1991

Niesyto, H.: Sozialvideografie als neuer Ansatz in der Jugendforschung. In: deutsche jugend, 1/1997

Videos zum Thema:

BzgA: Filme der Bundeszentrale für gesundheitliche Aufklärung in Köln

Institut Jugend Film Fernsehen (Hrsg.): drugs suck. Filmregie statt Ecstasy. KoPäd Verlag. *

IRIS e.V. (Hrsg.): Alles im Griff – Jugendliche über ganz normale Drogen. *

Medienzentrum München (Hrsg.): Im Rausch der Tiefe: Videoclips zu Genuss, Sucht und Drogen. KoPäd Verlag.

Die mit * gekennzeichneten Filme sind in diesem Beitrag näher vorgestellt und beschrieben worden.

Internetadressen:

http://www.jff.de/drugs-suck (Institut Jugend Film Fernsehen)

http://www.bzga.de (Bundeszentrale für gesundheitliche Aufklärung)

http://www.jugendschutz.de (Aktion Jugendschutz)

http://www.fh-fulda.de/projekt/drugs/ (Sucht und Drogen – ein Führer durch's Internet)

http://members.aol.com.BJFeV/ (Bundesverband Jugend und Film e.V.)

http://www.kjf.de (Kinder- und Jugendzentrum)

Alexander Eberth

Drogengebrauch und Recht

Für den Umgang mit Drogengebrauchern sind mehrere Gesetze relevant, nicht nur das Betäubungsmittelgesetz (BtmG).

Umgang mit vertrauenswürdigen Informationen

Wer als Arzt, Rechtsanwalt, Seelsorger, Sozialpädagoge, Diplompsychologe Geheimnisse weitergibt, die ihm in seiner beruflichen Eigenschaft anvertraut wurden, macht sich strafbar (§203 StGB). Dies gilt auch für Helfer dieser Berufsgruppen, z.b. Verwaltungsangestellte.

Geheimnisse sind Informationen, die der Person vom Klienten, seinen Angehörigen oder anderen Personen in der beruflichen Tätigkeit mitgeteilt werden. Nicht darunter fallen allgemeine Beobachtungen, wie z.b. Unfälle oder Ladendiebstähle. Auch die Mitteilung der Anwesenheit in einer therapeutischen Einrichtung oder des Kontakts zur Beratungsstelle kann eine Geheimnisverletzung sein.

Eine Weitergabe von Geheimnissen ist nur erlaubt, wenn eine gesetzliche Vorschrift existiert oder wenn eine Entbindung von der beruflichen Schweigepflicht vorliegt. Die Entbindung kann schriftlich oder mündlich erfolgen. Wer eine Beratungsstelle aufsucht, um eine stationäre Therapie zu beginnen, entbindet die beratende Person durch schlüssiges Verhalten von der Schweigepflicht gegenüber Therapieeinrichtung und Kostenträgern. Die Auffassung der schweigepflichtigen Person, die Weitergabe eines Geheimnisses könne für den Klienten Vorteile haben, berechtigt nicht zur Verletzung der Schweigepflicht. Dies gilt allenfalls bei Gefahr für Leib oder Leben. Grundsätzlich besteht Schweigepflicht über anvertraute Geheimnisse von Minderjährigen auch gegenüber deren Erziehungsberechtigten. Grundsätzlich haben *keine* Schweigepflicht: Lehrer oder Jugendberater.

Niemand, auch wer keine Schweigepflicht hat, ist verpflichtet, bei Polizeibehörden Aussage zu machen. Die Polizei kann allerdings veranlassen, dass bei Staatsanwaltschaft oder Gericht eine Aussage gemacht wird. Bei Staatsanwaltschaft oder Gericht besteht Aussagepflicht, sofern kein gesetzlich vorgeschriebenes Zeugnisverweigerungsrecht nach §53 der Strafprozessordnung (STPO) besteht. Neben Ärzten, Rechtsanwälten, Seelsorgern und Apothekern haben auch Berater in öffentlich anerkannten Betäubungsmittel-Beratungsstellen ein Zeugnisverweigerungsrecht, nicht aber Diplompädagogen oder Sozialpädagogen außerhalb von öffentlich anerkannten Drogenberatungsstellen.

Wenn man sich nicht sicher ist, ob oder wie viel man aussagen muss, sollte man zur Vernehmung einen Rechtsanwalt als Zeugenbeistand mitnehmen. Niemand ist verpflichtet, von sich aus Anzeige über *bereits begangene Straftaten* zu erstatten, auch wenn er von schweren Taten Kenntnis erlangt.

Eine *Pflicht, geplante* schwere Straftaten anzuzeigen, besteht dagegen für jedermann, so weit die Taten in §138 StGB aufgezählt sind. Eine Pflicht, geplante Betäubungsmittelstraftaten anzuzeigen, besteht deshalb nicht. Auch nicht, wenn schwere Taten mit großen Mengen von Betäubungsmitteln geplant sind.

Nach §35 Abs. 3 BtmG müssen *Therapeuten* einen Therapieabbruch melden. Nur die Tatsache des Abbruchs, nicht die Umstände des Abbruchs müssen gemeldet werden. Nach §60ff des Sozialgesetzbuches (SGB-I) besteht bei der Kostenübernahme eine Mitwirkungspflicht. Gemäß §65 Abs. 3 Sozialgesetzbuch (SGB-I) besteht aber keine Selbstbeschuldigungspflicht. Das bedeutet, dass bei betäubungsmittelabhängigen Personen die Angabe „Polytoxikomanie" im Sozialbericht genügt. Die Angabe, welches Betäubungsmittel der Klient, in welcher Menge, in welchem Zeitabstand konsumiert, ist nicht erforderlich, da der Klient sich nicht einer strafrechtlichen Verfolgung aussetzen muss. Daher können im Sozialbericht verschiedene Fragen unbeantwortet bleiben. Die Angabe über die tägliche Menge des Alkoholkonsums ist dagegen für den Kostenträger erforderlich, weil der regelmäßige Konsum von Alkohol noch keine Behandlung erfordert.

Bewährungshelfer haben gegenüber Gericht und Staatsanwaltschaft kein Schweigerecht, gegenüber anderen Personen oder Behörden jedoch schon, da sie in der Regel der Ausbildung nach Sozialpädagogen sind. Grundsätzlich besteht Schweigepflicht gemäß §203 StGB auch zwischen Kollegen eines Teams, auch wenn jede Person selbst ein Schweigerecht hat. Der Berater darf nicht ohne Genehmigung mit Teamkollegen über Informationen des Klienten sprechen. Es empfiehlt sich in Fällen, in denen der Berater sich mit einem Kollegen des eigenen Teams oder einer anderen Dienststelle besprechen will, den Klienten zu fragen, ob er damit einverstanden ist, dass sich der Berater mit bestimmten Personen bespricht. Insoweit kann dann eine Entbindung erfolgen.

Grundsätzlich dürfen Lehrer, Eltern, Ausbilder oder auch Polizeibeamte an Sozialpädagogen oder andere Personen, die Schweigepflicht haben, jederzeit Fragen stellen. Es ist *Aufgabe des Sozialarbeiters* zu entscheiden, ob er eine Frage beantworten darf. Der Schweigepflichtige darf nicht antworten: „Das weiß ich nicht", sondern muss antworten: „Ich habe keine Aussagegenehmigung, ich stehe unter Schweigepflicht."

Wenn jemand Drogen findet, muss er dies niemanden melden, gleichgültig, ob ein Zeugnisverweigerungsrecht besteht oder nicht. Die nicht ordnungsgemäße Vernichtung von Betäubungsmitteln ist lediglich eine Ordnungswidrigkeit. Nimmt man jemandem Drogen ab, sollte die Vernichtung zur eigenen Sicherheit von einem *Zeugen* protokolliert werden, da man nie weiß, ob die Betroffenen nicht später behaupten, man habe ihnen Drogen abgenommen und sie dann selbst konsumiert.

Es besteht die Möglichkeit, anonym in bestimmten Apotheken Drogen untersuchen zu lassen. Wer mit Drogen zu einer Untersuchungsstelle unterwegs ist, sollte sich absichern, damit nicht nach einer überraschenden Kontrolle (Unfall o.Ä.) behauptet werden kann, dass dies seine Drogen sind.

In Jugend- oder Freizeitheimen muss der Verkauf von Drogen, auch von Haschisch unterbunden werden. Wenn jemand beim Dealen erwischt wird, besteht keine Anzeigepflicht, aber die Berechtigung, Anzeige zu erstatten, auch wenn berufliche Schweigepflicht besteht, da die Beobachtung des Dealens kein anvertrautes Geheimnis darstellt. Wichtig im Umgang mit Drogenkonsumenten ist, dass die Einrichtung ein klares Konzept hat, das den Besuchern vermittelt wird. Das Vertrauen der Besucher soll so, wenn polizeiliche Maßnahmen eingeleitet werden, nicht zerstört werden.

Betäubungsmittelrecht

Jeder Umgang mit Betäubungsmitteln ist *grundsätzlich strafbar*:

Betäubungsmittel Anbauen, Kaufen, Sich schenken lassen, Auffinden und dann Behalten, Verkaufen, Weitergeben, Verschenken, Besitzen, Selbst-Herstellen sind jeweils strafbare Formen des Umgangs mit Betäubungsmitteln.

Nicht strafbar ist der Konsum, d.h. wenn der Konsument vor dem Konsum selbst über die Drogen nicht verfügen kann, also nicht entscheiden kann, ob er die Drogen an Ort und Stelle konsumiert oder erst einmal einsteckt und später konsumiert. Für jede Droge gibt es einen nicht strafbaren Konsumweg (z.B. Mitrauchen am Haschisch-Joint, Schnupfen der angebotenen Drogen, sich die fertige Heroinspritze setzen oder setzen lassen, Einnehmen von angebotenem Ecstasy). Die Weitergabe des brennenden Joints in der Runde ist *strafbar*, nicht aber die Rückgabe an den Eigentümer. *Strafbar* ist auch die Weitergabe einzelner Betäubungsmittel zum sofortigen Konsum.

Der Drogenkonsument, der vor Gericht nur sagt, dass er seit einer bestimmten Zeit Drogen konsumiert, kann dafür nicht bestraft werden, wenn er nicht angibt, in welchen Einzelmengen er die Drogen gekauft oder geschenkt bekommen hat. Der Nachweis von Drogenkonsum ist über Blut, Urin oder Haare möglich. Wenn keine Angaben gemacht werden, wie die nachgewiesenen Drogen eingenommen wurden, kann eine strafrechtliche Konsequenz aus dem Nachweis des Konsums nicht erfolgen. Lediglich der Nachweis von Betäubungsmitteln im Blut kann für den Autofahrer gem. §24a FEV zu Geldbuße und Fahrverbot führen. Haarproben und Blutproben sind auch gegen den Willen des Betroffenen zulässig.

Verfahren bei Betäubungsmittelstraftaten

Grundsätzlich besteht das *Legalitätsprinzip*, d.h., wenn die Polizei von einer Betäubungsmittelstraftat erfährt, muss diese verfolgt werden. Die Einstellung eines Verfahrens wegen geringer Menge erfolgt erst durch die Staatsanwaltschaft.

Nach dem Betäubungsmittelgesetz gibt es viele Möglichkeiten, den Umgang mit Betäubungsmitteln in geringen Mengen straffrei zu lassen. Geringe Mengen sind Mengen bis zu 3 Konsumeinheiten. Die Konsumeinheit wird nach dem reinen Wirkstoffgehalt berechnet. Die Bestrafung des Besitzes oder Erwerbs von Kleinmengen von Betäubungsmitteln wird stark nach ideologischen Gesichtspunkten gehandhabt je nach Einstellung des Staatsanwalts oder des Gerichts zu Drogen. Diese Praxis berührt die Freigabediskussion zu Cannabis. (Dazu siehe weiter den Beitrag Schille, Drogenpolitik und Prävention, i.d.B.)

Der Unterschied zwischen Alkohol und Cannabis ist darin zu sehen, dass Alkohol mehrere Funktionen haben kann: Er schmeckt und kann daher genossen werden. Er hat einen Nährwert und er hat erst in großen Mengen Wirkung, nämlich zu berauschen.

Persönliche Anmerkung zur *Freigabediskussion*: Nach meiner Auffassung sollte der Umgang mit Cannabis nicht freigegeben werden. Es sollte jedoch der Besitz kleiner Mengen nicht kriminalisiert werden, d.h. der Besitz sollte, ähnlich wie es bei kleineren Fehlverhalten im Straßenverkehr als Ordnungswidrigkeit, ohne Registrierung im Strafregister mit Geldbuße belegt werden.

Literatur

Eberth, A.: Drogenrecht Zusammenstellung wichtiger Gesetze und Entscheidungen in Auszügen. Geesthacht 1996
Eberth, A./Müller, E.: Verteidigung in Betäubungsmittelsachen. Heidelberg 2000

Teil II
Drogenarten und Drogenerleben

Seit Ende der sechziger Jahres des vergangenen Jahrhunderts hat der Drogengebrauch in Deutschland zugenommen. Es ist zum Drogenland geworden. Eine vollständige Erklärung, warum das so ist, fehlt. Wohl kann aber auf empirischer und analytischer Ebene erklärt werden, warum welche Drogen in der Gebraucherszene gerade gehandelt und konsumiert werden. Voraussagen hingegen, welche Drogen künftig konsumiert werden, sind nur vage möglich. Da laufen Wissenschaft und Hilfssysteme in Vergangenheit und Gegenwart der aktuellen Entwicklung hinterher.

In diesem Kapitel werden in Anlehnung an das Betäubungsmittelgesetz die gegenwärtig gebräuchlichen legalen und illegalen Drogen bezüglich ihrer Wirkstoffe, Konsumformen, Wirkungen, Risiken und kultureller Gebrauchsmuster vorgestellt. In der Trias von Droge, Person und sozialer Umwelt werden abschließend Grundformen des Erlebens unter Drogen beschrieben.

Cornelia Blum

Drogenarten

Als Drogen werden Substanzen bezeichnet, die eine psychoaktive Wirkung hervorrufen. Das Wort selbst stammt aus dem Französischen: ‚drogue' – trocken und stand ursprünglich für getrocknete Pflanzenteile. Ihr Gebrauch ist so alt wie die Menschheit selbst. Verändert haben sich im Laufe der Geschichte die kulturellen Muster des Drogengebrauchs sowie die gesellschaftliche Bewertung von Drogengebrauch und Drogengebrauchern. Die derzeitige Einteilungspraxis der verschiedenen Drogenarten in legale und illegale Drogen sagt nichts über die Art oder Gefährlichkeit der Substanz selbst aus. Sie ist lediglich Ausdruck der gegenwärtigen gesellschaftlichen Bewertungs- und Sanktionsweise von Drogengebrauch und Drogengebrauchern. Im Folgenden soll deshalb die Einteilung der verschiedenen Drogen in Anlehnung an das Betäubungsmittelgesetz erfolgen, das zwischen nichtverkehrsfähigen (a), verkehrsfähigen, aber nicht verschreibungsfähigen (b) und verschreibungs- und verkehrsfähigen Betäubungsmitteln (c) unterscheidet. Liegt das Augenmerk der Ausführungen zwar auf den Drogen selbst, so ist doch nicht zu vernachlässigen, dass es sich dabei nur um einen Ausschnitt aus einem sich bedingenden Gefüge von Droge, Person und Umwelt handelt. Der Droge kommt in diesem Kontext eine jeweils spezifische Funktion für den Einzelnen zu. Die Ausführungen zu den verschiedenen Drogen werden sich auf Wirkstoff, Konsumformen, Wirkungen, Risiken und die kulturellen Gebrauchsmuster beziehen.

Genussmittel

Alkohol

Wirkstoff

Wirkstoff ist das Äthanol (C_2H_5OH). Es wird durch Vergärung organischer Stoffe gewonnen. Alkohol gehört gesetzlich als Genussmittel zu den Lebensmitteln.

Konsumformen

Alkohol wird in alkoholischen Getränken mit unterschiedlich hohem Alkoholanteil konsumiert. Liegt der Anteil bei Bier zwischen 3% und 8,5% und bei Wein zwischen 10% und 13,5%, so weisen höherprozentige Getränke wie z.B. Wodka und Rum einen Alkoholanteil von bis zu 80% auf.

Wirkungen und Risiken

a) Kurzzeitige Wirkungen und Risiken des Alkohols:
Bei leichten bis mittleren Rauschzuständen (Blutalkohol zwischen 0,5 bis 2,5‰) kommt es anfänglich zu einer Enthemmung aggressiver und sexueller Impulse, zu gesteigertem Redebedürfnis, zur Verminderung der Selbstkritikfähigkeit, zu Euphorie und Heiterkeit sowie zu einer Steigerung des Selbstwertgefühls. Gefahren ergeben sich insbesondere aus Selbstüberschätzung und fehlender Selbstkontrolle. Körperliche Reaktionen sind in einem subjektiven Wärmegefühl, der Erhöhung der Herzfrequenz und einer gesteigerten Speichel- und Urinproduktion zu beobachten. Aufgrund des subjektiven Wärmegefühls besteht die Gefahr des Erfrierens bei kalten Temperaturen. Die anfänglich eher euphorisierenden Wirkungen werden anschließend zunehmend durch sedierende, d.h. beruhigende Effekte abgelöst. Damit geht eine Verminderung der intellektuellen Leistungsfähigkeit, der Reaktionsgeschwindigkeit und der Schmerzempfindlichkeit einher. In schweren Rauschzuständen (Blutalkohol über 2,5‰) werden diese Wirkungen zunehmend durch narkotisierende Wirkungen überlagert, die sich in Bewusstseinsstörungen bis hin zum Koma äußern können. Außerdem treten Gedächtnisstörungen („Filmriss'), Gleichgewichtsstörungen, Verlangsamung des Redeflusses, Verlust von Selbstkontrolle, Angst und Erregung auf. Bei steigender Blutalkoholkonzentration treten zusätzlich Störungen von Atmung und Kreislauf auf. Die tödliche Dosis liegt in etwa bei 4‰. Todesursache ist eine zentrale Atemlähmung (vgl. Scheerer/Vogt 1989, S. 110f.).

b) Langzeitige Wirkungen und Risiken von Alkohol:
Langfristiger Alkoholkonsum führt zu einer Reihe körperlicher und psychischer Folgeschäden, die zum Teil bleibend sind. Eine Auswahl dieser Schädigungen soll im Folgenden genannt werden: Körperliche Schädigungen treten insbesondere an der Leber, dem Magen-Darm-Trakt, dem Herz und dem Nervensystem auf. Hier wären z.B. Leberzirrhose, Polyneuropathie, Funktionsstörungen des Dünndarms und die Atrophie innerhalb bestimmter Hirnareale zu nennen. Zum Teil als Folge der verschiedenen körperlichen Schädigungen ergeben sich auch psychische Veränderungen wie Störungen der geistigen Leistungsfähigkeit, Veränderungen der Persönlichkeit, Depressionen, Psychosen und Eifersuchtswahn. Bei kontinuierlichem Alkoholkonsum entwickelt sich eine psychische und physische Abhängigkeit. Besonders Jugendliche sind gefährdet, bereits nach kurzer Zeit (6-18 Monaten) abhängig zu werden. Als Effekt der körperlichen Abhängigkeit kommt es bei Unterbrechung der Alkoholzufuhr zum Alkoholdelir (Entzugssyndrom), das bei 15-30% der Personen ohne medizinische Begleitung tödlich verläuft. Fortgesetzter Alkoholkonsum führt dazu, dass soziale Kompetenzen wie z.B. die Übernahme von Verantwortung, die Fähigkeit zur Gestaltung von Beziehungen und der Umgang mit Konflikten und Problemen verlernt oder gar nicht erst erlernt werden. Alkoholmissbrauch erhöht zudem das Risiko für Unfälle, Kriminalität und Gewalt.

Gebrauchskultur

Die berauschende Wirkung von gegorenen organischen Substanzen ist schon viele Jahrtausende bekannt. Erste Dokumente, die auf die Herstellung von wein- und bierähnlichen Getränken hinweisen, stammen aus dem 3. Jahrtausend v. Chr. aus Ägypten. Die entspannende und berauschende Wirkung des Alkohols wurde vor allem zu medizinischen und rituellen Zwecken genutzt. Die Destillierung höherprozentiger Getränke wurde zwischen dem 10. und 12. Jahrhundert von Alchimisten entdeckt. In diese Zeit fällt auch der Beginn der Produktion von Alkohol und der Alkoholexport. Der Alkoholgenuss ist seit jeher in Trinksitten eingebettet, die bis in die jetzige Zeit ihre Gültigkeit haben. So gilt es noch heute in den Mittelmeerländern als unschicklich, in der Trunkenheit zu lärmen oder sich in einer anderen Weise unangepasst zu verhalten. Dagegen waren im nordeuropäischen Raum – insbesondere bei den Germanen – Schreien, Singen, Streiten und Sich-Gehen-Lassen schon immer akzeptierte Verhaltensweisen. Ende des 19. Jahrhunderts formierte sich im Zuge einer öffentlichen Diskussion der schädlichen Wirkungen von Alkohol eine Bewegung der Alkoholgegner. Das führte z.B. in Schweden zu Maßnahmen staatlicher Kontrolle und in den USA zur Prohibition von Alkohol von 1919-1933. Mit dem Verbot von Alkohol hoffte man, alle sozialen Probleme in den Griff zu bekommen. Außerdem versteckten sich hinter dem Verbot Bestrebungen, eine eigene Identität als abstinente Amerikaner zu schaffen und sich nach außen abzugrenzen. Die Prohibition führte zwar dazu, den Alkoholkonsum insgesamt zu senken, konnte aber das Problem der Abhängigkeit nicht beseitigen. Außerdem entstand ein Schwarzmarkt, der seine kriminellen Energien bis heute entfaltet (vgl. Scheerer/Vogt 1989, S. 54ff.).

In Deutschland ist Alkoholkonsum heute eine breit akzeptierte Form des Drogenkonsums. 95% der Bevölkerung trinkt Alkohol (vgl. Barsch/Bergmann 1992, S. 58), wobei Männer mehr Alkohol zu sich nehmen als Frauen. 1997 haben 16% der Männer und 5% der Frauen in den neuen Bundesländern (in den alten Bundesländern 14% der Männer und 8% der Frauen) Alkohol in missbräuchlicher oder abhängiger Form konsumiert (vgl. Simon/Tauscher/Pfeiffer/ 1999, S. 48). Jährlich sterben ca.. 40.000 Menschen an den Folgen des Alkoholkonsums (vgl. Hurrelmann 1997, S. 14). Neben Nikotin gilt Alkohol als Einstiegsdroge überhaupt. 70.000 Personen sind mit der Herstellung von alkoholischen Getränken beschäftigt, und die staatlichen Einnahmen aus der Alkoholsteuer betragen jährlich 1% der gesamten Steuereinnahmen, was auf die wirtschaftliche Bedeutung des Alkoholkonsums hinweist.

Alkoholkonsum im Jugendalter hat instrumentellen Charakter und steht in engem Zusammenhang mit den Entwicklungsprozessen im Jugendalter. Das bedeutet, dass Alkohol nicht wegen seiner unmittelbaren psychoaktiven Wirkungen, sondern zur Bewältigung jugendphasenspezifischer Anforderungen konsumiert wird. Diese Anforderungen werden als Entwicklungsaufgaben bezeichnet und dienen im Wesentlichen dem Zweck, eine eigene Identität zu entfalten. (Siehe dazu die Beiträge von Böhnisch/Schille, Drogengebrauch als Risiko- und Bewältigungsverhalten und Böhnisch, Drogengebrauch in den Jugendphasen, i.d.B.)

Tabak

Wirkstoff

Tabak besteht aus den getrockneten Blättern der Tabakpflanze, die zur Familie der Nachtschattengewächse gehört. Neben dem eigentlichen psychoaktiven Wirkstoff Nikotin (Alkaloid, $C_{10}H_{14}N_2$) enthält Tabak weitere Alkaloide, Teer und Kohlenmonoxid.

Konsumformen

Tabak kann geraucht, geschnupft oder gekaut werden.

Wirkungen und Risiken

Tabak wird vor allem wegen der Wirkungen des Nikotins konsumiert. Nikotin hat ähnliche Effekte wie das körpereigene Acetylcholin, einem wichtigen Überträgerstoff bei der Reizübertragung. Es führt zu einer erhöhten Herzfrequenz, zur Anregung der Atmung und zur Stimulierung von Verdauungsbewegungen. Der Nikotinkonsument erlebt ein Gefühl von Entspannung und gehobener Stimmung. Konzentration und Gedächtnisleistung sind erhöht. Bei Anfängern oder bei der Verwendung besonders nikotinreicher Tabake kann es zu Rauschzuständen und Vergiftungserscheinungen kommen. Sie können durch deliröse Erscheinungen, Schweißausbrüche, Schwindelanfälle, Durchfälle, Tremor und Krämpfe gekennzeichnet sein. Bei oraler Aufnahme von Nikotin liegt die tödliche Dosis bei 50-100 mg, für ein Kind sogar bei 10mg. Bei langfristigem Konsum von Nikotin entwickeln sich Toleranz und die Merkmale einer psychischen und physischen Abhängigkeit. Die körperlichen Schädigungen durch Nikotin betreffen vor allem das Herz-Kreislauf-System: Eine Verengung der Blutgefäße führt zu Kalkablagerung, erhöhtem Blutdruck und erhöhter Herztätigkeit. Folgen können Thrombosebildung, Gefäßverschluss, offenes Raucherbein, Herzinfarkt und Schlaganfall sein. Das beim Tabakrauchen entstehende Kohlenmonoxid bewirkt Sauerstoffmangel und Leistungsabfall. Der enthaltene Teer führt zu vielfältigen Schädigungen der Atemwege bis hin zum Krebs. Jährlich sterben ca. 80.000 Menschen an den Folgen des Tabakkonsums (Hurrelmann 1997, S. 14).

Gebrauchskultur

In Amerika wurde Tabak schon lange vor Ankunft der Spanier gebraucht. Traditionelle Einnahmeform war das Kauen (zusammen mit Kalk), aber

auch das Schnupfen oder Rauchen. Tabakkonsum diente magischen oder
zeremoniellen Zwecken – bekannt ist heute noch das Rauchen von Frie-
denspfeifen – erfolgte aber auch aus medizinischen Gründen. Nach der
Entdeckung Amerikas wurde der Tabakgebrauch von den Europäern
schnell übernommen. Tabak galt als Genussdroge und Allheilmittel. Im 17.
Jahrhundert begann in Europa eine Zeit der Verbotspolitik. So wurde z.B.
Tabak in England und Deutschland verboten. Als einer der Hauptgründe
galt der hohe Abfluss von Geldern nach Spanien, da Tabak Importgut war.
Den Tabakverboten in der Türkei, Russland, China und Japan lag eine Ablehnung westlicher Einflüsse zugrunde. Erst nachdem man – noch im gleichen Jahrhundert – die ökonomischen Vorteile des Tabakhandels für den
Staatshaushalt erkannte, wurden die Verbote aufgehoben und durch steuer-
politische Reglementierungen ersetzt, die den Staat bezüglich des Tabakkonsums bis heute in einer doppelgesichtigen Stellung erscheinen lassen.
Der Tabakkonsum ist seit jeher in bestimmte Gebrauchskulturen eingebunden: So war bis zum Ende des 19. Jahrhunderts das Pfeiferauchen die vorherrschende Konsumform vor allem des einfachen Volkes. Daneben fand
Tabakschnupfen im 18. Jahrhundert in aristokratischen Kreisen Verbreitung
und hatte die Funktion, sich vom einfachen Volk abzugrenzen. Tabakkauen
war besonders unter Seefahrern und Waldarbeitern beliebt, da diese Berufsgruppen während ihrer Arbeitszeit nicht rauchen durften. Der Konsum von
Zigaretten – ursprünglich eine Form der Verwertung von Tabakabfällen –
wurde Anfang des 20. Jahrhunderts zur herrschenden Konsumform und
schloss erstmalig auch Frauen in die Gebrauchskultur ein. Das Rauchen von
Tabak ist heute weltweit praktizierte Alltäglichkeit. Seit Mitte des 20. Jahrhunderts werden allerdings auch Stimmen laut, die vor den gesundheitlichen Folgen warnen (vgl. Scheerer/Vogt 1989, S. 125ff.).

In der Bundesrepublik Deutschland sind derzeit (1997) ca. 48% der ost- und
westdeutschen Männer zwischen 25 und 39 Jahren und ca. 34% der ostdeutschen und 37% der westdeutschen Frauen zwischen 25 und 39 Jahren
RaucherInnen. In höheren Altersstufen sind die Zahlen um ca. 10% geringer. Im Alter zwischen 12 und 25 Jahren liegt die Raucherquote bei 45% in
den neuen Bundesländern und bei 40% in den alten Bundesländern. Dabei
gleichen sich die Anteile von männlichen und weiblichen Rauchern zunehmend an (vgl. Simon/Tauscher/Pfeiffer 1999, S. 79). Das Einstiegsalter für
Tabakkonsum verschiebt sich zunehmend in frühere Lebensjahre und liegt
inzwischen bei 9-10 Jahren. Nikotin und Alkohol gelten als Einstiegsdrogen
überhaupt, das heißt Konsumenten illegalisierter Drogen waren in der Regel
(zu 70-80%, vgl. Hurrelmann 1997, S. 59) vorher bereits Konsumenten dieser Drogen. Ebenso wie beim Alkohol hat die Aufnahme des Rauchens im
Jugendalter vornehmlich instrumentelle Funktionen für den oder die Ju-
gendliche/n, die häufig im Überwinden oder dem Setzen von Grenzen (z.B.
zur Erwachsenenwelt) liegen. So beginnen Jugendliche nicht wegen der
Wirkung der Zigarette zu rauchen, sondern um z.B. einen bestimmten Stil
zu demonstrieren, Kontakte zu schaffen, Unsicherheit zu überspielen oder

Aufbegehren gegen bzw. Konformität mit der Welt der Erwachsenen zu demonstrieren. Modellverhalten wichtiger Bezugspersonen spielt dabei eine große Rolle. Es wird aber auch beobachtet, dass besonders Jugendliche, denen die Anerkennung durch Gleichaltrige fehlt, die schulische Misserfolge haben und die auf niedriger sozialer Stufe stehen, versuchen, die damit verbundenen Selbstwertprobleme über Tabakgenuss zu kompensieren (vgl. Hurrelmann 1997, S. 48ff.).

Nichtverkehrsfähige Betäubungsmittel

Nichtverkehrsfähige Betäubungsmittel sind Substanzen, denen vom Gesetzgeber kein therapeutischer Nutzen zugeschrieben wird. Aus diesem Grund ist jeglicher Umgang mit ihnen verboten, und sie sind auch nicht ärztlich verschreibbar. Zu dieser Gruppe zählen verschiedene natürliche und künstliche Halluzinogene, Ecstasy, Cannabis und dessen Produkte sowie Heroin. Die folgenden beiden Abschnitte werden sich mit Cannabis, den Halluzinogenen und Ecstasy beschäftigen. Heroin wird nachfolgend unter den Opiaten behandelt.

Cannabis

Wirkstoff

Wirkstoff ist Tetrahydrocannabinol (THC). Er ist im klebrigen Harz, das von den Drüsenhaaren der Blüten- und Fruchtstände sowie den Blättern THC-haltiger Hanfpflanzen abgesondert wird, enthalten.

Konsumformen

Marihuana sind die getrockneten, zerkleinerten, harzhaltigen, oberen Pflanzenteile der Hanfpflanze. Sie werden ähnlich zubereitet wie Tabak und als Joint geraucht oder als Tee getrunken. Der Wirkstoffgehalt variiert in Abhängigkeit von Standort, Art und Pflege.

Bei *Haschisch* handelt es sich um das wirkstoffreiche Harz der Hanfpflanze. Es wird in Form von gepressten Platten (Farbe: grün, rot, braun bis schwarz) oder als extrahiertes Haschischöl angeboten. Konsumiert wird Haschisch durch Rauchen zusammen mit Tabak als Joint oder in einer Pfeife. Es wird auch als Zutat in Gebäck verwendet, als Tee getrunken oder als Cannabisdampf eingeatmet.

Wirkungen und Risiken

Cannabis bildet eine eigene Stoffklasse der Betäubungsmittel. Es gehört weder zu den Stimulanzien, Tranquilizern, Halluzinogenen noch zu den Narkotika. Die Wirkungen sind sowohl von der Dosis, der Art und Weise sowie der Häufigkeit der Anwendung als auch von der inneren Befindlichkeit des Konsumenten (set) und der jeweiligen Situation (setting) abhängig. Sie treten beim Rauchen schneller als beim Essen oder Trinken von Cannabis ein. Bei geringen Dosen werden die Sinneswahrnehmungen wie Hören, Schmecken und Riechen intensiviert, die Kontaktfreudigkeit erhöht und Heiterkeit und Entspannung gefördert. Bei höheren Dosen kann es zu Halluzinationen und Sinnestäuschungen kommen. Überdosierungen können zwar zu Angstgefühlen, starken Stimmungsschwankungen und räumlicher und zeitlicher Desorientiertheit, aber nicht zu lebensbedrohlichen Zuständen führen. Es entwickelt sich keine körperliche Abhängigkeit. Risiken erwachsen aus der unmittelbaren Rauschwirkung in Form einer erhöhten Unfallgefährdung. Außerdem sind geistige Fähigkeiten wie Kurzzeitgedächtnis und Aufmerksamkeit für einige Tage beeinträchtigt. Das Phänomen eines möglichen Echo-Rausches wird diskutiert. Langfristige psychische Beeinträchtigungen entstehen dann, wenn Cannabiskonsum an die Stelle von eigenen kreativen und aktiven Möglichkeiten tritt, das eigene Leben zu gestalten und Probleme zu lösen. Da Cannabis eine illegalisierte Droge ist, ergeben sich weitere Risiken aus der Strafverfolgung und der Nähe zu harten Drogen.

Gebrauchskultur

Cannabis ist neben Alkohol die am weitesten verbreitete Rauschdroge überhaupt. Ein Blick in die Geschichte zeigt, dass Cannabis eine der ältesten Kulturpflanzen ist. Neben der Nutzung von Fasern und Öl wurde Cannabis auch als Arznei- und Nahrungsmittel verwendet. Aber auch wegen seiner entspannenden Wirkung wird Cannabis seit Jahrtausenden besonders zu religiösen Zwecken konsumiert wie z.B. bereits vor 6.000 Jahren in China. Auch in Europa war Hanf wahrscheinlich bereits vor dem Tabak bekannt. Nach Amerika gelangte Hanf im Zuge der Eroberung durch die Spanier.

In Deutschland wurden Rauschmittel in den okkulten Strömungen der Spätromantik in Künstler- und Intellektuellenkreisen verwendet, um im Rausch die Entfremdung einer als zunehmend kalt erlebten Gesellschaft zu überwinden und durch die Droge Zugang zu neuen Bereichen sinnlicher Wahrnehmung und neuen Erkenntnissen zu erlangen. Diese Tradition wurde in der Zeit des Expressionismus fortgesetzt. Die Benutzer von Drogen wurden nicht geächtet, da sie ihre Drogenphilosophie nicht über einen individuellen Rahmen hinaus entwickelten. 1929 wurde Cannabis in Deutschland mit dem Erlass des Opiumgesetzes verboten. Eine neue Dimension erlangte Cannabis in den 60er-Jahren, als es Eingang in die Jugendszene der aus den USA kommenden Flower-Power-Bewegung fand und zur Protestdroge stilisiert wurde. In der Emanzipation der Wahrnehmung von den Zwängen der bürgerlichen Welt und der Bewusstseinserweiterung schien die Hoffnung für Veränderungen der ganzen Gesellschaft zu liegen. Heute hat Cannabis diese Protestmotive weitgehend eingebüßt. Gründe, Cannabis zu konsumieren, sind eher Neugier, der Wunsch nach Entspannung, nach Herstellung von Zusammengehörigkeitsgefühl und Gruppenidentität und das Bedürfnis, sich und anderen zu demonstrieren, dass man Grenzen überschreiten kann. Cannabiskonsum gilt als Ausdruck eines bestimmten Lebensstils, der Genuss, Gemeinschaft und Entspannung wertschätzt. Es konsumieren mehr Männer als Frauen Cannabis. In den alten Bundesländern haben 1997 ca. 20% der 18- bis 39-jährigen im Lebenszeitraum und ca. 8% im letzten Lebensjahr Cannabis konsumiert und in den neuen Bundesländern jeweils ca. 8% und 5% (vgl. Simon/Tauscher/Pfeiffer 1999, S. 133). Die Jugendstudie Sachsen hat ermittelt, dass 1997 15% der 15- bis 30-jährigen Jugendlichen Erfahrungen mit Cannabis hatten. Davon konsumierten 5% der Jugendlichen einmal pro Monat bis mehrmals in der Woche und 1% fast täglich Cannabis (vgl. Jugend 97 in Sachsen, 1997). Das Einstiegsalter für Cannabis liegt bei 15-20 Jahren. Der Höhepunkt von Cannabisgebrauch liegt bei 25 Jahren (vgl. Hurrelmann 1997, S. 59). Nach einer Experimentierphase stellen die meisten Konsumenten den Gebrauch ein. Nur wenige Konsumenten steigen auf harte Drogen um. Andererseits haben jedoch die meisten Konsumenten anderer Drogen bereits Erfahrungen mit Cannabis. Der ‚Einstiegseffekt' bezieht sich also eher auf die Drogenszene als eine der Folgen der Illegalisierung von Cannabis. Zu medizinischen Zwecken wird Cannabis heute z.B. bei der Behandlung Aids-Kranker genutzt. Da die gesamtkörperliche Konstitution die entscheidende Variable für die Lebensdauer an Aids erkrankter Menschen ist, kann die konstitutionsverbessernde Wirkung von Cannabis andere Therapien wirkungsvoll unterstützen.

Halluzinogene

Als Halluzinogene bezeichnet man Substanzen, die die Wahrnehmung verändern. Sie sind zum einen in verschiedenen Pflanzen enthalten: das Meskalin im Peyote-Kaktus, LSD im Mutterkorn, Muskcimol im Fliegenpilz, Psilocin oder Psilocybin in mexikanischen Zauberpilzen und dem Spitzkegeligen Kahlkopf, verschiedene Alkaloide (z.B. Atropin) in Tollkirsche, Bilsenkraut, Alraune und Stechapfel. Ein Großteil dieser Substanzen ist auch chemisch herstellbar. Zum anderen gibt es auch eine Reihe von künstlichen Halluzinogenen (wie z.B. DET, DOB, DOM und DMT). Nachfolgend werden LSD und Pilze beschrieben.

LSD

Wirkstoff

Wirkstoff ist das Lysergsäurediäthylamid (LSD), das halbsynthetisch aus dem Mutterkorn, einem Schmarotzerpilz an Getreide und anderen Gräsern, hergestellt wird.

Konsumformen

LSD wird oral konsumiert (‚einen Trip einwerfen'). Der Wirkstoff wird häufig in Flüssigkeit gelöst und auf saugfähiges Material (Zucker, Löschpapier, Papierbildchen) aufgetropft. Er wird aber auch in Tablettenform oder in Gelatine gelöst eingenommen.

Wirkungen und Risiken

Die Wirkungen des LSD sind halluzinogener Art. Es werden außergewöhnliche und intensive Sinneswahrnehmungen erzeugt sowie Wahrnehmungsverschiebungen in Form von ‚Töne fühlen' und ‚Farben schmecken'. Die Dosis für einen ‚Trip' liegt zwischen 20 und 200 Mikrogramm und die Wirkungsdauer bei 8-12 Stunden. Die größten Risiken liegen in der Gefahr einer Überdosierung, da die Dosierung im Mikrogrammbereich schwierig ist. Bei ungünstigen inneren und äußeren Bedingungen des LSD-Gebrauchs, was durch die Illegalisierung gefördert wird, wächst die Gefahr eines so genannten Horrortrips. Die Halluzinationen nehmen bedrohliche Inhalte an, und es kann zu Panikgefühlen, Verfolgungswahn und Fehlhandlungen wie z.B. einem Sprung aus dem Fenster kommen. Nach mehrmaligem Gebrauch innerhalb kurzer Zeit kommt es zu einer Toleranz gegenüber LSD, die sich nach einer Konsumpause schnell zurückbildet. Es entwickelt sich keine Abhängigkeit. Langfristige Folgen können jedoch in psychotischen Zuständen und dem Auftreten eines Echo-Rausches liegen.

Gebrauchskultur

Die halluzinogene Wirkung von LSD wurde 1943 zufällig von Hofmann in Basel entdeckt. In den 60er-Jahren wurde LSD mit den Anfängen der Hippie-Bewegung in den USA und Westeuropa zur Modedroge. Die Konsumenten suchten neue Formen sinnlicher Wahrnehmung und eine kreative Erweiterung ihrer Erfahrungsräume und ihres Bewusstseins und verbanden diese Bedürfnisse mit Protestmotiven („Turn on, tune in and drop out"; siehe auch V. Wolffersdorff, Drogengebrauch als interkulturelles Phänomen, i.d.B.). Als Reaktion wurde LSD 1967 in Deutschland verboten, was Nachfrage und Angebot der Droge eher erhöhte, bis das Abflauen der Hippie-Bewegung zur Verminderung von LSD-Konsum führte (vgl. Scheerer/Vogt 1992, S. 417). Es veränderten sich allerdings die Konsumbedingungen, die von nun an durch Illegalität bestimmt waren: LSD wurde eher isoliert und mit veränderter Erwartungshaltung konsumiert, was die Gefahr für so genannte Horrortrips erheblich erhöhte.

Eine weitere Bedeutung erlangte LSD im Zusammenhang mit Psychotherapie: In der psychoanalytischen Therapie wurden die vorübergehend psychoseähnlichen Zustände nach dem LSD-Konsum genutzt. Die Verwendung von LSD ist in diesem Zusammenhang heute noch in Ausnahmefällen erlaubt. Zwischen 1993 und 1997 hat der LSD-Konsum im Rahmen der Technokultur wieder zugenommen, was auch die Gebrauchsmuster veränderte. LSD wurde weniger allein zu Hause, sondern zunehmend auf der Party konsumiert (vgl. Wirth 1999, S. 78). Dieser Trend ist zurzeit wieder im Abflauen begriffen. Der LSD-Konsum im Lebenszeitraum lag 1997 bei Ostdeutschen zwischen 18 und 39 Jahren bei 0,8% und bei Westdeutschen bei 2,1%. Dagegen lag der Konsum von LSD in den letzten 12 Monaten 1997 bei Ostdeutschen bei 0,7% und bei Westdeutschen bei 0,6%, was auf eine starke Angleichungstendenz in den neuen Bundesländern hinweist, während im Westen viele LSD-Erfahrene Ex-Konsumenten sind. Es konsumieren etwa doppelt so viele Männer wie Frauen LSD. Die Altersgruppe der 18- bis 20-Jährigen weist die höchste Konsumrate auf (vgl. Simon/Tauscher/Pfeiffer 1999, S. 182f.).

Pilze

An dieser Stelle soll auf psilocybinhaltige Pilze und Fliegenpilze als ‚bewusstsein-erweiternde' Drogen eingegangen werden, obwohl Letztere nicht unter das Betäubungsmittelgesetz fallen.

Psilocybinhaltige Pilze

Wirkstoff

Wirkstoffe sind Psilocybin und Psilocin. Sie sind in den in Mexiko beheimateten Zauberpilzen, aber auch im europäischen Spitzkegeligen Kahlkopf enthalten.

Konsumformen

Pilze werden in der Regel in getrockneter Form, aber auch frisch, oral konsumiert.

Wirkungen und Risiken

Die Wirkung von Zauberpilzen besteht in meist optischen Halluzinationen. Bei geringen Dosierungen kommt es auch zu einer Antriebssteigerung, was für den Gebrauch auf Partys bedeutungsvoll ist. Außerdem verändert sich das Raum-Zeit-Empfinden, und die Konsumenten erleben ein subjektives Wärmegefühl und sexuelle Anregung. Die übliche Dosis liegt bei 10-20 mg Psilocybin. Die Wirkung klingt nach ca. fünf Stunden ohne die üblichen Spiegeleffekte ab. Wenn auch die Gefahr eines ‚Horrortrips' gering ist, so kann es doch in Einzelfällen zu Wahnvorstellungen und panischen Reaktionen kommen. Während des Gebrauchs kann es zu Atembeschwerden, Herzrasen, Veränderung des Blutdruckes, Schweißausbrüchen, Gleichgewichtsstörungen und einer Erhöhung der Körpertemperatur kommen. Die Gefahr einer tödlichen Überdosierung kann praktisch ausgeschlossen werden. Es wurden bisher keine Organschädigungen und keine Abhängigkeit beobachtet. Nach mehrmaligem Gebrauch innerhalb weniger Tage stellt sich allerdings eine Toleranz ein, die nach einer kurzen Abstinenzzeit (ca. eine Woche) wieder verschwindet (vgl. Wirth 1999, S. 85f.).

Gebrauchskultur

Zauberpilze waren als heilige Pilze schon der Urbevölkerung Mexikos bekannt. Sie wurden von den Azteken Teonancatl (göttliches Fleisch) genannt und zu zeremoniellen Rausch- und Wahrsagezwecken verwendet. Auch im altgermanischen Bier Met waren neben anderen psychoaktiven Substanzen Zauberpilze enthalten (vgl. Wirth 1999, S. 82). 1955 wurde die halluzinogene Wirkung dieser Pilze neu entdeckt, und 1958 gelang die Identifikation der Wirkstoffe Psilocin und Psilocybin, die kurz darauf auch synthetisch hergestellt werden konnten. In den 60er-Jahren entdeckte die Hippie-Bewegung neben dem LSD auch psilocybinhaltige Pilze, um eine Bewusstseinserweiterung zu erleben. 1971 wurde Psilocybin in Deutschland verboten. Mit Beginn der Technowelle erlangten Halluzinogene unter den Jugendlichen erneut große Beliebtheit, was momentan durch den allgemeinen Trend der Hinwendung zu ‚Ökodrogen‘ – d.h. pflanzlichen Drogen – verstärkt wird.

Fliegenpilz

Wirkstoff

Wirkstoff des Fliegenpilzes ist das Muscimol.

Konsumformen

Konsumiert wird der Fliegenpilz oral oder durch Rauchen.

Wirkungen und Risiken

Der Konsum von Fliegenpilzen führt in der Regel nicht zu echten Halluzinationen, sondern zu Euphorie, aber auch Verstimmung und Entfremdungserlebnissen. Diese Wirkungen können von Schläfrigkeit, Muskelzuckungen und Ataxie begleitet werden. Lebensgefährliche Zustände können bei Vergiftungen entstehen, die sich in Erregungszuständen, Halluzinationen, Depressionen, Lähmungen und Delirien mit euphorischer Stimmung zeigen.

Gebrauchskultur

Fliegenpilze wurden in Nordeuropa von den Ariern bereits vor ca. 3.000 Jahren zu rituellen Zwecken verwendet. Aber auch in Amerika waren die Wirkungen des Fliegenpilzes bekannt und werden noch heute von den Indianern in Nordamerika genutzt. Im sibirischen Raum dienten Fliegenpilze dazu, die Ekstase der Medizinmänner einzuleiten, was als ein Zeichen der Verbindung mit höheren Mächten galt (vgl. Scheerer/Vogt 1989, S. 409).

Heute werden Fliegenpilze zunehmend für Jugendliche interessant, die mit ungewöhnlichen Erfahrungen experimentieren wollen.

Ecstasy

Wirkstoff

Wirkstoff ist der Amphetaminabkömmling MDMA (Methylendioxy-N-methylamphetamin), eine synthetische Substanz, die eine Serotoninausschüttung im Gehirn bewirkt. Es werden aber auch verwandte Wirkstoffe wie MDA (Methylendioxyamphetamin) und MDE(A) (Methylendioxy-N-ethylamphetamin) hinzugerechnet.

Konsumformen

Ecstasy wird in Form von verschieden farbigen Pillen oder Kapseln oral konsumiert.

Wirkungen und Risiken

Ecstasy gilt als Glücks- und Liebesdroge. Es wirkt angstlösend, enthemmend, euphorisierend, steigert die Kontaktfreudigkeit, Konzentrationsfähigkeit und Leistungsbereitschaft und führt zu einem stärkeren Empfinden von Harmonie- und Zärtlichkeitsgefühlen. Herz und Kreislauf werden angeregt und körperliche Grundbedürfnisse wie Essen, Trinken, Ausruhen und Schlafen vergessen. Bei höheren Dosierungen kann es auch zu halluzinogenen Wirkungen kommen. Die Wirkungsdauer beträgt fünf bis acht Stunden. Im unmittelbaren Zusammenhang mit dem Konsum können Risiken aus der eingeschränkten Wahrnehmung körperlicher Bedürfnisse erwachsen (Überhitzung, Austrocknung), was zu Erschöpfungszuständen führen kann. Außerdem kann es zu Herzrasen, erhöhtem Blutdruck, Erweiterung der Pupillen, Magenbeschwerden, Verkrampfung der Kiefermuskulatur und im Extremfall zum Schlaganfall kommen. Körperliche Abhängigkeit entwickelt sich nicht. Es lassen sich jedoch Toleranzeffekte beobachten, die sich aufgrund der physiologischen Wirkungsweise der Droge nicht durch eine Dosissteigerung ausgleichen lassen (die Droge bewirkt eine Ausschüttung von Serotonin; nach der Leerung der Serotoninspeicher kann keine Wirkung mehr erzielt werden). Insofern kann man davon ausgehen, dass der Droge selbst eine Art Missbrauchsschranke innewohnt. Problematisch wird es dann, wenn Ecstasy-Konsumenten auf andere Drogen umsteigen, um die verlorenen Wirkungen neu zu erleben.

Gebrauchskultur

MDMA wurde 1914 von der Firma Merck (Darmstadt) als Appetitszügler entwickelt. Bis in die Mitte der 80er-Jahre wurde es in der Psychotherapie in den USA verwendet und 1986 verboten. In den 90er-Jahren wurde Ecsta-

sy zur stilprägenden Droge der Technoszene. Neben dem kollektiven Tanz-
erlebnis und einem euphorischen, harmonischen Gemeinschaftsgefühl wurde die Droge integraler Bestandteil der sich entwickelnden Partykultur. So
konnte das ohnehin rauschhafte Erlebnis des Tanzmarathons intensiviert
werden und das Sich-Einlassen auf den anderen wurde leichter. Party – das
heißt, den Alltag mit seinen einschränkenden sozialen Regeln und materiellen Zwängen zu verlassen und seine bessere Seite mit der Fähigkeit zu Liebe, Nähe, Genuss und Transzendenz zu erleben (vgl. Spohr 1996, S. 188).
Es geht dabei um ein Überschreiten von Grenzen im Selbst-Erleben auch in
der Beziehung mit anderen. Ecstasy-Konsumenten sind in der Regel angepasst und gut in das soziale Leben integriert. Ecstasy wird bereits im frühen
Jugendalter genutzt. Der Höhepunkt des Ecstasy-Konsums liegt bei 18-20
Jahren. In dieser Altersgruppe gleichen sich die Konsumentenzahlen in den
alten und neuen Bundesländern an. Insgesamt haben 2% der Westdeutschen
und 1% der Ostdeutschen in den letzten 12 Monaten Ecstasy konsumiert,
wobei doppelt so viele Männer wie Frauen unter den Konsumenten sind
(vgl. Simon/Tauscher/Pfeiffer 1999, S. 144ff.).

Verkehrsfähige, aber nicht verschreibungsfähige Betäubungsmittel

Verkehrsfähige und nicht verschreibungsfähige Drogen sind Substanzen,
die z.B. über den Handel in Drogerien frei zugänglich und nicht ärztlich
verschreibbar sind. Zu ihnen zählen Coca-Blätter, Codein, Mohnstrohkonzentrat, Thebain sowie Pflanzenteile des ‚orientalischen Mohns‘ (ausgenommen der Samen). Da die aufgeführten Substanzen für die Prävention
keine oder nur eine geringe Relevanz haben, soll an dieser Stelle nicht weiter auf sie eingegangen werden. Zu Mohnstrohkonzentrat soll lediglich be-
merkt werden, dass sich diese Droge in Polen als ‚Polski Kompott‘ einer
gewissen Popularität erfreut.

Verschreibungs- und verkehrsfähige Betäubungsmittel

Verschreibungs- und verkehrsfähige Betäubungsmittel sind solche Substanzen, die in einem bestimmten medizinisch-therapeutischen Rahmen Anwendung finden und vom Arzt verordnet werden können. Zu ihnen zählen
unter anderem Amphetamine, Kokain, Fentanyl, Opium und Pflanzenteile
des Schlafmohns (ausgenommen der Samen) und Morphin. Im Folgenden
soll aus Gründen der präventiven Relevanz auf Kokain, Amphetamine und
Opiate eingegangen werden.

Kokain

Wirkstoff

Kokain wird aus den Blättern des Coca-Strauches gewonnen und ist seit 1902 auch synthetisch herstellbar. Wirkstoff ist Kokainhydrochlorid, das als farb- und geruchlose, wasserlösliche Kristalle vorkommt. Durch Aufkochen mit Soda und Äther von Hydrochlorid gereinigtes Kokain ist als *freebase* – ein Kokain mit starkem Reinheitsgehalt – bekannt. Als stark verunreinigte Zwischenprodukte der Kokainherstellung entstehen die grau-kristallinen Kokainbasen, die durch Schmelzen mit Backpulver zur Crackherstellung verwendet werden können.

Konsumformen

Kokain wird geraucht, geschnupft oder injiziert. Seltener ist die Einnahme durch Schlucken oder als Zäpfchen. Die traditionelle Konsumform ist das Schnupfen. Kokain wird über so genannte Linien durch kleine Röhrchen in die Nase eingezogen. Die am wenigsten übliche Form des Kokaingebrauchs ist die Injektion. Typisch ist dabei, dass Kokain alle 10 Minuten gespritzt wird und die Nadel gleich im Arm verbleibt. Zugenommen hat das Rauchen von Kokain. Freebase und Crack werden ausschließlich geraucht.

Wirkungen und Risiken

Kokain ist eine stimulierende, das Leistungsempfinden steigernde Droge. Die Wirkung ist stark von der Einnahmeart abhängig. Während die Effekte beim Rauchen und Injizieren schnell eintreten und als intensives Hochgefühl kurz anhalten, sind die Effekte beim Schnupfen weniger stark, treten später ein und halten länger an. Die Dosis liegt bei Injektion bei 8-16 mg und beim Schnupfen bei 3-30 mg Einzeldosis. Typische Wirkungen sind eine ausgelassene heitere Stimmung, ein Gefühl von unbegrenzter Energie, Wachsamkeit und physischer und intellektueller Stärke, sexuelle Anregung und die Unterdrückung von Hunger, Durst und Müdigkeitsgefühlen. Geringe Kokaindosen fördern die geistige Wachheit und Schnelligkeit. Körperliche Effekte von Kokainkonsum sind der Anstieg der Atem- und Herzfrequenz und der Körpertemperatur. Daneben kann es zu Übelkeit, Erbrechen, Kopfschmerzen, Fieber, Zittern, Krämpfen und halluzinatorischen Wahrnehmungen kommen. Nach dem Gebrauch von Kokain können kurzzeitige Beeinträchtigungen des psychischen Wohlbefindens auftreten, was sich in Gefühlen von Einsamkeit, Angst, Depression Erschöpfung und Irritation zeigt (Spiegeleffekte).

Bei längerfristigem Kokainkonsum stellt sich zwar keine körperliche Abhängigkeit ein, aber es lassen sich eine Reihe von psychischen und physischen Folgen feststellen. Psychische Beeinträchtigungen können von leichten Verstimmungen über akute Angsterlebnisse bis hin zu halluzinatorischen und paranoiden Zuständen führen. Außerdem besitzt Kokain die größte Verstärkerwirkung aller Drogen, was zu zwanghaften Gebrauchsmustern im Sinne einer psychischen Abhängigkeit führen kann. In der Folge richtet der Kokainkonsument seine gesamte Lebensführung auf den Kokainkonsum aus. Körperliche Folgen können bei langanhaltendem hochdosiertem Gebrauch Erschöpfung und Schlaflosigkeit, Appetitlosigkeit, Thrombosen, Abmagerung und sexuelle Impotenz sein. Außerdem ergeben sich aus der Konsumform entsprechende Risiken. Hier wären insbesondere Verätzungen, Entzündungen und Geschwüre im Nasen-Rachenraum und der Lunge und die Risiken durch die Verwendung von Spritzen wie Hepatitis, Aids und Entzündungen zu nennen (vgl. Barsch 1992, S. 30f.).

Gebrauchskultur

Die Blätter der Coca-Pflanze werden seit 3.000 v. Chr. in den andinen Hochkulturen Südamerikas für religiöse Handlungen und Heilpraktiken wie z.B. Schädeltrepanationen verwendet. So wurde es durch die Verwendung von Coca-Blättern bei Operationen am Schädel möglich, die Menschen unter geringen Schmerzen, aber bei klarem Bewusstsein zu operieren – eine entscheidende Voraussetzung, um die Beschädigung wichtiger Hirnareale zu vermeiden. Traditionelle Konsumformen waren Kauen, Essen und Schnupfen. Die Wirkungen der Cocablätter wie Energiesteigerung, Verminderung von Hungergefühlen und Appetit, Verbesserung der Stimmung und Körpertemperaturerhöhung erleichterten das Leben im Hochland (ausführlich s. Wolffersdorff, Drogengebrauch, i.d.B.).

Im 16. Jahrhundert gelangte Kokain nach Europa, fand dort aber zunächst keine Beachtung. Erst im 19. Jahrhundert begann eine breite Verwendung von Kokain zu medizinischen Zwecken wie z.B. als Mittel gegen Wehenschmerzen, Keuchhusten, Angina, Syphilis, Asthma und Schwangerschaftserbrechen. Ende des 19. Jahrhunderts war eine breite Palette kokainhaltiger Produkte auf dem Markt, die sich nicht nur auf medizinische Zwecke beschränkte. Auch die 1886 kreierte Coca-Cola enthielt zunächst (bis 1903) Kokain. Vor dem ersten Weltkrieg wurde Kokain zunehmend in Künstlerkreisen in Frankreich, Deutschland und Russland geschnupft. In den 20er-Jahren nahm der Kokainkonsum starke Ausmaße an. In Berlin bildete sich eine Kokainszene heraus, die provozierend in der Öffentlichkeit auftrat. Nachdem Kokain 1929 verboten wurde, ging der Konsum stark zurück und wurde teilweise von den 1932 entdeckten Amphetaminen ersetzt. Seit den 80er-Jahren steigt der Kokaingebrauch wieder kontinuierlich an, was im Trend einer Hinwendung zu leistungssteigernden Drogen liegt. Erfahrungen mit Kokain (Life-Time-Prävalenz) haben in Westdeutschland ca. 2%, wobei mehr Männer als Frauen unter den Konsumenten sind. In Ostdeutschland sind die Fallzahlen sehr niedrig (Simon/Tauscher/Pfeiffer 1999, S. 200), so dass keine prozentuale Angaben möglich sind. Es ist allerdings festzustellen, dass der Konsum von Kokain zunimmt. Kokain mit seinem Image von Erfolg, Luxus und Sex hat sehr verschiedene Gebrauchsmuster: Auf Partys zum Beispiel kann Kokainkonsum die Funktion haben, einen Hauch von

Besonderheit und Intimität zu erzeugen. Hier erfolgt der Konsum meist als kontrollierter Gelegenheitskonsum. In Berufsgruppen, in denen extreme Leistungsfähigkeit erforderlich ist, übernimmt Kokainkonsum die Funktion der Leistungssteigerung (Managerdroge), wobei Kokain zum Teil stetig in kleinen Mengen konsumiert wird – ähnlich dem Ritual einer Kaffeepause. Waren die Konsumenten in den 70er-Jahren noch eher über 30 Jahre alt und wohlhabend, so wird Kokain inzwischen zunehmend von jüngeren Menschen konsumiert und hat Eingang in die Straßenszene gefunden. Hier spielt besonders das billig angebotene Crack eine Rolle, das in den USA die Entwicklung gewalttätiger Szenen gefördert hat und in Deutschland zurzeit im Kommen ist. Kokainsüchtige gibt es in allen gesellschaftlichen Schichten. Ihr Leben kreist nur noch um die Droge und diese wird in jeder angebotenen Form konsumiert.

Amphetamine und Methamphetamine

Wirkstoff

Amphetamine und Methamphetamine sind antriebssteigernde vollsynthetische Substanzen.

Konsumformen

Amphetamine werden als weißes Pulver oder Pillen gehandelt und geschluckt, geschnupft oder intravenös eingenommen (Speed). Zum Teil dienen sie der Verlängerung von Kokain. Amphetamine stellen außerdem Ausgangsstoffe für so genannte Designerdrogen dar. In illegalen Labors werden immer wieder neue Drogen mit unterschiedlicher Zusammensetzung entworfen, um wenigstens kurzzeitig die Bestimmungen des Betäubungsmittelgesetzes zu umgehen. Methamphetamine sind u.a. bekannt unter den Namen „Crystal", „Ice" und „Pervitin" (insbesondere in Tschechien) und unterliegen ebenso wie die Amphetamine ständigen Neuschöpfungen. Sie werden in Form von weißem oder farbig eingefärbtem kristallinen Pulver gesnieft (Crystal) oder geraucht (Ice).

Wirkungen und Risiken

Amphetamine und Methamphetamine wirken anregend. Sie steigern das Ausdauervermögen, die Energie, die Konzentrationsfähigkeit und die Leistungsbereitschaft und unterdrücken Müdigkeits- und Hungergefühle. Der Konsument nähert sich einem Zustand an, der seinem Ich-Ideal entspricht. „Man ist genauso leistungsfähig, einfallsreich, mutig, selbstbewusst und energiegeladen, wie man es sich immer gewünscht hat, und zugleich sind all jene beißenden Selbstzweifel, Ängste und Unsicherheiten, die das Erleben sonst ständig durchziehen, beseitigt, d.h. der ‚ideale Normalzustand' ist erreicht" (Spohr 1996, S. 191). Die Wirkungen halten bis zu 12 Stunden (Amphetamine) bzw. bis zu 30 Stunden (Methamphetamine) an. Im Anschluss an die Einnahme kann es zu Müdigkeit bis hin zu Dauerschlaf und zu depressiven oder paranoiden Verstimmungen kommen (Spiegeleffekte). Die Nachwirkungen dauern manchmal bis zu Tagen und Wochen nach dem Konsum an. Während des Gebrauchs können Erregungszustände aggressiver oder ängstlicher Art sowie Halluzinationen auftreten. Überdosierungen verstärken diese Effekte noch und sind außerdem mögliche Auslöser für eine Reihe körperlicher Reaktionen wie Übelkeit, Herzrhythmusstörungen, Bewusstlosigkeit und Krampfanfälle, die bis zum Tod führen können. Risiken liegen des Weiteren in der unbekannten Zusammensetzung des illegal gehandelten Stoffes und den aus der Einnahmeform erwachsenden Gefährdungen (z.B. bei intravenöser Applikation Gefahren durch verunreinigte Spritzen, beim Sniefen Schädigungen der Nasenschleimhaut). Bei häufigem Gebrauch lassen sich Toleranzeffekte sowie Tendenzen psychischer Gewöhnung bis hin zu starker psychischer Abhängigkeit beobachten. Langfristiger Konsum kann außerdem zu aggressivem Verhalten, Psychosen, körperlichem Verfall, Magenproblemen und Herzrhythmusstörungen führen.

Gebrauchskultur

Amphetamine wurden 1887 erstmalig hergestellt und fanden im zweiten Weltkrieg breite Verwendung zur Stimulierung der militärischen Truppen und bei Kamikaze-Einsätzen (besonders in Deutschland, Japan und England). 1948 wurden sie als Betäubungsmittel eingestuft. Heute sind Amphetamine zum einen Bestandteile in verschiedenen Arzneimitteln wie z.B. Appetitzüglern und Grippemitteln und werden zum anderen als ‚Speed' illegal gehandelt. In den letzten Jahren hat der Konsum von illegalen Amphetaminen stark zugenommen und ist eingebettet in eine Partykultur (siehe auch unter Ecstasy). Die Altersgruppe der unter 20-Jährigen weist die höchsten Konsumraten auf. Außerdem lässt sich feststellen, dass sich Amphetamine in den neuen Bundesländern schneller durchsetzen als Heroin und Kokain. Konsumierten im Lebenszeitraum 2% der Menschen in den alten und unter 1% der Menschen in den neuen Bundesländern Amphetamine, so gleichen sich die Zahlen bei zunehmender Aktualität (Konsum im letzten Monat) an. Amphetaminkonsumenten sind 2-3 mal häufiger Männer als Frauen (vgl. Simon, Tauscher, Pfeiffer 1999, S. 158ff.). Methamphetamine wurden 1934 erstmalig hergestellt. Seit Ende der 90er-Jahre fanden sie starke Verbreitung und sorgten unter immer wieder neuen Namen für Schlagzeilen in der Presse. Auch die Zunahme des Konsums von Amphetaminen und Methamphetaminen passt sich ein in den erwähnten Trend hin zu leistungssteigernden Drogen.

Opiate

Wirkstoffe

Aus dem Milchsaft der Schlafmohnkapsel wird Rohopium gewonnen, dessen wichtigster Wirkstoff neben anderen Alkaloiden Morphin ist. Aus Morphin kann das halbsynthetische Heroin 1-4 hergestellt werden. Daneben gibt es die vollsynthetischen Opioide wie Polamidon und Methadon, die in Anlehnung an die natürlichen und halbsynthetischen Opiate entwickelt wurden.

Konsumformen

Opium wird als Rauchopium in speziellen Wasserpfeifen inhaliert, in Wasser gelöst als Opiumtinktur oder in Alkohol gelöst als Laudanum getrunken. Morphium findet sich selten auf dem illegalen Drogenmarkt. Es wird injiziert. Heroin wird häufig unter Beimischung von Zusatzstoffen (Strychnin, Coffein) und Streckmitteln (Traubenzucker, Zitronensäure, Kalk) angeboten. Es wird in den meisten Fällen injiziert, aber auch geraucht, inhaliert, geschluckt oder als Zäpfchen resorbiert. Opioide werden geschluckt.

Wirkungen und Risiken

Die Wirkungen sind abhängig von der Dosierung und der Einnahmeart. Opiate haben eine beruhigende, zum Teil einschläfernde und stark angst- und schmerzlindernde Wirkung. Sie wirken jedoch nicht direkt betäubend, was als angenehmes Entrücken aus alltäglichen Belastungen erlebt wird (vgl. Barsch/Bergmann 1992, S. 28). Die Stimmung wird heiter und euphorisch gefärbt, was die Entwicklung einer psychischen Gewöhnung fördert. Beim Rauchen, Schnupfen und Inhalieren kommt es zu einem langsamen Hinübergleiten in einen Dämmerzustand mit angenehmen Träumen. Beim Injizieren zeigen sich die Wirkungen eher in einem kurzen, starken Gefühl, dem so genannten ‚flash', das wie eine Lustwelle den Körper sofort durchströmt (vgl. ebd.). Die Wirkungsdauer von Heroin liegt bei 2-3 Stunden. Bei anfänglichem Opiatkonsum oder ungewöhnlich hohen Dosen kann es zu Übelkeit, Erbrechen, Schwindelgefühl und Beeinträchtigung der Atmung kommen, was bis hin zur Atemlähmung führen kann. Risiken entstehen aus der Vergiftungsgefahr durch unbekannte Beimengungen und beim Injizieren (Fixen) durch Hautinfektionen, Luftembolien, Abszesse sowie Hepatitis- und HIV-Infektionen. Bei wiederholtem Opiatkonsum entwickelt sich schnell eine körperliche Abhängigkeit, die sich durch Toleranzbildung und Entzugserscheinungen bemerkbar macht. Die Toleranzbildung erhöht in Verbindung mit der Ungewissheit über den Reinheitsgrad der in der Regel auf dem Schwarzmarkt erworbenen Drogen die Gefahr von Überdosierungen. Außerdem wird bei chronischem Konsum die körperliche Verfassung durch die Art der Lebensführung zunehmend beeinträchtigt, was sich z.B. in stärkerer Infektanfälligkeit oder Unterernährung äußert. Durch die Illegalisierung und Kriminalisierung erwachsen dem Konsumenten zudem massive soziale Folgen wie Diskriminierung und Ausgrenzung.

Gebrauchskultur

Die schmerzstillende und bewusstseinsverändernde Wirkung des Opiums war bereits im 4. Jahrtausend vor Christus den Sumerern bekannt. Vom Zweistromland aus breitete sich die Droge zuerst nach Ägypten und Persien, dann über Griechenland, wo es seinen Namen erhielt (Opos: Saft), bis zu den Alpen und in östlicher Richtung bis nach China und Indien aus. 1.000 n. Chr. erfreute sich Opium im gesamten arabischen Raum als Alternative zum verbotenen Alkohol großer Beliebtheit, wobei der Opiumkonsum auf bestimmte Orte und Gelegenheiten beschränkt blieb (vgl. Scheerer/Vogt 1989, S. 276ff.). In Europa wurde Opium als Tinktur gegen verschiedene Krankheiten wie Durchfall, Ruhr, Cholera, Husten, Asthma, Lungenentzündung, Tuberkulose, Malaria und gegen Fieber- und Schmerzzustände verwendet. 1816 gelang Friedrich Wilhelm Sertürner die Extraktion von Morphium, was nach der Erfindung der Injektionsspritze große Verbreitung fand. 1898 wurde von Heinrich Dreser erstmalig Heroin hergestellt – in der Hoffnung, damit Morphiumsüchtigen helfen zu können. Um die Wende zum 19. Jahrhundert wurden Opiate neben einer breiten Verwendung zu medizinischen Zwecken in Kreisen der Romantiker konsumiert, die sich über das Rauscherleben Zugang zu neuen Erfahrungswelten versprachen. Anfang des 20. Jahrhunderts weitete sich der Opiatkonsum besonders in Künstlerkreisen und unter den Anhängern der Psychoanalyse aus, die ihre Verweigerung gegenüber der industriellen Moderne zum Ausdruck bringen wollten. Es entstand der Mythos der Droge als Protestsymbol (siehe dazu v. Wolffersdorff, Drogengebrauch als interkulturelles Phänomen, i.d.B.). 1929 wurde mit dem Versailler Vertrag das amerikanische Kontrollmodell, das ein Verbot von Opiaten seit 1875 vorschrieb, mit dem Erlass des Opiumgesetzes auf Deutschland übertragen. Nachdem der Opiatkonsum in den 60er-Jahren stark zurückgegangen war, entstand in den 70er-Jahren durch Zersplitterung und Ausgrenzungsprozesse in der weichen Drogenszene eine harte, heroinkonsumierende Drogenszene, die bis heute einen Hauptteil des Drogenproblems ausmacht. Dabei konsumieren Männer dreimal so häufig Heroin wie Frauen. Nach einem leichten Rückgang der erstauffälligen Heroinkonsumenten zwischen 1992 und 1995 sind die Zahlen seitdem wieder im Anstieg begriffen. Die Gruppe der 18- bis 21-Jährigen macht den größten Anteil an dieser Entwicklung aus. In der Gruppe der unter 18-Jährigen ist Heroin noch wenig vertreten. 0,6% der Menschen in den alten Bundesländern haben im Laufe ihres Lebens Erfahrungen mit Heroin gemacht und 0,3% in den letzten 12 Monaten. In den neuen Bundesländern haben 0,1% der Menschen bereits Heroin konsumiert. Für den 12-Monats-Zeitraum lassen sich aufgrund der Geringfügigkeit keine Zahlen formulieren (vgl. Simon/Tauscher/Pfeiffer 1999, S. 220).

Schlussbemerkung

Insgesamt lässt sich beobachten, dass sich der Trend beim Drogenkonsum auf dem Hintergrund zunehmender Lebensstil- und Leistungsorientierung weg von betäubend wirkenden Drogen wie den Opiaten und Alkohol hin zu leistungsbezogenen Drogen bewegt. Besonders die synthetisch hergestellten Drogen transportieren das Bild von der sauberen Droge. Dieser Trend wird stark von Frauen getragen, was möglicherweise damit zusammenhängt, dass Drogen aus dem Chemielabor eher als Medikamente wahrgenommen werden, die von Frauen schon immer stärker genutzt wurden (vgl. Hurrelmann 1997, S. 65). Ein weiterer zu beobachtender Trend insbesondere in Sachsen ist die Hinwendung zum Gebrauch natürlicher Drogen, der möglicherweise den oben genannten Trend ablöst. Unter natürlichen Drogen sind in diesem Zusammenhang Cannabis, Pilze und verschiedene Pflanzen mit psychoaktiver Wirkung zu verstehen. Gründe für eine wachsende Akzeptanz dieser Drogen sind in ‚grünem Denken', Geldproblemen, den Erfahrungen mit Ecstasy und dem Abklingen der Rave-Kultur zu vermuten. Insgesamt zeigen diese Veränderungen, dass Drogengebrauchsmuster einem ständigen Wandel unterliegen, die eng mit gesellschaftlichen und kulturellen Prozessen zusammenhängen.

Eine abschließende Bemerkung soll der Erkennbarkeit von Drogengebrauch gewidmet sein, da diese Frage verständlicherweise immer wieder von Eltern und Praktikern aufgeworfen wird. Hierzu ist zu sagen, dass es – abgesehen von herumliegendem Zubehör wie Spritzen, Wasserpfeifen und den beschriebenen aktuellen Zeichen der Drogenwirkung wie z.B. erweiterten Pupillen bei Kokain- und Ecstasy-Konsum oder Einstichstellen infolge intravenösen Drogengebrauchs – keine spezifischen Anzeichen gibt, die eindeutig auf Drogenkonsum hinweisen. Veränderte Verhaltensweisen eines Jugendlichen wie Leistungsabfall, plötzlicher Wechsel des Freundeskreises, Aufgeben früherer Hobbys, Rückzug aus familiären Situationen, Tagträume, starke Gewichtsabnahme oder Gereiztheit stehen in der Regel mit den tief greifenden Prozessen der Pubertät in Zusammenhang (vgl. Barsch/Bergmann 1992, S. 78). Auch Elternratgeber der Bundeszentrale für gesundheitliche Aufklärung sprechen lediglich von Veränderungen, die darauf hinweisen, dass der Jugendliche mit bestimmten Anforderungen oder Konflikten überfordert ist. Aus bestimmten Verhaltens- oder Persönlichkeitsänderungen auf Drogengebrauch zu schließen, wäre nicht nur unzulässig, sondern würde auch Misstrauen und Stigmatisierungen Jugendlicher Vorschub leisten. Deshalb sollte an die Stelle der Suche nach verdächtigen Indizien echtes Interesse und Engagement für den Jugendlichen innerhalb einer vertrauensvollen Beziehung treten.

Literatur

Freitag, M./Hurrelmann, K.: (Hrsg.): Illegale Alltagsdrogen. Weinheim und München 1999

Barsch, G./Bergmann, R.: Drogenboom im Osten? Berlin 1992

Hurrelmann, K.: Drogengebrauch – Drogenmissbrauch: eine Gratwanderung zwischen Genuss und Abhängigkeit. Darmstadt 1997

Freitag, M./Hurrelmann, K.: Illegale Alltagsdrogen. Weinheim und München 1999

‚Jugend '97 in Sachsen'. Sächsisches Staatsministerium für Kultus. Leipzig 1997

Scheerer, S.:/Vogt, I.: (Hrsg.):Drogen und Drogenpolitik. Frankfurt/New York 1989

Simon, R./Tauscher, M./Pfeiffer, T.: Suchtbericht Deutschland. Hohengehren 1999

Spohr, B.: Die Attraktivität von Techno-Party-Drogen aus psychologischer Sicht. In: Wegehaupt, H./Wieland, N.: (Hrsg.): Kinder – Drogen – Jugendliche – Pädagogen. In Kontakt bleiben. Münster 1996

Völger, G.(Hrsg.): Rausch und Realität. Drogen im Kulturvergleich. Köln 1981

Wirth, N.: Ecstasy, Mushrooms, Speed & Co. München ²1999

Hans-Joachim Schille

Drogenerleben

Auch für das Drogenerleben gilt – wie für das Entstehen der Abhängigkeit – die mehrfach beschriebene, aber nur als Erklärungsschema akzeptable Trias von Droge, Person und sozialer Umwelt. Nicht jede Drogeneinnahme führt bei jedem zum gleichen Erleben. Dieses ist individuell verschieden und hängt ab von der Persönlichkeit, ihrer Biographie, der sozialen Umwelt, den Motiven und der Häufigkeit der Einnahme, der Beschaffenheit der eingenommenen Droge, Einnahme-Gewohnheiten und der so genannten Toleranzbildung. Unter Toleranzbildung wird die Dosissteigerung verstanden, die nötig ist, um die gewohnte erregende oder dämpfende Wirkung der Droge hervorzubringen.

Euphorie und Ekstase, Phantasien und Träume, Entrückt-Sein und In-sich-Ruhen oder Eins-Sein mit der Welt treten nicht bei jedem Drogenrausch gleichermaßen auf. Eine gewisse Erlebenstypik lässt sich zwar bei bestimmten Substanztypen vom Morphin-, Kokain-, Amphetamin-, Halluzinogen- oder Cannabistyp feststellen, aber diese kann individuell recht unterschiedlich ausgeprägt sein. Werden Gebraucher nach ihrem Erleben unter Drogen gefragt, so enthalten ihre Antworten eine Mischung aus sozialen und psychischen Phänomenen. Am häufigsten werden Entspannung, Glück, Euphorie, Kick genannt. Darauf folgen die Unterdrückung von Aggressionen und die Überwindung von Depressionen sowie das Angenommenwerden in Gebrauchergruppen oder in Paarbeziehungen. Seltener finden sich unter den Antworten solche, die sich den Kategorien Leistungssteigerung und Integration in eine Subkultur zuordnen lassen. Im Gegensatz zur Drogenkultur der sechziger Jahre in Deutschland werden heute kaum Formen von Protesterleben (bewusste Normverstöße, Abnabeln von der Vätergeneration, Testen des Verhältnisses von Freiheit und Gesetz u.Ä.) genannt oder ein wechselseitiges Solidaritätserleben der Gebraucher.

Werden diese ersten, spontanen Aussagen mit den Gebrauchern diskutiert, werden auf einer nächsten Verallgemeinerungsebene meistens Defiziterleben, vor allem Beziehungsstörungen und Verdrängungen thematisiert. Wird versucht, die eigentlichen Wahrnehmungen und Gefühle unter Drogen zu abstrahieren, so führt das je nach gebrauchten Drogen zur Beschreibung von Halluzinationen, Entspannung, Angst, Vergessen und/oder Wohlfühlen. Eine Abstraktion von konkretem Erleben unter Drogen fällt den meisten Drogengebrauchern schwer. Bei Gesprächen über ihren Drogengebrauch sind sie aber schnell bereit, dem gebrauchsunerfahrenen Gesprächspartner zu attestieren, er/sie rede wie ein Blinder über die Farbe.

Auch wenn die durch Drogen vermittelten Erfahrungen außerordentlich variabel und in hohem Maße abhängig von Set und Setting sowie der Beschaffenheit der Substanz sind, lassen sich *vier Grundstrukturen der Drogenerfahrung* klassifizieren. Wir schließen uns dabei Aldo Legnaro (1981, S. 98f.) an und entnehmen seinen Ausführungen „Zur Phänomenologie der nichtalltäglichen Wirklichkeit" auch die folgenden Beispiele, die aus der Selbsterfahrung von Schriftstellern und Drogenforschern stammen.

• Das Phänomen der Zeitlosigkeit

Darunter ist ein Zurücktreten der Zeitwahrnehmung überhaupt – die Zeit ist das Jetzt, das Freisein von Uhrzeit, Eile und Terminen, ein Leben nach der Uhr biologischer Rhythmen wie Tag und Nacht oder Ermüdung und Erholung – zu verstehen. Ernst Jünger schrieb 1968: „Das Wagnis, das wir mit der Droge eingehen, besteht darin, dass wir an einer Grundmacht des Daseins rütteln, nämlich an der Zeit [...] Der Strom fließt ruhiger, die Ufer treten zurück. Mit der beginnenden Betäubung treibt das Bewusstsein wie in einem Boot auf einem See, dessen Grenzen es nicht mehr erblickt. Die Zeit wird uferlos; sie wird zum Meer."

• Das Phänomen der Erotisierung bzw. Vitalisierung der Wirklichkeit und des eigenen Erlebens

Dieser Terminus beschreibt die Vielzahl der auftretenden Phantasien, das Erleben der Welt und der eigenen Person in wechselnden sinnlichen Bildern, kaleidoskopartigen Farbharmonien, Wahrnehmungen ohne gedankliche Verknüpfungen, undefinierbares Lustempfinden, jähe Wendungen in den Wahrnehmungen und Stimmungen. Die Selbstkontrolle ist stark reduziert oder gar verloren gegangen. Walter Benjamin (1972) dazu: „Im Haschisch (sind) wir Prosawesen in höchster Potenz". Bei Behringer heißt es 1927: „Ich sah nur, wusste und erlebte: das vitale Leben. Und wieder war die Atmosphäre voller Heiterkeit, Dankbarkeit und Gegenwartsfreude, aus allem erstrahlte der unerhörte Jubel einer klaren starken Harmonie."

• Das umgestaltete Denken

Unter Drogeneinfluss kann das logische Denken in ungewöhnliche Assoziationen aufgelöst werden. Archetypische Konstrukte rücken in das Bewusstsein. Bisher nicht erlebte Gedankensprünge werden vollzogen, gegen die sich sonst das logische Denken gewehrt hätte. Automatismen des Denkens, die zur Gewohnheit geworden sind, funktionieren plötzlich nicht mehr, Intuition gewinnt die Oberhand. Deikmann charakterisiert das 1969 als „De-Automatisierung der psychologischen Strukturen, die Wahrnehmungen ordnen, begrenzen, auswählen und interpretieren."

• Das Ganzheitserleben oder die Einheit der Welt

Bei diesem Phänomen, das auch Unio mystica genannt wird, verschwinden die Grenzen zwischen Objekt und Subjekt der Wahrnehmung, die Trennung zwischen dem Gegenstand der Erfahrung und der Person der Erfahrung, und eine ekstatische Glückseligkeit über sich und die Welt tritt ein. Ich- und

Weltbewusstsein verschmelzen gleichsam. Hein berichtet darüber 1972: „Plötzlich wurde es mir klar, ganz selbstverständlich und einfach: Das Geheimnis war Sein, das heißt Sein in diesem universellen Kraftfeld. [...] Das Ich-Gefühl verschwand völlig in ein großes Aufgenommensein, wobei das Gefühl eigener Identität nicht verloren war."

Zum Drogenerleben gehört aber auch das belastende *Entzugserleben* in verschiedenen körperlichen Formen wie Gliederschmerzen, Nervenschmerzen, Schwitzen, Frieren, Zittern, Mattigkeit, Übelkeit, Erbrechen, Durchfall u.a. Psychische Entzugserscheinungen können sein: Angst, Depression, Unruhe, Unkonzentriertheit, Gereiztheit und vor allem der Drang nach erneutem Drogenkonsum. Das Entzugserleben ist stets ein Syndrom. Thomas Kracke schildert sein Entzugserleben 1989 (S. 29) so: „Es war grausam: Wenn ich keinen Stoff hatte, stellten sich prompt Entzugserscheinungen ein. Knochen- und Gliederschmerzen im Kreuz, Kreislaufschwäche, Schüttelfrost, Schweißausbrüche, tiefe Depressionen ... Geld für den Stoff ... Wer da raus will, wer Geld für den Stoff braucht, der pfeift auf so schöne Worte wie Selbstwertgefühl."

Literatur

Kracke, P.: Jugend – Drogen – Ausdruck unserer Zeit. Villingen 1989
Legnaro, A.: Zur Phänomenologie der nicht-alltäglichen Wirklichkeit. In: Völger, G. (Hrsg.): Rausch und Realität. Drogen im Kulturvergleich. Köln 1981

Teil III
Jugend
und Drogengebrauch

Dealer haben die Schulen und Ausbildungsbetriebe erobert. Mehr als zwei Drittel aller Jugendlichen sind über ihren Freundeskreis mit Drogen in Berührung gekommen. Die Beschaffungskriminalität nimmt unter drogengebrauchenden Jugendlichen zu. Das führt in den Medien häufig dazu, die Jugend als soziale Gruppe pauschal als süchtig und kriminell zu stigmatisieren. Zusammenhänge von Entwicklungsaufgabe Jugend und experimentieren mit Drogen werden kaum behandelt. Aber von den Jugendlichen, die Drogen aus Neugier probierten, werden nur etwa fünf Prozent abhängig.

In diesem unfangreichen Kapitel wird den Fragen nachgegangen, weshalb es bei Jugendlichen häufiger als bei Erwachsenen zu Drogengebrauch kommt, ob es dabei Unterschiede zwischen Mädchen und Jungen gibt, welche Rolle dabei Ideologien, die Schule und die Zugehörigkeit zu Cliquen spielen und was den Umschwung von Probierverhalten aus Neugier in habitualisierten Drogengebrauch begünstigt. Viele Jugendliche erfahren den Übergang von der Schule in den Beruf als schwierige Anforderung, deren Bewältigung nicht immer gelingt. Andererseits haben drogengefährdete Jugendliche ihre Arbeit oftmals verloren. An dieser Nahtstelle, an der sich gesellschaftliche Teilhabechancen entscheiden, setzen die arbeitsweltbezogenen Integrationshilfen an. Im letzten Beitrag dieses Kapitels wird deshalb erörtert, wie die Handlungskonzepte der Qualifizierungs- und Arbeitsprojekte ausgerichtet sein müssen, wenn sie auch für drogengefährdete Jugendliche ein produktives Unterstützungssetting bereitstellen wollen.

Lothar Böhnisch

Drogengebrauch in den Jugendphasen

Die Entwicklungs- und Lebensphasen des Jugendalters

Das Jugendalter in modernen Industriegesellschaften hat sich im Verlauf der letzten fünfzig Jahre deutlich ausdifferenziert. Es wird heute im Allgemeinen zwischen drei Entwicklungsphasen und Lebensbereichen des Jugendalters unterscheiden, denen typische Verhaltens- und Generationsmuster (also das jeweilige Verhältnis zum Erwachsenen, Eltern und Gleichaltrigen) zugeordnet werden können. So umfasst das jüngere Jugendalter ungefähr die Altersspanne von 9-11 bis 13-14 Jahren, das mittlere Jugendalter erstreckt sich über die Altersspanne von 14-15 hin zu 18-19 Jahren, und die jungen Leute zwischen 18 und 25 Jahren werden zu der Gruppe der jungen Erwachsenen gerechnet. Die Übergänge zwischen den einzelnen Jugendphasen sind fließend und damit nicht eindeutig abgrenzbar. Diesen Phasen entspricht im Durchschnitt auch ein subjektives Generationsverständnis der Kids, Jugendlichen und jungen Leute: Sie rechnen sich in der Regel selbst diesen Phasen zu, indem sie sich von dem jeweils vor ihnen liegenden bzw. hinter ihnen liegenden Lebensabschnitt abgrenzen.

Im pädagogischen Blick auf die Jugendphase muss eine grundsätzliche Unterscheidung getroffen werden: Jugend als psycho-physisches Entwicklungsstadium und Jugend als gesellschaftlich eingerichtete Lebensphase. Jugend als psycho-physisches Entwicklungsstadium ist seit der Menschheitsgeschichte gekennzeichnet durch die körperlich-sexuelle Reifung der Jugendlichen und ihren Übergang (früher: Initiation, heute: Integration) in die Erwachsenengemeinschaft bzw. Erwachsenengesellschaft. Diese Entwicklung des Jugendlichen ist geprägt durch die Pubertät, die spezifische Ablösung von der Herkunftsfamilie und durch die Übergangssituation hin zur Erwachsenengesellschaft, gekennzeichnet durch die Gleichaltrigenkultur.

Die gesellschaftlich eingerichtete Lebensphase Jugend, so wie wir sie heute kennen, ist aber eine Konstruktion der industriellen Moderne. Natürlich gab es auch vor der industriellen Moderne junge Leute (im Sinne des Entwicklungsstadiums Jugend), aber: Jugend als von der Gesellschaft eingerichtete Lebensphase zum Zwecke des Lernens und der Qualifikation für später (Schule) gibt es eigentlich erst seit 200 Jahren. In der historischen Pädagogik kursiert folgendes Bild:

Die beiden wichtigsten Erfindungen der industriellen Moderne waren die Dampfmaschine und die Jugend. Beide wurden etwa zur gleichen Zeit erfunden (Ende des 18. Jahrhunderts). Die Dampfmaschine steht dabei für die technologischen Erfindungen, die Jugend für Bildung und Qualifikation (Humankapital). Das Zusammenwirken von Technologie und Humankapital (Arbeit) bildet die Grundstruktur des industriellen Prozesses.

Wir müssen das noch etwas präzisieren: Sicher gab es auch schon in der vorindustriellen Zeit Jugendliche, welche die Chance hatten, eine gesellschaftsabgeschiedene Zeit (Moratorium) des Lernens und der Qualifikation für später eingeräumt zu bekommen. Dies waren aber kleine Eliten des Adels, des Klerus und später des Stadtbürgertums. Die Masse der Kinder wurde aber schon in der mittleren Kindheit zur Arbeit herangezogen und wechselte fast übergangslos in den Handwerker- und Arbeiterstatus der Erwachsenen. Erst die fortgeschrittene Industrialisierung und Modernisierung der Gesellschaft im 19. Jahrhundert ermöglichte eine eigene Lern- und Bildungsphase für viele Jugendliche und später für alle Jugendlichen. Das Grundmodell dieser gesellschaftlich eingerichteten Jugendphase sieht wie folgt aus: Jugendliche werden für ihre Bildungs- und Qualifikationsphase von der Gesellschaft in einem Schon- und Schutzraum des Noch-Nicht separiert, um dann mit dem Gelernten und der erworbenen Qualifikation in die Gesellschaft integriert zu werden. Voraussetzung für das Funktionieren dieses Modells ‚Integration durch Separation' ist die gesellschaftlich garantierte Sicherheit und Gewähr, dass die Jugendlichen auch eine verbindliche Integrationsmöglichkeit in die Gesellschaft über Ausbildung und Beruf finden können. In der gesellschaftlich eingerichteten Lebensphase Jugend sind also die Erwartungen der Gesellschaft an die Jugend (Lernen auf später mit entsprechendem Bedürfnisaufschub) eingelassen. Deshalb kann man auch sagen, Jugendliche müssen die Lebensphase Jugend doppelt bewältigen: Einmal in der Entwicklungsdramatik der Pubertät, zum anderen hinsichtlich der gesellschaftlichen Erwartungen an Jugend. Bei dieser Bewältigung können sich Probleme ergeben, die vor allem auch daraus entstehen, dass das gesellschaftliche Arrangement von Jugend nicht mehr funktioniert, weil viele Jugendliche nicht mehr die Sicherheit haben, dass sie später auch entsprechend ihren Ausbildungen und Qualifikationen in Ausbildung und Beruf übernommen werden. Die Kenntnis dieser Bewältigungsproblematik spielt auch für die Einschätzung der Suchtfrage im Jugendalter eine wichtige Rolle.

Schließlich gehört zu den Grundfragen des modernen Jugendalters die Frage nach dem Generationsstatus, die Stellung der Jugend im Verhältnis zu anderen Generationen, vor allem der erwachsenen Generation. Auch dieses Generationsverhältnis hat sich mit dem Strukturwandel der Arbeitsgesellschaft verändert. Die Besonderheit der Lebensphase Jugend, ihre Schutzbedürftigkeit und ihr generationstypischer Anspruch auf Förderung wird von den erwachsenen Generationen nicht mehr so selbstverständlich anerkannt wie früher. Ein 35-Jähriger, der im Zuge der Branchenumstrukturierung seinen Arbeitsplatz verloren hat und wieder umschulen muss oder eine Zeit lang arbeitslos bleibt, wird kaum bereit sein, Jugendlichen bei der Ausbildungs- und Arbeitsuche den Vortritt zu lassen. Erwachsene sind heute also in Konkurrenz zu Jugendlichen getreten, und es ist zu beobachten, dass Jugendliche entsprechend versuchen, die Generationenlücke von sich aus zu schließen, um mit Erwachsenen mithalten zu können. Manche Jugendliche sind so unter Stress geraten. Auch dies ist wichtig, wenn man Suchtverhalten Jugendlicher zu bewerten hat.

Die Kids

Kids sind nicht mehr Kinder und noch nicht Jugendliche. Sie liegen gleichermaßen zwischen Kindheit und Jugend und treten immer mehr als eigenes Lebensalter hervor. Wurden sie früher als ‚Lückekinder' bezeichnet, weil man zu diesem Alter keinen pädagogischen Zugang und keine entsprechenden pädagogischen Angebote und Räume hatte, so richtet sich heute der weitaus größere Anteil pädagogischer Aufmerksamkeit und pädagogischer Angebote an diese Altersgruppe. Man könnte fast sagen, dass sich inzwischen über die Hälfte der sozialpädagogischen Angebote für Jugendliche an diese Altersgruppe richtet.

Die pädagogischen Hoffnungen gründen sich darauf, dass Kids noch sehr stark an ihre Familie gebunden sind und erwachsene Bezugspersonen suchen. Dabei ist aber nicht zu verkennen, dass dies in diesem Alter kein stabiler Sachverhalt mehr ist. Da in dieser Zeit die Pubertät beginnt, sind auch die Stimmungen der Kinder oftmals wechselnd und die Beziehungen zu Erwachsenen gleichen nicht selten einer Pull- und Push-Situation. Jugendarbeiter können davon ein Lied singen, wie sich Kinder dieser Altersgruppe von einer Minute auf die andere einmal an die Erwachsenen anlehnen, sie suchen, dann wieder von sich wegstoßen.

Das Kidsalter ist eine Entwicklungsphase, in der die Kinder spüren möchten, *wer* sie sind. Das äußert sich häufig in narzisstischem Verhalten, die Kinder wirken oft sehr egoistisch. Das ist aber auch darauf zurückzuführen, dass die Pubertät beginnt, die Kinder bisherige Orientierungspunkte verlieren oder an ihnen unsicher werden und deshalb sich selbst in den Mittelpunkt der seelischen und sozialen Orientierung stellen müssen. Das wichtigste Orientierungsmedium in diesem Alter ist aber der Raum. Kinder erleben sich in dieser Zeit vor allem über die räumliche Umwelt. Deshalb sind die Angebote der Jugendarbeit für solche Altersgruppen vor allem räumlich gestaltet: Abenteuerspielplätze, Stadtrandferien, Stadtspiele etc. Räume müssen aber so gestaltbar und verfügbar sein, dass Kinder in ihnen etwas verändern, etwas bewirken können. Über dieses *Bewirken* erkennen sich Kinder selbst, merken, dass sie etwas verändern können und von anderen wahrgenommen werden. Dort aber, wo Räume einseitig funktionalisiert sind, wo Kinder wenig Chancen haben, etwas zu verändern und zu bewirken, kann die Gefahr eintreten, dass Kinder darauf problematisch reagieren: Durch häuslichen Rückzug (mit Dauerfernsehen), durch zerstörerische Veränderungen von Sachen in der räumlichen Umgebung, durch Suche nach

Raum in parasozialen Bezügen. Letzteres führt uns zur Suchtgefährdung bei Kindern: Drogen und Alkohol, aber auch elektronische Spiele und Action-videos schaffen Erlebnisräume, die wirklich und unwirklich zugleich sind. Die Medienforschung sagt uns zwar, dass Kinder nicht unmittelbar von Medien beeinflusst werden, sondern dass sie sich ihren Entwicklungsthemen gemäß eigene Aspekte und Inhalte aneignen. Auch Drogen und Alkohol schaffen solche parasozialen, d.h. zugleich wirkliche und unwirkliche Räume. Das Problem sind dabei die Grenzen: Denn beim Entwicklungsproblem der räumlichen Aneignung ist es wichtig, dass Kinder sich nicht nur entfalten und etwas bewirken, sondern dass sie auch Grenzen erkennen. Die parasozialen Medien kennen keine Grenzen, es sind Konsummedien, die so strukturiert sind, dass Grenzen immer wieder hinausgeschoben werden, d.h. dass immer wieder etwas Neues verbraucht wird. Hier liegt der Übergang zur Abhängigkeit vom häufigen Verbrauch bis zum ersten Süchtig-Werden.

Zu vergessen ist in diesem Zusammenhang nicht, dass Kids zu solchen Suchtmedien auch dadurch hingezogen werden, dass sie Erwachsene oder Ältere nachahmen. Da sie in dieser Phase noch sehr an Erwachsenen und Älteren hängen, sich oft auch ihre Vorbilder in der Dynamik räumlicher Aneignung suchen, spielt das Nachahmungslernen und Vorbildlernen eine große Rolle. In unserem Falle der Suchtgefährdung sind es dann vor allem ältere Jugendliche, die von den Kids in ihrer räumlichen Umgebung angetroffen und von ihnen durchaus als Erwachsenen ähnlich begriffen werden, die sich dann oft auch der Kinder ‚annehmen' und sie – wenn auch begrenzt – teilhaben lassen.

Die mittlere Jugend

Das mittlere Jugendalter ist nach innen (leib-seelische Befindlichkeit) deutlich geprägt durch die Pubertät, nach außen (soziale Beziehungen) durch die Ablösung vom Elternhaus, die Distanz zu Erwachsenen und die intensive Teilhabe an Gleichaltrigengruppen (Jugendkultur) entweder in losen Gruppen, aber mit wiederholten Treffs, eng zusammengebundenen Cliquen oder einzelnen Freundschaftsbeziehungen. Hier zeigen sich auch die deutlichen geschlechtstypischen Unterschiede des mittleren Jugendalters. Während Jungen (im Durchschnitt) von ihrer Erziehung und den gesellschaftlichen Verhaltenszuschreibungen her deutlich nach außen orientiert sind und deshalb stärker jugendkulturelle Gruppen und Cliquen bilden und dominieren, suchen Mädchen – von ihrer typischen Orientierung nach innen her – in ihrem Gleichaltrigenverhalten intensive, enge Freundschaftsbeziehungen (beste Freundin). Mit der teilweisen Angleichung der Geschlechter im sozialen und kulturellen Verhalten, wie wir sie in den letzten Jahren beobachten, finden wir auch Mädchen in solchen Jugendcliquen, die nicht nur Anhängsel, sondern auch sehr selbstbewusst sind. So gibt es inzwischen auch schon reine Mädchencliquen. Das Geschlechtstypische äußert sich aber auch im Zugang zu und im Umgang mit Drogen. Suchtverhalten bei Jungen ist stärker gruppenorientiert, mit Gruppenritualen verbunden. Suchtverhalten bei Mädchen ist in der Regel ‚stiller', man ‚schluckt vieles in sich hinein', bei älteren Mädchen kann die Phase des selbstgerichteten Medikamentenmissbrauchs beginnen.

Das mittlere Jugendalter ist von seiner Entwicklungsthematik her durch die Suche nach sozialer Orientierung, dem ‚Wer bin ich im Verhältnis zu anderen' bestimmt. In diesem Zusammenhang lassen sich *drei Kristallisationspunkte* erkennen: Die Ablösung vom Elternhaus, die Suche nach nun selbstbestimmten sozialen Beziehungen in der Gleichaltrigenkultur und die Neugier auf ‚andere Erwachsene' (siehe dazu Wolf, Andere Erwachsene, i.d.B.). Die Dynamik dieser Entwicklungsphase ist bestimmt durch die voll eingetretene und zu verarbeitende Pubertät. Da sich in der Pubertät ein grundlegender Umbruch in der leib-seelischen Körperlichkeit und eine Umpolung in den sozialen Beziehungen vollzieht, wird dies in der Entwicklungslehre auch oft als Zustand der ‚Unwirklichkeit', in dem sich Jugendliche befinden, bezeichnet. Jugendliche versuchen dann, ihren leib-seelischen Unwirklichkeitszustand in die soziale Wirklichkeit umzusetzen. Sie erscheinen uns dann oft wirklichkeitsfremd, von der Wirklichkeit abweichend. Abweichendes Verhalten im Jugendalter hängt mit dieser jugendlichen ‚Befindlichkeit in der Unwirklichkeit' und dem Versuch, dies sozial auszuleben, zusammen. Gleichzeitig müssen Jugendliche im Übergang von der emotionalen Welt der Familie zum *Realitätsprinzip* der Arbeitsgesellschaft mit sich experimentieren, sich sozial ausprobieren und eigene Möglichkeiten, aber auch Grenzen spüren können. Auch hier liegt ein Grund dafür, dass abweichendes Verhalten zum Jugendalter gehört. Die Statistik der Jugendkriminalität zeigt uns übrigens deutlich, dass diese nach dem Jugendalter abflacht. Dennoch kommt es im Jugendalter jugendpädagogisch darauf an, dass abweichendes Verhalten Jugendlicher möglichst im Experimentierbereich verbleibt, nicht ins Delinquente abrutscht und sich evtl. verfestigt. Insgesamt können wir festhalten, dass im mittleren Jugendalter die beiden Grundthematiken ‚Unwirklichkeitszustand' und ‚sich ausprobieren und experimentieren müssen' einen ganz natürlichen Hintergrund für Neugier und Bereitschaft zum Gebrauch von Drogen abgeben (siehe dazu Schille, Der Umschwung von Drogengebrauch, i.d.B.).

Die Ablösung vom Elternhaus vollzieht sich heute meist vor allem im kulturellen und nur zum Teil im sozialen Bereich. Die frühere Dramatik der Ablösungskonflikte hat nachgelassen, vieles, was früher zu abgrundtiefem Streit mit den Eltern führte, ist heute kein Streitthema mehr: Kleidung, Musikvorlieben und Lebensstile. Im Mediengebrauch hat sich vielfach eine gemeinsame Medienkultur in den Familien entwickelt. Die meisten Jugendlichen lösen sich heute zwar über die Gleichaltrigenkultur sehr deutlich von den Familien ab, sind ihnen aber emotional noch sehr stark verbunden. Das hängt auch damit zusammen, dass zunehmend gesellschaftlicher Druck (seitens der Arbeitsgesellschaft) auf die Jugendphase entstanden ist und schon im schulischen und außerschulischen Bereich zur Bildungs- und Gleichaltrigenkonkurrenz führen kann. Die Eltern bleiben dann meist als materieller und emotionaler Unterstützungsbezug wichtig. Das kann aber auch zu emotionaler Überforderung der Eltern führen. Gerade in Sachen Drogen wird immer wieder von solch problematischem Elternverhalten berichtet: Die Eltern stehen lange zu dem Jugendlichen, klammern sich geradezu an ihn, wollen aber seine Abhängigkeit nicht wahrhaben, geraten selbst in Co-Abhängigkeit (indem sie ihr alltägliches Verhalten auf den Jugendlichen oder die Jugendliche abstimmen, es abschirmen wollen) und lassen dann oft die Jugendlichen fallen, wenn sie selbst an ihre Belastungsgrenzen gekommen sind oder das Verhalten des Sohnes oder der Tochter nicht mehr sozial abschirmen können. Die dann eintretende Enttäuschung an den Eltern, die damit oft verbundene Flucht aus dem Elternhaus, kann auch zur Flucht in die Drogenkultur werden (siehe dazu Böhnisch/Schille, Familienstruktur und Drogengebrauch und Blum, Co-Abhängigkeit, i.d.B.).

Gleichaltrigenbeziehungen und Gleichaltrigengruppe bilden aber auch heute noch die zentralen psychischen und soziokulturellen Kristallisationspunkte des mittleren Jugendalters. Sie sind die jugendkulturellen Haltepunkte im Übergang von der Herkunftsfamilie zur Erwachsenengesellschaft. Hier können Jugendliche ihre (übrigens schon früh erworbene) Selbständigkeit ausprobieren, mit Rollen und Normen experimentieren, einen sozialen Status im Vergleich zu anderen finden, Selbstwert und soziale Anerkennung aus dem eigenen sozialen Tun heraus erwerben. Gleichaltrigengruppen, Jugendcliquen sind immer durch die Spannung bzw. Balance von Kollektivität und Individualität gekennzeichnet. Problematisch werden Cliquen dann, wenn Individualität unterdrückt ist und der Zusammenhalt der Gruppe sich zunehmend über autoritäre Führungsstrukturen oder aber über wiederholtes abweichendes Verhalten herstellt (siehe dazu Böhnisch/Schille, Drogengebrauch als Risiko- und Bewältigungsverhalten und Trautmann, Drogengebrauch in Jugendcliquen, i.d.B.).

Drogengebrauch und seine Intensivierung kann in diesem Zusammenhang zum entsprechenden Mittel des Gruppenzusammenhalt und eines attraktiven ‚unwirklichen' Gruppengefühls werden.

Junge Erwachsene

Kennzeichen der modernen Jugendphase ist, dass sie sich über die Ausweitung der Bildung bis in die Altersphase zwischen 20 und 30 Jahren hinein verlängert hat. Während zu früheren Zeiten dies meist nur beim Status der Studenten der Fall war, gibt es heute immer mehr junge Leute, die in ihren Bildungs- und Ausbildungsgängen Umwege machen, umschulen müssen oder gar arbeitslos sind. Man kann davon ausgehen, dass in der BRD ausgangs des 20. Jahrhunderts ungefähr die Hälfte der 18- bis 25-Jährigen noch oder wieder in der Ausbildung, aber auch zeitweise ohne Arbeit sind. Auf diese Gruppe junger Erwachsener, also junger Leute, die noch keinen ökonomischen Vollstatus haben, richtet sich unser Augenmerk. Zum Charakteristikum dieser Lebensphase gehört, dass die jungen Leute dem Jugendstatus entwachsen sind, aber immer noch unter jugendkulturell ähnlichen Bedingungen leben. Sie haben oft genug nicht genug ökonomische Mittel, um am Erwachsenenkonsum teilhaben zu können und sind deshalb auf jugendkulturell vergleichbare Gelegenheitsstrukturen angewiesen. Gleichzeitig ist diese Altersphase schon sehr stark unter sozialen Druck gesetzt. Junge Erwachsene ohne ökonomisch gesicherten Vollerwerbsstatus weisen eine überdurchschnittliche Quote im Bereich ungesetzlicher Beschäftigung auf, leben in unterdurchschnittlichen Einkommensverhältnissen, müssen überdurchschnittliche Mietbelastungen ertragen und halten sich oft in einer Grauzone sozialer Sicherheit auf, sind also meist wenig oder gar nicht sozial abgesichert. Die Zahl der Sozialhilfeempfänger in dieser Altersgruppe ist deutlich angestiegen. Wenn man den Armutsbegriff etwas weiter und relativer auslegt, so sind auch die Gruppen junger Erwachsener als arm zu bezeichnen, die unter erheblichen Belastungen und hoher Risikobereitschaft in prekären Arbeitsverhältnissen mit fehlender Tarifbindung und sozialer Sicherung stehen. Zu diesen gehören auch viele junge Erwachsene ausländischer Herkunft. Junge Erwachsene sind deshalb in den letzten Jahren zu einer wachsenden Zielgruppe der Benachteiligtenförderung und der Berufshilfen geworden (siehe dazu Arnold/Stein, Übergang in die Arbeitswelt, i.d.B.).

Solche jungen Erwachsenen sind zwar auf jugendkulturell ähnliche Szenen angewiesen, fühlen sich aber längst nicht mehr als Jugendliche und orientieren sich in der Regel an den Statusbezügen der Erwachsenen: Ein entsprechender Einkommens- und Konsumstatus schwebt den meisten vor, Hilfen und Beratungen, die sie in Anspruch nehmen, werden nur dann akzeptiert, wenn sie nicht pädagogisch als Jugendliche, sondern in sozialer Gleichberechtigung als Erwachsener behandelt werden. Sie sind der Taschengeld-Generation entwachsen und beurteilen finanzielle Zuwendungen und Beihilfen unter dem Aspekt, ob sie mit zumindest niederem Einkommen vergleichbar sind.

Die instabile und ökonomische Lage der jungen Erwachsenen führt dazu, dass sich innerhalb dieser Gruppe eine erhebliche soziale Segregation entwickelt hat. Es gibt ausgesprochene Randgruppen junger Erwachsener, welche in eigenen subkulturellen Milieus – vor allem im städtischen Bereich – Bewältigungsnischen und Bewältigungsmöglichkeiten suchen. „Dieses Leben siedelt oft am Rande des Existenzminimums, angewiesen auf Sozialhilfe oder Arbeitslosenhilfe, teilweise abhängig von unsicheren Transfers der Familie, von Freunden, von der Hand in den Mund leben. Es sind durchaus ‚Lebenskünstler' [...], nur werden [...] kaum noch Lebenspläne und „zukunftshaltige" Lebensentwürfe angegangen, sondern nur noch der gegenwärtige Alltag, das ‚über-die-Runden-kommen' hier und jetzt ins Auge gefasst." (Müller 1991, S. 156).

Dies ist wohl die Gruppe junger Erwachsener, die am ehesten suchtgefähr-
det ist. Zu der Gegenwartsorientierung in einem Alter, in dem man eigentlich beginnt, Pläne für die Entwicklung und Festigung der biographischen
Zukunft umzusetzen, kommt das Angewiesensein auf Räume und Nischen
in der städtischen Umgebung. Aus diesen Gründen suchen junge Erwachsene auch immer wieder Anschluss an die Jugendszenen, weil sie dort einigermaßen ihre kulturellen und sozialen Bedürfnisse befriedigen können.
Nach Bedarf auf den Jugendstatus zurückgreifen zu können, bedeutet die
Chance, sich kulturell und sozial etwas leisten zu können, das in der Erwachsenenkultur nicht erschwinglich wäre. Außerdem hat man in der Jugendszene als junger Erwachsener einen relativ hohen Staus, während man
befürchtet müsste, in der Erwachsenenkultur im Status abzusinken. Junge
Erwachsene findet man deshalb gerade auch im Bereich der Einrichtungen
der Jugendarbeit, in Jugendcafés und Treffpunkten, wo sie eigene Szenen
zu bilden versuchen, da sie sich ja von der Jugendzeit absetzen möchten. In
der inzwischen entwickelten sozialen Arbeit mit jungen Erwachsenen, vor
allem denen, die sozial abgesunken sind, spiegeln sich die alterstypischen
Bedürfnisse wider: Entwicklung von Unterstützungsnetzwerken, soziale
Treffpunkte mit Konsumcharakter (Cafés), Einrichtungen zur kurzfristigen
Arbeitsbeschaffung und Jobvermittlung.

Die Bedeutung von Drogen im Jugendalter und die Möglichkeiten der Prävention und pädagogischen Intervention

Da das Jugendalter in all seinen beschriebenen Phasen eine Zeit des Über-
gangs, der Fragilität der Befindlichkeiten und sozialen Lebensumstände mit
der Tendenz zum Zustand der Unwirklichkeit ist, lässt sich leicht plausibel
machen, dass diese Zeit hochemotional besetzt ist und deshalb so etwas wie
eine strukturelle Disposition für Mittel vorhanden ist, die Unwirklichkeits-
und Schwebezustände verlängern, verstärken oder kompensieren und das
Ausleben in der Gegenwart beflügeln. Grundprinzip jeder pädagogischen
Intervention ist deshalb, diesen Ausgangszustand zu akzeptieren und zu berücksichtigen. Das bedeutet, dass die pädagogischen Angebote einen hohen
emotionalen Gehalt haben müssen. Daher sind vor allem Raum-, Anre-
gungs- und Beziehungsangebote wichtig. Sie werden in der Sozialpädagogik auch als ,funktionale Äquivalente' bezeichnet: Sie sollen den Jugendlichen ähnliche emotionale Zustände vermitteln können, wie dies beim
Suchtmittelgebrauch der Fall ist, nur mit dem Unterschied, dass hier die Jugendlichen selbst etwas bewirken und ihr leib-seelisches Wohlbefinden aus
kultureller und sozialer Selbstgestaltung, aus ,wirklichen Abenteuern' der
Selbsttätigkeit und des Experimentierens in sozialen Beziehungen kommt.
Gerade bei den Kids, bei denen die eigene Erlebniswelt im Vordergrund
steht und die Neugier nach Suchtmitteln eine Neugier nach dem Erlebnis an

sich selbst und an einem erweiterten Erlebnisraum darstellt, ist das Angebot einer selbsttätig geschaffenen Erlebniswelt wichtig.

In jüngerer Zeit ist deutlich geworden, dass sich die Bedeutung des Drogengebrauchs für Jugendliche aus dem mittleren Jugendalter nicht mehr nur darauf beschränkt, Stimulans für jugendkulturelles Experimentieren zu sein, sondern dass Drogen immer mehr zum problematischen psychosozialen Bewältigungsmittel werden. Hier liegt eine strukturelle Tücke des modernen Jugendalters, die Jugendliche meist selbst nicht übersehen (die meisten sind ja fest davon überzeugt, dass sie aufhören können) und deshalb oft in eine entsprechende Bewältigungsfalle laufen.

Denn je mehr sich die Experimentierphase Jugend mit der Bewältigungsphase Jugend mischt, desto größer wird die Gefahr, dass jugendkulturelles Experimentierverhalten mit Drogen ‚unter der Hand' in soziales Bewältigungsverhalten übergeht und damit eine frühzeitige Abhängigkeit von Drogen entstehen kann. Das mittlere Jugendalter ist heute nicht mehr der unbefangene Schon- und Schutzraum, in dem Jugendliche experimentieren und Risikoverhalten zeigen können, ohne dabei in soziale Risikozonen mit Ernstcharakter zu geraten. Je mehr aber die prekäre Arbeitsgesellschaft ihren Schatten auf das Jugendalter wirft und Jugendliche geradezu unter Stress geraten, weil sie spüren und sich dabei unwohl fühlen, wie ihre Eltern (an denen sie ja emotional sehr hängen) unter Arbeitslosigkeit oder unter Zukunftsangst leiden, weil sie in der Schule aber auch in der Gleichaltrigenclique immer wieder unter Konkurrenzdruck stehen, desto stärker suchen sie nach Wegen, dies zu kompensieren, zu verdrängen, weil sie es ja nicht überblicken und rational bewältigen können und wollen. So kann die Unbefangenheit des jugendkulturellen Experimentierens zur Unbefangenheit der Gewöhnung werden und die Jugendlichen werden in dieser Unbefangenheit immer noch glauben, dass es nur ein Experiment ist und dass sie jederzeit wieder Aussteigen können. Auch hier gilt, dass Jugendliche früh Selbstwerterlebnisse brauchen, dass sie spüren können, dass sie trotz des Drucks und der Ohnmacht, die sie manchmal überkommt, von sich aus etwas bewirken und damit auch selbständig und einigermaßen selbstsicher bleiben können und nicht in Abhängigkeiten geraten müssen.

Die Beispiele zeigen, dass Zugang und Gebrauch von Drogen im Jugendalter eng mit jugendtypischen Entwicklungsproblemen in ihrer Relation zur sozialen Umwelt zusammenhängen. Das bezieht sich nach dem Stand der Forschung sowohl auf die unmittelbare Lebensumwelt der Jugendlichen in der Beziehung zu Freunden und Freundinnen, in der Einbindung in Gleichaltrigengruppen und schließlich auf die erfahrenen allgemeinen sozialen Probleme, die sich über die Familie oder die Gleichaltrigenkultur mitteilen und als Bedrohung empfunden werden (schulischer Druck, Lehrstellenunsicherheit). In der Diskussion zu dieser Thematik lassen sich dabei zwei Richtungen unterscheiden: Die eine geht davon aus, dass Umgang mit Drogen heute zu den zentralen Entwicklungsaufgaben des Jugendalters gehört, die andre legt den Schwerpunkt mehr auf die These, dass Jugendliche Drogen gebrauchen, um die eigene seelisch-körperliche Entwicklung der Pubertät, die heute vielfach beschleunigt ist, mit den Erwartungen ihres sozialen Umfeldes zu koordinieren. Jugendliche z.b., die in ihrer bereits erreichten körperlichen Reife und soziokulturellen Selbständigkeit von ihrer Umwelt nicht anerkannt werden und sich deshalb massiv zurückgesetzt fühlen können, versuchen, diese Selbstwertkränkung durch Drogengebrauch zu kompensieren. Dies ist oft mit einem Anschluss an Szenen und Gruppen, die sich durch Drogengebrauch zusammenhalten, verbunden (siehe dazu Trautmann, Drogengebrauch in Jugendcliquen, i.d.B.).

Für die Suchtprävention sind solche Ergebnisse insofern zentral, als sie nochmals darauf hinweisen, dass präventive (aber auch im frühen Stadium rehabilitative) Anstrengungen nicht zuvörderst auf die Droge und ihren Gebrauch, sondern auf die Entwicklungsprobleme der Jugendlichen und die Fragen ihrer Koordination mit der sozialen Umwelt und der damit zusammenhängenden Selbstwertproblematik bezogen werden müssen.

Hier kommen wir in eine Thematik hinein, die in der Diskussion um den Drogengebrauch Jugendlicher oft nur gestreift und meist nicht tief genug beleuchtet wird: Die Thematik der Entwicklungsaufgaben im Jugendalter. Das Jugendalter darf ja nicht nur von seinen gesellschaftsbezogenen Funktionen, den Generationenerwartungen und der Gleichaltrigenkultur aus gesehen werden, sondern muss vor allem auch daraufhin betrachtet werden – so wie in der Thematik der Pubertät schon angedeutet – in welcher Art und Weise sich Jugendliche selbst entwickeln, welche Möglichkeiten sie haben, diese Entwicklung von sich aus zu steuern und welchen Raum die gesellschaftliche Umwelt den Jugendlichen lässt, damit sie übersehen und spüren können, wie weit sie gekommen und wo sie blockiert sind.

Die klassischen Entwicklungstheorien des Jugendalters gehen davon aus, dass Kinder und Jugendliche Entwicklungsstufen durchlaufen, in denen sie bestimmte Entwicklungsaufgaben bewältigen und abschließen, um auf der nächsten Stufe neue Entwicklungsaufgaben lösen zu können. Sie sollen ihre Körperlichkeit akzeptieren lernen, zu Geschlechterrollen finden, außerfamiliale Sozialbeziehungen aufnehmen, sich von den Eltern ablösen, selbstverantwortlich handeln und sozialethische Perspektiven und Zukunftsoptionen aufbauen können (vgl. exemplarisch Oerter/Montada 1987).

Dieser Vorstellung von einer aufeinander folgenden Kompetenzentwicklung liegt ein Jugendmodell zugrunde, das immer noch davon ausgeht, dass Jugendliche in einem gesellschaftlichen Schonraum (Moratorium) aufwachsen können und deshalb prinzipiell in der Lage sind, ihrem leib-seelischen Entwicklungsdrang sozial ausgewogen zu folgen. Für die meisten Jugendlichen stimmt aber heute diese Schonraumthese so nicht mehr: Sei es zum einen, dass ihre Familien materiell und kulturell nicht in der Lage sind, ihnen auch unter dem Druck von Schule und Berufsperspektive Räume und Umwege zu gewährleisten, in denen sie immer wieder zu sich selbst kommen und soziale Beziehungen von sich aus, selbständig aufbauen können und nicht gleich unter den Druck ihrer Umwelt – vor allem auch unter Cliquendruck – geraten. Zum anderen haben die inzwischen so vielfältigen Medien früher Kindern und Jugendlichen verborgene Welten so geöffnet und zugänglich gemacht, dass sie inzwischen genauso wie die Erwachsenen, wenn nicht noch mehr, Teil dieser Medienwelt geworden und in sie verwickelt sind. Der möglichst autonome und nicht abhängig machende Umgang mit Medien ist damit längst nicht nur zur jugendtypischen Entwicklungsaufgabe geworden, sondern hat auch Einfluss darauf, inwieweit es Jugendlichen gelingt, die Balance zwischen ihrer körperlich-seelischen Entwicklung und der soziokulturellen Beschleunigung, die sie über die von ihnen genutzten Medien erfahren, zu halten. Schon hier können Drogen eine Rolle spielen.

In dem Maße, wie dieser jugendgemäße Entwicklungs- und Schonraum sozial und medial aufgebrochen ist, wird auch die Koordination der Entwicklungsaufgaben für die Jugendlichen selbst schwierig, ja oft unübersichtlich. Wie soll ich meine eigene körperliche Erscheinung in und nach der Pubertät akzeptieren, mit dem Körper bewusst umgehen, um mit ihm in Zukunft haushalten zu können, wenn ich gleichzeitig unter Bewältigungs- und Mithaltestress in Schule und Clique, aber auch gegenüber den Eltern, stehe? Wie soll ich in ein sozial verantwortliches Handeln, in eine Gemeinwohlgesinnung hineinwachsen, wenn mir die Gesellschaft signalisiert, dass ich eigentlich gar nicht richtig gebraucht werde, dass ich inzwischen schon zum Konkurrent für die Erwachsenen geworden bin? Wie soll ich eine realistische Zukunftsperspektive entwickeln, mir vorstellen können, wie ich später leben soll, wenn die Erwachsenen um mich herum selbst an ihren Lebensformen unsicher geworden sind und es längst kein Geheimnis mehr ist, dass ich später einmal anders leben werden muss, als man sich das heute vorstellt, es aber keine Vorbilder dafür gibt?

Solche Widersprüchlichkeiten lassen sich beinahe zu jeder Entwicklungsaufgabe im Jugendalter heute finden; sie werden von vielen Jugendlichen leidlich bewältigt, manchen aber fehlt die soziale Unterstützung und der Rückhalt dafür. Dann treten Selbstwertstörungen ein, die nach innen oder außen kompensiert werden müssen. Nach innen bedeutet, dass der Drogengenuss die Möglichkeit verschafft, den mit Selbstwertunsicherheit verbundenen Stress, das Unwohlgefühl nicht nur zu mindern, sondern umzudrehen – nach außen, indem man zu Gruppen hingezogen wird, die durch diese Verbindung von Selbstwertstörung und Risikoverhalten (siehe Böhnisch/ Schille, Drogengebrauch als Risiko- und Bewältigungsverhalten, i.d.B.) zusammengehalten werden.

Faustregeln

Das schlimmste, was im Gespräch zwischen Eltern, Erwachsenen, Lehrern und Jugendlichen, denen man Drogengebrauch zuschreibt, passieren kann, ist, dass die Älteren sagen: Das habe ich doch früher als Jugendlicher auch nicht gebraucht, ich habe die Erfahrung gemacht, dass man auch ohne dies auskommen kann, oder: Wir habe es zwar probiert, konnten aber schnell damit wieder aufhören, weil uns andere Werte wichtiger waren etc.

Zum einen übersieht eine solche Einstellung, dass die eigene Jugendphase zu früheren Zeiten gesellschaftlich wesentlich geschützter und gleichzeitig zukunftsoptimistischer war als heute. Zum Zweiten übersieht sie, dass Jugendliche heute in einem Umfeld leben, in dem der Zugang zu Drogen niederschwellig und alltäglich ist. Zum Dritten wird der argumentative Rückgriff Erwachsener auf die eigene Jugend von den Jugendlichen selbst in der Regel als unecht empfunden, denn das Jungsein ist vor allem eine emotionale Zeit und dieses Argument kann emotional einfach nicht 'rübergebracht werden und wirkt dadurch falsch: Erwachsene können sich wohl an die äußeren sozialen Ereignisse der Jugendzeit, auch an bestimmte Konflikte und Ängste erinnern – Hochgefühle und Depressionen, welche die Unwirklichkeit der Jugendphase ausmachen, sind aber im biografischen Nachhinein nicht mehr nachzuvollziehen, geschweige denn emotional nach zu erleben. Deshalb ist es notwendig, diesen Jugendlichen gegenüber immer die eigene Generationenrolle einzunehmen, aus der heraus deutlich wird, dass das ihre Situation ist, dass man dies erst einmal akzeptiert, gleichzeitig aber auch seine Rolle offen legt, um emotional zeigen zu können, wie das Drogenproblem ,dazwischen' steht. Hier entscheidet sich dann, ob Jugendliche ein Interesse haben, an dem „dazwischen" etwas zu ändern. Auf jeden Fall sind genug Erfahrungen gemacht worden, die bestätigen, dass die Suche nach einer offenen Beziehung zu ,anderen Erwachsenen' (siehe Wolf, Andere Erwachsene, i.d.B.) gerade auch in der Selbstwertproblematik drogengefährdeter Jugendlicher eine wichtige Bedeutung hat.

Funktionale Äquivalente haben im pädagogischen Umgang mit drogengefährdeten Jugendlichen einen zentralen Stellenwert. Aber ebenso, wie man bei der pädagogischen Intervention nicht den Drogengebrauch, sondern die Entwicklungsprobleme Jugendlicher in den Vordergrund stellen sollte, geht es bei den funktionalen Äquivalenten nicht nur darum, die körperlichen ,Kicks' zu kompensieren, die Drogengebrauch auslöst. Das heißt, es sollen nicht nur erlebnis-, sport- und risikopädagogische Angebote inszeniert werden, sondern – eingedenk der in den Entwicklungsbrüchen liegenden Ursachen – kulturelle und soziale Beziehungs- und Gemeinschaftserlebnisse ermöglicht werden. Selbstwertarbeit zielt immer darauf ab, dass Jugendliche das Gefühl bekommen, aus sich heraus etwas zu bewirken und darin von anderen anerkannt zu werden.

Drogengebrauch schwächt sich erfahrungsgemäß ab, wenn Jugendliche die Chance haben, andere Leute außerhalb der Drogenszene in Situationen kennen zu lernen, die für sie nicht zurücksetzend und selbstwertmindernd sind. Aber auch die Möglichkeit, feste Freundschafts- oder Partnerbeziehungen einzugehen, sind ein ‚sozial-organisches' Mittel der Rehabilitation. Natürlich ist es in diesem Zusammenhang wichtig, dass die neuen FreundInnen oder PartnerInnen keinen Bezug zum Drogenmilieu haben. All dies legt aber auch den pädagogischen Schluss nahe, dass diejenigen, die drogengefährdeten Jugendlichen helfen wollen, sich ein Bild über die Möglichkeiten und Chancen ihrer sozialen Umweltbeziehungen machen sollten, ohne kontrollierend aufzutreten. Denn sie nur an sich zu binden, bedeutet letztendlich immer eine Überforderung beider.

Literatur

Baacke, D.: Jugend und Jugendkulturen. Weinheim und München 1987

Bartsch, N./Knigge-Illner, H. (Hrsg.): Sucht und Erziehung. Bd. 2. Sucht und Jugendarbeit. Weinheim und Basel 1988

Böhnisch, L.: Sozialpädagogik der Lebensalter. Weinheim und München ²1999

Hurrelmann, K.: Lebensphase Jugend. Weinheim und München 1995

Menzen, K.-H.: Kids Problems. Neuwied, Kriftel, Berlin 1996

Müller, H.U.: Junge Erwachsene in der Großstadt. München 1991

Oerter, K./Montada, L.: Entwicklungspsychologie. Weinheim ²1987

Lothar Böhnisch

Schule und Drogengebrauch

Schule im Sog der Lebenswelt Jugendlicher

Das entwicklungsdynamische und konfliktreiche Jugendbild (siehe Böhnisch, Drogengebrauch in den Jugendphasen, i.d.B.) ist von der Schule traditionell nur bedingt integrierbar. An Selbstwerterlebnissen hat sie eher kognitiv-leistungsbezogene und weniger emotionale anzubieten; die funktional-institutionelle Lehrplan- und Klassenstruktur drängt sozialräumliches Agieren notwendigerweise zurück. LehrerInnen haben es schon von der Schulstruktur her schwer, aus ihrer Lehrerrolle gleichsam als persönlich verfügbare Erwachsene herauszutreten und schließlich hat die auf die Zukunft gerichtete Schule mit ihrem Prinzip des Lernens für später schon immer Probleme damit, mit der *Gegenwartszentrierung* der Jugendkultur umzugehen.

Die Schule als hoheitlich-gesellschaftliche Institution ist primär auf die gesellschaftliche Jugenddefinition bezogen: Jugend als gesellschaftlich eingerichtete Phase des Lernens wird in Bildungsinstitutionen separiert (man spricht in diesem Sinne auch von der Bildungsjugend), um mit den dort erworbenen Kompetenzen und Bildungsabschlüssen schließlich in die Erwachsenengesellschaft integriert zu werden (Mechanismus von Separation und Integration). Diese Jugendphase wird nun aber von Kids und Jugendlichen durchlaufen, die auf der lebensaltertypischen Suche nach Selbständigkeit und Selbstwert, Identität und sozialer Anerkennung von Entwicklungs- und Sozialmustern angetrieben und erfasst sind (Pubertät und Jugendkultur), die den Rationalitätsprinzipen der Institution Schule strukturell gegenläufig sind. Der schulische Alltag stellt sich somit als fragile Balance zwischen (der Institution) Schule und der Jugend (-Kultur) dar. Dass diese Balance bisher immer leidlich gehalten hat, ist auf folgende Bedingungen zurückzuführen:

- Die Schule konnte sich – bis auf die relativ gleich bleibende Ausnahmequote der ‚Problemschüler' und ihrer Familien – darauf verlassen, dass die Familie die soziale Reproduktion der Schule tagtäglich gewährleisten kann;
- die Schule konnte zudem auf ein sozialräumliches Umfeld vertrauen, in dem die Schüler sich von der Schule emotional entlasten und jugendkulturell ausleben konnten;
- die Schule konnte sich – im Sinne eines gesellschaftlichen Rückhalts – darauf verlassen, dass die Jugend während der Bildungszeit relativ unbelastet von sozialen Problemen blieb und dass mit den Bildungsabschlüssen auch erwartbare Zugänge zur Arbeits- und Berufswelt gegeben war.

An der Grundstruktur dieser ‚Arbeitsteilung' von Schule und außerschulischer Umwelt, durch die Schule sozial entlastet ist und sich auf ihre schulischen Funktionen zentrieren kann, hat sich zwar bis heute *prinzipiell* nichts geändert. Verloren gegangen aber ist die *Selbstverständlichkeit*, mit der die Schule auf die Entlastung durch die soziale und gesellschaftliche Umwelt bauen kann. Schule ist also der Tendenz einer *sozialen Entstrukturierung* ausgesetzt. In der schulischen Sozialisationsforschung wird inzwischen gar von einer „Schere" zwischen Schule und Jugend (Hornstein 1990) gesprochen. Als Gründe dafür sind anzuführen:

- Es sind mehr Familien als zuvor nicht mehr ausreichend in der Lage, das Schulleben ihrer Kinder zu begleiten, Schule also sozial zu reproduzieren. Die Schule selbst wird damit zunehmend zum sozialen Bewältigungsort.

- Soziale Probleme reichen inzwischen in das Jugendalter hinein. Die 12. Shell-Jugendstudie (1997) zeigt auf, dass der Schatten sozialer Probleme (Lehrstelle, Arbeitsplatz, soziale Probleme der Eltern) schon früh auf die 14- bis 16-Jährigen fällt. Gleichzeitig wird dadurch der Raum für jugendgemäßes Entwickeln und Experimentieren eingeengt. Die Jugendphase kommt so unter diffusen Stress, schulische und außerschulische Welt sind für die SchülerInnen nicht mehr trennbar. Dieser Stress setzt sich nicht selten in Konflikten, Gewalt oder aber auch in Rückzug gegenüber der Schule um. In der darauf folgenden Jugendstudie der Deutschen Shell (Jugend 2000) wird für die heutige Jugendgeneration deutlich, dass sie diesem sozialen Stress zu entgehen versucht, indem die (Mehrheit der) Jugendlichen auf ihr eigenes Durchkommen ohne großes gesellschaftliches Nachdenken setzen. Diese ‚selbstzentrierte' Bewältigungsperspektive bekommt die Schule nicht selten dann zu spüren, wenn Jugendliche sich wenig um den ‚Bildungssinn' des Lernens scheren, sondern eher daran orientiert sind, irgendwie in der Schule durchzukommen und einen Abschluss zu erlangen, weil man den ja doch braucht. Dieser Zusammenhang verbirgt sich wohl hinter dem Klagen von LehrerInnen (wie ich sie an eigenen Fortbildungsveranstaltungen erlebe), dass es zunehmend Schüler gäbe, die wenig schulinteressiert wären, aber trotzdem einen vorzeigbaren Abschluss von der Schule einforderten.

- Die Schule hat für Kinder und Jugendliche inzwischen einen hohen sozialräumlichen Aufforderungscharakter erhalten. Schulklassen- und Peer-Kultur vermischen sich. Deshalb ist es nicht verwunderlich, wenn sich die Versuche der SchülerInnen mehren, diese Sozialräumlichkeit auch zu beanspruchen und durchzusetzen. Geht die Schule nicht darauf ein, können für die SchülerInnen anomische Situationen entstehen, die sie unter anderem auch mittels antisozialer Aggression und Gewalt zu bewältigen versuchen.

- Die den schulischen Verfahren immanenten Typisierungsprozesse, die traditionell dazu führen, dass einige Kinder und Jugendliche in der Regel ‚sozial typisch' ausgegrenzt werden, lassen sich heute nicht mehr so ohne weiteres innerschulisch kontrollieren, in dem man die Betroffenen als

‚Problemschüler' einem Sonderstatus zuführt. LehrerInnen sehen sich auf einmal sozial induzierten, multiplen abweichenden Problemkonstellationen gegenüber. Gleichzeitig wehren sich die Schüler in einem zunehmend individualisierten Habitus gegen solche Typisierungen, brechen sogar die Schulkarriere einfach ab. Viele der traditionellen selektiv wirkenden Typisierungen in der Schule erweisen sich auch als nicht mehr tauglich für schulische Konfliktregulierungen (vgl. zum Grundproblem schulischer Typisierung Böhnisch 1999).

Die vielfach gestörte Balance zwischen Schule und sozialer Umwelt – sei es die sozial inkonsistente Familie, die entstrukturierte Gleichaltrigenkultur oder die zur Schule konkurrierende Lernwelt der Medien, welche die traditionelle soziale Flankierung und Entlastung der Schule schwächen –, lassen die der Schule immanente Trennung von Schülerrolle und Schülersein nicht mehr so einfach zu. Es sind vor allem die reduzierten Möglichkeiten der Selbstwertschöpfung, die in der Schülerrolle liegen (primäre Leistungs- und Anpassungsbereitschaft an schulische Vorgaben), welche Probleme heraufbeschwören. Denn SchülerInnen suchen eben aufgrund des gestiegenen sozialräumlichen und sozialemotionalen Aufforderungscharakters der Schule auch Selbstwerterlebnisse außerhalb der Schülerrolle – aber *in der Schule*.

Die Schule als Jugendraum

Die Schule erreicht nicht die gesamte Schülerpersönlichkeit. Es ist auch kaum vorstellbar, dass von der Logik und der Organisation des schulischen Unterrichts her LehrerInnen in der Lage wären, auf jeden der SchülerInnen in ihrer Klasse persönlich einzugehen. Es handelt sich aber hierbei nicht nur um ein Interaktionsproblem, sondern vor allem um einen systematisch-funktionalen Zusammenhang: Der Leistungs- und Selektionscharakter der Schule verlangt es, dass Kinder und Jugendliche in ihren Leistungen vergleichbar und bewertbar werden. Diese Vergleichbarkeit garantiert die Orientierung an der *Schülerrolle*. Der soziologisch abgeleitete Begriff der Schülerrolle impliziert ein Set von Verhaltenserwartungen und Verhaltenszumutungen, unabhängig von der Persönlichkeit des Schülers. Sie sind aus den gesellschaftlichen Funktionserwartungen an die Schule und aus den Funktionsprinzipien der Schule selbst abgeleitet. Die Schülerrolle (ebenso wie die Lehrerrolle) ist eine Mitgliedsrolle und damit austauschbar, das heißt die Schule ist nicht von einzelnen Schüler abhängig. Die Schülerrolle erscheint zwar oft subjektiv – vor allem bei Schulübergängen, Problembelastungen und in der jugendkulturellen Auseinandersetzung mit der Schule – als Zwangsrolle, sie wird aber doch, das zeigen schülerbiografische Untersuchungen (vgl. Melzer u.a. 2001) sukzessive internalisiert und im Verlauf des Jugendalters mit der persönlichen Lebensperspektive in Einklang gebracht. Dennoch bleibt in jeder Schülerkarriere das Problem, dass die Schülerrolle nur einen Teil der Schülerpersönlichkeit erfasst, andere Persönlichkeitsanteile aber ausschließt. Gleichzeitig beeinflusst die Schule aber auch maßgeblich die Alltagsbefindlichkeit des Schülers weit über die Schulzeit hinaus. Zu dieser Alltagsbefindlichkeit gehört auch, dass SchülerInnen diese ihre Schülerrolle tagtäglich bewältigen müssen und dafür soziale und emotionale Energien brauchen, welche die Schule aber selbst kaum herstellt. Eine sozialpädagogisch angeregte Schule hätte deshalb stärker den Blick darauf zu richten, wie sie die alltägliche Balance zwischen Schülerrolle und Schülersein auch von der Schule her stützen und beleben könnte.

Meist sind es die Schüler selbst, welche die Spannung zwischen der Schülerrolle und dem alltäglichen Schülersein aushalten und bewältigen müssen. Die Schülerrolle bindet die Jugendlichen an die Schule, versucht, ihr Leben in der Schule nach der schulischen Logik zu strukturieren und die sinnlich-emotionale Persönlichkeit und den außerschulischen Alltag aus der Schule herauszuhalten. Mit der Orientierung an der Schülerrolle wird aber der alltägliche außerschulische Lebenszusammenhang, wie er in die Schule hineinwirkt, nicht begreifbar. Dass die Schule jeden Morgen verlangt, dass unterschiedliche SchülerInnen *schulfähig* – wach, gefrühstückt, motiviert, sozial entspannt – antreten, und dass sie sich nicht oder wenig darum kümmert, was nach der Schule mit den in der Schule erzwungenen, weil von der Schülerrolle ausgegrenzten Gefühlsstaus und Emotionsaufschüben passiert, entspringt der Logik des funktionalen Verständnisses der Schülerrolle.

Der Schülerrolle komplementär ist die Lehrerrolle. Sie verpflichtet die LehrerInnen auf ein rollenbezogenes Agieren, auf ein Heraushalten der sinnlich-emotionalen Befindlichkeit aus der Lehrer-Schüler-Beziehung. Die funktionale Lehrerrolle lässt Persönlichkeitsäußerungen nur didaktisch zu: Der/die Lehrer/in soll durch sein/ihr Auftreten im Unterricht Motivation und Lernen unterstützen, das Klassenklima stabilisieren und zwischen den SchülerInnen dort vermitteln, wo die Orientierung an der Schülerrolle nicht mehr ausreicht, um unterrichtliche Konfliktsituationen zu bewältigen.

Je mehr die Schule von den SchülerInnen aber als sozialer Raum wahrgenommen wird, desto stärker werden LehrerInnen von den SchülerInnen auch als Persönlichkeiten, als Erwachsen gesucht und herausgefordert. Lehrer sind also nicht nur in ihrer Lehrerrolle respektiert, sondern zunehmend auch in ihrem *Lehrer-Sein* gefragt. Dieses konstituiert sich in einem pädagogische Bezug, in dem der Lehrer und die Lehrerin zwangsläufig als Mann/Frau, als Erwachsene mit ihren Persönlichkeitszügen und Alltagspraktiken in den Orientierungskreis des Schülers treten. Jugendliche suchen Erwachsene, die ihnen gegenüber offen und personal zugänglich sind und sich nicht hinter Machtpositionen und Statusmasken verschanzen, um sich an Modellen für das Erwachsenwerden gleichermaßen orientieren und abgrenzen zu können (siehe Wolf, Andere Erwachsene, i.d.B.). Im Jugendalter entstehen also lebensaltertypische pädagogische Aufforderungs- und Erziehungskontexte, in die die Lehrer zwangsläufig eingebunden sind und die im Kontrast zur funktionalen Lehrerrolle stehen. Der Pädagogische Bezug besteht darin, dass der Lehrer/die Lehrerin die Jungen und Mädchen in ihrem Jungsein und ihrem (noch ungerichteten) Erwachsenwerden über dieses Jungsein versteht und sich in diesem Verstehen als Erwachsene(r) mit eigenen persönlichen Angeboten, aber gleichzeitig in dieser Persönlichkeit lebensweltlich vermittelten fachlichen Angeboten darstellt. Die Schüler brauchen einen so offenen Zugang zur persönlichen Befindlichkeit des Lehrers, dass sie *an ihm* lernen können, dass er ihnen nicht Resultate vorsetzt und sich dahinter versteckt, sondern ihnen Deutungsspielräume personaler Verständigung ermöglicht.

Zwar bleibt die Schulklasse ihrer Funktionsbestimmung nach vorrangig eine formelle Gruppenorganisation, welche durch ihren alltäglichen Pflichtcharakter, das Jahrgangsprinzip als Kollektivprinzip und die damit verbundene vorgegebene Schullaufbahn mit den entsprechenden Leistungs- und Auslesestufen gekennzeichnet ist. Und trotzdem hat die Klasse eine informelle Peer-Struktur. Diese informelle Peer-Dynamik richtig einschätzen zu können, ist eine der wichtigsten Alltagskünste des Lehrerberufs: Einerseits darf man ihr nicht gleich aufsitzen und jede Peer-Regung als Störung abqualifizieren, andererseits muss der Punkt erkannt werden, wo die Balance zwischen schulischem Fluss und jugendkultureller Gegenströmung gefährdet ist, wo die Schulklasse den Lehrer leicht in den Strudel und den Sog von Desorganisation und Destabilisierung ziehen kann. Die informelle Peer-Struktur in der Schule ist in vielem funktional für den Ablauf des Vormittags, gewissermaßen der jugendkulturelle Sozialkitt des Schulunterrichts. Nicht nur das Stillsitzen, die Konzentration auf den Stoff und die damit verbundenen schulischen Verkehrsformen, die Zeitdisziplin und der allvormittägliche erzwungene Bedürfnisaufschub stellen eine psychosoziale Herausforderung dar, die von den Schülern *selbst* bewältigt werden muss. Der alltägliche jugendkulturelle Widerstand, der der Schule in der Schule entgegengebracht wird, hilft den Schülern bei dieser Bewältigung. SchülerInnen müssen sich in der Schule an der Schule reiben können, allerdings brauchen sie auch Raum dafür, in dem sich diese Reibung entfalten kann; denn wenn sie blockiert wird, kann sie leicht in unterrichtsdestruktives Verhalten umschlagen. Für diese innerschulische Peer-Dynamik braucht es nicht nur eigene Räume und Zeiten, in denen sich die Jugendlichen – auch durchaus soziokulturell angeregt – gesellen können, sondern auch Unterrichtsformen, die solche Peer-Dynamik aufnehmen können: Gruppenunterricht, Projektunterricht, Projektwochen.

Neben diese traditionelle Spannung des Verhältnisses von Schulklasse und Gleichaltrigenkultur ist in der Zwischenzeit eine Entwicklung getreten, in der Schule selbst für Kinder und Jugendliche immer mehr zum Sozialraum geworden ist. Dieser sozialräumliche Aufforderungscharakter wird umso stärker, je weniger sozialräumliche Möglichkeiten die Kinder und Jugendlichen im außerschulischen Bereich haben. Die Schule wird also als Ort angesehen, an dem man sich treffen und ,als Jugendliche' beisammen sein kann. Die Schule kann dem entgegenkommen, in dem sie in der außerunterrichtlichen Zeit ihre Gebäude und Räume den Jugendlichen zur jugendkulturellen Nutzung überlässt: In der Form von Schuljugendclubs, Schülercafés, Schülerveranstaltungs- und Übungsräumen.

Wenn es der Schule gelingt, trotz ihrer jugendkulturell gegenläufigen Organisationsstruktur im Interaktionsgeschehen des Schulalltags Bezugnahmen zur Jugendkultur und ihren Gesellungsformen herzustellen, ist sie auch auf dem Weg, sich sozialräumlich zu erweitern. Denn jugendkulturelle Gesellungsformen sind immer sozialräumlich vermittelt und brauchen räumliche Ausdrucks- und Abgrenzungsmöglichkeiten. Die Schule kann sich damit über ihre sozialräumliche Erweiterung jene Welt des Alltagslernens hereinholen, die sonst trotz aller Didaktik für sie ausgeschlossen ist und jenseits der kognitiven Lernstrukturen des Unterrichts liegt. Denn Kinder und Jugendliche lernen (und entwickeln sich) vor allem auch über sozialräumliches Aneignungsverhalten. Im Gegensatz zu Erwachsenen, die sich vor allem über Rollen und Positionen verstehen, orientieren sich Kinder in ihrer Entwicklung und Verortung vor allem über die Zugehörigkeit zu bzw. das Ausgeschlossensein von Räumen. Sie erfahren im räumlichen Aneignungsverhalten direkt und unmittelbar, welche sozialen Gestaltungsmöglichkeiten ihnen offen stehen oder verweigert werden. Viele Räume sind ökonomisch funktionalisiert, bieten Kindern und Jugendlichen wenig Chancen, sie nach ihren Vorstellungen zu gestalten und umzuwidmen. In der Art, wie Räume einseitig funktionalisiert und dehumanisiert sind, wohnt ihnen Gewalt inne, die man nicht sieht, deren Ausgrenzungsdruck Kinder und Jugendliche aber spüren. In der Art und Weise, wie Kinder und Jugendliche in ihrem sozialen Nahraum etwas *bewirken* können, bildet sich ihr Selbstwertgefühl und ihre soziale Orientierung aus. Hier liegt vielleicht auch der Schlüssel zur Beantwortung der Frage, wo der emotionale Argwohn und die Abwehr herkommen, die Kinder und Jugendliche immer wieder der Schule entgegenbringen: Sie erleben täglich, wie sich die Schule ihnen sozialräumlich verschließt, obwohl man doch in und mit dieser Schule, ihren Fluren, Treppen, Räumen und Höfen – alles Möglichkeiten des jugendkulturellen Beisammenseins – so viel anfangen könnte. Und dies wird dadurch verstärkt, dass die Kids außerhalb der Schule auf dürftige Straßenecken, Kaufhaustreppen und Unterführungen verwiesen sind.

Schule und Drogen – Schule als Bewältigungsraum

Die Erkenntnis, dass die Schule zum sozialen Raum mit jugendkulturellem Aufforderungscharakter geworden ist und dass Schüler- und Lehrerrolle nicht mehr so ohne weiteres aus dieser komplexen Entwicklung herausgehalten und immunisiert werden können, fordert zu einem Umdenken in der schulischen Drogenprävention auf. Bis jetzt herrschte in den diesbezüglichen schulpädagogischen Diskussionen die Meinung, dass man das Drogenproblem faktoriell begrenzen, den ‚Risikofaktor Schule' lokalisieren könnte. So geht man zum einen davon aus, dass sich die *indirekte* Wirkung des sozialen Feldes Schule über den Einfluss der Peer-group ergibt, der *di-*

rekte Einfluss hingegen zusammenhängt mit der Problematik der Identitätsentwicklung und dem Aufbau eines Selbstkonzeptes: „Über viele Jahre hinweg gibt die Schule Rückmeldungen über die eigenen Fähigkeiten, steht aber auch für Misserfolge und Minderwertigkeitsgefühle. So hängt die Entwicklung eines stabilen Selbstwertgefühles in diesem Alter wesentlich mit dem schulischen Erfolg zusammen" (Kindermann 1992, S. 14).

Diese Einflussfaktoren waren – so die schulpädagogische Diskussion – mit dem inzwischen bewährten Programm der jugendkulturellen Öffnung der Schule (Schülercafés, Jugendprojekte in der Schule) und der schul- und unterrichtsinternen Pluralisierung der Möglichkeiten von Erfolgserlebnissen (Gruppenunterricht, Ganztagsstruktur, fächerübergreifender Unterricht) einigermaßen zu steuern. Dennoch unterliegt dieses Denken immer noch der Illusion, es würde etwas in die Schule ‚hineingetragen', das es von der Schule fern zu halten oder in ihr mit schulischen Mitteln zu bearbeiten gilt. Dabei wird eben übersehen, dass die Schule weder sozialräumlich noch gesellschaftlich länger autonom ist. Sie *ist* Sozialraum und sie *ist* gleichzeitig (lebenszeitlich) früher Schauplatz eines sozialen und kulturellen Behauptungs- und Verdrängungswettbewerbs geworden, den die Jugendlichen in ihrer jugendkulturellen Befangenheit der Pubertät noch nicht verstehen können, dessen *Druck* sie aber spüren. Schulstress in diesem Sinne hat weniger etwas mit direkter Angst vor der Schule zu tun – die wird von den meisten Jugendlichen kompensiert –, sondern mit dem Phänomen, dass Jugendliche zu einer Zeit in soziale Problem- und Druckkonstellationen hineingezogen werden, zu der sie eigentlich noch ohne Risiken experimentieren sollten. Die Schule ist so zum besonderen Schauplatz dieses Verhängnisses geworden – für einige. Dies gilt nicht unbedingt für die klassischen ‚schlechten Schüler', sondern eher noch für die, die unter dem Erfolgsdruck ihres biografischen Umfeldes stehen. Wenn nach Durchsicht der Schülerforschung der 90er-Jahre in Deutschland durchaus der Eindruck entsteht, dass Schüler nicht so sehr den Bildungs- und Lernzielen der Schule folgen sondern versuchen, Schule so zu bewältigen, dass sie einigermaßen mit *ihrem* Leben in Einklang zu bringen ist, dann zeigt dies, dass die Schule nicht nur über die Gesellschaft, sondern auch über die Lebenswirklichkeit der Schüler in die Risikogesellschaft hineingezogen ist. Es macht uns aber auch die Beobachtung plausibel, dass in diesem ‚Bewältigungsraum Schule' der ‚schlechte Schüler', der aus einem familialen und jugendkulturellen Umfeld kommt, das ihn wenig unter sozialen Druck setzt, bessere Karten hat, als der mittelmäßige Schüler, der von zu Hause her unter Druck gesetzt wird und seine Selbstachtung und Selbstzweifel notgedrungen an der Spannung von elterlichen Erwartungen und schulischen Leistungen festmachen muss. (siehe dazu Enke, Krisenintervention, i.d.B.)

Den Schlüssel zur Problematik Drogen und Schule finden wir also darin, dass wir Schule als Bewältigungsraum erkennen und mit den Mitteln der Stress- und Bewältigungsforschung explorieren müssen. Und hier zeigen uns die Ergebnisse der Forschung zum jugendlichen Risikoverhalten (siehe

Böhnisch/Schille, Drogengebrauch als Risiko- und Bewältigungsverhalten, i.d.B.), in denen uns die Problematik des Medikamentenkonsums von Schülern vor Augen geführt wird, dass es den betreffenden Jugendlichen weniger um isolierte Schulfähigkeit, sondern um allgemeine Handlungsfähigkeit geht. Wenn ich Schule, Elternhaus und das eigene Selbstständigwerden gleichermaßen in einem spannungsvollen Zustand bewältigen muss, dann tritt die *Handlungsfähigkeit um jeden Preis* in den Vordergrund. Handlungsfähigkeit im Jugendalter heißt aber auch, dass man sich Räume für Erlebnisfähigkeit freihalten muss. Dieser Anspruch ist jugendkulturell stärker gestellt als im Erwachsenenalter. Insofern sind Medikamente, wenn sie von Schülern als Bewältigungsmittel genommen werden, eher Einstiegsmittel für illegale Drogen als bei Erwachsenen.

Drogenprävention in der Schule

Jugendgemäße Handlungs- und Erlebnisfähigkeit um jeden Preis und die Tatsache, dass Schule von vielen Schülern und Schülerinnen nicht mehr als Bildungsraum, sondern als Bewältigungsraum erlebt wird, machen heute mehr denn je deutlich, dass eine Drogenprävention, die sich auf pädagogische Abschreckungsmaterialien stützt oder nun auf Bildungsinformationen setzt, die Jugendlichen, auf die es ankommt, nicht erreicht. Das heißt nicht, dass man über Drogen in der Schule nicht sprechen sollte, im Gegenteil. Aber dabei dürfen nicht kognitive Inhalte ausschlaggebend sein, sondern die Kultur des Sprechens und der Kommunikation muss im Vordergrund stehen. Denn „Sachinformation und Wissensvermittlung über Drogen haben in der Suchtprävention mit Jugendlichen nur begrenzten Wert, da die meisten Jugendlichen bereits recht genaue Kenntnisse über die Wirkungsweise von Drogen haben [siehe auch Röhm, Präventionsebenen, i.d.B.]. Dieses Wissen trägt jedoch kaum zu einer distanzierten Haltung gegenüber Drogenkonsum bei. Überdies gelten oft ganz andere ,Wissensvermittler' als Lehrer, nämlich die Informanten aus Peer-group und Drogenszene, als glaubwürdiger und kompetenter" (Bartsch/Knigge-Illner 1987, S. 159). Diese Erkenntnis aus den 80er-Jahren ist eine Grunderkenntnis, die sich bis heute immer wieder bestätigt hat. Auch für die Schule gilt, was generell beim Umgang mit Abweichendem Verhalten von Jugendlichen und dessen Sanktion gültig ist: Die Person und das Delikt/Verhalten müssen auseinander gehalten werden. Auch die Schule muss diese Differenz ermöglichen können. Dass dies ihr schwer fällt, haben wir bereits begründet: Die Schule orientiert sich zwangsläufig am Rollenverhalten der Schüler (Lernen, Leistung, Anpassung an die Schulnormen), die Person und Persönlichkeit des Schülers mit ihren Problemen des Selbstwertes und der Anerkennung wird von der Schüler- und Lehrerrolle nicht erfasst. Deshalb müssen sich Schulleitung und Lehrer – auch wenn sie noch so willig sind, sich Drogenproblemen in ihrer Schule zu stellen – gewiss sein, dass es sich hier um einen Struktur- und Organisationskonflikt handelt, den sie nicht durch pädagogische Strategien so einfach umgehen können, sondern den sie aushalten und austragen müssen. Die einzelnen Lehrer müssen spüren können, dass die Schule sich dieses Konflikts bewusst ist, und dass dieser Konflikt nicht tabuisiert wird. Erst dann werden sich viele der Ängste abbauen lassen, die Lehrer bei dem Thema Drogen und Schule befällt und die sie mit dem traditionellen Verständnis von der Lehrerrolle nicht erfassen können. Dieser zentrale Hintergrundaspekt schulorganisatorischer Konfliktkultur wird in den Materialien zum Drogenproblem in der Schule meist übergangen. Es ist aber die entscheidende *schulpolitische* Dimension des schulischen Drogenproblems.

Erst wenn dieser Hintergrund transparent und für die Lehrer dann nicht mehr bedrohlich ist, kann man sich an das wagen, was die Literatur über schulische Drogen als *kollegiale Beratung in der Lehrergruppe* bezeichnet. Denn wenn hier das gegenseitige Vertrauen als wichtigster Einstieg in ein notwendiges Miteinander der Lehrer genannt wird, dann wird sich dieses Vertrauen nur vor dem Hintergrund schulpolitischer Transparenz entwickeln können. Die Rechtssicherheit des einzelnen Lehrers ist das eine, sie reicht aber nicht aus, um ein generelles personales Sicherheitsgefühl zu begründen. Zu diesem Sicherheitsgefühl gehört die Verlässlichkeit, ob und inwieweit man in seiner Schule Konflikte eingehen kann, und zum Zweiten natürlich auch das Vertrauen in sich selbst, die Frage, inwieweit die Lehrer selbst in der Lage sind, bei Drogenproblemen Person und Delikt des Schülers *in Bezug auf sich selbst* als Lehrer auseinander zu halten. Das heißt: Lehrer kommen bei Drogenkonflikten in der Schule nicht mit ihrer Lehrerrolle weiter, sondern sind *auf ihr Lehrersein* verwiesen.

Das bedeutet vor allem, dass LehrerInnen in der Lage sind, in solchen Situationen nicht mehr Zugang zu der Persönlichkeit des Schülers, sondern auch zur eigenen Persönlichkeit – Gefühlen und Ängsten – zu finden. Im Lehrerkollegium müsste sich also eine Gesprächs- und Umgangskultur entwickeln können, welche die Anerkennung der Hilflosigkeit des Lehrers als Vorbedingung für die Problembewältigung anerkennt und nicht Hilflosigkeit als negatives Handlungsresultat abwertet und denunziert. Lehrern muss Raum gegeben sein, dass sie Rollendistanz nicht nur außerhalb der Schule, sondern auch innerhalb des Schulgeschehens einnehmen können und so zu eigener Verantwortung – die von der Schulleitung anerkannt wird – kommen können. Dann werden sie auch selbstbestimmter mit Krisensituationen, wie sie schulische Probleme verursachen und hierin mit den Schülern, Eltern und unterstützenden Personen von außen umgehen können.

Eine schulpolitisch offene – das heißt ihre Konflikte zugebende – Schule mit Lehrern, die als ‚teilhabende Persönlichkeiten‘ aus dem inneren Schulgeschehen heraustreten können, ist für die betroffenen Eltern wesentlich zugänglicher und anziehender als eine Schule, die die Eltern noch dadurch unter Druck setzt, dass sie immer neue Ausgrenzungslinien und damit verbunden ‚verdeckte Ultimaten‘ konstruiert. In vielen Fällen ist deutlich geworden, wie riskant die ‚Schutzstrategien‘ von Eltern drogenabhängiger Jugendlicher letztendlich sein können (siehe Böhnisch/Schille, Familienstruktur und Drogengebrauch und Blum, Co-Abhängigkeit, i.d.B.) und wie notwendig das Signal der Schule ist, dass sie weiterhin an ihrem Sohn oder ihrer Tochter interessiert ist, auch wenn das Verhalten (Drogenkonsum) schulproblematisch ist. Eltern müssen früh in Beratungsnetzwerke einbezogen werden, die Schule, Lehrer und Elternselbsthilfegruppen zueinander vermitteln und unterstützen können – aber nur dann, wenn sie solche Signale aussenden.

Als untauglich hat sich wohl erwiesen, Elternberatung bei Drogenkonsum von Schülern in die Schulberatung hineinzunehmen, denn dann wird wiederum die pädagogisch notwendige Trennung von Person und Delikt verunmöglicht. Deshalb sollte die Schule an einem sozialen Netz mitknüpfen, das sich neben ihr aber gleichwohl mit ihr entwickelt und in dem die Eltern aus ihrer Isolation herauskommen und Bewältigungsperspektiven – auch zunächst für sich selbst – mit anderen zusammen entwickeln können. Denn für die Eltern gilt dasselbe wie für die Lehrer: Erst wenn sie selbst für sich handlungsfähig geworden sind und zu sich und ihren Gefühlen der Hilflosigkeit kommen und mit sich umgehen können, entsteht jene Kultur, in der es möglich wird, den betreffenden Jugendlichen offen zu begegnen.

In einem solchen Netzwerk kann dann auch eine professionelle Drogenberatung wirken und als Krisenintervention und begleitende Beratung tätig sein. Wenn solche Netzwerke nicht bestehen, dann ist es für die Schule immer schwierig, helfende Interventionen von außen von Fall zu Fall anzufordern, denn diese erhalten – wenn sie ‚fallweise‘ auf die Schule treffen – leicht einen kontrollierenden Charakter und schaffen prekäre Ausnahmezustände, welche wiederum nicht mehr von den Schülern und Lehrern überblickt werden können. Drogenprävention in der Schule bedeutet deshalb, frühzeitig (bevor sich Fälle häufen) ein gegenseitiges Verständigungs-, Informations- und Beratungsnetzwerk über die Schule hinaus aufzubauen, das vor allem auch für die Eltern – auch wenn sie nicht betroffen sind – sichtbar und begehbar ist.

Literatur

Bartsch, N./Knigge-Illner, H. (Hrsg.): Sucht und Erziehung. Bd. 1 – Sucht und Schule. Weinheim und Basel 1987
Bastian u.a. (Hrsg.): Drogenprävention und Schule. Hamburg 1992
Böhnisch, L.: Pädagogische Soziologie. Weinheim und München 1996
Böhnisch, L.: Abweichendes Verhalten. Weinheim und München 1999
Hornstein, W.: Aufwachsen in Widersprüchen. Jugendsituation und Schule heute. Stuttgart 1990
Hurrelmann, K.: Familienstress, Schulstress, Freizeitstress. Weinheim und Basel 1990
Jugend '97: 12. Shell-Jugendstudie. Opladen 1997
Jugend 2000: 13. Shell-Jugendstudie Opladen 2000
Kindermann, W.: Drogen und Schule. In: Bastian u.a. 1992
Melzer, W. u.a. (Hrsg.): Was Schule leistet. Weinheim und München 2001

Heide Funk

Drogengebrauch bei weiblichen Jugendlichen

Grundprobleme weiblicher Sozialisation

Das Aufwachsen von Mädchen in unserer Gesellschaft ist immer noch durch Widersprüche gekennzeichnet, welche gerade um die Zeit der Pubertät (von der Vorpubertät bis zur Nachpubertät, also etwa 11 bis 18 Jahren) bewältigt werden müssen. Dies gelingt je nach den biographischen Möglichkeiten, die Familie und soziale Umwelt bieten, unterschiedlich. Dabei ist es nicht nur die materielle Lage der Familie, welche hier eine Rolle spielt, sondern vor allem auch das kulturelle Problem, inwieweit Mädchen Spielräume des Aufwachsens erhalten, oder ob sie durch stereotype Geschlechterrollenerwartungen seitens der Eltern und der sozialen Umwelt in ihren Möglichkeiten der Selbsttätigkeit eingeschränkt oder blockiert werden.

In der mittleren Jugendphase drängen auch Mädchen nach Eigenständigkeit, versuchen sich kulturell von ihrer Familie selbständig zu machen und merken, dass ihnen diese Eigenständigkeit – mehr als bei den Jungen – verwehrt oder ihr nur sehr zögernd und mit vielen Befürchtungen von den Eltern Raum gegeben wird. Dahinter steckt jener Mechanismus von Schutz und Kontrolle, den das Verhältnis von Eltern gegenüber ihren minderjährigen Töchtern seit der Kindheit kennzeichnet: Die Eltern wollen ihre Tochter gegen Übergriffe mit Hilfe von Einschränkungen schützen und merken dabei oft nicht, dass dies von den Mädchen als massive und ungerechte Kontrolle empfunden wird. Dies wird vor allem dann zum Problem, wenn die Eltern ihre Schutzvorstellungen nicht offen mit der Tochter besprechen, wenn sie nur Andeutungen machen, die dann oft selbst sexualisierend wirken. Die Sorge muss aber in Interesse an den Erfahrungen umgesetzt werden. Mädchen müssen schon in früher Kindheit ohne Misstrauen und Unterstellung die Chance haben, sich ihre Umwelt anzuzeigen und Erfahrung und Sicherheit im räumlichen Verhalten zu gewinnen.

Ein anderer Konflikt, der selbstwertmindernd für Mädchen werden kann, hängt direkt mit der Dynamik der Pubertät zusammen. In der Pubertät werden Selbstwert und Selbstwirksamkeit aufgebrochen. Die Mädchen möchten sie ausleben, spüren aber oft, dass es ihre Umgebung nicht zulässt, dies auszuleben, und dass sie vom Urteil anderer abhängig sind. Fremdbestimmung und Abwertung wirken so in eine Zeit hinein, in der die Mädchen sich selbst erleben und erfahren möchten, in den Formen anders, aber im

Prinzip ähnlich wie es Jungen in der Gleichaltrigenkultur gestattet ist. Hier macht sich auch wieder eine räumliche Beschränkung von Mädchen bemerkbar. In ihrer Jugendlichkeit suchen sie Freiräume und spüren schnell, dass ihnen solche Räume weniger gestattet sind, dass sie sich dort gegen Übergriffe zur Wehr setzen müssen. Sicher ist diese Problematik heute nicht mehr so kulturell eng wie früher, als es darum ging, Mädchen klar zu machen, was sich für sie nicht schickt. Aber auch in der modernisierten Form existiert das Problem weiter: Mädchen sollen sich zurücknehmen, keine Ecken und Kanten haben, sich einfügen können.

In diesem Sinne wird auch von Mädchen in der Familie und in der Schule immer noch erwartet, dass sie fleißig sind, Leistung bringen. Dabei wird oft übersehen, mit welcher Hingabe und Leidenschaft sich Mädchen auf bestimmte Fachgebiete – Computer, Musik, Pferdesport etc. – stürzen. Die Umwelt sieht nur, dass sie den Erwartungen entsprechen oder sie sogar übertreffen, nicht aber ihre Eigentätigkeit und ihren Eigensinn bei diesem Tun.

Diese Beispiele zeigen, dass man aufpassen muss, die Sozialisation von Mädchen nicht nur stereotyp mit dem Etikett der ,Innenorientierung' zu belegen, sondern auch zu sehen, dass Mädchen der Drang nach außen früh verwehrt ist. Dieses Verwehrt-Sein macht die Bedürftigkeit und die Konflikthaftigkeit des Selbsterlebens bei vielen Mädchen aus. Mädchen sind nicht nur oder überwiegend familienzentriert, wie das die Geschlechterforschung ausführlich beschrieben hat, sondern sie leben in der Spannung zwischen dem Verwiesen-Sein auf das Innen und dem Bedürfnis nach Außen. Diese Spannung ist aber meist verdeckt, zurückgenommen, überformt und bricht oft erst in kritischen Situationen im Konflikt- und Bewältigungsverhalten auf.

Diese Zuschreibung des Innen bürdet Mädchen viel auf, wo sie doch eigentlich in dieser Zeit frei sein und aus sich heraus gehen möchten. Immer wieder spüren sie die Erwartung: ,Du bist verantwortlich für dich und dein Wohlergehen'. Sie trauen sich deshalb oft nicht zu sagen, wie es ihnen geht. Sie verarbeiten es manchmal so, dass sie sich dann noch mehr für andere verantwortlich fühlen: Für die Eltern, für die Qualität der Beziehung zu Freundin und Freund. Wenn Mädchen mit ihrem Freund streiten, haben sie dann oft ein schlechtes Gewissen, wenn der Streit nicht geschlichtet und die Beziehung angespannt ist.

Hier lässt sich ein erster Bezug zur Drogenproblematik herstellen. Immer wieder wird berichtet, dass der Drogenkonsum von Mädchen lange negiert, tabuisiert oder von den Eltern mit Übersorge bemäntelt wird. Das hängt damit zusammen, dass Eltern und soziale Umwelt die Konflikte nicht sehen wollen, die hinter dem Drogenkonsum von Mädchen stecken könnten, und die sie dann selbst auch betreffen. Mädchen sind für Eltern eher eine Projektionsfläche für eigene und familiale Konflikte als Jungen.

Die Gesellschaft hat sich inzwischen weiterentwickelt, so dass die moderne weibliche Rolle verschiedenste Möglichkeiten für Frauen enthält. Diese aber sollen sie „maßvoll" nutzen, so das modernisierte Geschlechterstereotyp. Verwehrt sind weiterhin Expressivität und Aggressivität. In diesem Zusammenhang wird deutlich, dass es nur wenig ritualisierte Formen für das Ausleben von Aggressivität für Frauen gibt. Zugestanden werden ihnen fürsorgliche (für jemanden leiden) oder autoaggressive Muster. Deshalb ist es nicht verwunderlich, dass Medikamentenmissbrauch vor allem bei Mädchen und Frauen verbreitet ist. Mädchen nehmen Medikamente als Form, etwas auf sich zu nehmen. Dies ist auch legal, und Ärzte handeln nach diesem Weiblichkeitsstereotyp, wenn sie immer wieder Beruhigungsmedikamente und Antidepressiva verschreiben. Für Jungen dagegen sind in unseren kulturellen Traditionen eine Vielzahl ritualisierter Formen (vor allem in Cliquen) für Aggressionsabbau vorhanden.

Wenn Aggressivität bei Mädchen immer wieder gedämpft wird, kann sie sich aufladen und dann explosiv zum Ausbruch kommen. Das kann Übersteigerung von Verletzlichkeit in einer quasi-aggressiven Form sein. Das kann sich so abspielen, dass Jungen zur Aggressivität angestachelt werden oder dass Weiblichkeit als ‚Waffe' benutzt wird. Diese Form des exzessiven Aggressionsabbaus ist aber für Mädchen kaum entlastend und außerdem eine Gratwanderung, weil sie damit schnell stigmatisiert sind.

Sind Mädchen in Sucht- bzw. Drogenbezüge verwickelt, dann schlägt diese Aggressivität nicht selten in Intensität des Drogengebrauchs und der über Drogen aktivierten Beziehungen um. Diese Beziehungsintensität wird aber meist – auch von Pädagoginnen – nicht gesehen, sondern sofort abgewertet. Der ‚Laber-flash', mit dem das Drogenerleben von Mädchen, die sonst nicht reden, in der Szene etikettiert wird, ist ein Beispiel für eine solche Abwertung. Grenzüberschreitung im Drogenkonsum wird meist nur an Jungen thematisiert, das Intensivierungserlebnis bei Mädchen gar nicht beachtet. D.h. in der Diagnostik und pädagogischen Beurteilung wird den Mädchen eine solche positive Zuschreibung nicht oder selten in die Waagschale geworfen.

Körperlichkeit im Sinne körperlicher Erfahrung und Drogenkonsum hängen eng zusammen. Wenn Mädchen nachgesagt wird, dass sie körperbewusster als Jungen sind, so ist damit oft nicht die Intensität des Erlebnisses angesprochen. Denn Mädchen werden in der Regel während ihrer Erziehung immer wieder über ihren Körper diszipliniert, weil sie als ‚gefährdet' eingestuft werden. Dieser Gefährdungsaspekt taucht auch dort wieder auf, wo es um Risikoverhalten geht. Während bei Jungen riskantes Verhalten eher selbstbestimmt definiert wird, weil es als experimentelles Verhalten angesehen wird, erleben Mädchen öfter, dass ihr Risiko ‚nicht ihnen gehört', sondern fremdbestimmt ist, ob es sich nun um riskante Sexualität mit einem verantwortungslosen Menschen, der das Risiko auf das Mädchen abschiebt, oder Drogenkonsum handelt. Bei Mädchen ist man mit dem Etikett Selbstgefährdung schneller an der Hand als bei Jungen.

Aus geschlechtsspezifischen Schuluntersuchungen wissen wir, dass Mädchen beim Arbeiten die Pflicht- und Leistungsseite stärker als die Lustseite betonen. Wenn man Mädchen nach Leistung fragt, sind es immer Dinge, die schwer fallen, welche sie in den Vordergrund stellen: Pflicht, Belastung, aber kaum Lust. Auch auf diese diffuse Leistungsbelastung ist es zurückzuführen, dass Mädchen mehr leistungssteigernde Mittel einnehmen als Jungen. Für viel mehr Mädchen lautet die versteckte Botschaft: Wenn du mit dem, was du kannst, ankommen willst, musst du mehr können als die Jungen und Männer.

Dies kann auch zu einer geschlechtstypischen – nämlich verdeckten – Konkurrenz unter Mädchen führen. Gerade im Alter zwischen acht und zwölf Jahren achten Mädchen untereinander darauf, dass keine von ihnen besser ist als die anderen. ‚Streberin' ist eine typische negative Zuschreibung in dieser Entwicklungsphase. Es ist die Zeit, in der die Lösung von der Mutter beginnt und die Gleichaltrigenbeziehungen gesucht und verstärkt werden.

In der Mädchenkultur gibt es aber traditionell nicht die offene Interaktionsform des ‚Sich-Messens unter Gleichaltrigen' in der offenen und ritualisierten Form, wie das bei Jungen und ihren Gleichaltrigengruppen der Fall ist. Mädchen können also diese soziale Konkurrenz, die in sozialverträglichen Grenzen wichtig ist, um sich selbst zu verorten, nicht offen austragen. Das führt auf der einen Seite dazu, dass ihr Leistungsstand aufgrund dieser verdeckten Konkurrenz gleichmäßiger und im Niveau höher ist als bei Jungen, bei denen viel mehr die Extreme vorkommen, die aber auch auf verschiedene ritualisierte Kompensationsmöglichkeiten außerhalb der Schule zurückgreifen können (Sport, Cliquenkultur). Sicher ist die Mode immer noch ein öffentliches Konkurrenzmedium für Mädchen, diese ist aber über den Konsummarkt weitgehend fremdbestimmt und lässt den Mädchen wenig Raum für selbsttätigen jugendkulturellen Wettbewerb.

Auf der anderen Seite: Wo Mädchen eigene Regeln und Rituale erfinden – vor allem in Spielen – wird dies sozial wenig beachtet. Mädchen werden in ihrer Gleichaltrigenkultur wenig ermuntert, ihr Experimentieren wird so gut wie nicht thematisiert, sie müssen sich schon Jungencliquen anschließen und zuordnen, wenn sie experimentelle Jugendkultur ausleben wollen.

Risikoverhalten von Mädchen und Drogenkonsum

Da Risikoverhalten immer mit Selbstwertsuche und Selbstwertverlust zusammenhängt, weist die durchschnittliche Sozialisation von Mädchen also Konstellationen auf, die Risikoverhalten befördern können:

• Der Experimentierreichtum, der aus dem pubertären Triebschub kommt, findet bei Mädchen weniger kulturellen Halt, wird weniger öffentlich anerkannt und ist deshalb weniger wert;

• Konflikte, denen Mädchen ausgesetzt sind, werden zwar inzwischen – zumindest in der Pädagogik – erkannt, aber es wird auch von den Mädchen erwartet, dass sie diese selbst bewältigen: Indem pauschal die ‚Stärkung' von Mädchen gefordert wird, wird die traditionelle Belastungsthematik unterschwellig belassen.

Auf der anderen Seite wird – in den Untersuchungen zu Mädchen fast durchgängig – den Mädchen bescheinigt, dass sie die Probleme eher benennen als die Jungen. Sie reden darüber, dass sie sich im Elternhaus belastet fühlen, Angst vor der Zukunft, vor dem Verlust von Beziehungen haben. Wenn über Sexualität gesprochen wird, steht bei ihnen mehr die Problematik von Infektionsgefahren, ungewollter Schwangerschaft und die Beziehungsproblematik im Vordergrund als bei Jungen, bei denen es vielmehr ums ‚Funktionieren' in diesem Erlebens- und Verhaltensbereich geht. Pädagogisch ist in diesem Zusammenhang wichtig, dass man dies auch so ins Kalkül zieht: Ausschlaggebend und richtungsweisend für die pädagogische Intervention darf nicht nur sein, dass die Mädchen stärker belastet und belastbar *sind*, sondern auch fähig sind, diese Belastbarkeit in ihren Ambivalenzen und Mehrdeutigkeiten *wahrzunehmen*.

Auch in riskanten Drogenkarrieren sehen Mädchen immer noch, was mit ihnen passiert. Sie haben eine starke Selbstwahrnehmung, die immer um den Gedanken kreist, dass man in Gefahr läuft, die Selbstkontrolle zu verlieren und doch alles im Griff haben möchte. Im Unterschied zu den Jungen und jungen Männern, die bei Alkohol- und Drogenmissbrauch vor allem die Außenkontrolle verstärken, ihre Umgebung nicht selten in die Co-Abhängigkeit ziehen, ist es bei den Mädchen eine Kontrolle nach innen. Deshalb ist die pädagogische Strategie der ‚funktionalen Äquivalente', die in der präventiven und pädagogischen Drogenliteratur immer empfohlen wird, vor allem auf Jungen gemünzt, da sie ja primär an Bereichen des Außenverhalten ansetzt.

Bei Mädchen dagegen geht es um beziehungsintensive pädagogische Strategien, welche die *Innenwahrnehmung* der Mädchen stärken und in Bereiche des äußeren Handelns übertragen werden können. Die Fähigkeit zur Selbstwahrnehmung und Selbstsorge muss dabei unterstrichen werden. Die Botschaft der Mädchen – mir geht es schlecht, aber ich will immer noch für mich selbst sorgen – muss in beiden Teilen – der Befindlichkeit und der Selbstwahrnehmung – anerkannt werden. Hier liegt der pädagogische Ansatzpunkt: Mädchen müssen über ihren Zustand offen reden und gleichzeitig signalisieren können, dass es bei ihnen selbst Ansatzpunkte der pädagogischen Unterstützung und Intervention gibt. In der Regel haben Eltern, Lehrer und soziale Umwelt immer große Hemmungen, wenn sie mit Mädchen, bei denen sie Drogenkonsum vermuten oder davon wissen, konfrontiert werden. Da viele dieser Mädchen nicht erkennen lassen, wie schlecht es ihnen geht, es nach innen verbergen, sagt ihnen auch niemand ins Gesicht (natürlich verbunden mit dem Signal der Unterstützung), dass es ihnen dreckig geht und dass sie dies herauslassen können, damit es thematisierbar wird.

Auch die meisten Instanzen, die sich mit Drogenkonsum und Drogenmissbrauch bei Mädchen beschäftigen, gehen in der Regel nicht auf den hochgehaltenen Anspruch der Mädchen ein, sich wieder in den Griff zu bekommen. Da Mädchen ja unterstellt wird, dass sie belastbar sind und dass sie belastbar zu sein haben, wird Drogenkonsum schnell als geschlechtstypisches Versagen interpretiert. So werden Mädchen oft entmündigt, und es bleibt kein Raum, ihre inneren Widersprüche, ihre gemischten Gefühle als Stärken zu aktivieren. Dabei wäre es wichtig, diese gemischten Gefühle im therapeutischen Gespräch freizusetzen, damit die Mädchen erkennen können, wo das einstmals für sie Positive an den Drogen verloren gegangen ist und wie schwierig es inzwischen für sie geworden ist, alles wieder in den Griff zu bekommen. Dabei muss man ihnen auch zugestehen, dass sie weiter für sich selbst sorgen können. Dies macht sich schon an den äußeren Maßnahmen fest. Die Mädchen müssen erkennen können, dass man ihren Willen zur Selbstsorge anerkennt: Diese Anerkennung kann z.B. darin bestehen, dass man ihnen ein schönes Zimmer vermittelt, ihnen dabei hilft, die alltäglichen Lebensumstände einigermaßen hin zum Wohlbefinden zu gestalten. Oft ist es aber so, dass auf dieses Ambiente, das Mädchen für ihre Selbststärkung brauchen, nicht geachtet, dass es sogar nicht selten verweigert wird. Hier wirkt noch deutlich das Stereotyp, dass gerade Mädchen für riskantes Verhalten zu bestrafen sind, weil ihnen riskantes Verhalten nicht zugebilligt wird.

Dabei ist es wichtig zu sehen, dass die widersprüchlichen Sozialisationsbedingungen, in denen Mädchen aufwachsen und die sie zu bewältigen haben, Risikoverhalten auslösen bzw. begünstigen können. Es wurde ja dargelegt, dass – durchschnittlich gesehen – die disziplinierenden Seiten versteckt oder offen im Leben von Mädchen überwiegen. Dadurch wird aber – werden die Widersprüche nicht bewältigt oder in kritischen Situationen aktiviert – ein Lösungsmuster freigesetzt, das selbstschädigend bis selbstdestruktiv sein kann. Ein anderes Lösungsmuster besteht darin, dass die Bezogenheit und Verantwortung für andere, die von Mädchen und Frauen abverlangt wird, in Konfliktsituationen übersteigert wird. Das zeigt sich zum Beispiel in der Überfürsorge von Müttern für ihre Töchter, aber auch in anderen Beziehungen: Alle Lösungshoffnungen werden auf andere hin gestaltet. Wenn dann die Beziehung zusammenbricht, dann bricht auch alles bei einem selbst zusammen. Ein drittes riskantes Lösungsmuster kann schließlich darin bestehen, dass sich die Mädchen der Funktionalisierung – z.B. durch Männer und Cliquen bis hin zur Sexualisierung des Verhaltens – unterwerfen und so unter das Machtfeld sexueller Gewalt und Prostitution geraten (bis zur Extremkonstellation, in der sie nur noch Handelsobjekt sind).

Manche Mädchen leben ein Doppelleben. Nach außen erscheinen sie problemlos, im Inneren kochen unaussprechbare Konflikte und Leiden. Dadurch leben sie unter einem *Realitätsverlust*: Indem solche inneren Konflikte nicht anerkannt werden, wird auch entsprechende Unterstützung verweigert. Hier liegt ein weiterer Ansatzpunkt für Drogengebrauch. Drogen sollten helfen, hier entstehende Spannungen abzubauen und eine problemlose Wirklichkeit zu schaffen. Das gilt insbesondere dann, wenn Gewalterfahrungen in der Familie, durch nahe (männliche) Bezugspersonen nicht benannt werden können, weil die Mädchen zur Geheimhaltung gezwungen ewrden, die Mitwissenden diese Übergriffe dulden oder leugnen. Im Hintergrund von exzessivem Drogengebrauch stehen bei mindestens der Hälfte der jungen Frauen traumatische Erfahrungen durch sexuelle Übergriffe. Der den Mädchen nur unter dippeltem Schmerz zugängliche Kern der Erfahrungen und der allgegenwärtige Vertrauensverlust muss - auch in seinen Bewältigungsformen erkannt und professionell aufgenommen werden. Für die Befähigung dazu und ausreichende Vernetzung muss gesorgt werden.

Mädchen gebrauchen Drogen, um beziehungsfähig im Sinne des Etiketts ,weiblich' zu sein, um die weibliche Rolle trotz aller Widersprüchlichkeiten leben zu können. Ein Beispiel: Mädchen möchten aus sich heraus gehen, können aber dem biographisch gelernten Zwang nicht entrinnen, diszipliniert zu bleiben. Sie wollen ausgehen und toll tanzen, aber dennoch nicht aus der weiblichen Rolle fallen. Hier scheint Ecstasy eine weit verbreitete Droge zu sein, die dies den Mädchen ermöglicht. Heroin wird auch als Substitut genommen, um sich nicht zu spüren und Wärme und Geborgenheit herzustellen, ohne dass man dazu jemanden braucht.

Wie Mädchen mit dem Drogenkonsum umgehen:

- Bei Mädchen ist der Drogenkonsum sehr stark beziehungsabhängig. Wenn sie Drogen zwanghaft nehmen, stehen sie meist unter Druck; sie wollen Freundschaften nicht verlieren, sondern intensivieren.

- Wegen ihres ertragenen Doppellebens sind drogenkonsumierende Mädchen nach außen hin langezeit unauffällig. Die exzessive und aggressive Seite ist ihnen nach außen hin verwehrt. Deshalb unterliegen sie auch dem geschlechtsspezifischen Stereotyp, dass Mädchen und Frauen das schon irgendwie aushalten bzw. selbst verarbeiten oder keine Probleme haben. Prävention setzt deshalb bei Mädchen häufig sehr oder zu spät ein.

- Mädchen sind, wenn man sie rechtzeitig anspricht, eher auf der Gesundheitsschiene erreichbar als Jungen. Das Verantwortungsgefühl für sich und andere ist bei ihnen ausgeprägter.

- Bei Mädchen besteht aufgrund ihres ausgeprägten Sorge- und Solidaritätsgefühls in besonderer Weise die Gefahr, dass sie aus Nähe zu ihrem Freund co-abhängig werden (siehe Blum, Co-Abhängigkeit, i.d.B.).

Was andere von drogengefährdeten Mädchen erwarten:

- Drogengebrauch ist bei Mädchen stärker negativ stigmatisiert als bei Jungen.
- Exzessives Verhalten ist bei ihnen nicht zugelassen und wird ihnen auch nicht zugetraut.
- Drogengefährdete Mädchen geraten dadurch stärker in die soziale Isolation. Niemand will ihre Probleme hören, sie sollen selbst stark sein. Wenn sie nicht so sind, werden sie abgewertet, gelten als Mädchen, die nicht auf sich achten.
- Hilfe für die Mädchen ist also abhängig von ihrem Wohlverhalten. Hilfe setzt in der Regel höchstens dann ein, wenn sie ein Kind haben. Erst dann hat man Interesse an ihnen, wenn sie Versorgerinnen sind.

Wie Mädchen geholfen werden kann:

- Verantwortungslosigkeit gegenüber sich und anderen wird bei Mädchen traditionell stärker geahndet als bei Jungen. Dieser geschlechtstypische Mechanismus muss erkannt und von den Hilfeinstanzen produktiv aufgenommen werden – ohne die Drucksituation zusätzlich zu verstärken.
- Prävention muss stärker an den Gewalterfahrungen und inneren Konflikten von Mädchen als am äußeren Gefährdungsverhalten ansetzen.
- Das setzt aber auch voraus, dass die intervenierenden Instanzen Konflikt und inneres Leid als Indikationen anerkennen, bevor sie den Drogengebrauch zu sanktionieren versuchen.
- Eine wichtige Rolle spielt in diesem Zusammenhang der Mutter-Tochter-Konflikt. Oft projizieren Mütter unbewusst ihre Versagensängste ihren Töchtern gegenüber auf diese. Denn von kompetenten Müttern wird ebenso verlangt, dass sie alles im Griff haben. Sie antizipieren das und verstärken dann den Druck auf sich selbst (,ich habe alles falsch gemacht') und damit auf die Mädchen. Der Mutter-Tochter-Konflikt muss deshalb in die Beratung mit einbezogen werden.

Literatur

Licht, M.: Vergewaltigungsopfer. Psychosoziale Folgen und Verarbeitungsprozesse. Pfaffenweiler 1989

Schmidt, B. (Hrsg.): Suchtprävention bei konsumierenden Jugendlichen. Weinheim und München 1998

Spreyermann, C. (Hrsg.): Action, Stoff und Innenleben – Frauen und Heroin. Freiburg 1997

Stahr, I./Barb-Priebe, I./Schulz, E.: Suchtarbeit mit Frauen. Ein praktischer Leitfaden zur Aus- und Fortbildung in Beratung, Therapie und sozialer Arbeit. Weinheim und München 1995

Wilfried Gottschalch

Drogengebrauch bei männlichen Jugendlichen

Das Aufwachsen von Jungen in modernen Industriegesellschaften ist durch die Suche des Jungen nach männlicher Geschlechteridentität im Bindungs-/Ablösungsverhältnis zur Mutter und in dem Verlangen nach dem „männlichen" Vater, mit dem er konkurriert und den er zugleich sucht, bestimmt. Für den Jungen ist es aber schwer, über den Vater – oder ähnlich nahe männliche Bezugspersonen – die Alltagsidentifikation zu bekommen, die er braucht, um in ein ganzheitliches – Stärken und Schwächen gleichermaßen verkörperndes – Mannsein hineinwachsen zu können. Die Väter sind ja nicht nur räumlich (bedingt durch die Ausübung ihrer Berufsrolle) sondern auch „mental" abwesend, indem sie gerade dann, wenn sie zu Hause sind, sich nur wenig um die häusliche Beziehungsarbeit kümmern. Diese obliegt meist der Mutter, die sich dem Jungen in ihren Stärken *und* Schwächen zeigt. Die Schwächen des Vaters und seine alltäglichen Nöte des Mannseins, des Ausgesetztseins und der Verletzungen im Beruf werden dagegen für den Jungen kaum sichtbar.

Das einseitige Vaterbild – verstärkt durch die „starken" Männerbilder, die der Junge mit zunehmenden Alter über die Medien wahrnimmt – führen bei ihm in der Regel zur *Idolisierung* des Mannseins und zur *Abwertung* des Gefühlsmäßigen, „Schwachen", da er die eigenen „weiblichen" Gefühlsanteile, die er ja seit der frühkindlichen Verschmelzung mit der Mutter in sich trägt, immer weniger ausleben kann. Das liegt aber nicht nur an der einseitigen Vateridentifikation, sondern auch am Verhalten der Mutter: Männlichkeit wird auch von der Mutter – im Blick auf die spätere „Gesellschaftstüchtigkeit" des Sohnes – gefördert, in der gefühlsmäßigen Beziehung Mutter-Sohn aber eher zurückgewiesen.

Dennoch identifiziert sich der Junge noch stark mit der Mutter und nimmt „weibliche", „mütterliche" Anteile in sich auf (bzw. eben jene Anteile, die Frauen/Müttern zugeschrieben, zugewiesen und/oder von ihnen ausgedrückt werden). Zudem lernen Jungen durch das Aufwachsen in und ihre frühe Teilhabe an weiblich dominierten Räumen (Kindergarten, Grundschule), wie Frauen sind, was sie alltäglich machen. Jungen eignen sich so teils aktiv (handelnd), teils passiv (beobachtend) auch weibliche (d.h. wieder: eher den Frauen zugeschriebene) Eigenschaften und Kompetenzbereiche an, haben aber wenig anerkannte Möglichkeiten, diese zu integrieren und auszuleben.

Denn Jungen werden in eine Welt hineingeboren, in der das Männliche immer noch die Norm verkörpert, in der mithin Konkurrenz, Macht und männlich besetzte Positionen hoch bewertet und in einer unübersehbaren Selbstverständlichkeit anerkannt sind. Deshalb ist es nicht verwunderlich, dass Eltern in der Regel darauf achten, dass die Entwicklung ihrer männlichen Kinder ohne Abweichung von dieser gesellschaftlich gestützten (Männlichkeits-)Norm verläuft. Sie tun das – weil männliche Norm und herrschende Norm zusammenfallen – weniger aus einem reflektierten Geschlechterrollenverständnis heraus, sondern aus der Absicht, ihren

Jungen zur *Gesellschaftstüchtigkeit* zu erziehen. Die Gesellschaft verlangt nun einmal von den Männern Durchsetzungsvermögen, Konkurrenzfähigkeit. Jungen müssen sich deshalb für konkurrentes und rücksichtsloses Verhalten kaum verantworten, ihr Handeln wird anders – man könnte sagen: gesellschaftlicher – ausgelegt als das der Mädchen, welches eher persönlich bewertet wird. Indem sie so in der eingeschlechtlichen Illusion des „besonderen Mannseins" aufwachsen, lernen sie nicht, sich mit sich selbst auseinander zu setzen; gegenseitige, kommunikative und kooperative Verhaltensmuster sind ihnen eher fremd. Sie praktizieren daher eine Kette von Scheinlösungen, die so lange sozial gut zu gehen scheinen, solange die Umwelt das männliche Dominanzmuster stützt. Was aber in den Jungen vorgeht, was sie spüren, aber nicht erleiden können (dürfen), was ihnen an Verhaltenskompetenzen – gerade auch für später – fehlt, wird übergangen, kommt kaum zur Sprache.

Jungenverhalten ist augenfällig und offensichtlich *räumliches* Verhalten. Eine Jungenclique entsteht im ausdrücklichen räumlichen Bezug einer Gleichaltrigengruppe. Wenn man von *auffälligen* Jugendlichen spricht, redet man vor allem von Jungen. Sie sind es auch, welche die öffentlichen Deliktarten in den Jugendkriminalitätsstatistiken bevölkern: Schlägereien, Randale, Sachbeschädigungen, Ruhestörungen. Jungen besetzen, kontrollieren Räume: Ihr Verhalten ist *Territorialverhalten*. Männliche Dominanz drückt sich vor allem in verschiedenen Formen räumlicher Dominanz aus. Männliches Raumverhalten ist Kontrolle, Ausgrenzung, Zurückdrängung anderer Jungen, die nicht der Clique angehören, und ist vor allem auch räumliche Zurücksetzung von Mädchen. Die männliche Abwertung der Frau äußert sich gerade im räumlichen Jungenverhalten der Anmache, aber auch in der räumlich demonstrierten Beschützerpositur der Jungen. Im Zugestehen des *Draußens* und dem Diffamieren des *Innens* („Stubenhocker') geben auch viele Eltern ihren Jungen früh männlichkeitsbetonende Signale. Jungen bekommen eher Spielzeug für draußen, sie müssen nicht so früh zu Hause sein, werden nicht so stark 'begluckt' wie Mädchen, werden geradezu hinausgeschickt usw. Sie sollen sich draußen früh – wie später *draußen* in der Gesellschaft – bewähren. *Risikoverhalten* gehört damit zum gesellschaftlich anerkannten männlichen Setting. Die damit verbundenen psychosozialen Verhaltensprobleme werden von Jungen und jungen Männern eher nach außen abgespalten, sind entsprechend *externalisiert*.

Die hier vorangestellten und nachfolgend vertieften psychoanalytisch inspirierten Überlegungen zur Männlichkeit und Weiblichkeit eröffnen uns einen geschlechterrollenbezogenen verstehenden Zugang zum Thema. Denn es sind häufig männliche Jugendliche, die drogensüchtig werden; weibliche Jugendliche werden in vergleichbaren Situationen eher magersüchtig als drogenabhängig. Möglicherweise – und diese Hypothese stelle ich zur Diskussion – dient Risikoverhalten als eine Art männlicher Protest zur Abwehr von als minderwertig empfundener Weiblichkeit (Alfred Adler). Freilich schränkt Drogenmissbrauch die Handlungsfähigkeit der Betroffenen so ein, dass diese Form der Abwehr auf eine Flucht in die Infantilität hinausläuft.

Anschließend bereite ich einige Kapitel des Buches „Die verborgene Dimension. Psychodynamik des Drogenzwanges" von Léon Wurmser so auf, dass interessierte Leser vielleicht ermutigt werden, es durchzuarbeiten, um ihre eigenen Erfahrungen damit zu vergleichen, sie daran zu korrigieren und schließlich zu erweitern. Wurmser ist ein pragmatisch vorgehender Psychoanalytiker. Er definiert „Drogenmissbrauch als die Einnahme von bewusstseinsverändernden Drogen [...] um die innere Welt zu verändern, wenn dies zu einer vorübergehenden oder langdauernden Beeinträchtigung sozialer, kognitiver und motorischer Funktionen oder der physischen Gesundheit führt, unabhängig von der rechtlichen Einschätzung der Droge" (1978/97, S. 20). Das Thema schließe ich mit der Frage ab, ob und wie weit sich Drogenmissbrauch unter günstigen Umständen in maßvollen Drogengebrauch verwandeln und ohne folgenschwere Schäden in unser Leben integrieren lässt.

Männlichkeit heute

Männlichkeit – Weiblichkeit

Nur im Hinblick auf die biologischen Geschlechtsmerkmale und ihre Funktionen bei der Fortpflanzung haben die Ausdrücke männlich und weiblich einen relativ eindeutigen Sinn. Die sozialen und psychischen Bedeutungen dieses Gegensatzpaares sind aber auf eine so komplizierte und widersprüchliche Weise miteinander verbunden, dass sie sich immer nur vorläufig definieren lassen. Wie auch immer die realen und symbolischen Funktionen variieren, die Männern und Frauen in einer Gesellschaft zugewiesen werden, sie beziehen sich aufeinander. Wer also von Männlichkeit spricht, kann von Weiblichkeit nicht schweigen und umgekehrt (vgl. Gottschalch 1984).

Hier gehe ich von Freuds Annahme der Bisexualität aus, wonach sich in jedem menschlichen Wesen zugleich männliche und weibliche Anlagen und Bereitschaften vorfinden. Das in der Person vorherrschende Geschlecht verdrängt dann die Anteile des unterlegenen Geschlechts mehr oder weniger ins Unbewusste. Allerdings wird der Begriff ‚Bisexualität' bei Freud insofern eingeschränkt, dass es bei ihm keine eindeutige Bestimmung dessen gibt, was ‚männlich' und ‚weiblich' heißen soll. Die Antworten, die hier gegeben werden, hängen davon ab, ob nach der biologischen, historisch-soziologischen oder psychologischen Bedeutung dieser Wörter gefragt wird.

In vielen Untersuchungen konnte nachgewiesen werden, dass in anderen Gesellschaften die Rollen der Geschlechter ganz anders als bei uns definiert werden und funktionieren. So erwarten z.B. die Tschambuli in Neuguinea „vom Mann, dass er zurückhaltend ist, sich für Künste interessiert, und von der Frau, dass sie die Initiative übernimmt und mehr wirtschaftliche Verantwortung trägt" (Mead 1965, S. XVII). Dagegen war jahrtausendelang unsere Kultur vom Patriarchat bestimmt, worunter hier eine Herrschaftsform verstanden wird, in der die Werte, Normen und Verhaltensmuster weitgehend von älteren Männern bestimmt, überliefert und durchgesetzt werden. Patriarchalische Gesellschaften sind meist traditionsgeleitete Gesellschaften auf der Grundlage landwirtschaftlicher Produktionsweisen. Da die Form der Sozialisation, der Art und Weise wie junge Menschen dem Wert- und Normensystem einer Gesellschaft angepasst werden, sich unter den Bedingungen der Industrialisierung viel langsamer ändert als die Produktionstechniken, bleiben die mit ihnen verbundenen Vorstellungen über Männlichkeit und Weiblichkeit auch dann noch als kulturelle Leitbilder wirksam, obwohl deren soziales Substrat – in Mitteleuropa die bäuerlich-handwerkliche Lebenswelt – schon längst geschwunden ist.

Daher kommt es, dass die traditionellen Geschlechterrollen – vom Mann werden berufliche Tüchtigkeit, Sachlichkeit, Verstand, Mut und Führungsfähigkeit verlangt, von der Frau häuslichen Fleiß, Gefühl, Vorsicht, Anmut und Fügsamkeit – noch bis in unsere Zeiten hinein von vielen als selbstverständlich angesehen werden. Was in einer Gesellschaft als selbstverständlich gilt, wird dann auch nur zu oft als ‚angeboren' und ‚natürlich' angesehen. Da die Geschlechterrollen im Sozialisationsprozess besonders tief eingeprägt werden, bleiben sie auch lange gegen vernünftige Einsichten resistent. So ist es möglich, dass ein Mensch die Fragwürdigkeit der überkommenen Geschlechterrollen längst eingesehen hat, sich auch ernsthaft von ihnen lösen will und dennoch am alten Adam scheitert.

Gerade weil Männlichkeit und Weiblichkeit so nachhaltig von historisch gewordenen gesellschaftlichen Verhältnissen bestimmt werden, zeigen sich am Verhalten der Geschlechter zueinander Menschlichkeit und Unmenschlichkeit einer Kultur besonders deutlich. Nirgendwo anders können die Leiden an der Gesellschaft so verletzend wahrgenommen werden wie dort, wo sich die Menschen am intimsten begegnen: in ihrer Sexualität. Oft verschränken sich in ihr Gewalt und Zärtlichkeit nahezu unentwirrbar. Vielleicht ist das einer der Gründe dafür, warum gerade hierarchische Kulturen dazu neigen, das menschliche Sexualleben zu tabuisieren oder – wie heute – dem Tauschprinzip mehr oder weniger zu unterwerfen.

Wollen wir diese Problematik besser klären als bisher, dann müssen wir vor allem sozialhistorische Forschungen betreiben, denn was jemand jenseits der bloß biologischen Unterscheidung der Geschlechter als männlich und weiblich versteht, hängt weitgehend ab von den Reaktionen der Menschen auf die Strukturveränderungen der Gesellschaft.

Männlichkeit und Risikoverhalten

Risiko heißt ursprünglich Gefahr, Wagnis. Hier verwende ich beide Worte nicht als Synonyme, sondern unterscheide mit Niklas Luhmann zwischen ihnen. Er versteht unter *Gefahr* „jede beachtenswerte Möglichkeit eines Nachteils"; von *Risiko* spricht er, „wenn die eigene Entscheidung eine unerlässliche Ursache des (möglichen) Eintritts eines Schadens ist" (zit. n. Rammstedt 1992, Sp. 1050; siehe auch Ewald 1993). Wie Menschen mit Risiken umgehen, kennzeichnet ihr Risikoverhalten. Dieses ist eine individuelle Disposition, eine persönliche Eigenschaft, die freilich relativ leicht in Gruppen durch einen Risikoschub verändert werden kann. Das erklärt, warum Drogensüchtige ihre Karriere – auch dann, wenn sie später ihre Drogen einsam gebrauchen – so oft in Gruppen beginnen. Die Fähigkeit, nein zu sagen, wird halt in alltäglichen Sozialisationsprozessen allzu häufig entmutigt.

Risikobereitschaft setzt Mut voraus. Ich selbst neige dazu, zwischen Mut und Tapferkeit zu nuancieren. Beim Deutschen Jungvolk der Nazis mussten wir als Initiation einen Mutsprung, eine Mutprobe machen. Dann aber sollten wir widerspruchslos gehorchen. Zivilcourage war unerwünscht. Etwas Ähnliches geschieht in den Risikogruppen der Drogenabhängigen. Von der Gesellschaft als süchtig stigmatisiert, nehmen sie das Stigma, obgleich sie leiden, gleichsam als Auszeichnung an. Wie auch immer, für sie gilt Mephistos: Das Erste steht uns frei, beim zweiten sind wir Knechte. Der Sprung in eine riskante Situation setzt Mut voraus, ihre Beseitigung Tapferkeit. Ich assoziiere mit Mut ein Kurzzeitverhalten, mit Tapferkeit ein Langzeitverhalten. Drogensucht wirkt jedoch selbstzerstörerisch, und man muss schon die Selbstzerstörung für eine Tugend halten, um sie zu bejahen. Sie läuft häufig auf eine Selbsttötung auf Raten hinaus. Viele Süchtige sehen das auch so. Sie leiden an ihrer Sucht, wollen sich von ihr befreien, aber es gelingt ihnen nicht. Sie haben den Mut, mit Drogen zu experimentieren, aber es fehlt ihnen die Tapferkeit, in zeitweiliger, manchmal langer Erfolglosigkeit auszuharren, um von ihnen wieder loszukommen.

Bei männlichen Jugendlichen tritt noch das Problem hinzu, dass riskantes Verhalten als Mut für eine Männereigenschaft steht. Männlichkeit ist heute, abgesehen vom Zeugungsverhalten, ein vager Begriff geworden. Dennoch ist die erste Unterscheidung, die an einem Säugling vorgenommen wird, die zwischen männlich und weiblich. Die Ungewissheit darüber, was in unserer Gesellschaft als männlich oder als weiblich gilt, führt dazu, dass viele sich an alten Verhaltensmustern festklammern und den Mut, der zum ersten Drogengebrauch nötig ist, für männlich halten. So kann Jugendlichen, auch weiblichen, der Weg zur Droge als ein Weg zur Männlichkeit und als Abwehr auch in unserer Gesellschaft immer noch entwerteter Weiblichkeit erscheinen (vgl. Gottschalch 1984).

Flucht in die Infantilität

In Wirklichkeit ist die Männlichkeit, die durch Drogenmissbrauch gesucht und gefunden wird, eine Pseudomännlichkeit, denn die Drogensüchtigen weichen den Herausforderungen des Erwachsenseins, zu denen Arbeit und Sexualität gehören, aus. Auf Letztere möchte ich kurz eingehen: Die Drogenabhängigen wollen weder sexuelle Lust für sich und den Partner – diese ist ja ohne gegenseitige Rücksichtnahme nicht möglich – noch Fortpflanzung. Vielmehr geht es ihnen wie Goethes Faust, der von Begierde nach Genuss taumelt und im Genuss nach Begierde schmachtet. Oft gehen sie in diesem Teufelskreis zugrunde. Wohl benutzen sie unter Umständen die Sexualität als Mittel zum Drogenerwerb. Aber gelungene Sexualität setzt gegenseitige Anerkennung der bzw. des Anderen voraus. Die haben die Süchtigen nicht nötig, und im Laufe der Zeit verlieren sie auch die Fähigkeit hierzu. Insofern ist Drogensucht dissozial.

Letztendlich regredieren die Süchtigen in den Zustand kleiner Kinder. Sie werden von der Droge und vom Dealer abhängig wie der Säugling von der Milch und von der Mutter. Sie flüchten in die Infantilität, aber diese ist nicht die einer Majestät des Kindes (Freud), das erwartungsvoll in eine viel versprechende Zukunft blickt, sondern die des Hoffnungslosen, dem allein die Droge Entlastung und Trost bietet. Marx nannte einmal die Religion Opium des Volkes. Hierzu kann sie gewiss missbraucht werden, jedoch ist dieser Missbrauch nicht unausweichlich. Religion meint ursprünglich Bindung. Sie kann im günstigen Falle vor dem Rückfall in die Barbarei bewahren und zu schöpferischen Leistungen anspornen. Ich denke an Goethes Ausspruch: Wer Wissenschaft und Kunst hat, der hat Religion, wer keines von beiden hat, der habe Religion. Sie vermag freilich auch ungeheure Zerstörungskräfte zu entfesseln, wie die Glaubenskriege und ideologischen Kämpfe der Geschichte beweisen. Im kulturellen Sinn anregend wirken Drogen allenfalls, wo sie maßvoll gebraucht werden. Dazu ist der Drogensüchtige nicht mehr fähig. Mehr oder weniger auf die Gesellschaft seinesgleichen angewiesen, fehlt ihm der Schutz vor dem Missbrauch. Seine Infantilität ist nicht die des Kindes, das erwachsen werden will, sondern die des Flüchtlings vor der Verantwortung. Was sie begünstigt, ist eine weit verbreitete Tendenz zur kollektiven Infantilisierung. Die gab es früher auch. Was immer man aber vielleicht mit zureichenden Gründen gegen deren Verwalter, die Kirchen und ideologischen Gemeinschaften sagen mag, so bemühten sie sich doch, dergleichen Tendenzen in Grenzen zu halten. Ihre Kräfte sind zurzeit ziemlich schwach. So kann dem Flucht- und Suchtverhalten der Menschen wenig entgegengesetzt werden.

Zur Familiendynamik des Drogensüchtigen – drei Verlaufsformen

Das folgende Modell wurde von Cirillo u.a. (1998) zur Erklärung der Entstehung von Heroinabhängigkeit erarbeitet. Modelle werden hier nicht als Abbildungen der Realität verstanden, sondern als Suchschemata. Die Forscher untersuchten den Entwicklungsverlauf der Familienbeziehungen der Drogensüchtigen und teilten diese in sieben Phasen ein: Vorgeschichte der Eltern, deren Paarbildung, die in den ersten Lebensjahren des Kindes praktizierten Arten der Fürsorge, die Adoleszenz sowie das erste deviante Verhalten, das Verhalten des Vaters, der regelmäßig versäumt, das Eintreten der Drogenabhängigkeit zu verhindern, der Kontakt mit den Drogen und schließlich die Mechanismen, die zur Chronifizierung der Symptomatik beitragen (ebd., S. 81). Zu beachten ist, dass das vierte und fünfte Stadium nicht aufeinander folgen, sondern unterschiedliche Perspektiven sind, aus denen jeweils dieselbe Periode wahrgenommen wird.

Verheimlichte Vernachlässigung

Diese Untergruppe war die bedeutsamste. Betrachten wir die Herkunftsfamilien, so waren die Eltern Mangelerfahrungen ausgesetzt, die ihnen nicht bewusst wurden. Man sollte sich daran erinnern, dass die meisten Menschen das unbefragt lassen, was ihnen alltäglich geschieht. Zumal für die relativ engen Lebenswelten der Kinder gilt dies. Das Unnatürlichste erscheint ihnen als natürlich, weil sie es nicht anders kennen. Doch das so genannte Natürliche ist oft sozio-psychisch bedingt. Die Väter der vernachlässigten Kinder waren häufig gezwungen, vorzeitig erwachsen zu werden. Die Mütter erwiesen sich durch Konflikte mit ihren eigenen Müttern gewöhnlich als emotional gelähmt. Die Partnerwahl der Eltern ist durch deren Beziehungen zu den eigenen Eltern stark beeinflusst. Aber der Ehemann kann die unbefriedigten Ansprüche der Ehefrau an die eigenen Eltern nicht hinreichend kompensieren. Daher bleibt die Frau unfähig zur angemessenen Fürsorge für die eigenen Kinder. Auch handelt es sich um eine Zweckheirat, insofern beide Eltern an der emotionalen Mitgift ihrer Partner interessiert sind. Der Partner soll gesellschaftlichen Erfolg, Wiedergutmachung und Emanzipation verbürgen.

Die Beziehungen zwischen Mutter und Kind während der Kindheit sind durch oberflächliche und vergebliche Fürsorge für das Kind gekennzeichnet. Die Mutter beschäftigt sich emotional weder mit ihrem Mann noch mit den Kindern, sondern mit der eigenen Mutter. Das Kind erkennt die eigene Beeinträchtigung nicht, weil der Schaden als geringfügig hingestellt und von den übrigen Familienmitgliedern verleugnet wird. In der Adoleszenz beansprucht das Kind größere Autonomie. Die neuen Verhaltensweisen werden jedoch von der Mutter bis hin zur Verteufelung abgelehnt, und das Kind durchschaut intuitiv die Widersprüchlichkeit des mütterlichen Verhaltens. Es entdeckt, dass die Mutter seine Wachstumsbedürfnisse nicht anerkennt, sondern nur so weit akzeptiert, so weit sie diese kontrollieren kann. Die Aggression, die der Jugendliche der Mutter nicht zu zeigen wagt, wird gegen andere gerichtet. Enttäuscht von der infantilisierenden Mutter wendet sich das Kind dem Vater zu, von dem es Anerkennung und Anteilnahme als eigenständiges Individuum erwartet. Aber die Wendung zum Vater misslingt, da dieser die Bedürfnisse des Jugendlichen verkennt. Sich im Stich gelassen fühlend, sucht der Sohn Zuflucht bei der Droge. Im Kontakt mit der Droge entdeckt der Jugendliche, dass eigenes Leid mit der Droge künstlich gemindert werden kann. Auch wird sein Drogengebrauch von anderen Jugendlichen geteilt und/oder als Risikoverhalten teils mit Furcht, teils mit Neid bewundert. Die durch die Droge bewirkten psychopathologischen Veränderungen führen über Gewöhnung zur Abhängigkeit. Ist die Drogenabhängigkeit des Jugendlichen von den Familienmitgliedern erst entdeckt, führen deren Strategien im Zusammenhang mit der Symptomatik dazu, dass der Drogengebrauch unabhängig von ihren Absichten chronifiziert wird. Indem die Mutter ihre infantilisierende Fürsorge für das Kind verstärkt, verweigert sie ihm die Anerkennung seiner potentiellen Fähigkeit, den Anforderungen des Lebens gewachsen zu sein. Verbittert verstärkt der Sohn den Drogenkonsum. Der Vater erweist sich nach wie vor als schwach, indem er sich – resignierend – nicht nur weiterhin dem Sohn, sondern schließlich auch der Zusammenarbeit mit der Mutter verweigert.

Die verkannte Vernachlässigung

Den Untersuchern gelang es nicht, das Schicksal der Eltern dieser Jugendlichen vor dem Hintergrund ihrer Herkunftsfamilien hinreichend zu erforschen. Undeutliche Wahrnehmungen sprachen aber auch hier für Mangelerfahrungen und traumatische Erlebnisse über die Generationsgrenzen hinweg. Doch erhielten die Forscher viel mühsamer als von den Familien der beiden anderen Verlaufsformen Berichte hierüber, da, wie sie vermuten, in diesen Fällen massiv kollektive Mechanismen der Wirklichkeitsverkennung und Realitätsverweigerung wirkten.

Die Bedürfnisse der beiden Eltern werden vom jeweils anderen Elternteil anscheinend so stark befriedigt, dass es zu einer wechselseitigen klebrigen Abhängigkeit kommt. Eine Art emotionale Zwangsehe, ein eheliches Patt entsteht, in dem Enttäuschungen zu unreparierbaren emotionalen Reaktionen führen. Die Beziehung wird umso widersprüchlicher, je mehr sie den Partnern einerseits als unverzichtbar, andererseits als zutiefst enttäuschend erscheint.

Während der Kindheit hegt die Mutter mit dem Sohn eine symbiotische Beziehung, die von äußerst widersprüchlichen und ambivalenten Empfindungen gegen den Ehemann getränkt sind. Die Bedürfnisse des Kindes bleiben, weil sie mit den eigenen gleichgesetzt werden, unerkannt. Ihre Vernachlässigung kann auf diese Weise leicht verleugnet werden. Die Fürsorge der Mutter wird durch die gegen den Vater gerichtete Überbesetzung des Kindes entwertet und ins Gegenteil gewendet. In der Adoleszenz erkennt der Sohn seine Instrumentalisierung durch die Mutter. Er gibt deren Idealisierung auf und entzieht sich dem Ränkespiel des ehelichen Patts. Auch hier kommt es zur Wendung des Sohnes zum Vater. Diese vermag aus zwei Gründen zu scheitern: Zum einen ist es möglich, dass der Vater seine Frau zu schützen versucht; zum anderen kann er sich weigern, den Anspruch seines Kindes anzuerkennen, weil er diesen als Bundesgenossen der Mutter abwehrt. Nun versucht der in Verwirrung geratene Sohn die damit verbundene Angst durch Drogengebrauch zu dämpfen. Darauf reagieren die Eltern mit zwei Strategien: Die Mutter missbraucht die Not des Kindes, um den Mann endgültig an sich zu binden. Seinerseits richtet der Mann seine Wut und Frustration gegen das Kind, umso seine Frau zu verteidigen und zu beschützen. Der Sohn bleibt das Opfer.

Die agierte Vernachlässigung

Die agierte Vernachlässigung ist mit antisozialem Verhalten verbunden, was sich bereits an den Herkunftsfamilien der Drogengebraucher zeigt. Beide Eltern wurden bereits von ihren Eltern vernachlässigt und geben dieses Schicksal an ihre Kinder weiter. Die Ehe der Eltern existiert allenfalls in der Rechtsform. Zwischen ihnen gibt es nahezu keinen emotionalen Austausch mehr. Untreue und frühe Trennung vereiteln ihn. Die Reste emotionaler Kommunikation erschöpfen sich in gegenseitigem Schuldzuweisungen. Jeder macht den anderen für die misslungene Ehe verantwortlich. Vermutlich haben die Eltern in ihren eigenen Herkunftsfamilien schwere Enttäuschungen erlebt, aber diese bleiben im dunkeln.

Die Beziehungen zwischen Mutter und Kind sind von Mangelerfahrungen geprägt, die die Mutter selbst erlitt. Meist wird die Sorge für das Kind den Großeltern oder Institutionen abgetreten. Es erfolgt ein verfrühter Eintritt in die Adoleszenz. Eine Wendung zum Vater ist nicht möglich, denn dieser ist entweder abwesend oder zur Erziehung nicht fähig. Der Kontakt mit den Drogen wird dadurch erleichtert, dass sie gleichzeitig Mittel zum Gelderwerb sind und die Zugehörigkeit zur Gegenkultur der Drogengebraucher ermöglichen. Schließlich hält die Mutter an ihrer Haltung fest und überträgt alle Entscheidungen an andere. Das Kind verhält sich immer herausfordernder. Die soziale und ökonomische Not verstärkt und vertuscht tendenziell den Verfall der Beziehungen und Personen. Der Vater benutzt das wirtschaftliche Elend zur Rechtfertigung seines Versagens. Häufig verstricken sich Helfer und Sozialarbeiter in die Familienproblematik, indem sie sich angesichts der sozialen und ökonomischen Randstellung der Familie entweder mit den Eltern identifizieren und deren mangelnde Fürsorge für das Kind entschuldigen bzw. für unwichtig erklären, oder sie verbünden sich mit dem Kind gegen die Eltern.

Die Ketten des Drogenzwanges

In seinem Buch „Die verborgene Dimension" (1978/97) kennzeichnet Léon Wurmser die Sucht als eine maskierte Depression (S. 80), wobei deren Zwanghaftigkeit eines der größten Hindernisse gegen die Behandlung ist (S. 88). Er vermutet, dass man ihr vorbeugt, indem man „frühzeitig jene gestörten Familien und Kinder ausfindig" macht, „die eine Brutstätte für den Drogenmissbrauch darstellen" und ihnen hilft (S. 46). Hilfreich ist dergleichen Prävention freilich nur, wenn ein Gleichgewicht von technologischer, naturwissenschaftlicher Ausbildung und körperlicher Ertüchtigung einerseits und kultureller und musischer Bildung andererseits hergestellt wird. Davon sind wir zurzeit weit entfernt. Für noch problematischer hält Wurmser „die durchdringende Langeweile, unter der Oberschüler und Studenten leiden". Er fragt sich, ob die Einführung akademischer Bildungswege als Vorbedingung für viele Berufe viel Nutzen gebracht habe. Man müsse überlegen, „ob und wie dieser Druck, ein Studium durchlaufen zu müssen, auf schlecht motivierte Jugendliche weitgehend reduziert werden könnte, ohne gleichzeitig die Funktionsfähigkeit einer hochtechnologisierten Gesellschaft zu untergraben" (S. 47). Meine Erfahrungen in der praktischen und theoretischen Berufsausbildung sprechen dafür, dass das durchaus möglich ist. Es sind vor allem berufspolitische Interessen und narzisstische Bedürfnisse, die dem entgegenstehen. Die Schwierigkeiten, Letztere hinreichend zu befriedigen bzw. zu kompensieren, führen dazu, dass viele Menschen an narzisstischen Entbehrungen leiden.

Der Teufelskreis

Wurmser unterscheidet zwischen dem horizontalen und dem vertikalen Blick des Suchtforschers. Der horizontale Blick richtet seine Aufmerksamkeit auf das, was hier und jetzt geschieht. Der vertikale Blick fragt nach den Vorbedingungen und der Lebensgeschichte des Süchtigen. Untersucht man die Reihenfolge der Prozesse, entdeckt man einen Teufelskreis, dessen Sequenzen bereits auf Teillösungen innerer Konflikte zielen. Wurmser versucht die Problematik entlang folgender Fragen zu strukturieren (S. 129):

- Welches genau sind die unbewussten Impulse, Wünsche, Triebkomponenten?
- Welches sind die Abwehrformen?
- Auf welche Weise spiegeln diese Abwehrformen selbst triebhafte Prozesse wider?
- Und welches sind strukturelle Defekte – weder Abwehr noch Trieb?

Hier beschränke ich mich auf die relativ leicht fasslichen Bestandteile des Teufelskreises. Am Anfang stehen gewöhnlich Gefühle tiefer Traurigkeit, Enttäuschung und Einsamkeit, die zu einem plötzlichen Zusammenbruch des Selbstwertgefühls führen. Die Enttäuschung bezieht sich weniger auf andere als auf die Phantasien über die eigene Großartigkeit. Wurmser spricht von einer narzisstischen Krise. Sie ist verbunden mit überwältigenden und allumfassenden Gefühlen von Wut, Scham und Verzweiflung, aus der sich der Zusammenbruch der Affektabwehr ergibt. Anstelle des Affekts tritt eine unerträgliche diffuse Spannung, eine krampfhafte Suche nach Aufregung und Erleichterung.

Es kommt zur Spaltung in einen Teil, der handelt, und in einen, der beobachtet, wobei der beobachtende Teil nicht als wirklich lebendig empfunden wird. Nach Wurmser setzt diese Spaltung eine massive Verleugnung der psychischen Realität voraus. Die Verleugnung bezieht sich nach Freuds Definition nicht auf die tatsächliche Wahrnehmung sondern auf das Unvermögen, die emotionale Bedeutung des Wahrgenommenen anzuerkennen. Für den unerträglichen und deshalb verleugneten inneren Konflikt wird eine äußere Lösung gesucht: Konkrete Handlungen in der Außenwelt sollen das Leben gleichsam magisch verändern. Der Suchtkranke fühlt sich von unbezähmbarem Aktionsdrang übermannt. Die psychische Not wird durch Externalisierung abgewehrt, d.h. Spott, Zurückweisung und Bestrafung werden durch riskante Handlungen – eben Drogenmissbrauch – herausgefordert, um sich und anderen Kontrolle über das Unvermeidbare vorzutäuschen.

Ungezügelte Aggressionsformen werden angewandt, Grenzen niedergerissen, soziale Regeln verletzt. Verletzen und verletzt werden, demütigen und sich demütigen lassen treiben einander hoch, verursachen die Verletzung anderer und stimulieren zur Selbstzerstörung. Scham- und Schuldgefühle werden gelähmt. Es kommt zu einer Spaltung des Gewissens, des Überichs. Einerseits werden seine Gebote anerkannt, andererseits in den Wind geschlagen. Diese Überich-Spaltung findet sich bei jedem zwanghaften Drogengebrauch, am geringsten, so vermutet Wurmser zugunsten der Raucher, vielleicht bei der Nikotinsucht.

Auf dem Höhepunkt kommt es zu einem unermesslichen Glücksgefühl, in dem der narzisstische Konflikt gelöst zu sein scheint. Aber bald folgt der Absturz in Traurigkeit, Enttäuschung und Einsamkeit und der verhängnisvolle Kreislauf beginnt mit der narzisstischen Krise von neuem.

Die narzisstische Krise

Rudolf Eissler sagte einmal (1979), dass wir Menschen ohne Aggression, Ambivalenz und Narzissmus nicht leben können. Hier interessiert der desintegrierte Narzissmus (Gottschalch 1988, S. 89ff.), der vor allem beim starken und zwanghaften Drogenkonsum als determinierende Kraft wirkt. An seinem Patienten Andreas zeigt Wurmser, wie dessen Selbstwertgefühl zusammenbricht und er in eine narzisstische Krise (S. 130ff. u. ders. 1990, S. 399-434) gerät. Er kann seine Lebenswelt nicht mehr als eine Erfolg versprechende Herausforderung erfassen und reduziert sein psychisches Engagement auf sich selbst. Vor allem scheitert er an der Entwicklungsaufgabe, den primären Narzissmus von der Selbstsorge zur Sorge für andere, z.B. für Eltern und Geschwister, zu erweitern. Wurmser meint, dass diese ausschließliche Selbstbezogenheit durch das Gefühl völliger Hilfs- und Machtlosigkeit als Folge starker seelischer Verwundungen hervorgerufen werde.

Auf die narzisstische Krise gibt es verschiedene Reaktionen. Wie Dostojewskis Verbrecher Raskolnikow fragt der Suchtkranke: Bin ich ein Napoleon oder eine Laus? Aber nur selten kommt eine Sonja, die ihm hilft, sich aus seinem Elend zu erlösen. Auch geht es weniger um Schuld als um Scham. Der Betroffene versucht in einem Gegenangriff, die als Schande erlebte Verletzung ungeschehen zu machen. Eine benommene Gefühllosigkeit trifft ihn, in der alles als unwahr, unwirklich, leblos und bedeutungslos erscheint. Es gibt eine Vielzahl von Kompromissbildungen, die von überhöhten Phantasien über das Selbst bis zu massiven Verleugnungen der psychischen Realität zu führen vermögen. Enttäuschung, Angst, Wut, Scham, Leid, Einsamkeit, Entsetzen und Verzweiflung fließen zusammen und überschwemmen ihn. Nur noch der Griff nach der Droge vermag Erleichterung zu bieten. Von den spezifischen verleugneten Affekten und der erreichten Wuscherfüllung hängt ab, welche Drogenarten bevorzugt werden.

Wir sahen: die narzisstische Krise führt zum Zusammenbruch des Selbstwertgefühls, der Selbstachtung, zum Verlust von Macht und Kontrolle. Aber sie löst auch magische Erwartungen aus: Die rettende Mutter, der strenge und zugleich gütige Vater, der erlösende Bruder und andere Wundertäter sollen helfen, wo die eigenen Kräfte nicht ausreichen.

Man kann nicht behaupten, dass das Gewissen gar nicht mehr funktioniert. Wohl hat es aufgehört, Wegweiser und Warner zu sein. Vielmehr wirkt es im Nachhinein als innerer Richter. Einerseits ermöglicht es Selbsterhöhung: wie streng bin ich doch gegen mich selbst; andererseits aber auch Selbstverdammung: ich bin es nicht mehr wert zu leben. Das Gefühl der eigenen Minderwertigkeit wird in sein Gegenteil verkehrt. Demut wandelt sich in Hochmut: Wenn mich mein Gewissen so quält, muss ich doch im Innersten ein guter Mensch sein.

Einigermaßen gesunde Menschen überwinden unter günstigen Umständen die narzisstische Krise. Sie sehen ihre Grenzen ein, erkennen die gegebenen Realitäten an und korrigieren diesen entsprechend ihr Selbstbild. Die Drogensüchtigen freilich finden aus dem Circulus vitiosus nicht hinaus.

Vier Kontinua der Abwehrmechanismen

Die Spanne der Abwehrformen reicht weit. Sie läuft vom Vermeidungshandeln über Isolierung, Aktions- und Kampfformen bis zum Schaffen und Zerbrechen von Schranken. Je starrer und zwingender ein Verhalten ist, desto unbewusster ist es.

- Der erste Abwehrtyp, den Wurmser nennt, ist der *Vermeidungstyp*. Sein inneres Gebot lautet: Ich will nicht wissen. Seine Strategien reichen von der bewussten Negierung zur massiven unbewussten Verneinung. Die Einsichten, die er über andere hat, vermag er nicht auf sich selbst anzuwenden. Versucht man ihn aufzuklären, antwortet er mit: Das mag schon sein, aber auf mich trifft das nicht zu. Das Vermeidungsverhalten geht dem Drogenkonsum unmittelbar voraus und ist an seiner Wirkung beteiligt.

- Die zweite Abwehrform ist die der *Dissoziation*, der Trennung und Isolierung. Verbindungen werden aufgelöst und Verluste verleugnet. Gemischte Gefühle können nicht ertragen werden. Oft erfolgt eine scharfe Trennung in nur gut und nur böse, die der Realität nicht entspricht. Am Ende droht die Gefahr des psychotischen Zusammenbruchs, den der Süchtige mit Hilfe beruhigender Drogen vergeblich aufzuhalten versucht.

- *Aktions- und Kampf-Abwehrstrategien* kennzeichnen den dritten Typ. Diese können bewusst und kontrolliert angewandt werden, beispielsweise durch Ortsveränderung. Es ist aber auch eine Wendung ins Schöpferische möglich, z.B. durch musische oder wissenschaftliche Tätigkeit. Hier erfolgt eine Art produktiver Externalisierung. Andere wählen die Flucht nach vorn, identifizieren sich mit dem gefürchteten Aggressor und richten ihre aggressive Wut gegen andere und/oder gegen sich selbst.

- Im vierten Kontinuum geht es um Probleme der *Begrenzung*. Schranken werden geschaffen und zerbrochen. Auf der einen Seite stehen Verschmelzungserfahrungen, die zugleich gesucht und als Selbstaufgabe gefürchtet werden, auf der anderen Seite bewusstes Ablösen, Trennen und Übertreten. Die Stimmungen wechseln in einem emotionalen Spannungsbogen, der von himmelhoch jauchzend bis zu Tode betrübt reicht.

In allen vier Kontinua – Wurmser meint, man könne noch mehr herausarbeiten – wird mit aggressiver Energie gearbeitet. Die freigesetzte destruktive Aggression verstärkt und steigert die Befriedigung libidinöser und vor allem narzisstischer Bedürfnisse. Verschmelzungserlebnisse werden zur Abwehr von Einsamkeit gesucht, Gefühle durch Handlungen ersetzt. Zugleich kommt es zur Verlegung von Grenzen. Unverletzbarkeitsphantasien und die Vorstellung, etwas Besonderes zu sein, erleichtern das mit Drogengebrauch verlötete Risikoverhalten.

Süchtige manipulieren die Welt, aber sie ändern sie nicht!

Jede Handlung, die äußere Hilfe hinzuzieht, um beängstigende Gefühle zu bewältigen, ist eine Art der Externalisierung (S. 173). Süchtige versuchen, ihre inneren Probleme durch Externalisierung, d.h. durch Verlagerung in die Außenwelt, zu lösen. Handlungen, wie eben der Drogengebrauch, sollen Selbstkonfrontation und Selbstveränderung ersparen und magische Kontrolle über das Unkontrollierbare ermöglichen. Drogenmissbrauch tritt an die Stelle von Erinnern, Erkennen und Durcharbeiten. Die Droge wird gegen Scham- und Schuldgefühle, Demütigung und Vergeltungsangst eingesetzt und provoziert diese zugleich.

Paradoxerweise kommt die Gesellschaft den Bedürfnissen der Drogenabhängigen entgegen und lässt sich von ihnen manipulieren. Von der Gesellschaft verfolgt, sehen die Süchtigen das Problem nicht mehr in sich selbst, sondern in ihren Verfolgern. Die Frage ist, warum die Außenwelt mitspielt. Meiner Auffassung nach spielen hier nicht nur der von Freud ironisierte Furor prohibindi (Brunst zu verhindern) und der Furor sanandi (Brunst zu heilen) ihre Rollen, sondern auch das Verlangen, wenn auch ablehnend, an den Sensationen der Sucht teilzunehmen.

Neben dem Drogengebrauch gibt es andere Arten der Externalisierung. Wurmser (S. 179f.) nennt folgende sieben:

• Einsatz anderer dinglicher Agenten zur Lösung innerer Probleme wie Fernsehen, Spielen, Geld, Essen;

• Einsetzung eines allmächtigen, alles gebenden menschlichen Agenten in Form einer symbolischen Bindung;

• Kampf gegen einen in gleichwertiger psychischer Funktion eingesetzten, jedoch nur als böse erlebten Feind (hier sei an Projektionen erinnert);

• Lügen, Manipulieren und Vermeiden jeder persönlichen Verpflichtung;

• Verletzung der von Natur und Gesellschaft gesetzten Grenzen durch großartiges ‚Ausleben';

• Provokation von Vergeltungsmaßnahmen als Bestrafung für Beschädigungen oder diffuse Angriffe;

• direkte Gewalt, um einen symbolischen Stellvertreter für einen Selbstanteil zu zerstören oder um, wie schon gesagt, Bestrafung zu provozieren.

Das Gemeinsame dieser verschiedenen Formen externalisierter Abwehr ist, dass sie eine entmenschlichte Qualität haben und mit Risiken verbunden sind. In ihnen wird eine Neigung zur falschen Konkretheit deutlich. Schließlich stellt die Abwehr durch Externalisierung die narzisstische Illusion von Kontrolle und Macht wieder her. Es gibt aber auch einen konstruktiven Gebrauch defensiver Externalisierung: zwanghafte Arbeitswut und zwanghafte schöpferische Leistungen sind hier zu nennen. Freilich beobachten wir nicht selten, dass dergleichen Wendungen ins Konstruktive am Ende doch mit psychischen Zusammenbrüchen enden.

Wurmser bewertet den Drogenkonsum als einen Kompromiss. Einerseits dämpfen Drogen aggressive Affekte, andererseits bedeuten sie einen Angriff auf die Außenwelt und das Selbst und insofern ein Ausleben und Aggression. Narzissmus und Aggression sind beim Süchtigen eng miteinander verbunden. Es ist schwer herauszufinden, welche von diesen Haltungen primär und welche sekundär ist. Angesichts seines Materials neigt Wurmser dazu, in den Problemen um Selbstwertgefühl, verwundeten Stolz, erbarmungslosen Ehrgeiz, Hilf- und Hoffnungslosigkeit den roten Faden im Empfinden des Drogenabhängigen zu sehen.

Was an Drogensüchtigen oft auffällt, ist eine Spaltung des Überichs. Viele von ihnen erscheinen lange als vertrauenswürdig, bis es plötzlich zu einem Bruch kommt. Was geschieht? Irgendwann verursacht die Person einen impulsiven Vertrauensbruch, den sie nicht ertragen kann. Nun spaltet sich ihr Überich in einen relativ realitätsbewussten schuldbeladenen Anteil und in einen vor allem narzisstischen schamerfüllten. Wo die so entstandene Spannung als unerträglich erlebt wird, treiben starke Impulse zu Drogen. Einerseits wird Erleichterung und Lustgewinn mit Hilfe der Droge gesucht, andererseits wird alles, was nicht lustvoll ist, aus der Seele hinausgeworfen und verneint. Eine magische Verwandlung des Selbst und der Welt wird versucht, eine Maske der Blindheit und Erstarrung über das Gesicht gezogen. Lüge und Manipulation sollen nicht durchschaut, weder die innere noch die äußere Realität darf erkannt werden. Man will die anderen beeindrucken und fesseln. Gleich einem Riesen oder Halbgott möchte der Suchtkranke anerkannt, bewundert und geliebt werden. Der freundlichen Hinwendung zu anderen sind die Drogensüchtigen freilich nicht fähig. Sie haben aufgehört, Anmut und Würde im Umgang mit Menschen zu zeigen. Wohl sprechen sie über die Droge, das Zubehör und Ambiente mit Zärtlichkeit: das fällt selbst bei relativ harmlosen Süchtigen wie Pfeifenrauchern auf. Mich amüsiert es zuweilen, wie Pfeifenraucher auf Sitzungen ihr Besteck hervorholen und ausbreiten, um es zu putzen, ihre Pfeife zu stopfen und so die Wichtigkeit der Konferenz herabzusetzen, womit sie nicht selten Recht haben. Wurmser bezeichnet die beruhigende Droge als mütterliches Klaustrum, als abgeschlossenen Raum (S. 189).

Man kann auch von einem stofflichen Mutterersatz sprechen. Das erinnert an Winnicotts (1951) Forderung, die Mutter müsse gut genug sein. Wo ihr das nicht gelingt, fürchtet das Kind, eigene Möglichkeiten zu entfalten. Vor allem unterbleibt die Entwicklung der Fähigkeit, allein zu sein. Das Kind sucht ständig nach der Mutter. Schließlich kann aus dieser Suche die Sucht nach der Droge werden. Nach Joyce McDougall (1997, S. 267) vermag das Risiko, dass ein Kind keine Vorstellung von fürsorglichen Eltern erwirbt, dazu führen, dass es unfähig bleibt, sich in Zeiten innerer und äußerer Spannungen selbst zu trösten und für sich selbst zu sorgen. Wie in der frühen Kindheit wird dann die Suche nach einer Lösung, wenn fürsorgliche Introjekte fehlen, unweigerlich nach außen gedrängt. Auf diese Weise werden Drogen, Nahrungsmittel, Alkohol, Tabak, Medikamente usw. als Objekte entdeckt, die zur Linderung schmerzhafter Gemütszustände dienen – und eine mütterliche Funktion erfüllen, die das Individuum sich selbst nicht erfüllen kann.

„Die ich rief, die Geister, werd ich nicht mehr los"

Die meisten Drogensüchtigen beginnen mit einem Experiment. Oft lassen sie sich zu diesem verführen. Wie Heinrich Manns Untertan Diederich Heßling vor seinem ersten Besuch bei den Korpsstudenten nehmen sie sich vor: „Aber nur einen" – und bald sind sie abhängig, weil sie die Droge als ein Zaubermittel gegen Langeweile, Einsamkeit, Angst und Verdruss zu gebrauchen lernen. Eine Zeit lang, so berichten sie zumindest, glauben sie noch, wenn sie nur wollten, kämen sie von der Droge los. Schließlich werden sie abhängig und entwickeln eine Art Geusenstolz (siehe auch Schille, Der Umschwung von Drogengebrauch, i.d.B.).

Mich selbst hat die Begegnung mit Drogensüchtigen stets traurig gemacht; als ob Leben nicht immer lebensgefährlich wäre und als ob es nicht lohnendere riskante Ziele gäbe, um sich zu bewähren! Es scheint mir so, als ob sie zeigen wollten: Wir brauchen euch nicht. Was wollt ihr von uns? Das aber tun sie so demonstrativ, so leidvoll, dass ich ihnen dies nicht zu glauben vermag. Ich gebe zu, einen Mangel an Solidarität mit Drogensüchtigen zu fühlen, obwohl ich weiß, dass sie sehr leiden und dass es weder ihre Schuld allein, noch die Droge selbst ist, die sie abhängig macht.

Wie kann man Drogensüchtige heilen? Dass es mindestens auf Zeit gelingen kann, habe ich beobachtet. Aber eine überzeugende Rezeptologie hierfür ist mir bisher unbekannt. In meiner Hilflosigkeit wende ich mich an den Dichter, der im Schatzgräber einen Knaben sagen lässt:

Tages Arbeit! Abends Gäste!
Saure Wochen! Frohe Feste!
Sei dein künftig Zauberwort.

Das läuft auf Prävention hinaus, auf Gesellschaftspolitik also. Aber der widersetzt sich nicht nur die Apathie der Drogenabhängigen, sondern auch die der Normopathen, das sind die Menschen, die so genormt, so angepasst sind, dass sie dem Zeitgeist auch dort nicht zu widerstehen vermögen, wo er Elend und Erniedrigung bringt bzw. konserviert – und wo tut er dies nicht?

Literatur

Cirillo, S./Bertini, R./Cambiasso, G./Mazzo, R.: Die Familie des Drogensüchtigen. Eine Mehrgenerationenperspektive. Übersetzt aus dem Italienischen von K. Laermann. Stuttgart 1998
Eissler, K. R. (1979): Todestrieb, Ambivalenz, Narzissmus. Deutsche Originalausgabe München 1980
Ewald, F.: Der Vorsorgestaat. Frankfurt a. M. 1993
Gottschalch, W.: Geschlechterneid. Berlin 1984
Gottschalch, W.: Männlichkeit und Gewalt. Eine psychoanalytische und historisch soziologische Reise in die Abgründe der Männlichkeit. Weinheim und München 1997
McDougall, J. (1995): Die Couch ist kein Prokrustesbett. Zur Psychoanalyse der menschlichen Sexualität. Stuttgart 1997
Mead, M. (1939): Leben in der Südsee. Jugend und Sexualität in primitiven Gesellschaften. München 1965
Rammstedt, O.: Risiko. In: Hist. Wb. Philos. 8 (1992), Spalten 1045-1050
Winnicott, D. W. (1951): Übergangsobjekte und Übergangsphänomene. In: Ders.: Von der Kinderheilkunde zur Psychoanalyse. Fischer Taschenbuch 1680
Wurmser, L. (1978): Die verborgene Dimension. Psychodynamik des Drogenzwanges. Göttingen 1997
Wurmser, L. (1981): Die Maske der Scham. Die Psychoanalyse von Schamaffekten und Schamkonflikten. Berlin/Heidelberg/New York 1990

Ralf Trautmann

Drogengebrauch in Jugendcliquen

Neben der Schule und der Familie bilden Cliquen eine wichtige Sozialisationsinstanz in der Reifephase der Jugend, aber im Gegensatz zu diesen sind sie bei Pädagogen, in der Öffentlichkeit und auch bei den Jugendlichen selbst eher mit einem negativen Vorzeichen versehen. Das Wort ‚Clique' stammt aus der französischen Sprache und bezeichnet eine auf eigenen Interessen und Handlungszielen beruhende Gruppe von Menschen. Cliquen meint eine Form von Gleichaltrigen-Gruppen, die sich selbst von anderen Jugendlichen abgrenzen, Formen oder Elemente einer Subkultur beinhalten und hauptsächlich über spontane Interaktionen zwischen Jugendlichen gebildet werden. Sie basieren anfangs auf losen, nichtformellen Beziehungen zwischen den Jugendlichen, entwickeln sich aber mit fortdauerndem Bestand der Clique weiter zu einem Netz von Gruppenidentitäten, gegenseitiger Hilfe und Solidarität, eigenen Moral- und Wertvorstellungen und Traditionen.

Cliquen sind der Ausdruck des Bedürfnisses von Jugendlichen nach Orientierung, Ablösung vom Elternhaus und ihrer Suche nach einer eigenen Identität und Persönlichkeit (vgl. Schröder/Leonhard 1998). Cliquen unterstützen dieses Bedürfnis aber eher durch eine den gesellschaftlichen Normen und Wertvorstellungen entgegenstehende oder abgewandte Cliquenidentität. Orientierung und Identitätsfindung wird oft durch Ausgrenzung von anderen, durch deren Abwertung erreicht. Gesellschaftlich nichtkonforme Wertvorstellungen und Verhaltensweisen sind die Maßstäbe des Selbstverständnisses der Clique, der Integration von Cliquenmitgliedern. Und in diesem Deutungskontext kann auch der ‚Sinn' von Drogenkonsum freigelegt werden: Drogenkonsum erhält als gesellschaftlich sanktioniertes Verhalten eine identitätsstiftende Funktion innerhalb einer Clique. Der Gebrauch von Drogen und deren Beschaffung kann in Cliquen zum Lebensstil gehören und/oder auch das Hauptintegrationsmerkmal sein. Ist die Beschaffung und der Verkauf von Drogen eine der Hauptorientierungen einer Gruppe, spricht man eher von einer Drogen-Gang.

In der sozialpädagogischen Praxis haben sich die Bezeichnungen *Clique* und *Gang* etabliert. Die Unterscheidung ist nicht klar definiert oder eindeutig. Clique meint den anfangs losen, informellen Bezug von Jugendlichen zueinander, der durch eine Abgrenzung über gesellschaftlich nichtkonformes Verhalten zu erreichen versucht wird. Schlägt das Verhalten von Cliquen in deviantes oder kriminelles Verhalten um, spricht man eher von einer Gang. Diese können dann auch durch hierarchische Strukturen geprägt sein. Die Möglichkeiten, in eine Gang aufgenommen zu werden oder diese zu verlassen, sind stärker eingeschränkt.

Bei der Betrachtung von Cliquen und ihrem Verhalten – das gilt ebenso für den Gebrauch von Drogen – ist immer auch die individuelle Persönlichkeitsstruktur der Mitglieder mit einzubeziehen. Sicher, das Bedürfnis einer Clique, sich durch gesellschaftlich nichtkonformes Verhalten abzugrenzen, ist einer der Hauptgründe, weshalb gerade Drogen in das Handlungs- und Organisationsspektrum einer Clique geraten. Doch berücksichtigt werden sollte dabei ebenfalls das individuelle soziale Umfeld des einzelnen, das durchaus stark durch seine Zugehörigkeit zu einer Clique geprägt sein kann, aber immer noch durch andere Sozialisationsinstanzen, wie die Familie oder die Schule, bedeutend gewichtet wird. Das ‚Nichtbewältigen' von Anforderungen, die diese Instanzen in der Sozialisation an den Jugendlichen stellen, kann ein Grund sein, weshalb Jugendliche auch zum Drogenkonsum übergehen und diesen dadurch erst in eine Clique hineintragen. Der Gebrauch von Drogen durch einzelne Mitglieder einer Clique kann dann in vielen Fällen auch falsch interpretiert werden, wenn er vorschnell nur als die ‚gewöhnliche' Abgrenzungsstrategie einer Clique verstanden wird.

Bildung von Cliquen

Cliquen sind eine Form von jugendlichen Gleichaltrigengruppen, deren Entstehung sich meist spontanen Aktionen einzelner Jugendlicher verdankt. Man kennt sich und trifft sich ungeplant immer wieder. Darüber werden gemeinsame Vorlieben oder Interessen entwickelt. Trotzdem bleiben die Beziehungen der Jugendlichen vorrangig auf sogenannte ‚face-to-face'-Kontakte beschränkt. Über gemeinsam erlebte Situationen, ähnliche individuelle Konfliktstrukturen oder eben auf der Basis bestimmter Vorstellungen und Vorlieben grenzen sich Teile von Jugendlichen von ihrem Umfeld der anderen Jugendlichen ab, definieren sich selbst als *anders*.

Ihr ‚Anderssein' bestimmen diese jugendlichen Gruppen meist durch Identifikation mit gemeinsamen Vorbildern und Stilen, die sie aus verschiedenen kulturellen Szenen entnehmen (Musik, Film, Sport) oder durch Begeisterung und Ablehnung gegenüber bestimmten Verhaltensweisen. Einen guten Überblick zu jugendkulturellen Stilen vermittelt Ferchhoff (1995). Wichtig für die Jugendlichen ist hier die Möglichkeit, sich über diese Bilder oder Handlungen von anderen Jugendlichen ihres Sozialraums abzugrenzen. Diese Abgrenzung geht auch über die Gleichaltrigenkultur hinaus und erstreckt sich auf andere soziale Räume, in denen durch Verhalten Ablehnung begründet wird. Gegenüber Erwachsenen oder anderen gesellschaftlichen Gruppen bringen Cliquen ebenfalls eine Distanz zum Ausdruck.

Dabei bauen Cliquen, im Unterschied zu anderen Gruppen, keine formalen Beziehungen auf oder formulieren bestimmte Ziele als ihre Leitvorstellungen. Die Bezüge der einzelnen Mitglieder bleiben informell, haben aber gegenüber Nichtmitgliedern ausschließenden Charakter. Daher bestimmt sich eine Clique im Prinzip immer negativ gegenüber bestehenden Sozial- oder Lebensräumen.

Das bedeutet aber nicht, dass alle Funktionen einer Clique von vornherein nur negativ aufzufassen sind. Cliquen bieten Jugendlichen vor allem in der Phase der Pubertät Hilfestellungen bei ihren persönlichen Entwicklungsproblemen. Sie ergänzen darüber die Sozialisationsfunktionen der Familie und der Schule. In Cliquen können neue Rollenidentitäten eingenommen und erprobt werden. Auch sind diese nicht unbedingt starr und fixieren den Jugendlichen damit in einer Phase, wo noch die Suche nach eigenen Identitäts- oder Handlungsorientierungen primär wichtig sind. Kommunikationsformen, die in anderen Beziehungsgefügen, wie etwa in der Schule oder zu Hause, aufgrund von Statuszuschreibungen sanktioniert werden, können in Cliquen ausgelebt oder überhaupt erst erfahren werden. Beziehungen zu anderen Mitgliedern können so über Rollenerprobungen oder Kommunikationsformen erlebt und damit geübt werden. Jugendliche sind in ihren Fähigkeiten, Beziehungen zu anderen aufzubauen und über einen längeren Zeitraum zu pflegen, noch ungefestigt. Cliquen bieten einen Raum, Beziehungsfähigkeit zu entwickeln und zu erproben. So ist der Aufbau und die Wahl von regelmäßigen Beziehungsgefügen mit anderen gleichgeschlechtlichen und gegengeschlechtlichen Jugendlichen möglich.

Jugendliche erleben in der Pubertät ihre eigenen triebhaften Wünsche sehr stark, und diese erzeugen eine Unsicherheit, die in der Clique durch andere Mitglieder bestätigt wird. Auch sind für erste Liebesbeziehungen, die noch nicht souverän gestaltet werden können, Cliquen eine Art Schutzraum. Dies gilt ebenso gegenüber weiteren Anforderungen, die durch gesellschaftliche Institutionen definiert werden. Durch diese Schutzfunktion vermittelt die Clique ihren Mitgliedern eine eigene Art von Sicherheit und Geborgenheit gegenüber den Anforderungen und Normen der Erwachsenenwelt.

Cliquen stellen vorhandene traditionelle Wertesysteme zum Teil in Frage und vermitteln neue Leitbilder und Wertvorstellungen. Diese Vermittlung zwischen traditionellen und neueren Wertesystemen können durchaus auch zu Wertvorstellungen führen, die durch die Entwicklungsprobleme der Jugendlichen geprägt sind. Allerdings erzeugen viele Cliquen mit der Fortdauer ihres Bestehens zunehmend Konflikte in ihrer sozialen Umwelt und greifen Problemlagen ihrer Mitglieder als verbindende Merkmale auf. Nicht die Lösung von Konflikten oder Problemen ist das angestrebte Handlungsziel, sondern die in der Gruppe identitätsstiftende Funktion wird bestimmend. Denn die Clique selbst definiert sich im Ausgangspunkt ihres Bestehens ja schon als *anders*, als den Regeln ihrer jugendlichen Kultur und den Normen der Erwachsenenwelt entgegenstehend und sich diesen entziehend.

Cliquen sollte man als einen notwendigen Bestandteil der heutigen Jugendkultur verstehen. Studien über Cliquen kommen zu dem Ergebnis, dass fast 50% aller Jugendlichen schon einmal einer Clique angehört haben oder immer noch Mitglied sind. Sie bilden einen Raum, in dem Jugendliche ihre individuellen Entwicklungsprobleme durch andere Jugendliche erwidert finden und eine gemeinsame Bewältigung möglich scheint. Bieten sich den Jugendlichen in anderen gesellschaftlichen Institutionen wie Familie und Schule keine Hilfestellungen für ihre Probleme an, ist ihre eigene Jugendkultur der hauptsächliche Ort ihrer Bewältigung. Cliquen sind dann in ihrem Verhalten, ihren Normen und Leitbildern ein Ausdruck dieser nicht ausreichenden Hilfestellung durch die Gesellschaft.

Aber es wäre vorschnell, wollte man alle Formen eines gesellschaftlich sanktionierten Verhaltens von Jugendlichen in einer Clique als Bewältigung von Entwicklungsproblemen begreifen. Jugendliche befinden sich in einem Prozess der Umgestaltung ihrer Beziehungen zu anderen und der Neugestaltung ihres eigenen Selbst durch ihre leibseelische Entwicklung. Das bedeutet für sie ein Kennenlernen von individuellen Situationen und psychischen Befindlichkeiten. Zum Ausleben der Neugier und des Erfahrungshungers auf Welt bietet die Gleichaltrigenclique eine wichtige Gelegenheitsstruktur und gleichermaßen einen sozialen Schutzraum.

Strukturen und Beziehungen von Mitgliedern einer Clique

Aufgrund der Entstehungsbedingungen einer Clique – diese schließt sich (wie ausgeführt) erst zusammen über sporadische, zufällige Kontakte zwischen Jugendlichen oder über gemeinsam erlebte, sich wiederholende Ereignisse – haben Cliquen anfangs keine formalen oder institutionalisierten Beziehungen oder Hierarchiestufen untereinander. Ob solche Strukturen für alle Mitglieder der Gruppe eine starke Bedeutung erlangen, hängt von der weiteren Entwicklung der Clique ab und den Zielsetzungen, die sie sich zu Eigen macht. Ändert die Gruppe ihr Verhalten dahingehend, dass der Konsum und dann oft auch der Handel mit Drogen ins Zentrum des Alltagslebens rücken, ist die Ausbildung von festeren Strukturen – differenziert nach einzelnen, für den Handel notwendigen Funktionen – verstärkt zu erwarten. So sind Gangs in der amerikanischen Drogenszene durchaus von autoritären, auf Gewalt basierenden Verhältnissen zwischen den einzelnen Mitgliedern geprägt. Diese Gangs besitzen starke autoritäre Strukturen mit festen Rollenzuschreibungen. Verletzungen der Rangordnungen haben gewalttätige Sanktionen zur Folge (vgl. Miller 1979).

Die Soziologie hat vor allem die Bedeutung des Wir-Gefühls für den Zusammenhalt von gesellschaftlichen Gruppen herausgestellt. Dieses Gefühl garantiert ein Mindestmaß an Integration der Einzelnen in die Gruppe. Daher trägt es entscheidend zum Zusammenhalt in verschiedenen Situationen bei. Solidarität und Hilfsbereitschaft werden auf der Basis dieses Gefühls vor allem in stark konfliktträchtigen Situationen, in denen einzelne oder mehrere Mitglieder der Gruppe bedrängt werden oder aber die Gruppe selbst andere bedrängt, gegenseitig gewährt. Identifikationsbereitschaft mit den Vorstellungen und Interessen der Gruppe ist eine weitere Wirkung, die Wir-Gefühle in einer Gruppe hervorrufen. Auch für den Gebrauch von Drogen ist die vorliegende Identifikationsbereitschaft mit der Gruppe von Bedeutung. Mitglieder einer Clique übernehmen einen Drogengebrauch schneller in ihr Verhaltensspektrum, wenn sie eine hohe Identifikationsbereitschaft haben und die Clique selbst Drogengebrauch als Verhaltensnorm für sich akzeptiert.

In Cliquen sind Status- und Rollenzuschreibungen nicht fixiert und bilden sich überhaupt erst nach einer Zeit des gemeinsamen Handelns der Mitglieder heraus. Innerhalb von Cliquen erwachsen Rollenerwartungen, denen dann auch einzelne Jugendliche zu entsprechen versuchen. Die Akteure der Gruppe sind nicht selten auch ihre Führer, aber diese sind einer ständigen ‚Bewährung' unterworfen. „In der Jugendgruppe gründet Führung auf der ständigen Wechselwirkung mit dem Gruppenwillen, dem Gruppengefühl und der Gruppenvernunft. Die Inhaber von Führungsrollen sind daher andauernder kritischer Beobachtung und dem Zwang zu ständiger Bewährung ausgesetzt. Sie sind also auch ablösbar und austauschbar. Revolutionäre Entwicklungen sind möglich und gar nicht selten; die Gruppe braucht daran nicht zu zerbrechen" (Seidelmann 1970, S. 134).

Erlangen negative Bewältigungsmuster von gemeinsam erlebten Problemen in der Clique integrativen Charakter und werden zu Normen, die von den Mitgliedern als verhaltensdefinierend anerkannt werden, so können Bestrebungen, Rollenerwartungen zu erfüllen, Führungspositionen einzunehmen, durch einen positiven Bezug auf Drogen definiert sein. Anerkannter Führer der Gruppe wird der, der zuerst Verhaltensmuster übernimmt, die einerseits gesellschaftlich sanktioniert und andererseits als ein möglicher Umgang mit Problemen verstanden werden. Das ist in einer Jugendgruppe nicht zwangsläufig der Fall, ist aber dann ein möglicher ‚Mechanismus', wenn identitätsstiftende Normen und Werte der Clique gesellschaftlich negativ bestimmt sind. Führer in Jugendgruppen bieten für die Mitglieder auch immer eine Orientierungsfunktion. Ihr Verhalten ist in der Clique eher akzeptiert und wird durch andere schneller übernommen.

In Cliquen gibt es auch immer, wenngleich in unterschiedlichem Maße, den Zwang zur Konformität. Dieser steht im Widerspruch zur Entwicklung des Einzelnen. Wie schon ausgeführt, suchen Jugendliche nach einer eigenen Identität und die Clique bietet ihnen durch die Abgrenzung gegenüber anderen zunächst einmal einen Raum, in dem die Suche und Erfahrung von Neuem möglich ist. Jugendliche sind gerade wegen dieser Suche nach der Definition des eigenen Selbst noch ungefestigt in ihren eigenen Werturteilen und Verhaltensmustern (siehe auch Schille, Das Selbstbild von Drogengebrauchern, i.d.B.). Ihre Unsicherheit lässt sie schneller das Verhalten anderer oder deren Werturteile übernehmen. Das Verhalten von Mitgliedern einer Gruppe ist daher immer ein Wechselspiel von eigener Ich-Definition und Übernahme von cliquenzentriertem Verhalten und Werten der Clique.

Ein weiterer Grund für Konformität ist durch das Sympathiebedürfnis gesetzt. Übereinstimmung mit den Normen und dem Verhalten der Gruppe bewirkt immer auch eine Aufrechterhaltung von Sympathie durch die Gruppe, und ein weiteres Verbleiben in ihr ist damit für den Einzelnen auch berechenbarer.

Die angeführten Merkmale von Strukturen innerhalb von Cliquen sind nicht dadurch adäquat charakterisiert, dass man ihnen die Wirkung zuschreibt, Drogengebrauch unmittelbar hervorzurufen. Wir-Gefühl, Führungsrollen und Konformität werden immer dann den Konsum von Drogen befördern, wenn Entwicklungsprobleme durch die Mehrzahl der Mitglieder einer Clique nicht bewältigt werden und die Integrationsleistungen der Gruppe entscheidend prägen.

Wodurch ist das Verhalten von Jugendlichen in Cliquen gekennzeichnet?

Das Verhalten einer Clique definiert sich grundlegend über ihr Selbstbild. Wenn eine Clique gesellschaftlich anerkannte Normen, Werte und Verhaltensweisen ablehnt, dann definiert sie sich alternativ über sanktionierte Vorstellungen eines gemeinschaftlichen Zusammenlebens. Das Verhalten einer Clique ist dann durch Ablehnung gegenüber dem Verhalten anderer Gleichaltriger und ihrer Umgebung bestimmt. Tätigkeiten werden daran gemessen und ausgeführt, ob sie eine ablehnende Wirkung außerhalb der Clique gegenüber anderen hervorrufen und Konflikte provozieren. Dadurch geraten illegale Tätigkeiten in den Umkreis der attraktiven Verhaltensmuster, die von der Clique gelebt werden. Das ist *ein* Grund, warum Drogengebrauch in dieser Art von Gleichaltrigengruppen anzutreffen ist. Dieses Verhalten ist von einem ‚gewöhnlichen‘ Probierverhalten zu unterscheiden. Probierverhalten in Bezug auf Drogen ist auch illegales Verhalten, aber kein Bekunden von Ablehnung, sondern ist eine jugendspezifische Neugier, die später selten zu einer Abhängigkeit führt.

Eine Form, Ablehnung gegenüber der Umwelt zu bekunden, sind ‚Missionen‘: Gangmitglieder suchen Personen in der Nachbarschaft aus und werden gegen diese gewalttätig. Es müssen dabei nicht immer Einzelpersonen im Ziel der Gang sein, auch rivalisierende Gangs können angegriffen werden. Missionen dienen vor allem dazu, sich gegenseitig zu beeindrucken und Respekt gegenüber den anderen Mitgliedern zu erlangen. Dabei müssen die Opfer gegenüber der Gang keine provokanten Handlungen oder Äußerungen vorgenommen haben, sie werden meist nach dem Kriterium eines möglichen Sieges ausgewählt.

Das Verhalten von Gangs ist auch durch Besitzansprüche gegenüber einem abgegrenzten Territorium der Stadt bestimmt. In diesem Gebiet werden Kontrollfunktionen gegenüber anderen Gangs angemeldet. Mitglieder einer

Gang identifizieren sich mit ihrem Gebiet und verteidigen es gegen andere Gangs. Gebiete anderer Gangs werden nicht durchgängig respektiert. Aktionen können sich gegen deren Territorium wenden, die Provokation anderer Gangs wird dann bewusst gesucht. Missachtung von Gebieten anderer Gangs wird auch durch Symbole an Häusern oder öffentlichen Plätzen ausgedrückt (vgl. Specht 1987).

Vor allem die Gruppen der amerikanischen Szene haben eine Vielzahl von Zeichen und Symbolen entwickelt. Über Symbole kommunizieren die Mitglieder einer Gang untereinander, aber auch verschiedene Gangs miteinander (vgl. Toop 1998). Die Art der Symbole ist sehr vielfältig. Möglich sind:

• Graffiti an öffentlichen Flächen

• bestimmte Kleidungsstücke wie Kappen und Jacken

• Handzeichen, Verzierungen der Haut wie Piercings und Tattoos

Graffiti auf öffentlichen Plätzen werden zur Kennzeichnung des eigenen Reviers benutzt; in fremden Territorien sollen sie die Missachtung der dort ansässigen Gang demonstrieren. Durch bestimmte Symbole kann Ablehnung und Hass bekundet werden. Graffiti geben auch Aufschluss über Tätigkeiten der Gangs. Ein Dollarzeichen beispielsweise deutet auf den Handel mit Drogen hin. Kleidungsstücke wie Kappen und Jacken dienen vor allem zur Identifizierung der Mitglieder einer Gang. Kleidungsstücke werden dafür modifiziert getragen, Kappen werden zum Beispiel nach rechts oder links ausgerichtet oder Hosen in einer bestimmten Art umgeschlagen. Über Symbole und (Begrüßungs-)Rituale bringen Mitglieder einer Gang ihre Zugehörigkeit und ihren Stolz darauf zum Ausdruck, sie sind Mittel ihres Selbstbewusstseins und ihrer Treue zu ihrer eigenen Gang.

Wie entsteht Drogengebrauch in einer Clique oder Gang?

Der Gebrauch von Drogen in einer Clique kann verschiedene Gründe haben. Unterschieden werden muss eine Neugier auf die Wirkung von Drogen von einem Verhalten, welches Drogen als Mittel einsetzt, um von Problemen in der Entwicklungsphase der Jugendlichen abzulenken oder mit ihnen umzugehen. Neugierverhalten kann in der Clique ausgelebt werden, gemeinsame Erfahrungen können dabei individuelle Erfahrungen ergänzen. Problematisch wird der Umgang mit Drogen dann, wenn er zur Kompensation und Bewältigung von persönlichen Problemen benutzt wird.

Cliquen, die sich gegenüber der Umwelt negativ abgrenzen wollen, übernehmen gesellschaftlich nicht konforme Werte und Normen. Diese Gruppen wollen ihre Individualität und Ablehnung mit Hilfe ihres Verhaltens demonstrieren. Illegale Tätigkeiten dieser Cliquen sind ein Ausdruck von diesem Abgrenzungsbestreben. Sich negativ abgrenzen zu wollen kann als Reaktion auf die Unfähigkeit verstanden werden, mit aktuellen Problemlagen umzugehen und Probleme produktiv zu lösen. Drogengebrauch in Cliquen bringt vordergründig das Abgrenzungsbestreben dieser Jugendlichen zum Ausdruck, deutet aber auf diese jugendspezifische Unfähigkeit im Umgang mit Entwicklungsproblemen hin. Drogengebrauch kann dann als Bewältigungsverhalten gewertet werden.

Der Gebrauch von Drogen kann auch Ausdruck eines Lebensstils sein. In Cliquen ist der Gebrauch höher als außerhalb. Es wurde bereits darauf hingewiesen, dass die Mitglieder einer Clique oft einem Konformitätsdruck unterliegen. Gehört der Konsum von Drogen zum Lebensstil der Clique, werden Angehörige der Gruppe immer auch mit einer Erwartungshaltung konfrontiert. Wer zur Gruppe gehören will, muss ihre Ausdrucksformen und Verhaltensweisen übernehmen und positiv bewerten.

Der Handel mit Drogen in einer Clique

Gehört der Drogenkonsum zum Lebensstil einer Gang, kann es mehrere Gründe für einen gleichzeitigen Handel mit Drogen geben. Drogengebrauchende Gangs benötigen Geld, um Drogen für den Gebrauch zu beschaffen. In diesen Gruppen gilt normale Arbeit nur selten als anerkannte Einkommensquelle. Normale Erwerbsarbeit wird als minderwertig eingestuft, als etwas für die ‚Doofen', die zu nichts anderem taugen. Die Identität der Gruppe basiert auf ihrer besonderen, illegalen Art, sich Geld zu beschaffen. Auch negative Erfahrungen auf dem Arbeitsmarkt werten normale Erwerbsarbeit ab und stilisieren illegale Arbeit, auch den Drogenhandel, zu einem anerkannten Wert in der Gruppe. So verherrlicht der Gangsta-Rap diese Lebensweise als besonders cool und wagemutig (vgl. Jacob 1998).

Aufgrund der in den letzten Jahrzehnten stark gestiegenen Nachfrage werden Drogen für Cliquen zu einer einträglichen Art, Geld zu verdienen. Drogendealende Gangs können eine größere Fläche abdecken als einzelne Dealer. Für sie ist daher diese Art Geschäft besonders lukrativ. Drogenhandel wird dann zur gemeinsamen Tätigkeit der Mitglieder einer Clique. Der geteilte Erfolg und das kooperative Handeln hat eine verbindende Wirkung. Das hat eine positive emotionale Verstärkung der Gegenseitigkeitsstruktur der Gruppe zur Folge.

Möglichkeiten der Sozialen Arbeit mit Cliquen

Cliquen stellen eine Gemeinschaft dar, die auf starken emotionalen und psychischen Bindungen und teilweise auch Abhängigkeiten der Einzelnen in Bezug auf die Gruppe basiert. Cliquen haben ihre eigenen Normen, Werte und Verhaltensweisen, die Mitglieder können auf eine gemeinsame Vergangenheit zurückblicken. Soziale Arbeit mit diesen Gruppen kann ihre Struktur von außen kaum aufbrechen und oder positiv beeinflussen.

Soziale Arbeit mit Cliquen muss das berücksichtigen und über die Bereitstellung von Angeboten zur Unterstützung der Individualität gegenüber der Gruppe hinausgehen. Ohnehin wird die Bereitstellung von materiellen und sozialen Ressourcen nur dazu führen, dass die Cliquen diese Möglichkeiten in ihre Handlungen mit einbezieht. Die Struktur der Clique und ihr Ziel können so nicht verändert werden. Cliquen werden bereitgestellte Räume als ihr Revier übernehmen. Dieses wird, wie vorher vielleicht ein anderes, zu kontrollieren versucht und gegen andere Gruppen verteidigt. Dies zeigt sich beispielhaft in gescheiterten Ansätzen einer naiv betriebenen ‚akzeptierenden' Jugendarbeit mit rechtsextremistischen Jugendlichen, die ihre Clubs als Rekrutierungszentren begreifen und überschwänglich zu ‚befreiten Zonen' stilisieren. Die positive Wertung von devianten Verhaltensmustern durch die Gruppe und ihrer einzelnen Mitglieder wird so nicht revidiert und abgebaut.

Soziale Arbeit mit devianten Cliquen ist darauf gerichtet, das Individuum gegenüber der Gruppe zu stärken. Einzelnen muss die Möglichkeit gegeben werden, zu anderen Personen außerhalb der Gruppe Beziehungen aufzubauen. Diese Rolle sollten Pädagogen übernehmen (siehe Wolf, Andere Erwachsene, i.d.B.).

Mitglied sein in einer Clique bedeutet für den Einzelnen auch Stress. Die eigene Individualität muss ja auch immer an den Normen und Werten der Gruppe ausgerichtet werden. Hier bietet sich ein Ansatzpunkt für Soziale Arbeit. Sie kann dem Jugendlichen Kommunikation und Hilfestellung signalisieren, individuelle Bezüge zum Einzelnen aufbauen. Pädagogen treten dadurch nicht mit Absichten an die Gruppe heran, die Abwehrhaltungen provozieren. Die Gefahr einer Abwehrhaltung entsteht auch, wenn zahlenmäßig viele Sozialarbeiter an die Gruppe herantreten. Günstiger ist der Umgang von ein bis zwei Personen, die versuchen, in der Gruppe zunächst einmal Duldung zu erlangen und ein Vertrauensverhältnis aufzubauen.

Für diesen Prozess ist ein Raum, den die Clique annehmen kann, sehr wichtig. Cliquen sind oft auf der Straße verortet, ziehen umher und haben dadurch Stress. Ein Raum nimmt diesen Stress und ermöglicht Kontinuität im Umgang mit der Gruppe. Die Arbeit mit den Jugendlichen muss jedoch darauf ausgerichtet sein, dem Einzelnen individuelle Zielsetzungen aufzuzeigen und dabei Unterstützung zu gewähren. Nicht die Auflösung der Clique ist der Sinn der Arbeit, sondern die Begleitung der Entwicklung einzelner Mitglieder.

Literatur

Böhnisch, L.: Abweichendes Verhalten. Weinheim und München 1998

Dänel, A.: Analyse neuerer amerikanischer Forschungsergebnisse zum Verhältnis von Gangs und illegalem Drogengebrauch im Hinblick auf weiterführende Schlussfolgerungen der Dresdner Risikostudie (Diplomarbeit). Dresden 1997

Ferchhoff, W.: Jugendkulturelle Individualisierungen und (Stil-)Differenzierungen in den 90er-Jahren. In: ders./Sander, U./Vollbrecht, R. (Hrsg.): Jugendkulturen – Faszination und Ambivalenz. Einblicke in jugendliche Lebenswelten. Festschrift für Dieter Baacke zum 60. Geburtstag. Weinheim und München 1995

Jacob, G: Let's talk about sex and violence. In: Kemper, P./Langhoff, T./Sonnenschein, U. (Hrsg.): „but I lik it" – Jugendkultur und Popmusik. Stuttgart 1998

Miller, W. B.: Die Kultur der Unterschicht als Entstehungsmilieu für Bandenkriminalität. In: Sack, F./König, R. (Hrsg.): Kriminalsoziologie. Wiesbaden [3]1979

Schröder, A./Leonhard, U.: Jugendkulturen und Adoleszenz. Verstehende Zugänge zu Jugendlichen in ihren Szenen. Neuwied; Kriftel 1998

Specht, W.: Mobile Jugendarbeit. In: Eyferth, H./Otto, H.-U./Thiersch, H. (Hrsg.): Handbuch zur Sozialarbeit/Sozialpädagogik. Neuwied 1987

Toop, D.: Bring the noise – Gangster, Moslems und Politiker. In: Kemper, P./Langhoff, T./Sonnenschein, U. (Hrsg.): „but I lik it" – Jugendkultur und Popmusik. Stuttgart 1998

Zippe, C.: Die Bedeutung von Cliquen im Alltag von Jugendlichen und in Projekten mit integrierten Hilfsangeboten (Diplomarbeit). Dresden 1997

Hans-Joachim Schille

Der Umschwung von Drogengebrauch als jugendlichem Experiment zu habitualisiertem Verhalten

Ursachen, Zwecke und Formen des Drogengebrauchs

Um die empirischen Befunde werten und die Faktoren abzuleiten, die die Habitualisierung fördern oder verhindern können, soll im Folgenden eine kurze Zusammenfassung der Ursachen, Zwecke und Formen des Drogengebrauchs vorangestellt werden.

In der öffentlichen Meinung in Deutschland gibt es ein falsches Bild vom Verlauf des Drogengebrauchs Jugendlicher. Dieses Bild wird maßgeblich von den Medien erzeugt. Es sieht so aus: Wer einmal zu Drogen greift, bleibt dabei; und wer mit leichten Drogen beginnt, endet bei harten Drogen. Der Hintergrund für diesen Eindruck ist eine repressive Drogenpolitik. Dieses Bild aber ist ein Zerrbild, das den Tatsachen nicht gerecht wird.

Auch in vielen soziologischen und rechtlichen Diskussionen und politischen Auseinandersetzungen wird leider übersehen, dass unterschieden werden muss zwischen experimentellem, gelegentlichem Drogenkonsum und intensivem, zwanghaftem Drogenkonsum. Ziel von Prävention ist es aber vor allem, regelmäßigen und zwanghaften Drogenkonsum zu verhindern.

Allein ein Blick auf die Ursachen von Drogenkonsum überhaupt, das heißt von episodischem und habitualisiertem Gebrauch, würde verdeutlichen, dass solche einfachen Unterscheidungen und die damit verbundenen Stigmatisierungen, wie in der öffentlichen Diskussion üblich, nicht hilfreich sind. Viele Wissenschaften haben versucht, die Ursachen und Zusammenhänge die zu Drogenmissbrauch führen, zu erhellen. Was auch immer aus den jeweiligen Wissenschaftsdisziplinen Medizin, Soziologie, Psychologie, Pädagogik oder Jugendforschung herausgekommen ist, übereinstimmend wurde festgestellt, dass Drogengebrauch und Drogenabhängigkeit nicht auf *eine* Ursache zurückgeführt werden können. Übereinstimmend gelangte die Forschung zum Ergebnis, dass es sich um ein Bedingungsgefüge verschiedener Faktoren handelt, die in bestimmten Faktorenkonstellationen zum verfestigten Drogenkonsum führen können. Die Faktoren lassen sich in drei Gruppen kategorisieren:

a) Faktoren, die die Persönlichkeit betreffen;
b) Faktoren, die das Umfeld, sprich den sozialen Kontext betreffen;
c) Faktoren, die sich aus der spezifischen Wirkung einzelner Drogen ergeben.

Das Faktorengefüge stellt sich als ein Wechselgefüge dar. Jeder Versuch, Drogengebrauch zu beherrschen bzw. Abhängigkeit zu vermeiden, muss an allen drei Faktorengruppen ansetzen.

Drogengebrauch als Bewältigungs- und Risikoverhalten hat unterschiedliche psychosoziale Funktionen. Hurrelmann hat 1997 auf der Grundlage der von ihm und seinen Mitarbeitern durchgeführten Untersuchungen die psychosozialen Funktionen von Drogenkonsum im Jugendalter wie folgt dargestellt: Drogenkonsum kann

• eine bewusste Verletzung von elterlichen Kontrollvorstellungen sein;

• der demonstrativen Vorwegnahme des Erwachsenenverhaltens dienen;

• eine Zugangsmöglichkeit zu Freundesgruppen eröffnen;

• die Teilnahme an subkulturellen Lebensstilen symbolisieren;

• ein Mittel der Lösung von frustrierendem Leistungsversagen sein;

• eine Reaktion auf Entwicklungsstörungen sein;

• zur bewussten oder unbewussten Selbstheilung von psychischen Beeinträchtigungen dienen;

• Ausdrucksmittel für gesellschaftlichen Protest und Gesellschaftskritik sein.

Auch Drogengebraucher unterscheiden sich wie Alkoholkonsumenten (siehe Böhnisch/Schille, Drogengebrauch als Risiko- und Bewältigungsverhalten, i.d.B.) voneinander beträchtlich. Schon aus diesem Grunde ist es nicht haltbar, wie es leider häufig geschieht, jeden Gebraucher als abhängig oder potentiell Abhängigen zu betrachten und ihn bereits auf der schiefen Bahn des Drogenkonsums zu sehen.

Experimenteller Gebrauch ist eine Form von Risikoverhalten, geschieht aus Neugier oder dem Wunsch, neue Gefühle kennen zu lernen oder an einem Gruppenerlebnis teilzunehmen, aber auch um sich zu entspannen und neue, andere Erfahrungen zu machen. Der experimentelle Gebrauch ist häufig an bestimmte Gesellungsformen wie Partys gebunden oder erfolgt situationsabhängig, um bestimmte Lebensaufgaben zu bewältigen.

Eine Klassifikation der Formen des Drogengebrauchs hat der aus Deutschland stammende amerikanische Psychoanalytiker Léon Wurmser in seinem Buch „Die verborgene Dimension. Psychodynamik des Drogenzwangs" vorgeschlagen. Seine Klassifikation gründet sich auf umfassende Literaturstudien in drogengebrauchenden Kulturen und auf ein umfangreiches Material, das Wurmser als Mitarbeiter in verschiedenen Drogenprojekten und als analytisch arbeitender Psychotherapeut gewonnen hat. Wurmser lehnt sich dabei an den zweiten Bericht der Nationalen Kommission für Marihuana- und Drogenmissbrauch der Vereinigten Staaten aus dem Jahre 1972 an. Er unterscheidet fünf Formen des Gebrauches illegaler Drogen:

„Experimenteller Drogenkonsum ist ein begrenztes Ausprobieren von Drogen, hauptsächlich aus Neugier oder dem Wunsch, neue Gefühle oder Gemütslagen zu erleben. Zum *sozialen* und *entspannenden Konsum* kommt es bei Treffen von Freunden oder Bekannten, welche eine gemeinsame Erfahrung teilen wollen, die sie sowohl als berechtigt ansehen als auch lustvoll erleben. Bei dieser Konsumform findet die Drogeneinnahme häufiger statt als bei der experimentellen. *Situationsabhängiger Konsum* ist aufgabenspezifisch und soll dazu dienen, eine bestimmte, manchmal wiederkehrende Situation oder Befindlichkeit persönlicher oder beruflicher Art zu bewältigen. *Starker Konsum* wird definiert als regelmäßiger, langandauernder Drogenkonsum, mindestens einmal täglich, ohne dass dadurch die soziale und ökonomische Integration und die Kompensation sichtbar beeinträchtigt werden. *Zwanghafter Konsum* ist Drogenkonsum mit hoher Frequenz und Intensität über relativ lange Dauer, der zu psychischer und körperlicher Abhängigkeit führt, so dass das Individuum den Konsum nicht einstellen kann, ohne physisches Unwohlsein oder psychische Störungen zu erleben. Er wird vor allem durch bedeutend verminderte individuelle und soziale Funktionsfähigkeit gekennzeichnet.

Bei den ersten beiden Gruppen dieser Einteilung (experimenteller und sozialer Konsum) scheint nichts auf ernsthafte schon vorher bestehende Psychopathologie hinzuweisen, die bei den beiden letzten Gruppen bestimmt vorliegt und auch bei vielen der zur dritten Gruppe gerechneten Konsumenten. Es handelt sich hier offensichtlich um ein Kontinuum, eine Kurve der Zwanghaftigkeit, die zwischen den Gruppen 2 und 4 einen steilen Anstieg nimmt." (Wurmser 1997, S. 22).

Wurmser verweist darauf, dass man nur die letzte Gruppe als psychisch und physisch süchtig bezeichnen sollte. Ferner muss man bedenken, dass bei dem von ihm gefundenen Kontinuum die Zugänglichkeit, Legalität und Akzeptanz der Droge durch die unmittelbare Umgebung eine wichtige Rolle spielen und dass es diese Faktoren sind, die den Anstieg der Kurve und damit die Gebrauchsintensität beeinflussen. Das heißt konkret, je intensiver und drogengebrauchsfördernder Subkulturen im sozialen Umfeld der Gebraucher sind, umso wahrscheinlicher ist ein Gebrauch und seine Verfestigung. Andererseits ist es aber leider so, dass je unzugänglicher eine Droge ist und je härter die soziale und rechtliche Ablehnung ihres Gebrauchs ist, desto schwerer sind die psychopathologischen Erscheinungen, die die Gebraucher haben. Infolgedessen haben in Deutschland psychopathische Alkoholiker weniger Probleme als psychopathische Drogengebraucher.

Das alles gilt natürlich mit Ausnahmen: Kein Kontinuum einer Entwicklung kann für alle Individuen gelten. Andererseits ist Vorsicht geboten, wenn selbstbekundete Ausnahmen benannt werden im Sinne von „Mir kann das nicht passieren", „Ich hab mich im Griff" oder „Ich kann mich vollkommen kontrollieren".

Empirische Befunde zum Drogengebrauch Jugendlicher

Im Folgenden werden neuere Studien zum Zusammenhang von episodischem Gebrauch, der auch Neugier- und Probierverhalten genannt werden
kann, und habitualisiertem Gebrauch, der verfestigte kontinuierliche oder
diskontinuierliche Erscheinungsformen haben kann, dargestellt. Natürlich
wäre es jetzt möglich, Katarakte von Zahlen aufzuführen. Wir werden jedoch versuchen, auf der Grundlage der verfügbaren Untersuchungen und
Studien qualitative Zusammenhänge deutlich zu machen. Bei der Darstellung verwenden wir ein chronologisches Prinzip. Das heißt, wir stellen Studien in der Reihenfolge ihres Erscheinens bezüglich des für unser Thema
wichtigen Zusammenhangs dar. Die Reihenfolge ist also keine Wertung. Es
werden ausschließlich deutsche Studien vorgestellt. Dabei werden auch
Studien berücksichtigt, deren Befunde an Populationen in den neuen Bundesländern gewonnen wurden.

H. Peter Tossmann hat in seiner Publikation „Haschisch – Abhängigkeit?
Lebensgeschichten von Drogenkonsumenten" (1987) sechs biographische
Interviews ausgewertet. Untersucht wurden Klienten, die einen Therapiela-
den in Berlin aufsuchten. Die Interviewten waren zwischen 15 und 22 Jahre
alt. *Tossmann* fasst die Ergebnisse wie folgt zusammen: „Nach der ersten
Drogenerfahrung setzt der Neuling den Haschisch-Konsum in der Regel nur
fort, wenn dies in seinem Bezugssystem (einzelne Freunde, Gruppe) üblich
ist oder gar eine ideologische Bedeutung hat. Eine weitere wichtige Voraussetzung für das Fortsetzen des Haschisch-Konsums ist die bei den Konsumenten weit verbreitete Annahme, dass Haschisch-Rauchen unter jungen
Menschen weithin üblich und daher ungefährlich ist" (a.a.O., S. 182). Im
weiteren Verlauf findet häufig eine Identifikation mit der Gruppe und eine
Abgrenzung gegenüber anderen statt. Gleichzeitig wird von den Gebrauchern eine Steigerung des Selbstwertgefühls genannt. Danach wurde eine
Gewohnheitsphase ermittelt, in der Haschisch regelmäßig in bestimmten
Alltagssituationen konsumiert wird. Dabei schwindet allmählich die Euphorie, die das Drogenerleben anfänglich auszeichnet. Die sozialen Bezüge
sind in dieser Phase noch relativ intakt. Der Drogenkonsum erscheint zunehmend ‚normal'. Erst wenn im Verlaufe des Drogengebrauchs psychosoziale Probleme auftreten, wird der Drogenkonsum als problematisch erlebt.
Die Droge hat nun zunehmend die Funktion, negative Gefühlslagen zu
vermeiden. In allen Fällen wurden Störungen in der Kindheitsentwicklung
festgestellt. Drei der sechs Gewährspersonen kamen aus Alkoholikerfamili-
en. Nichterlebte Wertschätzung in den Eltern-Kind-Beziehungen führte zu
Störungen des Selbstwertgefühls. In fast allen Fällen spielen Beziehungsprobleme zu Mitmenschen und Schulleistungsprobleme eine Rolle.

In einer Wiederholungsbefragung in den Jahren 1993/94 durch die Bundeszentrale für gesundheitliche Aufklärung, veröffentlicht unter dem Titel „Die
Drogenaffinität Jugendlicher in der Bundesrepublik Deutschland" (1994),
wird über Drogengebrauch Jugendlicher und junger Erwachsener im Alter

von 12 bis 25 Jahre berichtet. Einbezogen waren 2000 Befragte aus den alten und 1000 Befragte aus den neuen Bundesländern. In dieser Studie wird zwischen Alkohol- und Drogenkonsum differenziert.

Bezüglich des Alkoholkonsums wurden zwei für unser Thema wichtige Feststellungen getroffen. Der Alkoholkonsum ist vielfach an das private Umfeld gebunden und erfolgt zum Teil gemeinsam mit Familienangehörigen. Der wichtigste soziale Bezugsrahmen des Alkoholtrinkens bei Jugendlichen, der sich als entscheidend dafür erwies, ob und wie viel getrunken wird, ist die Gruppe der gleichaltrigen Freunde. Allein oder mit Zufallsbekannten trinken Jugendliche selten. Als dominierende Finalität wurde die Geselligkeit in der Gleichaltrigen-Gruppe ermittelt. Diese spielt die entscheidende Rolle in der Regulierung der Konsummenge und für die langfristige Veränderung in den Konsumgewohnheiten oder deren Habitualisierung. Unübersehbar ist die Tendenz des Trinkens an den Wochenenden. In den neuen Bundesländern ergibt sich – das ist sicherlich durch Traditionen bedingt – ein erhöhter Konsum von Spirituosen bei älteren männlichen Jugendlichen.

Zum Gebrauch illegaler Drogen wurde festgestellt: „Ein großer Teil der Drogenerfahrenen hört mit dem Drogenkonsum nach einiger Zeit wieder auf. 56 Prozent derjenigen, die schon einmal Drogen genommen haben, nehmen zum Zeitpunkt der Befragung keine mehr. Der Lebenszeit bezogene Indikator des Drogenkonsums erfasst daher eine großen Anteil von kurzfristigen Konsumenten" (a.a.O., S. 52). Die Einflussgröße auf die Distanz zu Drogen oder auf die Bereitschaft zu Drogengebrauch, auch Drogenaffinität genannt, hängt von einer Reihe von Motiven und situativen Umständen ab. Die Bereitschaft, Drogen zu probieren oder darauf zu verzichten, ist für die verschiedenen Substanzen unterschiedlich. Am höchsten ist sie für Haschisch mit 28%, dann folgen Amphetamine mit 7% sowie Ecstasy und Kokain mit je 5%.

Probierbereitschaft oder Ablehnung von Drogen hängen mit Kenntnissen über Gefahren des Drogengebrauches zusammen. Generell ist es so, dass bei den ‚weichen' Drogen keine Gefahren im Probierverhalten gesehen werden, während der Konsum von Heroin und Kokain als gesundheitsschädlich gesehen wird. Die Strafandrohungen des Betäubungsmittelgesetzes wirken nicht allgemein abschreckend. Von den Drogenerfahrenen schätzen 82% die Wirkung als „eher oder sehr gering" ein. Genauso wird die Wahrscheinlichkeit einer Strafverfolgung gesehen. Die Gebraucher illegaler Drogen konsumieren auch häufiger legale Drogen. Ob Drogenangebote angenommen oder abgelehnt werden, hängt entscheidend von der Ideologie der Gleichaltrigen-Gruppe, der der Jugendliche angehört, ab. Als wirksam für ein Ablehnen von Drogen erweisen sich bei etwa der Hälfte der Jugendlichen die Furcht, abhängig zu werden oder gesundheitliche Folgeschäden davonzutragen. Soziale Konsequenzen spielen als Ablehnungsgründe eine geringe Rolle.

Auf die Motive zur Beendigung des episodischen Drogengebrauches haben die Einstellungen zu den gesundheitsschädigenden Wirkungen einen großen Einfluss: Ein Viertel der Befragten hörte aus Angst vor einem Abhängig-Werden mit dem Gebrauch auf. Das Hauptmotiv ist jedoch die befriedigte Neugier und die Tatsache, nun darüber Bescheid zu wissen, wie Drogen wirken. Auch wenn die sozialen Kontakte, die zum Drogengebrauch geführt haben, nicht mehr bestehen oder sich gravierend verändert haben, wirkt sich das fördernd auf den Abbruch des Gebrauches aus. So ist in Jugendgruppen, die eine Anti-Drogen-Ideologie haben, eine große Bereitschaft vorhanden, andere Jugendliche beim Ausstieg aus dem Drogengebrauch zu unterstützen. Diese Unterstützung erwies sich in etwa der Hälfte der Fälle als erfolgreich.

Als häufigste Gründe für den Gebrauch werden genannt: Stimmungshebende und entspannende Wirkung, euphorisierende bewusstseinserweiternde und Kreativität fördernde Effekte. Darauf folgen in der Häufigkeit das Vergessen des Alltags und sich selbst intensiver erleben zu können sowie das Überwinden von Hemmungen. Bei Jugendlichen aus den neuen Bundesländern ergeben sich zwei wesentliche Besonderheiten. Sie nehmen häufiger Drogen, um mitreden zu können oder um eigene Hemmungen zu überwinden, als Jugendliche aus den alten Bundesländern. Das deutet auf eine Dominanz des Neugiermotivs und auf verbreitetes Probierverhalten hin.

In der Dresdener Risikostudie wurden 1994/95 insgesamt 1069 Jugendliche und junge Erwachsene im Alter von 14 bis 28 Jahren nach ihrem Drogengebrauch befragt. Aus dem Untersuchungsbericht werden folgende Zusammenhänge deutlich, als Signifikanzen, die mit dem Kontingenzkoeffizienten bezüglich der Stärke des Zusammenhangs bestimmt wurden: Wer häufiger Bier trinkt, hat auch häufiger illegale Drogen im Gebrauch. Mehr starke Raucher greifen zu illegalen Drogen. Je schlechter das Verhältnis zu den Eltern eingeschätzt wird, desto höher sind die Angaben zum Gebrauch von Bier, Wein und Schnaps. Auch zwischen schlechten Wohnbedingungen, längeren Heimaufenthalten, hoher Anzahl von Geschwistern, Erleben elterlicher Ehescheidungen oder häufigem Streit der Eltern, Auseinandersetzungen mit Freunden, Mangel an Gesprächspartnern, Freizeitunzufriedenheit einerseits und Gebrauch von legalen Drogen andererseits ergaben sich hochsignifikante Zusammenhänge.

Bezüglich des Gebrauches illegaler Drogen wurde festgestellt, dass Studenten den höchsten habitualisierten Gebrauch haben. Der Konsum steigt generell mit zunehmendem Alter, bei Störungen im Verhältnis zu den Anderen, er ist höher bei Jugendlichen nach längeren Aufenthalten in Heimen, bei nicht verarbeiteten ehelichen Scheidungssituationen, bei häufigem Streit mit den Eltern, bei häufigen Party- und Diskobesuchen und beim Besuch von Spielhallen und Rockkonzerten. Auch Arbeitslosigkeit und Unzufriedenheit mit der Freizeit begünstigen den Griff zu illegalen Drogen. Als *protektive Faktoren* wirkten sich Tätigkeiten für die und in der Familie sowie

Hobbys aus. Jugendliche, die kulturell interessiert sind, greifen seltener zu Drogen. Auch beste Freundinnen und Freunde, verstanden im Sinne einer Paarbeziehung, können in hohem Maße protektiv wirksam werden.

Die unter dem Titel „Moderne Drogen- und Suchtprävention" (MODRUS) veröffentlichte soziologisch-empirische Studie der Forschungsgemeinschaft für Konflikt- und Sozialstudien e.V. (FOKUS) Halle, erarbeitet im Auftrag der interministeriellen Arbeitsgruppe Sucht des Landes Sachsen-Anhalt im Zeitraum September bis Oktober 1998, liefert relevante Daten für unser Thema. Einbezogen waren 2500 Schülerinnen und Schüler. In der Studie wird unterschieden zwischen Konsumenten illegaler Drogen, das sind solche mit einem relativ regelmäßigem Gebrauch von Cannabis und anderen Drogen, und von Konsumenten im weiteren Sinne, das sind Raucher, Trinker sowie gelegentliche Gebraucher illegaler Drogen.

Nachgewiesen wurde eine starke Orientierung auf die Motivation Genuss. Bezüglich der Finalität stellte sich Frustrationskompensation als Inhalt heraus. Der Drogengebrauch des sozialen Umfeldes erwies sich wiederum als entscheidender Steuerungsmechanismus. Als Faktor wurde außerdem herausgearbeitet, dass die Drogengebraucher unzufriedener mit dem sozialen Klima in ihren Schulen sind und weiterhin, dass sie die Freizeitmöglichkeiten weniger nutzten – stattdessen zeigten sie häufiger das so genannte „Herumhängen". Die Konsumenten betonen in ihren Wertorientierungen „Ungebundenheit", „Lebensgenuss" und „großer Bekanntenkreis". Dagegen werden Werte wie „Familie", „Hilfe für andere", „Engagement" und „Gesundheit" weniger genannt. Wesentliche Unterschiede zwischen den Denk- und Verhaltensweisen bezüglich der legalen und illegalen Drogen konnten nicht ermittelt werden.

In der bisher letzten Erhebung der Bundeszentrale für gesundheitliche Aufklärung zum Thema „Die Drogenaffinität Jugendlicher in der Bundesrepublik Deutschland" finden sich die Daten, die in den Jahren 1997 und 1998 ermittelt wurden. Hierzu waren auch 600 sächsische Jugendliche, darunter 285 weibliche und 315 männliche in Interviews gefragt worden. Aus dieser „Zusatzbefragung Sachsen 1997/98" ergaben sich *bezüglich des Alkoholgebrauchs* in den neuen Bundesländern folgende relevante Daten und Zusammenhänge:

• Nur ein Viertel der Befragten zwischen 12 und 25 Jahren trinkt keinen Alkohol.

• Beim Großteil der Jugendlichen wird in diesem Zeitraum der Umgang mit alkoholischen Getränken erlernt und zur Gewohnheit.

• In der Altersgruppe über 20 Jahre ist der Alkoholkonsum am stärksten ausgeprägt. In dieser Teilpopulation finden sich nur 5% Abstinente.

• Am höchsten ist der Gebrauch bei jungen Männern.

• Gebrauchsorte sind die Familie und der Freundeskreis. Das gesselligkeits- und stimmungsfördernde Motiv ist von zentraler Bedeutung. Häufig und viel wird an den Wochenenden getrunken. Das korrespondiert wiederum mit schulischen und beruflichen Anforderungen.

• Die Schädlichkeit des Trinkens wird als gering eingeschätzt.

• Folgende Gründe für Alkoholgebrauch werden angegeben: Sich entspannen, Ärger herunter spülen, mehr Selbstvertrauen gewinnen, Langeweile vertreiben und sich von Problemen in Familie, Beruf und Schule ablenken.

• Jüngere Mädchen lehnen diese Finalität stärker ab. Erst etwa mit dem 18. Lebensjahr ergeben sich ambivalente Einschätzungen bei Mädchen und Jungen.

Bezüglich des *Gebrauches illegaler Drogen* ergab sich, dass in Sachsen der Anteil der Jugendlichen, die überhaupt Erfahrungen mit Drogengebrauch haben, bei 16% liegt, und der Anteil aktueller Konsumenten zum Zeitpunkt der Befragung bei 9% lag. Das ist deutlich niedriger als die Vergleichswerte in den alten Bundesländern. Dennoch ist festzustellen, dass die Steigerungsrate des Gebrauchs, fußend auf niedrigen Ausgangswerten in Sachsen, größer ist als in den alten Bundesländern. Bevorzugte Substanzen sind Haschisch oder Marihuana. Dagegen geht der Ecstasy-Gebrauch zurück. Das dominierende Gebrauchsmotiv ist mit 82 Prozent das Neugiermotiv. Die Funktionalität des Gebrauchs lässt sich mit den Begriffen Entspannung und euphorische Wirkung charakterisieren. Die Risiken einer Strafverfolgung durch Gebrauch illegaler Drogen werden von den Jugendlichen nicht gesehen. Erst- und Folgekonsum geschehen fast ausnahmslos in der Freundesgruppe.

Bezüglich der *Ablehnung von Drogenangeboten* ergibt sich folgende Rangreihe:

• Befürchtungen, süchtig/abhängig zu werden – 59%
• Befürchtungen gesundheitlicher Folgen oder Schäden – 57%
• Kein Interesse oder keine Lust – 54%
• Angst und Unsicherheit vor dem Rausch – 38%
• Nicht-‚In'-Sein wollen, da die Freunde auch keine Drogen nehmen – 24%
• Soziale Diskriminierung von Drogenkonsumenten – 15%
• Angst vor strafrechtlicher Verfolgung – 11%
• Angst vor sozialer Desintegration – 6%

Nur 31% der Jugendlichen, denen Drogen angeboten wurden, nahmen das erste Angebot zum Probieren wahr.

Diese Daten und Tendenzen werden durch die narrativen und biographischen Interviews, die im Rahmen des Fortbildungs- und Forschungsprojekts „Drogenarbeit und Drogenprävention" durchgeführt wurden, gestützt. In der Auswertung zeigte sich, dass sich in dem multifaktoriellen Bedingungsgefüge zwei Kristallisationspunkte abheben: Die Gleichaltrigengruppe und die Familie.

Faktoren, die die Habitualisierung des Drogengebrauches fördern können

Es lassen sich folgende große Faktorengruppen bilden:

* Die Persönlichkeitsmerkmale des konsumierenden Individuums;
* die Wirkungen des sozialen Umfeldes;
* die spezifischen Wirkungen einzelner Drogen.

Ausprägungsformen dieser drei Faktorengruppen sind in den oben vorgestellten Untersuchungen beschrieben worden. Im Folgenden soll auf die in allen Untersuchungen wesentlichen protektiven Faktoren Familie und Gleichaltrigengruppe kurz eingegangen werden.

Die *Familie* erweist sich als protektiv in Bezug auf die Verfestigung des Drogengebrauches, in der sowohl eine ausreichende Bedürfnisbefriedigung von Liebe und Geborgenheit geschieht, in der unproblematische Generationengrenzen bestehen und in der ein vernünftiges Konsumentenverhalten gelebt wird. Dazu kommen Erziehung zu Eigenverantwortlichkeit und Selbständigkeit im Denken und Handeln, Intimität und Erlebnisfähigkeit sowie Fähigkeiten zur Problemlösung. Die Förderung von Kompetenzen zur Kommunikation, zu sozialen Kontakten und zu einem kontrollierten genussvollen Umgang mit Konsumgütern erscheint dabei als Spezifikum dieses präventiven Faktors besonders wichtig.

Die Entwicklung drogenabstinenter Einstellungen in der *Gleichaltrigengruppe* wird zum Schlüssel für Wirkungen auf den Einzelnen und mit Abstrichen auch auf andere Gleichaltrigengruppen. Diese Einstellungen können verständlich für Jugendliche umschrieben werden mit den Schlagwörtern:

* Nicht: Flucht ‚nach Innen', sondern: Auseinandersetzung mit dem ‚Außen'.
* Nicht: ‚Wir', sondern ‚Ich'.
* Nicht: ‚Weil es alle machen, mache ich es auch'.
* An die Folgen denken!
* Anstrengung und Genuss ausbalancieren!
* Die Bewältigung der Lebensaufgaben Leistung, Lernen, Lieben wird mir gelingen!

Literatur

Bundeszentrale für gesundheitliche Aufklärung: Die Drogenaffinität Jugendlicher in der Bundesrepublik Deutschland. Köln 1994

Bundeszentrale für gesundheitliche Aufklärung: Die Drogenaffinität Jugendlicher in der Bundesrepublik Deutschland. Zusatzbefragung Sachsen 1997/1998. Köln 1998

Dresdener Risikostudie 1994/95. Bericht über die Ergebnisse. Dresden 1996, vorgelegt durch das Institut für Sozialpädagogik und Sozialarbeit der Technischen Universität Dresden und das Institut für regionale Innovation und Sozialforschung – IRIS e.V.

Jellinek, E. M./Mac Farland, R. A.: Analysis of psychological experiments on the effects of alcohol. Quart. J. Stud. Alcohol 1940/1

Goddenthow, D. W. von: Alles fängt so harmlos an. Freiburg 1988

Hurrelmann, K./Bründel, H.: Drogengebrauch. Drogenmissbrauch. Eine Gratwanderung zwischen Genuss und Abhängigkeit. Darmstadt 1997

Lettieri, D./Welz, R.: Drogenabhängigkeit – Ursachen und Verlaufsformen. Weinheim 1993

Moderne Drogen- und Suchtprävention (MODRUS): Studie der Forschungsgemeinschaft für Konflikt- und Sozialstudien e.V. (FOKUS) Halle. 1998

Nordlohne, E.: Die Kosten jugendlicher Problembewältigung. Alkohol-, Zigaretten- und Arzneimittelkonsum im Jugendalter. Weinheim und München 1992

Scheerer, S./Vogt, I.: Drogen und Drogenpolitik – Ein Handbuch. Frankfurt 1989

Tossmann, H. P.: Haschisch – Abhängigkeit? Lebensgeschichten von Drogenkonsumenten. Frankfurt am Main 1987

Wurmser, L.: Die verborgene Dimension. Psychodynamik des Drogenzwangs. Göttingen 1997

Helmut Arnold und Gebhard Stein

Übergang in die Arbeitswelt und Drogengebrauch

Die aktuelle Jugendforschung konstatiert übereinstimmend, dass Jugendliche ihre Berufsfindung, die Ausbildungsplatzsuche und ihren Berufseintritt als subjektiv bedeutsame *Entwicklungsaufgabe* und zugleich als ambivalente Problemstellung wahrnehmen. Mit deren Bewältigung eröffnen sich ihnen Chancen zur Teilhabe an der Erwerbsgesellschaft und zur Erlangung des Erwachsenenstatus'. Andererseits wird Scheitern auf dem Weg von der Schule in den Beruf, der Mangel an Ausbildungsstellen und die verengten Pfade in die Berufstätigkeit nach der Ausbildung, kurz: die Perspektive, arbeitslos zu werden, als zentrale biografische Bedrohung empfunden. Die Krise der Arbeitsgesellschaft ist somit bei der Jugend angekommen – unter eben diesem Slogan präsentierte die Shell-Jugendstudie ihre Befunde (vgl. Jugend '97).

Nun ist es allerdings fahrlässig, allein aus dem misslichen Umstand einer schwierigen und zugleich vielfach unübersichtlichen Übergangssituation von der Schule in die Arbeitswelt eine grundlegend gegebene Drogengefährdung abzuleiten. Faktisch existieren keinerlei empirischen Befunde, über die sich eine lineare Kausalität herleiten ließe, nach der die reale bzw. als Bedrohung erlebte Jugendarbeitslosigkeit etwa direkt zu Drogenkonsum, Kriminalität oder Rechtsextremismus führen würde, um die weit verbreiteten und zugleich unhaltbaren Stereotype vorneweg zu benennen.

In diesem Beitrag werden die Anforderungen bestimmt, die junge Menschen auf ihrem Weg von der Schule in den Beruf und angesichts einer sich wandelnden Ausbildungs- und Arbeitswelt entwicklungsaltertypisch bewältigen müssen. Die Projekte der arbeitsweltbezogenen Jugendsozialarbeit müssen diese Bewältigungsfragen aufnehmen, so wird hier argumentiert. Das spezifische Unterstützungspotential der Integrationshilfen zeigt sich dann darin, in welcher Weise diese zur arbeitsweltlichen Integration und psychosozialen Stabilisierung Drogengefährdeter beitragen. Dabei ist zu fragen, ob eine zielgruppenspezifische Ausrichtung des – insbesondere in strukturschwachen Regionen breit ausgebauten – Maßnahmespektrums der Beratung, Qualifizierung und Beschäftigung erforderlich und möglich ist. Zu fragen ist weiterhin, wie die in den Projekten offenkundig zutage tretenden Probleme mit drogenkonsumierenden jungen Menschen thematisiert werden können, ob arbeitsweltbezogene Projekte dafür überhaupt ein geeignetes Setting darstellen bzw. genauer gefragt, bis zu welchem Gefährdungs- und Konsumstadium junge Menschen in Qualifizierungs- und Beschäftigungsprojekten aufgefangen und ‚normalisiert' werden können.

Die schwierige Situation des Berufseintritts

Dem beruflichen Ausbildungssystem kommt eine entscheidende Scharnierfunktion im Übergang von der Schule zur Arbeitswelt zu. In der Bundesrepublik ist das duale System der beruflichen Bildung mit einer überwiegend dreijährigen Ausbildungszeit Kern und Hauptträger der Berufsausbildung. Es genießt weltweite Anerkennung und gilt als Grundstein für den hohen Qualifikationsstand der Arbeitskräfte. Die Europäische Kommission hebt in ihrem gemeinsamen Bericht zur Beschäftigungspolitik das duale System einerseits als Erfolgsgaranten für die im EU-Vergleich niedrige Jugendarbeitslosigkeit in der Bundesrepublik hervor. Auf der anderen Seite sei dem dualen System jedoch ebenso der hohe Anteil langzeitarbeitsloser Jugendlicher – zumindest zu Teilen – anzulasten. Denn wer sich mit dem relativ rigiden Regime des dualen Systems nicht zurechtfinde und ohne Ausbildung bleibe, habe statistisch gesehen später große Chancen, langzeitarbeitslos zu werden (vgl. Europäische Kommission 1999). Die empirische Übergangsforschung weist seit vielen Jahren darauf hin, dass berufsbiografische Brüche in aller Regel ihren Ausgangspunkt im Übergang von der Schule in die Berufsausbildung – also an der ersten Schwelle – haben (vgl. Lex 1997). Gelingende oder misslingende Einmündungsprozesse haben also entscheidenden Einfluss auf die weitere Berufsbiografie.

Unter quantitativen Gesichtspunkten erweist sich das duale System in den alten Bundesländern als durchaus elastisch. Seine flexible Aufnahmekapazität kann die demografischen Schwankungen bis heute weitgehend ausgleichen, wie die jährlich vorgelegten Berufsbildungsberichte zeigen. In den neuen Ländern konnte und kann das duale System allerdings nur mit erheblichem staatlichen Subventionsaufwand aufrecht erhalten werden. War man in der Berufsbildungsdiskussion der 80er-Jahre noch davon ausgegangen, dass zur Einlösung des Versprechens einer freien Berufswahl nach Eignung und Neigung ein Angebotsüberschuss an Ausbildungsstellen von zehn Prozent gegeben sein müsste, was damals mit Ausnahme einiger überlaufener ‚Modeberufe‘ zumeist gewährleistet war, so wäre man heute mit einer rechnerisch ausgeglichenen Angebot-Nachfrage-Relation schon zufrieden. Ein Ausblick auf die zukünftige Entwicklung erlaubt vor allem für die neuen Länder keine Entwarnung an der ersten Schwelle. Denn noch immer und absehbar auch auf weitere Sicht ist ein Teil der Jugendlichen gezwungen, wegen fehlender Ausbildungsplätze und damit einhergehender Unsicherheiten in der Berufsentscheidung Überbrückungsmaßnahmen anzunehmen (vgl. Sund 1999).

Zwar wird der ab 2005 stattfindende Eintritt der geburtenschwachen Kohorten (Geburtenknick der Nachwendejahre) durchaus für eine partielle Entspannung der Situation sorgen. Das Problem der Jugendarbeitslosigkeit wird sich deshalb aber nicht erledigen. Der Berg der Altnachfrager, die Umwege beschreiten mussten und nun aus Wartepositionen nach weiterem Anschluss suchen, wird auch bis 2005 nicht aufgearbeitet sein. Es bedarf keiner seherischen Gabe, um die Prognose zu wagen, dass in jenen Regionen, die im Schatten der Modernisierungsachsen und Prosperitätszonen liegen, die unzureichende Versorgung mit Ausbildungskapazität als anhaltendes Strukturproblem bleibt. Wo aber die Lehrstellen knapp sind, wird der Kampf um die verbleibenden umso härter geführt. In diesem *intragenerationellen Verdrängungswettbewerb* müssen vor allem Hauptschulabgänger um ihre angestammten Berufsdomänen fürchten.

Die Arbeitswelt im Umbruch

Technisierung, Automatisierung, Globalisierung und der strukturelle Wandel zur wissensbasierten Informationsgesellschaft haben im Bereich der industriellen Produktion wie auch bei den Dienstleistungen zu erheblichen Reorganisationsprozessen geführt:

- Das Wirtschaftswachstum zeigt kaum positive Effekte für die Beschäftigungsentwicklung. Wirtschaftsunternehmen können mittels rascher Produktdiversifikation, fortschreitender technologischer Rationalisierung und neuer Arbeitsorganisation immer wieder neue Aufschwungphasen einleiten, die in gesamtwirtschaftlicher Betrachtung weitgehend beschäftigungsneutral bleiben *(jobless growth)*.

- Staat und Kommunen stehen unter erheblichem Spardruck und suchen nach Kostenentlastung durch Aufgabenprivatisierung, Rationalisierung (,Neue Steuerung') und personeller Verschlankung. Damit verabschiedet sich der öffentliche Sektor von seiner klassischen Rolle als Beschäftigungspuffer *(lean administration)*. Knappe Ausbildungsplätze und die Rückführung von ,Personalüberhängen' erschweren der nachrückenden Generation den Eintritt ins Berufsleben.

- Auf betrieblicher Ebene können durch *neue Personaleinsatzkonzepte* wie Gruppenarbeit, job rotation und job enrichment sowohl Arbeitszufriedenheit wie auch die Produktivität gesteigert werden. Dabei verschwinden vor allem die ,Jedermannsarbeitsplätze' ohne besondere Qualifikationsanforderungen; die Aufgaben werden neu gebündelt.

- Bereits Mitte der 80er-Jahre beobachtet die Industriesoziologie eine Herausbildung von *segmentierten Arbeitsmärkten* auf betrieblicher Ebene: Die Kernbelegschaften verfügen über gute Jobs mit hoher Beschäftigungsstabilität, deren Inhaber sind jedoch einem hohen Leistungsdruck ausgesetzt. Um diesen Kern gruppiert sich ein Puffersegment von flexibel integrierten Arbeitskräften, die über Zeitverträge bzw. Honorarkontrakte beschäftigt sind. Dazu gehören auch aufgabenbezogen zusammengestellte und gut bezahlte Projektteams freier Mitarbeiter für strategische Aufgaben. Die Randbelegschaften müssen sich mit schlecht entlohnten und prekären Arbeitsverhältnissen zufrieden geben (vgl. genauer: Böhnisch/Arnold/Schröer 1999).

In der modernisierten und individualisierten Arbeitsgesellschaft kann nicht
mehr davon ausgegangen werden, dass der Übergang in Arbeit *nach erfolg-
ter Berufsausbildung* selbstverständlich gelingt. Im Zuge der strukturellen
Veränderungen in der Arbeitswelt (siehe Kasten) wurde das berufsbil-
dungsoptimistische Versprechen, dass die Übernahme in den Ausbildungs-
betrieb und dort in qualifizierte Arbeit gleichsam als Belohnung für die ab-
solvierten Ausbildungsanstrengungen erfolgen wird, nachhaltig erschüttert.
Damit ist aber das duale System an einer Stelle anfällig geworden, die bis
dahin seine Stärke war: die durch die Betrieblichkeit der Ausbildung weitgehend gesicherte betriebliche Verwertbarkeit der erworbenen Qualifikation" (Raab/Rademacker 1999, S. 127).

Die durchschnittliche Arbeitslosenquote Jugendlicher unter 25 Jahren bewegt sich seit vielen Jahren zwar nur geringfügig unter der Gesamtarbeits-
losenquote, hebt sich jedoch deutlich positiv von der Jugendarbeitslosigkeit
anderer EU-Länder ab. Der Bundesrepublik gelingt es, im europäischen
Benchmarking einzig bei diesem Beschäftigungsindikator in den Kreis der
drei Besten vorzustoßen (vgl. Europäische Kommission 1999). Berücksichtigt man die erheblichen regionalen Unterschiede zwischen Ost und West,
darüber hinaus auch zwischen Nord und Süd, so kann der im europäischen
Vergleich doch relativ gute statistische Durchschnittswert nun allerdings
nicht als Anlass für Entwarnung gedeutet werden.

Arbeitslose Jugendliche unter 25 Jahren in Prozent

	1993	1994	1995	1996	1997	1998	1999	2000
West	7,5	8,6	8,8	10,3	11,1	10,4	9,1	7,7
Ost	12,8	13,2	12,3	13,8	16,2	17,0	15,8	16,6

(Quelle: Bundesanstalt für Arbeit)

Wenngleich die Dauer der Arbeitslosigkeit junger Menschen im Osten nicht
länger als im Westen ist, so erhalten sie hier „oftmals nur befristete Angebote und müssen immer wieder Arbeitslosigkeit in Perioden erleben" (Sund
1999, S. 4). In den neuen Bundesländern wird der Ausbildungsnotstand
verstärkt durch außerbetriebliche Einrichtungen aufgefangen. Deren Absol-
venten stoßen auf verengte Zugänge beim Berufsstart; denn geradezu
zwangsläufig münden diese ausbildungspolitisch zwar durchaus richtigen
und unverzichtbaren Flankierungsmaßnahmen in einen Stau an der *zweiten
Schwelle*. Die Beschäftigungsrisiken verschärfen sich in strukturschwachen
Regionen, in denen die außerbetrieblichen Ersatzmaßnahmen erheblich
ausgedehnt werden mussten. Dabei wächst auch hier am Übergangsknoten
von der Ausbildung ins Beschäftigungssystem der Leistungs- und Auslese-
druck. Jugendliche müssen also nicht allein den ‚intragenerationellen Kon-
kurrenzkampf' (vgl. Heinz/Lappe 1998) bestehen, sondern haben es zudem
schwer, ihren – oder überhaupt einen – Platz in einer Arbeitswelt zu finden,

in der die verbleibenden knappen Arbeitsplätze in den modernisierten Betrieben bereits von der Erwachsenengeneration besetzt sind. Krafeld (2000) spricht deshalb von der ‚überflüssigen Jugend‘, wenngleich diese Metapher zu stark pauschalisiert (vgl. auch Galuske 1998).

Stellenabbau und damit einhergehende Tendenzen der sozialen Schließung und Abschottung gegenüber dem Nachwuchs treten am schärfsten in Ostdeutschland zutage. Dies verstärkt erneut den Verdrängungswettbewerb ‚nach unten‘. Denn jene junge und frisch ausgebildete Fachkräfte, denen der Zugang zu ihren originären Berufsfeldern wie etwa im öffentlichen Bereich des gehobenen und höheren Verwaltungsdienstes, der Bildung und Erziehung, aber ebenso in der schlanken Privatwirtschaft versperrt ist, versuchen, auf zweitbeste Lösungen auszuweichen, nehmen dafür unterqualifizierte Tätigkeiten an und ‚besetzen‘ so die Berufsfelder der in Relation dazu geringer Qualifizierten, die als Letzte in der Warteschlange auf der Strecke bleiben.

Jugendarbeitslosigkeit und Drogengefährdung als Herausforderung der Jugendberufshilfe

Entgegen der gängigen Meinung, die im Alltagsbewusstsein tief verankert scheint und mit der sich im Übrigen auch Politik machen lässt, stehen *Jugendarbeitslosigkeit und Drogengefährdung* in keinem Kausalzusammenhang. Es ist keine Studie bekannt, aus der herzuleiten wäre, dass mit steigender Arbeitslosigkeit auch der Drogenkonsum zunimmt. Wäre dem so, wäre nicht erklärbar, dass die Drogenprobleme in den neuen Ländern und nach zehn Jahren Gelegenheit zum Aufholen und Überholen (was in diesem Fall sicher nicht wünschbar wäre) im Kontrast zu den alten Ländern immer noch vergleichsweise milde ausfallen. Es soll hier nicht verharmlost werden: Die Drogenproblematik und die Drogendelikte nehmen auch in den neuen Ländern zu; dies zeigen die Suchtberichte und Kriminalstatistiken. Die lineare Gleichsetzung von Jugendarbeitslosigkeit und Drogengefährdung ist jedoch unzulänglich und falsch.

Drogengefährdung und Drogenkonsum haben ein multifaktorielles Bedingungsgefüge (siehe Böhnisch/Schille, Drogengebrauch als Risiko- und Bewältigungsverhalten, i.d.B.), in welchem soziale, situative und biografische Aspekte zum Tragen kommen. Eine eigene Untersuchung zur Drogenproblematik in Qualifizierungs- und Beschäftigungsprojekten der Jugendberufshilfe in Sachsen stützt diese Perspektive: „Es ist ein Problem. Es ist nicht *das* Problem, es ist *eins* unter vielen" – so die Aussage eines Interviewpartners aus einem Projekt. Im Mittelpunkt der Problemwahrnehmung standen für die Mitarbeiter in den Projekten weniger Drogenprobleme sondern die ‚klassischen‘ Probleme – die Arbeitstugenden, das Lernvermögen, die Schulden, die Gesetzeskonflikte und die Aussichten der Jugendlichen auf dem Arbeitsmarkt.

Berufsfindung und Berufseintritt
als biografische Herausforderung

Dass die Übergänge von der Schule in den Beruf weitgehend enttraditiona-
lisiert verlaufen, kann als ein herausragendes Kennzeichen der Moderne
gelten. Die unhinterfragte Fortführung beruflicher Familientraditionen ist
heute allenfalls bei selbständigen Handwerkern und Landwirten noch die
Regel, wobei gerade Letztere über die mangelnde Bereitschaft ihrer Kinder
zur Hofnachfolge klagen. Die traditionengelöste Pluralisierung der Berufs-
wegfindung wird durch die partielle Entkoppelung des Bildungs- vom Beschäftigungssystem verstärkt, wie die Jugendforschung bereits Ende der
1980er-Jahre konstatierte (vgl. Olk/Strikker 1990). An die Stelle einer traditi-
onsverbürgten Verlässlichkeit der gesellschaftlichen Statuspassagen, die
entlang des Herkunftmilieus die Berufsoptionen und Lebenschancen weitgehend kanalisieren und schichtbezogen begrenzen, tritt nun ein zukunfts-
offener Lebensentwurf. Die Wahlbiografie verdrängt die Normalbiografie
(vgl. Lenz 1999). Die darin zutage tretende Individualisierung ist immer
doppelgesichtig: Sie ist Chance und Zumutung zugleich. Sie verlangt den
Menschen ab, die Entscheidung im Hinblick auf ihre Lebensgestaltung in
eigene Hände und Verantwortlichkeit zu nehmen. Angesichts dieser Lesart
des Verhältnisses von Individuum und Gesellschaft in der Moderne kann
man das Jugendalter als eine Lebensphase begreifen, in der das Wählen-
können und zugleich Wählen-müssen kumuliert, wie Vertreter der Jugendforschung wie Münchmeier (1996) aktuell konstatieren, wobei nicht allein
berufsweltbezogene Entscheidungen im Blick stehen.

Jugendliche erfahren die Situation in der Berufs- und Arbeitswelt durchaus
ambivalent. Auf der einen Seite erleben sie, dass sie von den boomenden
Bereichen der Volkswirtschaft heiß umworben sind: Die Werbebranche
sucht Kreative für ihre dynamischen Projektteams, im E-Lancer verkörpert
sich der Prototyp des neuen Selbständigen, der Biotechnologie soll die Welt
von morgen gehören. Trotz erster Sendboten, die eine leichte gesamtwirt-
schaftliche Rezession für 2001 verkünden, die jedoch von Null- oder gar
Minuswachstum noch weit entfernt ist, scheint die Zukunft voller Chancen
für eine erfolgsorientierte, flexible, leistungsbereite und vor allem gut qualifizierte Jugend. Diesseits der im Rampenlicht medialer Wertschätzung aus-
geleuchteten Greencard-Branchen zeigt sich die Arbeitswelt zwar mit weniger Glamour, stellt aber in den Wachstumsregionen dennoch ausreichend
Möglichkeiten auch für den durchschnittlich Begabten bereit. Welcher Jugendliche aber wollte je zum Durchschnitt gehören, und wer will das heute?
Durchschnittlich sein in einem medial aufgeheizten doors-wide-open'-
Klima, nach dessen Verheißungen doch jeder seine Chance nur am Schopf
zu packen braucht! Durchschnitt passt nicht zum neuen Zeitgeist. Denn mit
dem Erwachsenwerden der 68er-Protestgeneration sind auch die miesepet-
rigen Sozialreportagen out; mit einer Untergangsstimmung im Tenor der
Post-Tschernobylära lassen sich weder Auflagen noch Einschaltquoten

steigern. Hatte bereits der frühere Bundeskanzler diese nörgelnden Kritiker mit ihren Sozialneidkampagnen in Schranken zu weisen versucht, so scheint dem heutigen Bundeskanzler die geistig-moralische Wende tatsächlich gelungen: Die Bundesrepublik wird allseits als zukunftsstarkes, ökonomisch erfolgreiches und – trotz vier Millionen Arbeitslosen – sozial befriedetes Land voller Unternehmergeist und Existenzgründermut wahrgenommen. Die zukunftsoptimistische Grundstimmung feiert ein come back, wenngleich fokussiert auf die Leistungstüchtigen, die anderen werden vom ‚aktivierenden Staat' gefördert und gefordert.

Formatieren die revitalisierten wohlfahrtsgesellschaftlichen Verheißungen in ihrer neuen Ausrichtung auf eine chancenreiche Dienstleistungs- und Hightechwelt lediglich eine virtuelle Realität oder handelt es sich um einen erreichbaren Bezugshorizont jugendlicher Biografieentwürfe? Dass die Bäume nicht in den Himmel wachsen, dass man erst mal kleine Brötchen backen muss, gehört zu den mitgeteilten Weisheiten der Großmutter. Aber derlei mahnende Ernüchterung kann den jugendlichen Narzissmus nicht befriedigen und ist deshalb ebenso wenig cool wie der amtliche check up des Berufsberaters, der auftragsgemäß Berufswünsche und Marktrealitäten zusammenzuführen versucht. Haben es schon die Jugendlichen in den strukturstarken Regionen nicht leicht, sich in dieser unübersichtlichen, oft widersprüchlichen und ambivalenten Welt zwischen Hochglanzwelt und Alltagsgrau zurechtzufinden (vgl. Ferchhoff 1995; Scherr 1997), so klafft für einen großen Teil junger Menschen in strukturschwachen Regionen wie in weiten Gebieten der neuen Bundesländer zwischen der medial performierten Hochglanzwelt und ihrer eigenen Lebenswirklichkeit eine tiefe Kluft.

Damit steht die Jugendberufshilfe vor der Frage, welche Perspektiven zur beruflichen und sozialen Integration junger Menschen sie anzubieten hat und wie es ihr möglich wird, die Jugendlichen bei ihren Versuchen zu unterstützen, sich in der gegebenen Unübersichtlichkeit und Widersprüchlichkeit der gesellschaftlichen Anforderungen und Chancen im Verhältnis zu den Möglichkeiten und Schwierigkeiten der eigenen Lebenssituation zurecht zu finden. Welchen Beitrag leisten ihre Projekte zur Stärkung der psychosozialen Handlungsfähigkeit von Jugendlichen? In diesem Koordinatenkreuz liegen aus sozialpädagogischer Sicht die Herausforderungen, auf die bezogen ein Leistungsprofil der Integrationshilfen erstellt werden muss, auf das hin wiederum die Güte ihrer Maßnahmen und Projektzuschnitte bewertet werden kann. Gerade weil der arbeitsgesellschaftliche Normalitätsentwurf unterstreicht, dass eine erfolgreiche Bewältigung des Eintritts in die Arbeitswelt für die biografische Integrität der Jugendlichen hoch bedeutsam ist, kann durchaus davon ausgegangen werden, dass der erschwerte oder gar verweigerte Zutritt zur Arbeitswelt eine anomische Situation darstellt. Es ist aber nicht davon auszugehen, dass anomische Situationen generell durch Drogenkonsum bewältigt werden.

Auftrag und Handlungsspektrum
der arbeitsweltbezogenen Integrationshilfen

Die beschäftigungspolitischen Leitlinien der Europäischen Union, der Europäische Sozialfonds, das Arbeitsförderungsgesetz (SGB III), das Bundessozialhilfegesetz (§18ff.) und das Kinder- und Jugendhilfegesetz (§13) begründen übereinstimmend einen Auftrag zur beruflichen und sozialen Integration junger Menschen. Die Hilfen sollen sich im Kern auf jene Personengruppen konzentrieren, die *soziale Benachteiligungen* oder *individuelle Beeinträchtigungen* aufweisen. In diesen Kernbereich fallen auch die Hilfen zur beruflichen Integration für junge Straffällige, für ehemals Drogenabhängige und für weitere besonderer Zielgruppen, wie sie etwa in den einschlägigen Durchführungsbestimmungen der Arbeitsverwaltung benannt sind (vgl. Bundesanstalt für Arbeit 1996a/b; 1998). Flankierend zu beruflichen Qualifizierungs- und Beschäftigungsangeboten sind Formen der zugehenden sozialpädagogischen Beratung (mobile Jugendsozialarbeit, Streetwork) und die Vorhaltung von niederschwelligen Kontakt- und Anlaufstellen notwendig.

Die neue Bundesregierung proklamierte die Bekämpfung der (Jugend-)Arbeitslosigkeit als eine ihrer wichtigsten Aufgaben. Mit ihrem Amtsantritt wurde ein Sofortprogramm zur Bekämpfung der Jugendarbeitslosigkeit aufgelegt und seitdem jährlich verlängert. Das Programm will sich mit seinen Angeboten der aufsuchenden Beratung, der Beschäftigungs- und Qualifizierungsmaßnahmen vorrangig an jene Jugendlichen wenden, die von den Regelinstitutionen und ihren konventionellen Maßnahmen nur schwer erreicht werden können. Zielgruppen des Sofortprogramms sind also Jugendliche, die bislang durch die Maschen des institutionalisierten Systems fallen: Schulabbrecher, Ausbildungsabbrecher, arbeitslose Jugendliche, für die Ansprüche auf Berufs- und Arbeitsförderung nach dem nach dem SGB III nicht (mehr) bestehen, langzeitarbeitslose Jugendliche, die bereits aus der Statistik herausgenommen wurden, Mädchen, die ohne Ausbildung im elterlichen Haushalt verschwinden usw. Im (groß-)städtischen Milieu wendet sich das Programm explizit auch an Zielgruppen, die in großer Distanz zur arbeitsweltlichen Normalität stehen, zumeist in subkulturelle Szenen (wie z.B. Punks) rückgebunden sind und von Sozialhilfe und Gelegenheitsjobs leben. In der Durchführungsbestimmung zum Sofortprogramm der Bundesregierung sind als förderfähige Zielgruppen explizit Jugendliche benannt, die „wegen der in ihrer Person liegenden Gründe ohne die Förderung ein Arbeitsverhältnis nicht begründen können. [...] In den Maßnahmen dürfen nur besonders benachteiligte Jugendliche betreut werden." (§2 Art. 10 und 11).

Im Beschäftigungspolitischen Aktionsplan für die Bundesrepublik, in welchem die beschäftigungspolitischen Leitlinien der Europäischen Union auf die nationale Spezifik umgebrochen werden sollen, lautet die Zielbeschreibung für 1999: „nahtloser Übergang von der Schule in das Berufsleben" (S. 14). Hierzu soll das Sofortprogramm mit besonderem Gewicht beitragen.

Der Aktionsschwerpunkt des Sofortprogramms soll auf den Osten gelegt werden. Dabei wird die *regionale Verantwortung* bei der Umsetzung betont: Die einzelnen Programmteile können von den Arbeitsämtern flexibel nach Bedarf eingesetzt werden. Die meisten Bundesländer haben flankierend dazu besondere Förderprogramme installiert. So werden z.B. in Sachsen zusätzlich eingerichtete betriebliche Ausbildungsplätze mit Prämien gratifiziert und Ausbildungsverbünde zwischen Kleinbetrieben gefördert.

Abb.:   Problemfeld Arbeitslosigkeit am Übergang der 1. und 2. Schwelle

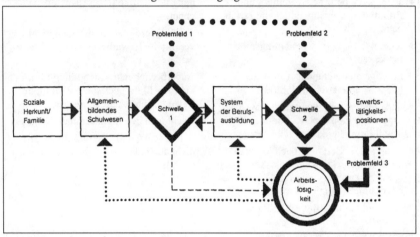

Die arbeitsweltbezogenen Integrationshilfen sind ein unübersichtliches Feld mit vielen Akteuren. Um das komplexe Handlungsspektrum systematisch zu ordnen, kann danach unterschieden werden, an welcher Übergangsschwelle die Unterstützungsleistungen einsetzen (vgl. Bäcker u.a. 1989). An der ersten Schwelle sind folgende Unterstützungsformen in der Praxis anzutreffen: Berufsfeldorientierung in der Schule, Berufsberatung, Berufsvorbereitung, betriebliche und außerbetriebliche Ausbildung, ausbildungsbegleitende Hilfen, ggf. sozialpädagogisch begleitete Wohnformen, besondere Hilfen für Ausbildungsabbrecher und unversorgte junge Menschen. Berufsvorbereitende Maßnahmen und die außerbetriebliche Ausbildung sollen an einem *sozialpädagogisch orientierten Gesamtkonzept* ausgerichtet sein, das eine abgestimmte Methodenintegration von berufspädagogischen, unterrichtsdidaktischen und sozialpädagogischen Handlungsmustern verlangt (vgl. Bundesministerium für Bildung, Wissenschaft, Forschung und Technologie 1998). Im Hinblick auf lernschwache und von unterschiedlichen Lebensumständen belastete Jugendliche bieten gerade außerbetriebliche Einrichtungen ein unverzichtbares Unterstützungssetting, das im Gegensatz zur populistischen Kritik (,Samthandschuhpädagogik') in den meisten Studien als qualitativ gehaltvoll eingestuft wird (vgl. Raab/Rademacker 1999). Denn im Ausbildungs- und Arbeitsarrangement der außerbetrieblichen Einrichtungen wird es möglich, abgeschirmt von einem betrieblichen

Produktionsstress berufsnotwendige Fertigkeiten und Kenntnisse auch wiederholt einzuüben.

Querschnittaufgaben an der ersten Schwelle

- Beratung als Berufsfindungsberatung in Form von Berufsfindungsworkshops;
- ggf. Schulsozialarbeit an Haupt- und Berufsschulen;
- sozialpädagogische Begleitung und Ermutigung von Jugendlichen in Maßnahmen;
- Klärung von Lebensgestaltungsmöglichkeiten;
- Entstigmatisierung der Adressaten (‚faul‘ / ‚arbeitsscheu‘ / ‚blöd‘);
- Quantitative und qualitative Erweiterung der regionalen Ausbildungslandschaft durch konkrete Praxiskonzepte;
- Fortgesetzte Beratung nach Maßnahmeende: Projekte sollten als Anlaufstelle für Jugendliche über die Maßnahmedauer hinaus fungieren

(vgl. Arnold 2000; Braun/Lex/Rademacker 1999)

Der Beschäftigungspolitische Aktionsplan 1999 benennt als vorrangig

- Förderung von lokalen und regionalen Projekten zur Ausschöpfung und Erhöhung des betrieblichen Lehrstellenangebotes;
- Trainingsprogramme für noch nicht vermittelte Bewerberinnen und Bewerber;
- Außerbetriebliche Ausbildung für im Februar/ März noch nicht vermittelte Bewerberinnen und Bewerber;
- Nachholen des Hauptschulabschlusses;
- Arbeit und Qualifizierung für (noch) nicht ausbildungsgeeignete Jugendliche (AQJ).

Unterstützungsformen an der zweiten Schwelle konzentrieren ihre Hilfen auf beratende und begleitende Maßnahmen zur Förderung der Aufnahme von Beschäftigung im ersten Arbeitsmarkt (z.B. durch Bewerbertraining oder Hilfe bei der Stellensuche) und stellen bei schwieriger Arbeitsmarktlage und für besondere Zielgruppen darüber hinaus *zusätzliche Beschäftigungsangebote* bereit, die überwiegend als Arbeitsbeschaffungsmaßnahmen in entsprechenden Projekten durchgeführt werden und zumeist mit (weiter-)qualifizierenden Bildungsanteilen gekoppelt sind. Eine weitere Alternative besteht in der Ausreichung von Lohnkostenzuschüssen an Arbeitgeber, wobei die Jugendberufshilfe das Aufspüren passfähiger zusätzlicher Arbeitsplätze in Betrieben übernehmen kann.

Die Initialisierung arbeitsweltbezogener Integrationshilfen erfolgt überwiegend über konditionale Programme: D.h. *wenn* Jugendliche besondere Merkmale der Beeinträchtigung und Benachteiligung aufweisen, *dann* ist die Gewährung unterstützender Hilfen programmadäquat und damit legitim. Damit werden Zutrittsmöglichkeiten zu besonderen Fördermaßnahmen eröffnet, zugleich aber immer auch stigmatisierende Zuschreibungen personaler und sozialer Defizite vorgenommen. Die Problematik liegt nun gerade darin, dass so bei den Mitarbeitern von Integrationsprojekten eine problemorientierte Wahrnehmung verstärkt und defizitorientierte Handlungsmuster aktiviert werden. Durch die Fixierung auf die ‚Defizite‘, die es abzustellen gilt, werden diese den Jugendlichen ständig gespiegelt und letztlich in deren Selbstbild nochmals verfestigt. Es vollzieht sich gleichsam die aus der Selbstkonzeptforschung bekannte ‚sich selbst erfüllende Prophezeiung': Wenn mir immer wieder gesagt und gespiegelt wird, dass ich ein Problemfall bin, Defizite habe, zweifle ich an meinem Selbstwert und glaube zum schlechten Ende selbst, dass ich ein Versager bin. Was also im Verlauf der Maßnahmen aufgelöst und ‚geheilt' werden soll, wird stattdessen noch verstärkt.

Querschnittaufgaben an der zweiten Schwelle

- Selbstwertbestärkung und Motivierung Jugendlicher zu aktivem Engagement und arbeitsbegleitendem Lernen statt Entmutigung durch Zuweisung von ‚Deppenarbeit';

- Einführung und Verbreitung modularisierter Ausbildungskonzepte (vgl. Kloas 1993);

- Verhinderung von ‚Maßnahmekarrieren';

- Insbesondere in strukturschwachen Regionen

- Einrichtung qualifizierender Beschäftigungsprojekte mit nachhaltigen Beschäftigungseffekten durch

- Erschließung zukunftsträchtiger und beschäftigungsintensiver Tätigkeitsfelder mit breiten Qualifizierungsmöglichkeiten (vgl. Europäische Kommission 1994);

- Zukunftsorientierte Absicherung durch regionale Einbettung der Projekte (vgl. Schlegel/ Schumacher 1991);

- Aufgabenbezogene Kooperation unterschiedlicher Leistungserbringer mit spezifischen Leistungsprofilen;

- Netzwerke statt Maßnahmen: Vernetzung der ‚Maßnahmeträger' zu einer leistungsfähigen Infrastruktur auf regionaler Ebene – ‚lernende Region' (vgl. Böhnisch/Arnold/Schröer 1999).

Der Beschäftigungspolitische Aktionsplan 1999 benennt als vorrangig

- berufliche Nach- und Zusatzqualifizierung;

- Lohnkostenzuschüsse bei Einstellung arbeitsloser Jugendlicher;

- Arbeitsbeschaffungsmaßnahmen mit integrierter Qualifizierung;

- beschäftigungsbegleitende Hilfen;

- soziale Betreuung zur Hinführung an Beschäftigungs- und Qualifizierungsmaßnahmen.

Als besondere Herausforderung zeichnet sich damit eine strukturell angelegte Gratwanderung ab, die im Projektalltag bewältigt werden muss: Integrationsprojekte müssen zur Normalisierung und Entstigmatisierung von Jugendlichen beitragen und dabei zugleich Anforderungsstrukturen aufrechterhalten, die Lernen und Entwicklung ermöglichen. Hierfür bietet der Kompetenzansatz eine geeignete methodische Plattform (vgl. Enggruber/By-

linski 2001; Ketter 2001). Danach sollen die Stärken der Jugendlichen erkannt und ins Zentrum pädagogischer Interaktionen gestellt werden.

Drogenkonsumierende Jugendliche – Störfaktor und Herausforderung der Jugendberufshilfe

Die Bewältigung biografischer Klippen verläuft selten geradlinig. Dass die
oftmals enttäuschenden Erlebnisse und Zurückweisungen in der Arbeitswelt
von den Jugendlichen ausgehalten und die biografischen Verletzungen verarbeitet werden müssen, dass dabei die soziale Unterstützung von Gleichaltrigengruppen hilfreich ist, dass die Gleichaltrigengruppen aber zugleich in
ihrer partiellen Abwehr gesellschaftlicher Anforderungen und Zumutungen
zu Rückzugskulturen Zuflucht nehmen können und dass diese Rückzugskulturen wiederum oftmals Drogen als Bewältigungsstimulans benutzen.
Dies alles sind Zusammenhänge, die den damit befassten Professionsgruppen und Multiplikatoren bewusst sein müssen, um Situationen ihrer All-
tagsarbeit dechiffrieren zu können und ihre Handlungsfähigkeit zu erhalten
und zu erweitern. Denn von hier aus lässt sich ableiten, dass gefährdete Jugendliche, ganz gleich ob sie in offenen Kontakt- und Beratungskontexten,
in der Jugendarbeit oder in pädagogischen und berufsqualifizierenden Arrangements der Jugendsozialarbeit und Jugendberufshilfe angetroffen werden, entsprechend der von ihnen jeweils gezeigten Bewältigungsmuster
‚aufgeknackt' werden können. Dieses Aufknacken als pädagogischer Prozess des Verstehens in einer von Akzeptanz und Vertrauen getragenen Beziehung ist die Voraussetzung dafür, um mit gefährdeten Jugendlichen um
eine Lebensperspektive zu ringen. Die Fähigkeit, wie man aus einer Krisensituation wieder herauskommt, und das Vertrauen darauf, dass situative Le-
bensarrangements, so sie sich als schwierig erweisen, auch wieder verändert werden können, zählt zu einer der wichtigsten Kompetenzen, die junge
Menschen ausbilden müssen. Es gibt keine ausweglosen Teufelskreise. Die
pädagogische Arbeit in den Beratungs- und Qualifizierungsprojekten hat
sich darauf auszurichten, junge Menschen darin zu unterstützen, ihr Leben
(wieder) in die eigene Hand zu bekommen und Schnittstellen für gelingende Biografien aufzuweisen (vgl. Böhnisch 1999a).

In den Berufs- und Beschäftigungshilfen ist eine durchgängige Verhaltens-
unsicherheit zu beobachten, wie mit dem Problem der Drogengefährdung
und mit Drogen konsumierenden Jugendlichen umgegangen werden soll.
Da drogenkonsumierende Jugendliche mit dem definierten Zweck von
Maßnahmen, Arbeit und Qualifizierung zu vermitteln, latent kollidieren, ist
eine doppelte Schwierigkeit gegeben: Einerseits kann man das Problem in
den Projekten nicht einfach ignorieren; andererseits gibt selten klare Rahmenbedingungen, die Sicherheit geben würden, das Problem anzusprechen.

Handlungskonzepte und ihre Tragfähigkeit

In der Praxis der arbeitsweltbezogenen Integrationshilfen lassen sich idealtypisch zwei Grundrichtungen voneinander unterscheiden, die zu gänzlich verschiedenen Herangehensweisen führen:

- Von pädagogischer Seite wird gefordert, die Berufs- und Beschäftigungsprojekte als *subjektorientierte Lern- und Entwicklungsarrangements* zu konzipieren. Durch einen am Leitbild ganzheitlicher Bildung orientierten Projektalltag sollen Entwicklungsfreiräume geboten werden. Dementsprechend sollen disziplinierende Interventionen zur Erzeugung arbeitsweltbezogener Sekundärtugenden zurückgenommen und Impulse zu selbstaktivem Handeln betont werden.

Das Motto *subjektorientierter Handlungskonzepte* lautet: Nur wer sich selbst etwas zutraut, wird handlungsfähig und meistert sein Leben und damit auch die Anforderungen in der Arbeitswelt!

- Diesem ganzheitlich-pädagogischen Grundverständnis steht zumeist die *funktionale* Orientierung gegenüber. Funktionale Handlungskonzepte orientieren sich weniger an den Jugendlichen, als an Sachgegebenheiten. Es gilt hier vor allem, Ansprüche und Vorgaben der Kostenträger zu erfüllen und Erfolge nachzuweisen. Als hartes Erfolgskriterium zählt die *Übergangs- und Verbleibquote* in nichtsubventionierte Arbeitsverhältnisse nach absolviertem Maßnahmedurchlauf. Diese Zielsetzung, so die weithin geteilte Überzeugung, sei weniger mit pädagogisch weichen Mitteln als durch klar strukturierte, sanktionsabgesicherte Anforderungen zu erreichen.

Das Motto *funktional orientierter Handlungskonzepte* lautet: Nur wer beruflich etwas kann und seine Verhaltensauffälligkeiten unter Kontrolle bringt, hat eine Chance auf dem Arbeitsmarkt!

Es wird deutlich, dass das Problem Drogen gebrauchender Jugendlicher zu einer Verunsicherung insbesondere dann führt, wenn allein funktional orientierte Handlungskonzepte im Projektalltag keinen oder zu wenig Raum gewähren, um die subjektiven Aspekte der Jugendlichen zu bearbeiten. Drogengebrauch wird dann als ‚störendes‘ Problem wahrgenommen. Das Problem der drogengebrauchenden Jugendlichen in den Projekten der Jugendberufshilfe kann also nur dann produktiv angegangen werden, wenn die subjektive Realität der Jugendlichen wahrgenommen und zunächst als existent akzeptiert wird. Zu einer der ‚Realitäten‘ gehört, dass für einen Teil der Jugendlichen, die in Jugendberufshilfeprojekten integriert sind, Drogengebrauch ein Stück Normalität in ihrer Lebenswelt darstellt. Institutionen und die in ihnen agierenden Personen können zwar Drogengebrauch ablehnen, aber sie müssen sich zunächst einmal der Realität stellen, dass es Drogen gebrauchende Jugendliche gibt.

Eine Position, wie sie von manchen Suchttherapeuten vertreten wird, dass nur absolut cleane und abstinente Jugendliche in Arbeitsprojekte integrierbar seien, ist kaum hilfreich für Situationen, in denen es *nicht* um Suchttherapie und die Reintegration ehemals Suchtkranker im Sinne von Tertiärprävention (siehe Engel, Beratungskonzepte und Bader, Therapie Drogenabhängiger, i.d.B.) geht. Wenn man demgegenüber Jugendliche in einem Jugendberufshilfeprojekt im Blick hat, die eine berufliche Perspektive suchen und in ihrer Lebenssituation auch Drogen gebrauchen, müssen sich die Projekte mit den damit verbundenen Erfahrungen und Schwierigkeiten auseinander setzen und können diese Situation nicht einfach negieren. Das Problem des Drogengebrauchs wird oft erst dann sichtbar, wenn Konflikte auftreten, weil Jugendliche die Anforderungen an ihre Arbeit nicht erfüllen. Dies bedeutet, dass Drogengebrauch spätestens in solchen Situationen thematisiert werden muss.

Nun stellt sich das Problem, wie die Institutionen und ihre MitarbeiterInnen auf dieses Problem reagieren und ob sie eine durchdachte Strategie und ein Konzept haben, wie sie damit umgehen wollen und können. Es scheint, dass genau diese Fragen in vielen Projekten der Jugendberufshilfe nicht geklärt sind. Eben hieraus entstehen Verhaltensunsicherheiten, aus denen heraus weder Jugendliche unterstützt werden können, noch eine klare Konzeption durchgehalten werden kann. Im Kontext der in Sachsen durchgeführten Fortbildungsveranstaltungen wurde immer wieder die Frage aufgeworfen, ob es bei der Durchführung von Maßnahmen besser sei, problemhomogene Gruppen zu bilden (um eine ‚Ansteckungsgefahr' für die anderen zu vermeiden) oder die gefährdeten Jugendlichen zu verteilen. Ein Königsweg im Sinne einer verlässlich funktionierenden Faustregel lässt sich nicht benennen. Mit Blick auf die Befragungsergebnisse in den sächsischen Berufshilfeprojekten kann allerdings gesagt werden: Entscheidend ist weniger die Zusammensetzung der Adressaten als die Bereitschaft und Fähigkeit der Mitarbeiter in den Projekten, die *Lebensfragen* ihrer Jugendlichen aufzunehmen und mit ihnen an tragfähigen Zukunftsperspektiven zu arbeiten. Orientiert man sich an der Typologie abweichenden Verhaltens und dessen Anpassungsformen (vgl. dazu Böhnisch 1999b; Lamnek 1979), so muss es bei der sozialpädagogischen Arbeit mit dem ‚Rückzugstyp', für den der Drogenkonsument beispielhaft steht, gerade darauf ankommen, dessen reservierte Verweigerungshaltung gegenüber gesellschaftlichen und beruflichen Anforderungen ‚aufzuknacken'.

Eine entscheidende Frage ist dabei, wie weit sich ein Arbeits- und Qualifizierungsprojekt für drogenkonsumierende Jugendliche offen halten kann, was ein solches Projekt leisten kann, um drogengebrauchende Jugendliche zu integrieren und welche Ressourcen es dafür hat. Eine wichtige Komponente dabei ist auch, *welche* Drogen konsumiert werden (eher ‚harte' oder ‚weiche') und wie viel Motivation und Energie die Jugendlichen haben, am Arbeits- oder Qualifizierungsprojekt teilnehmen zu können. Dies kann im Einzelfall eine sehr schwierige Entscheidungsfindung erfordern. Eine Entscheidung, Drogen gebrauchende Jugendliche in ein Projekt zu integrieren und dort zu behalten, fällt natürlich leichter, wenn die Jugendlichen in der Lage sind, getroffene Vereinbarungen und vereinbarte Regeln einzuhalten und sie genügend Energie frei haben, um das Ziel eines Beschäftigungs- oder Qualifizierungsprojektes zu verfolgen. Schwieriger ist es, wenn Jugendliche auf Grund des Drogenkonsums starke Steuerungsdefizite entwickeln, sie häufig vereinbarte Regeln übertreten und den Projektkontext durch ihre Problematik so sehr ‚umdefinieren', dass dies zu starken Konflikten führt sowohl mit Mitarbeitern als auch den anderen Jugendlichen, die erfahrungsgemäß die Drogen konsumierenden Jugendliche lange Zeit abpuffern und in Schutz nehmen.

Dennoch ist es denkbar, Projekte mit solchen Jugendlichen durchzuführen. Es müssen dann allerdings die institutionellen Rahmenbedingungen so gesetzt werden und die Projektziele so definiert werden, dass damit sinnvolle Ziele (z.B. Qualifizierung in einem spezifischen Bereich) erreichbar sind. Es zeigt sich, dass oftmals weniger die Droge das zentrale Problem darstellt, als das institutionelle ‚Arrangement' oder Konzept, das man für Drogen konsumierende Jugendliche bereitstellt und bereitstellen möchte. Darüber muss die Institution entscheiden, die ein solches Projekt durchführt. Hierbei zeigt sich zudem, dass es wichtig ist, die Drogenfrage zu ‚entdämonisieren'. In dieser Absicht gilt es zu vermeiden, dass gefährdete Jugendliche stigmatisiert und ausgegrenzt werden und so erst in Reaktion darauf ihren Drogenkonsum – gleichsam als ‚Trotzreaktion' – verstärken. Stattdessen muss ihre spezifische Lebenssituation erst einmal als Ausgangspunkt ernst- und angenommen werden, um von dort aus auf der Basis einer pädagogischen Vertrauensbeziehung im Sinne des ‚Aufknackens' bearbeitet werden zu können.

Fest steht: Arbeit und Qualifizierung können Drogen konsumierenden Jugendlichen neue Orientierungen und Anreize vermitteln, die ihnen helfen, auch problematische Situationen des Drogenkonsum zu bewältigen. Deshalb sollten Projekte der Jugendberufshilfe diese Chance aufgreifen und ihren Beitrag leisten, um Jugendliche in ‚Normalität' zu integrieren. Damit könnte man die Regel formulieren: Nicht die Kündigung von Drogen konsumierenden Jugendlichen, um das eigene Projekt ‚sauber' zu halten, und nicht das bloße Abschieben an Drogen-Therapeuten ‚löst' das Problem. Gefragt ist vielmehr eine Handlungsperspektive, die darauf abhebt, die eigenen Mitteln des Qualifizierungs- und Beschäftigungsprojektes auszureizen, um drogengefährdeten Jugendlichen neue Lebensperspektiven und Angenommenwerden zu vermitteln. Wenn sich Projekte der Jugendberufshilfe mit diesen Aspekten ernsthaft auseinander setzen, können Strategien im Umgang mit Drogen konsumierenden Jugendlichen zu einer produktiven Erweiterung der Horizonte für die gesamte Projektarbeit führen.

Empfehlungen

Die im Blick auf die Integrationshilfen der Qualifizierung und Beschäftigung generell wie auch unter besonderer Berücksichtung des Problems der Drogengefährdung zu konstatierenden Anregungen markieren Eckpunkte für eine kritische Reflexion der bisherigen Praxis (auf förderprogrammatischer Steuerungsebene wie auch auf konzeptionell-praktischer Umsetzungsebene) und verstehen sich zugleich als Vorschläge für eine Neuorientierung. Vorschläge sind keine Rezepte, sondern müssen stets im Hinblick auf ihre Praktikabilität vor Ort geprüft und passfähig gemacht werden. Die entscheidende Voraussetzung für eine gleichwohl ‚faire‘ wie auch fruchtbringende Prüfung der hier unterbreiteten Empfehlungen ist ein veränderungsoffenes Klima. Die Erzeugung eines solchen innovationsfreundlichen Regionalklimas ist an vier Grundbedingungen geknüpft:

Zuallererst verlangt es die Bereitschaft, die bisherige Praxis zu hinterfragen. Kontraproduktive Fallen für eine kritische Sichtung und Bewertung des Ist-Standes sind pauschale Immunisierungsstrategien gegen Anfragen: Beteiligte verweigern sich Such- und Innovationsprozessen und beschwören stattdessen eine ‚bewährte‘ Zusammenarbeit und reklamieren eine ‚äußerst erfolgreiche Arbeit‘ mit ‚bewährten‘ Ansätzen, ohne darüber Auskunft geben zu können oder zu wollen, worin sich das Bewährte jeweils zeigt.

Zweitens gehört dazu die Wahrnehmung und gestaltende Ausschöpfung von Handlungsspielräumen auf kommunaler und regionaler Ebene. Das hier immer wieder bemühte Argument, man verfüge auf lokaler Ebene über keinerlei Handlungsspielräume, alles sei durch übergeordnete Programme und Rahmenrichtlinien vorgegeben usw., ist nicht nur kontraproduktiv, sondern faktisch falsch (siehe z.B. ‚Arbeitsamt 2000‘) und entspricht im Übrigen einem wenig aufgeklärten Verständnis von Sozial(arbeits)politik und freiträgerlicher Subsidiarität (vgl. Müller/Otto/Olk 1981; Heinze/Olk 2001).

Drittens ist auf praktischer Ebene die Einrichtung geeigneter Foren notwendig. Denn um eine zielgeleitete Diskussion auf lokaler bzw. regionaler Ebene führen und aufgabenbezogene Innovationsprozesse anschieben zu können, müssen geeignete Strategieforen installiert werden. Um die Existenzängste von beteiligten Leistungserbringern zu dämpfen und damit verbundene partikulare Trägeregoismen zurückzudrängen, ist es ratsam, für den Verhandlungsgegenstand eine Bearbeitungsabfolge festzulegen, die den Blick auf die Gestaltungsfragen freizulegen erlaubt. Dafür empfiehlt es sich, zuerst die Ziele (wohin) festzulegen, dann zielführende Aufgaben (was) zu definieren und als letzten Punkt die Frage der praktischen Umsetzung (wie und wer) und die Vergabe von Förderung (wie viel wofür) zu verhandeln.

Schließlich geht es um den Willen zur Gestaltung der regionalen Landschaft. Alle verantwortlichen und beteiligten Akteure stehen vor der Herausforderung, aufgabenangemessene Konzepte im Rahmen der verfügbaren

Ressourcen zu entwickeln und deren Einsatz durch auf Ziele abgestimmte Vernetzung zu optimieren. Dazu gehört auch, sich über den Veränderungsbedarf von Rahmenbedingungen zu verständigen und nach Möglichkeiten zur Verwirklichung von Reformschritten zu suchen.

Neben diesen grundsätzlichen Erwägungen lassen sich konkrete Vorschläge benennen, die auf drei unterschiedliche Handlungsebenen ausgerichtet sind:

• *Adressatenbezogene Empfehlungen*

Hier geht es darum, subjektorientierte Handlungskonzepte weiter zu entwickeln, die Mitarbeiter in den Beratungs-, Qualifizierungs- und Beschäftigungskontexten dazu befähigen, *Lebensfragen* junger Menschen aufzunehmen und mit ihnen an einer zukunftsfähigen Lebensperspektive zu arbeiten (wichtige Ansätze bei Scherr/Stehr 1998). Die Projekte müssen dabei ihr abwertendes Selbstverständnis, bloß Überbrückungsmaßnahmen und Notbehelf und damit nichts Richtiges darzustellen, überwinden und die in ihnen liegende Potenzen erkennen und für die Jugendlichen freilegen (so auch Raab/Rademacker 1999). Dazu gehört es auch, Formen der Nachweisführung zu entwickeln, die es ermöglichen, gegenüber den Kostenträgern die *weichen Effekte* der Projektarbeit (wie z.B. Kompetenzerweiterung) zu dokumentieren (einen möglichen Ansatz zeigt Feuerstein 1999).

• *Einrichtungsbezogene Empfehlungen*

Projekte strahlen über die durchgeführten Maßnahmen in die Region. Sie prägen das Sozialklima und leisten Beiträge zur Infrastrukturentwicklung. Dies gelingt umso besser, je deutlicher diese Perspektive in der Ausgestaltung der konkreten Maßnahmen bereits konzeptionell aufgenommen ist. Die Einrichtungen müssen daran arbeiten, ihr spezifisches Kompetenzprofil auszubilden. Oft ist es so, dass viele dasselbe tun und so in eine kontraproduktive Konkurrenz zueinander treten. Raab (1998) fordert hier ein aufeinander abgestimmtes Kontinuum von Förderangeboten, das sich von niederschwelligen Beratungsangeboten bis zur ‚berufspädagogischen Intensivstation‘ der Ausbildungs- und Beschäftigungswerkstätten erstreckt. In der Zusammenarbeit der Träger müsse dann unter der (durchaus wechselnden) Systemführerschaft eines jeweils verantwortlichen Hauptakteurs, so muss dieser Organisationsvorschlag ergänzt werden, für jeden einzelnen Jugendlichen ein individuelles Förderkonzept ‚komponiert‘ werden, das zum Ziel eines anerkannten beruflichen Vollabschlusses zu führen habe. Um die Profilbildung abzusichern, ist es in den Einrichtungen notwendig, die Personalentwicklung in mittelfristige Organisationsentwicklungskonzepte einzubetten. Eine wichtige Voraussetzung dafür ist, dass die Einrichtungen für ihre Aktivitäten längerfristige Planungssicherheit schaffen, indem sie Fördermöglichkeiten bündeln und tragfähige Kooperationsbeziehungen aufbauen.

• *Einrichtungsübergreifende Empfehlungen*

Wie können unterschiedlich profilierte Einrichtungen auf lokaler bzw. regionaler Ebene zu einer belastbaren und entwicklungsstarken Infrastruktur zusammenwachsen? Die ‚partielle Überflüssigkeit des Humankapitals' – viele Menschen werden für den Produktionsprozess nicht mehr gebraucht (vgl. Böhnisch/Arnold/Schröer 1999) – verlangt von den Projektträgern neue Handlungskonzepte. Dabei ist es erforderlich, über den Horizont des eigenen ‚Sozialunternehmens' hinauszublicken, Bedürfnisse des Gemeinwesens in den Blick zu nehmen und als Initiator von sozialraumbezogenen Aktivitäten aufzutreten (vgl. Kistler/Noll/Priller 1999; Rifkin 1998). In ganz entscheidender Weise ist hier auch das Engagement der kommunalpolitischen Entscheidungsträger gefragt (vgl. Fülbier/Schaefer 1999). Denn Projekte können nur dann tragfähige und nachhaltige Strukturen aufbauen, wenn die Rahmenbedingungen stimmen. Hier kann eine entwicklungsorientierte Sozialplanung, die sich auf fundierte Regionalanalysen stützt, Transparenz und Nachhaltigkeit sichern und so die Voraussetzung für eine aufgabenorientierte Kooperation schaffen (vgl. Arnold/Stauber/Walther 1993).

Gerade in strukturschwachen Regionen ist es notwendig, die überall anzutreffende Maßnahmefixierung zu überwinden und *Netzwerke* für Beschäftigungsentwicklung und Lebensqualität zu knüpfen. Mit der neuen Programmphase 2000-2006 kommt auf europäischer Ebene ebenso wie auf nationaler Ebene ein neues Kooperations- und Steuerungsverständnisses zum Ausdruck. Dies ist ein praktisches Element einer Ordnungspolitik, die dem ‚aktivierenden Staat' eine Selbstbeschränkung und Konzentration auf hoheitliche Aufgaben auferlegt und stärker die intermediären Organisationen zur Geltung kommen lassen will, und zwar durch Neuinterpretation des Subsidiaritätsprinzips (vgl. v. Bandemer u.a. 2000). In diesem Kontext wurde etwa das Vermittlungsmonopol der Arbeitsverwaltung aufgehoben bzw. in der Praxis aufgelockert. Der ‚Innovationstopf' (SGB III §10) ist sichtbarster Ausdruck dieser neuen Steuerungsphilosophie mit erheblichen Konsequenzen für die Zusammenarbeit zwischen einer aufgabengewährleistenden Verwaltung und den leistungserbringenden Trägern.

Die Gestaltung einer verantwortlichen Politik vor Ort ist allerdings darauf angewiesen, dass die existierenden Herausforderungen angenommen werden, dass sich die jeweiligen Akteure durch aktive Zusammenarbeit in ihre neuen Rollen finden, dass die – auch im Rückgriff auf überregionale Programme – gegebenen Handlungsspielräume ausgefüllt werden und die bereitgestellten und abrufbaren Ressourcen zu einer aufgabenangemessenen, belastungsfähigen und verarbeitungsstarken Infrastruktur zusammengeführt werden.

Literatur

Arnold, H.: Der Strukturwandel der Arbeitsgesellschaft und das sozialpolitische Mandat der Jugendberufshilfe. Dissertation. Technische Universität Dresden 2000
Arnold, H./Stauber, B./Walther, A.: Regionalanalyse – Zugang zu regionalen Lebenswelten und Anstoß von Regionalentwicklung. In: neue praxis, 3/1993

Arnold, H./Böhnisch, L.: Jugendberufshilfe in Ostdeutschland – Ausgangsbedingungen und exemplarische Perspektiven. In: Fülbier, P./Münchmeier, R. (Hrsg.): Handbuch Jugendsozialarbeit. Münster 2001

Bäcker, G./Bispinck, R./Hofemann, K./Naegele, G.: Sozialpolitik und soziale Lage in der Bundesrepublik Deutschland. Köln 1989

Bandemer, S.v. u.a. (Hrsg.): Handbuch zur Verwaltungsreform. Opladen 2000

Beck, U.: Schöne neue Arbeitswelt. Vision Weltbürgergesellschaft. Frankfurt/New York 1999

Beschäftigungspolitischer Aktionsplan 1999, Bundesrepublik Deutschland – Internetpublikation 6/1999 (Endfassung)

Böhnisch, L.: Sozialpädagogik der Lebensalter. Weinheim und München 1999 (a)

Böhnisch, L.: Abweichendes Verhalten. Eine pädagogisch-soziologische Einführung. Weinheim und München 1999 (b)

Böhnisch, L./Arnold, H./Schöer, W.: Sozialpolitik. Eine Einführung. Weinheim und München 1999

Braun, F./Lex, T./Rademacker, H.: Probleme und Wege der beruflichen Integration von benachteiligten Jugendlichen und jungen Erwachsenen. Expertise. München/Leipzig, Arbeitspapier 1/1999

Bundesanstalt für Arbeit (Hrsg.): Dienstblatt-Runderlass 42/96. Berufsvorbereitende Bildungsmaßnahmen der Bundesanstalt für Arbeit. Nürnberg 1996 (a)

Bundesanstalt für Arbeit (Hrsg.): Dienstblatt-Runderlass 44/96. Leistungen nach §40.c des AFG. Nürnberg 1996 (b)

Bundesanstalt für Arbeit (Hrsg.): Arbeitshilfe für die fachliche Qualitätsbeurteilung bei der Vergabe von Maßnahmen in der Benachteiligtenförderung nach §§240ff. SGB III. Nürnberg 1998

Bundesministerium für Bildung, Wissenschaft, Forschung und Technologie (Hrsg.): Berufliche Qualifizierung benachteiligter Jugendlicher. Bonn 1998

Enggruber, R./Bylinski, U.: Qualität in der Jugendberufshilfe aus sozialpädagogischer Sicht. In: Fülbier, P./Münchmeier, R. (Hrsg.): Handbuch Jugendsozialarbeit. Münster 2001

Europäische Kommission: Wachstum, Wettbewerbsfähigkeit, Beschäftigung. Herausforderungen der Gegenwart und Wege ins 21. Jahrhundert. Weißbuch, Luxemburg 1994

Europäische Kommission: Beschäftigungspolitiken in der EU und in den Mitgliedstaaten. Gemeinsamer Bericht 1998. Luxemburg 1999

Ferchhoff, W.: Jugendkulturelle Individualisierungen und (Stil-)Differenzierungen in den 90er-Jahren. In: Ferchhoff, W./Sander, U./Vollbrecht, R. (Hrsg.): Jugendkulturen – Faszination und Ambivalenz. Einblicke in jugendliche Lebenswelten. Festschrift für D. Baacke zum 60. Geburtstag. Weinheim und München 1995

Feuerstein, T. J.: Computer Aided Case Management (CACM). Ein biographie- und netzwerkorientiertes Verfahren für die Qualitätsentwicklung in der arbeitsweltbezogenen Jugendsozialarbeit. In: Jugend, Beruf, Gesellschaft. Zeitschrift für Jugendsozialarbeit, 2/1999

Fülbier, P./Schaefer, H.-P.: Die Misere der Jugendsozialarbeit. Umsetzung des §13 KJHG auf kommunaler Ebene – Eine kritische Bilanz. In: neue praxis, 5/1999

Galuske, M.: Abkehr von der „Heiligen Kuh"! Jugendberufshilfe nach der Vollbeschäftigungsillusion. In: Jugend, Beruf, Gesellschaft. Zeitschrift für Jugendsozialarbeit, 1/1998

Heinz, W. R.: Arbeit, Beruf und Lebenslauf. Eine Einführung in die berufliche Sozialisation. Weinheim und München 1995

Heinz, W. R./Lappe, L.: Strukturwandel der Arbeit – Orientierungswandel der Jugend? In: Diskurs (DJI), München 1/1998

Heinze, R. G./Olk, T.: Bürgerengagement in Deutschland – Zum Stand der wissenschaftlichen und politischen Diskussion. In: Heinze, R. G./Olk, T. (Hrsg.): Bürgerengagement in Deutschland – Bestandsaufnahmen und Perspektiven. Opladen 2001

Jahoda, M.: Wieviel Arbeit braucht der Mensch. Arbeit und Arbeitslosigkeit im 20. Jahrhundert. Weinheim 1995

Jugend '97. Zukunftsperspektiven, Gesellschaftliches Engagement, Politische Orientierung. Jugendwerk der Deutschen Shell (Hrsg.): 12. Jugendstudie. Opladen 1997

Ketter, P.-M.: Der Kompetenzansatz in der Benachteiligtenförderung. In: Fülbier, P./Münchmeier, R. (Hrsg.): Handbuch Jugendsozialarbeit. Münster 2001

Kistler, E./Noll, H.-H./Priller, E. (Hrsg.): Perspektiven gesellschaftlichen Zusammenhalts. Berlin 1999

Kloas, P.-W.: Modulare Weiterbildung – Zur Kombination von Beschäftigung und Qualifizierung mit dem Ziel anerkannter Berufsabschlüsse. In: BBJ consult info. Berlin, 3/1993

Krafeld, F. J.: Die überflüssige Jugend der Arbeitsgesellschaft. Eine Herausforderung an die Pädagogik. Opladen 2000

Lamnek, S.: Theorien abweichenden Verhaltens. München 1979

Lenz, K.: Zur Biografisierung von Jugend. Befunde und Konsequenzen. In: Böhnisch, L./Rudolph, M./Wolf, B.: Jugendarbeit als Lebensort. Weinheim und München 1999

Lex, T.: Berufswege Jugendlicher zwischen Integration und Ausgrenzung. Arbeitsweltbezogene Jugendsozialarbeit Bd. 3. Weinheim und München 1997

Löwe, S.: Handlungsformen sozialpädagogischer Arbeit in Beschäftigungsprojekten mit jungen Erwachsenen an der zweiten Schwelle Eine qualitative Untersuchung in ausgewählten Projekten in Sachsen. Unveröffentlichte Diplomarbeit. Technische Universität Dresden 1999

Müller, S./Otto, H.-U./Olk, T.: Sozialarbeit in der Kommune – Argumente für eine aktive Politisierung der Sozialarbeit. In: dies. (Hrsg.): Sozialarbeit als soziale Kommunalpolitik. Ansätze zur aktiven Gestaltung von Lebensbedingungen. Neue Praxis Sonderheft 6. Neuwied 1981

Münchmeier, R.: Aufwachsen unter veränderten Lebensbedingungen Die Lebenswelt der Jugendlichen heute. In: Jugend, Beruf, Gesellschaft. Zeitschrift für Jugendsozialarbeit, 1-2/1996

Nestmann, F./Engel, F.: Beratung. In: Grubitzsch, S./Weber, K.: Psychologische Grundbegriffe. Ein Handbuch. Reinbek b. Hamburg 1998

Olk, T./Strikker, F.: Jugend und Arbeit. Individualisierungs- und Flexibilisierungstendenzen in der Statuspassage Schule/Arbeitswelt. In: Heitmeyer, W./Olk, T. (Hrsg.): Individualisierung von Jugend. Weinheim und München 1990

Raab, E.: Kein Leben ohne Arbeit – Beruf und Arbeit in der Lebensplanung Jugendlicher. In: Jugend, Beruf, Gesellschaft. Zeitschrift für Jugendsozialarbeit, 1/1998

Raab, E./Rademacker, H.: Strukturmerkmale der regionalen Übergangssysteme von der Schule in den Beruf – Entwicklungsperspektiven und Empfehlungen. In: Rademacker, H. (Hrsg.): Hilfen zur beruflichen Integration. Beispiele und Empfehlungen zur Gestaltung kommunaler Berufsbildungspolitik. München 1999

Rifkin, J.: Arbeit in Gemeinschaft und Markt. In: Becker, K. E./Schreiner, H. P.: Geht uns die Arbeit aus? Beschäftigungsperspektiven in der Gesellschaft von morgen. Frankfurt/New York 1998

Scherr, A.: Subjektorientierte Jugendarbeit. Eine Einführung in die Grundlagen emanzipatorischer Jugendpädagogik. Weinheim und München 1997

Scherr, A./Stehr, J.: Mission impossible? Perspektiven sozialpädagogischer Arbeit mit arbeitslosen Jugendlichen. In: deutsche jugend, 10/1988
Schlegel, W./Schumacher, J.: Zukunftsprojekt Jugendbeschäftigung. Köln 1991
Sennett, R.: Der flexible Mensch. Die Kultur des neuen Kapitalismus. Berlin 1998
Stein, G.: Die institutionelle Entwicklung der Jugendberufshilfe. In: Stauber, B./Walther, A.: Nur Flausen im Kopf? Berufs- und Lebensentscheidungen von Mädchen und Jungen als Frage regionaler Optionen. Bielefeld 1995
Sund, O.: Sofortprogramm der Bundesregierung zum Abbau der Jugendarbeitslosigkeit. In: Recht der Jugend und des Bildungswesens, 1/1999

Teil IV
Familie
und Drogengebrauch

Familien sind eine der häufigsten Hintergrundkonstellationen des Drogengebrauchs. Störungen des Selbst, die mit Drogen bewältigt oder verdrängt werden sollen, resultieren oft aus familialen Sozialisationswirkungen, vor allem aus gestörten innerfamilialen Beziehungen. Das Erscheinungs- und Ursachenspektrum gestörter Familienbeziehungen ist mit zunehmend vielen und in sich veränderlichen Familienformen, die als Alternativen zur so genannten Normfamilie entstanden sind, breiter geworden. Familien bieten nicht nur Geborgenheit und Unterstützung, sie schaffen auch Ambivalenzen und Konflikte sowie Bewältigungsrisiken in anderen sozialen Orten. Bezüglich des Drogengebrauchs sind sie oft Intimfallen des Verschweigens und Duldens und damit für Hilfssysteme kontraproduktiv.

In diesem Kapitel werden Zusammenhänge von familiärer Sozialisation und Drogengebrauch beschrieben. Auf die Kompensation im Sinne des pädagogischen Bezugs durch andere Erwachsene, die Jugendliche in ihrer Bedürftigkeit wahr- und annehmen, wird eingegangen ebenso auf den Umgang mit Co-Abhängigkeit in der Familie, die selten erkannt und eingestanden wird.

Lothar Böhnisch und Hans-Joachim Schille

Familienstruktur und Drogengebrauch

Familie – Struktur, Funktionen, Belastungen

Die Familie erscheint als etwas naturhaftes, universelles. Dabei ist die moderne Kleinfamilie, die in den Industriegesellschaften vorherrschend ist, gerade 150-200 Jahre alt. Auch der Begriff ‚Familie' ist nicht viel älter. In der vorindustriellen Zeit sprach man vom ‚ganzen Haus', womit man familienähnliche soziale Kleingemeinschaften meinte. Zum ‚ganzen Haus' gehörten aber nicht nur die Familienmitglieder im heutigen Sinne, sondern vor allem auch das Gesinde, das oft mehr zählte als die Kinder, die erst ihren Wert erhielten, wenn sie die frühkindliche Entwicklungszeit überlebten (hohe Kindersterblichkeit). Die vorindustrielle Gesellschaft war agrarisch geprägt, Ökonomie und Haushalt waren eins, der Begriff des ‚ganzen Hauses' verweist entsprechend auf die Geschlossenheit und ökonomisch-familiale Einheit.

Dieser historische Rekurs ist wichtig, wenn man ermessen will, wie eng die heutige Familie auf die Belange der Industriegesellschaft abgestimmt ist. Zwar hat sie sich differenziert und pluralisiert, so dass man längst nicht mehr von *der* Familie sprechen kann, sondern unterschiedliche Familienformen unterscheiden muss. Aber ob mit oder ohne Trauschein, ob Eineltern- oder Mehrgenerationenfamilie, in den Grundstrukturen treten solche Unterschiede zurück und geben den Blick auf die Grundfunktionen und basalen Leistungen der modernen Familien in ihren unterschiedlichen Formen frei. Diese sind vor allem *emotionalen* Zuschnitts: Es geht um primäre Bindungen und Ablösungen, um Zusammenhalt und Füreinander-Einstehen, um Vorlieben und Gleichtun. Es ist eine Sphäre des Privaten, der „Intimität", die sich der rationalen Welt meist entzieht, weil das soziale Außenverhalten der Familien – z.B. in Krisen – Gesetzlichkeiten folgt, die eher in dieser intimen (Bluts-)Verwandtschaft, denn in sozialen Strategien begründet sind. Allerdings kann auch die Intimität – so der amerikanische Soziologe Sennett – negativ wirken: Gewalt in der Familie – bis hin zu sexueller Gewalt – ist nicht selten und verweist darauf, dass in der Familie Dinge ablaufen können, die auf ihren besonderen, eben privaten Charakter zurückzuführen sind.

Solche Fallen der Intimität und des Privaten können vor allem dann zuschnappen, wenn die Familie überfordert ist, wenn also die Familienmitglieder alles, was ihnen ‚außerhalb', in der Gesellschaft, vorenthalten wird, in der Familie mit aller Macht und Gewalt suchen. Männer z.B. sind nicht selten so eingestellt, dass sie glauben, sich das Recht nehmen zu können, die Familie emotional und die Frau sexuell beanspruchen zu können, wenn sie sozial unter Druck stehen, sich zurückgesetzt und sozial isoliert fühlen. Hier wirkt die patriarchale Tradition der Familie nach: Der Vater als der früher selbstverständliche Ernährer verlangt, dass ‚seine Familie' auf ihn ausgerichtet ist, dass sie ihn nach innen versorgt und emotional wieder aufbaut und dass seine Familie nach außen funktioniert, ihm ‚keine Schande' macht.

Die Frauen kommen dabei meist in die Rolle der Vermittlerinnen, die alles auf sich nehmen und die Maxime des Vaters mit ihren mehr sorgenden Mitteln durchzusetzen versuchen. Dieses Modell der ‚Generationenfamilie', in dem der Vater die dominante, die Mutter die ausgleichende und sorgende Elternrolle spielt, hat sich heute zwar nicht aufgelöst, ist aber doch einem deutlichen Wandel unterworfen. Man spricht jetzt von der ‚Aushandlungsfamilie', in der die Familienmitglieder nicht mehr in ihren traditionellen Familienrollen (Eltern-, Kind-Rollen) aufgehen, sondern sich als Subjekte mit eigenen Interessen – die sich auch bei Kindern heute schon früh entwickeln – darstellen und ihre Interessen anmelden und durchsetzen wollen. Das erzeugt eine typische Spannung in der Familie: Man möchte gerne eigenwilliges Subjekt in der Familie sein, aber auch nicht auf den traditionellen familialen Zusammenhalt verzichten.

Kommen Familien sozial unter Druck – Arbeitslosigkeit, sexuelle Gewaltkonstellation, Alkoholismus oder Drogensucht eines Familienmitgliedes –, neigen sie aufgrund ihres tradierten privaten und intimen Binnenverhaltens zur Isolation, zur sozialen Abschirmung nach außen. Auch wenn dadurch die sozialen Beziehungen der Kinder in die soziale Umwelt hinein nachhaltig gestört werden und die Kinder sich in ihrem Verhalten den Gegebenheiten, die das familiale Problem schafft, anpassen müssen, läuft dieser Isolationsprozess meist unaufhaltbar ab, solange bis er die Familie durch Gewalt oder Ausbruch eines seiner Mitglieder – meist der Kids und Jugendlichen – sprengt. ‚Straßenkinder' sind oft Opfer dieser explosiven familialen Druckkonstellationen. Auf dieses Abschirmungs- und Vertuschungsverhalten reflektieren auch die Annahmen einer hohen Dunkelziffer des sexuellen Missbrauchs oder von Gewalttaten in der Familie.

Im aktuellen Strukturwandel der Arbeitsgesellschaft ist die Familie eher noch mehr unter Druck geraten. Alle zeigen mit dem Finger auf sie: die Sozialpolitik, die Lehrer, die Öffentlichkeit. Die Familie soll wieder all das auffangen, was die ökonomische Entwicklung an sozialen Verwerfungen und Ausschlüssen anrichtet. Wenn die Familie das nicht schafft, dann funktioniert sie eben nicht. Auch die Jugendlichen halten in der Mehrzahl – so z.B. aus den Shell-Jugendstudien 1997 und 2000 ersichtlich – wieder stärker an ihren Familien fest, suchen ökonomischen und emotionalen Halt angesichts einer ungewisser gewordenen Ausbildungs- und Berufszukunft und der Schatten sozialer Probleme, die heute schon früh die Jugend erreichen. Die Ablösung von der Familie – ein wichtiger Vorgang in der Pubertät des

Jugendlichen – geschieht heute meist nur partiell, ratenweise, nicht selten mit umso intensiveren ‚Rückfällen' des Klammerns an die Familie. Auch hier geraten die Familien in eine Falle, denn sie spüren, dass diese Ablösung für beide – Eltern *und* Jugendliche – gut wäre und dass sie die Spannung von ‚festhaltender' Sorge und entwicklungsgemäß notwendigem ‚Hinausdrängen' nicht steuern können. Dies kann zu einer prekären Konstellation werden, wenn Jugendliche ‚draußen' stark gefährdet sind und die Familien ihnen einen ‚natürlichen Halt' bieten wollen.

Hier wirken dann Mechanismen, die in der Familienforschung als ‚Modernisierungsfalle' bezeichnet werden: Je offensichtlicher die Drucksituation und die drohende Erosion der Familie unter dem Eindruck der Gefährdung des Jugendlichen ist, desto mehr klammern sich die Familienmitglieder an die ‚natürliche Kraft und Bindung' ihrer Familie und halten den Jugendlichen fest, schotten ihn nach außen ab und stellen die familialen Aktivitäten voll auf diesen ‚Zusammenhalt um jeden Preis' ein. Dies wird von Sozialarbeiterinnen – vor allem aus der Straßensozialarbeit – immer wieder berichtet. Wenn sich die Abschottung der Familie aber nicht mehr aufrechterhalten lässt, wenn der Druck von außen zu groß wird, werden die Jugendlichen in der Regel ‚abgestoßen' oder ‚verstoßen'. Zum psychosozialen Problem der Drogenabhängigkeit kommt dann für die betroffenen Jugendlichen meist noch die massive Enttäuschung an der Familie, was die Flucht in die Drogenabhängigkeit noch verstärken kann.

Deshalb ist Elternarbeit – so der einhellige Tenor aus der Sozialarbeit – bei drogenabhängigen Jugendlichen, die sich noch in der Familie befinden, wichtig, auch wenn die Zugangsschwellen – aufgrund der Abschottungsstrategien der betroffenen Familien – sehr hoch sind. Manchmal – so ein Bericht einer Sozialarbeiterin – sind aber die Eltern geradezu erlöst, wenn sie in einer vertrauensvollen Atmosphäre darauf angesprochen werden. Man darf natürlich nicht zu viel Hoffnung in die Möglichkeiten elterlicher Kontrolle setzen (siehe dazu Blum, Co-Abhängigkeit, i.d.B.), kann aber zumindest daraufhin wirken, dass die Familie selbst nicht durch die Co-Abhängigkeit im Rahmen des Drogenkonsums ihres Sohnes oder ihrer Tochter zerstört wird und dass der ‚Abstoßungsprozess' nicht abrupt, sondern in einigermaßen konfliktgebremster Verständigung und Auseinandersetzung verläuft und so der Faden zur Familie nicht abreißt, auch wenn der Jugendliche ‚draußen' ist.

Solche innerfamilialen Konflikte fallen natürlich geschlechtstypisch unterschiedlich aus. Bei Mädchen wird erwartet, dass sie mit ihren Problemen einigermaßen selbst zurechtkommen und sich der Familie und ihren innerfamilialen Lösungsstrategien bedingungslos unterordnen, das Problem nach innen bewältigen (siehe dazu Funk, Drogengebrauch bei weiblichen Jugendlichen, i.d.B.). Bei Jungen fallen die Konflikte – wie generell beim männlichen Ablösungsprozess von der Familie – abrupter und nach außen deutlicher aus (siehe dazu Gottschalch, Drogengebrauch bei männlichen

Jugendlichen, i.d.B.). Während bei Mädchen das Problem lange ‚schwelt', sind die Auseinandersetzungen bei den Jungen und die Konfliktstrategien der männlichen Jugendlichen gegenüber den Eltern heftiger und deutlicher von den Interessen und dem Willen der Jugendlichen bestimmt. Männliche Jugendliche suchen daher auch frühzeitiger und direkter den Anschluss an deviante Cliquen und gleichaltrige Gruppen (bei denen der Drogenkonsum zum Mittel des Zusammenhalts der Gruppe gehört – siehe Trautmann, Drogengebrauch in Jugendcliquen, i.d.B.), während die Mädchen solche Anschlussmöglichkeiten in der Regel nicht haben und auf sich zurückgeworfen sind.

Aus dieser Darstellung zu Strukturproblemen und Überforderungskonstellationen in Familien wird deutlich, dass die Familiensituation nicht der unmittelbare Auslöser von Drogenverhalten ist, sondern nur eine bestimmte biografische Hintergrundstruktur des Zugangs zu Drogen als Bewältigungsmittel darstellt. Das zeigt sich auch in den folgenden Ausführungen zu speziellen Untersuchungen zum Verhältnis von Familie und Drogenkonsum (siehe Gottschalch, Drogengebrauch bei männlichen Jugendlichen, i.d.B.). Man kann deshalb auch nicht von ‚misslungener Sozialisation' in der Familie sprechen, wenn man den Zusammenhang von Familie und Drogenkonsum thematisiert. Vielmehr geht es um familiale Bewältigungskonstellationen von Kindheit und Jugend, in der dann das Greifen nach den Drogen eine bestimmte Bewältigungsform darstellt. Im Mittelpunkt stehen nicht so sehr die Familie sondern die Probleme der Selbstbehauptung von Kindern und Jugendlichen in einer Umwelt, in der die Familie ein Teil ist, und in der die Kinder nicht zum Zuge kommen bzw. die Zusammenhänge nicht überblicken. Wir weisen in diesem Zusammenhang noch einmal daraufhin, dass wir – wenn wir von einer Überforderungskonstellation in Familien sprechen – den gesellschaftlichen Kontext mit einbeziehen, in den Familien eingelagert sind, der in sie hineinwirkt und den sie selbst bewältigen müssen. Die Familie ist also nicht der Ort, der außerhalb der Gesellschaft steht und dem man dann alle Schuld und alle Versagensdefinitionen, die im Alltag gerne beim Drogenkonsum Jugendlicher gegenüber der Familie in Umlauf gebracht werden, zuweisen kann. Familie ‚wirkt', aber sie wirkt mit anderen Faktoren zusammen. Dabei ist wichtig, dass man erkennt, dass die emotionale Kraft und Intensität der Familie, die Jugendliche – folgt man den neueren Jugendstudien – heute mehr denn je brauchen (siehe auch Böhnisch, Drogengebrauch in den Jugendphasen, i.d.B.), nicht in der Familie natürlich eingelagert ist, sondern immer wieder von ihr hergestellt und – wenn gefährdet – von außen unterstützt und begleitet werden muss. Hier haben auch Elterngruppen und Selbsthilfegruppen von Familien drogengefährdeter Jugendlicher ihren Sinn. Dennoch zeigt sich letztlich immer wieder, dass man nicht so einfach auf die Familie als Rehabilitationsmedium setzen darf, denn in einem gewissen Stadium der Drogenabhängigkeit Jugendlicher zeigt sich, dass – aufgrund der Mechanismen, die wir innerfamilial und außerfamilial beschrieben haben – die Familie mit sich selbst und der Jugendliche mit sich selbst zurechtkommen bzw. in dieser Richtung unterstützt werden muss. Die Drogenabhängigkeit Jugendlicher – betrachtet man sie unter dem familialen Blick – bringt also Probleme hervor, die zwar zusammenhängen, aber auch je für sich eigen gelagert sind.

Familiale Sozialisation und Drogengebrauch Jugendlicher

Leo Tolstoi beginnt seinen Roman „Anna Karenina" mit dem Satz: „Jede Familie ist auf ihre Weise unglücklich". Dies trifft auch auf Familien zu, in denen Drogengebraucher leben. Worin besteht das Unglück dieser Familien? Wer mit Menschen zusammenlebt, die ein Drogenproblem haben, ist mitbetroffen.

Das Verständnis für die Ursachen und Zwecke von Drogengebrauch erschließt sich nur aus Zusammenhangsbetrachtungen. Sie sind unverzichtbar, auch wenn es in der heutigen Welt schwierig ist, solche Zusammenhänge zu erfassen und bis in die Einzelheiten zu verstehen. Das Urvertrauen, das ein Kind in der Familie erwirbt, ist wesentlich für die Ausformung seiner sozialen Verhaltensweisen und wirkt wie die Urbilder von Vater, Mutter und Geschwistern, vermittelt auch dafür, ob ein Kind Drogen gebraucht oder nicht.

Was können ermittelte Zusammenhänge zwischen erfahrener familialer Sozialisation und Drogengebrauch aussagen?

Es liegt eine Vielzahl von älteren und neueren Untersuchungen vor, die den Zusammenhang zwischen erfahrener Sozialisation in der Familie und dem Rauschmittelkonsum erkundet haben. Herausgekommen sind Korrelationen zwischen dem Konsum und bestimmten Merkmalen der Sozialisation in der Familie. Dabei ist aber zu berücksichtigen, dass sich korrelationsstatistische Zusammenhänge nicht prinzipiell als ursächliche Zusammenhänge verstehen lassen. In vielen dieser Untersuchungen wurde auch lediglich der aktuelle Zustand und nicht die Lebensgeschichte bis zum Drogengebrauch untersucht. Andererseits sind nur bestimmte Populationen oder die Verhältnisse für die individuelle Gebrauchsentwicklung bei bestimmten Drogen untersucht worden.

Es liegt auf der Hand, dass Rauschmittelgebrauch Störungen des Heranwachsenden im Verhältnis zu seiner Herkunftsfamilie mit sich bringt. Aber diese Störungen können auch Ursache für den Rauschmittelkonsum sein. Das alles ist beim Lesen und Vermitteln betreffender soziologischer Untersuchungen zu beachten. Die vorliegenden Untersuchungsbefunde ermöglichen relativ gesicherte Aussagen zu den Aspekten: Struktur der Familie, Störungen der innerfamiliären Beziehungen, Rauschmittelkonsum in der Familie, Störung des Selbstwertgefühls der Heranwachsenden.

Ganzheitsbetrachtungen der Genese von Rauschmittelkonsum verbieten a priori, die Eltern als Verursacher oder Schuldige zu stempeln. Dabei ist zu beachten, dass Drogengebrauch individualspezifisch erfolgt. Unter gleichen Bedingungen oder in Nachwirkung gleicher traumatischer Erlebnisse gebraucht das eine Kind Drogen, das andere aber nicht. Auch soziale Benachteiligung oder Wohlstand einer Familie können die Entwicklung des Drogengebrauchs fördern oder nicht. Drogengebrauch ist also immer ein Ergebnis der konkreten Biographie und Lebenslage.

Woran können Eltern erkennen, dass ihr Kind Drogen nimmt?

Eindeutige Hinweise, die als Wahrzeichen angesehen werden können, dass ein Kind drogensüchtig ist, gibt es nicht. Aber wohl Anzeichen wie gerötete Augen, langsames Sprechen, langsames Bewegen, Heißhunger auf bestimmte Nahrungs- und Genussmittel, vergrößerte Pupillen und laufende Nase können auf Haschischgebrauch hindeuten. Indizien für den Gebrauch harter Drogen wie Opiate und Kokain sind abrupte Verhaltensänderungen, Unkonzentriertheit, Gewichtsverlust, extrem weite oder enge Pupillen, starrer Blick, Gereiztheit und natürlich Schwitzen, Frieren, Durchfall, Verstopfung und Einstiche an den Gliedmaßen. Solche sichtbaren Symptome sind Verdachtsmomente und für die Eltern Signale, in einem offenen Gespräch mit dem Kind darüber zu sprechen. Solche Gespräche sind schwierig, und deshalb ist den Eltern zu empfehlen, Rat und Hilfe in einer Beratungsstelle oder durch einen Elternkreis drogenabhängiger Jugendlicher in Anspruch zu nehmen. Zwei Reaktionsweisen auf einen festgestellten Drogengebrauch erweisen sich als falsch: Erstens – die Eltern drohen mit Repressalien, verhängen Verbote, verbieten Freunde, sperren ab. Das ist nicht nur für den Jugendlichen der falsche Weg, sondern auch die Eltern halten diese Strategie nicht lange durch. Zweitens – die Eltern halten zu ihrem Kind, sie informieren sich, sie geben Geld, sie tolerieren den Drogengebrauch und akzeptieren Freunde, sie werden kurzum co-abhängig (siehe Blum, Co-Abhängigkeit, i.d.B.). Auch das ist der falsche Weg. Der richtige Weg ist, das Kind in eine sachkundige Begleitung und Betreuung zu vermitteln, und das sind die Drogenberatungs- oder Jugend- und Drogenberatungsstellen.

Welche Zusammenhänge zwischen Drogengebrauch und Herkunftsfamilie sind ermittelt worden?

Für Mitarbeiter in Drogenberatungsstellen und für in der Elternbildung Tätige ist die Kenntnis folgender von Walter Kindermann (1992) aufgestellten Thesen, die sich auf die Ergebnisse einer Vielzahl von empirischen Untersuchungen stützen, bedeutsam:

1. Drogenabhängige kommen häufiger aus unvollständigen Familien.

2. In Herkunftsfamilien (späterer) Drogenabhängiger sind Kommunikationsprozesse häufiger gestört.

3. Bereits in der Herkunftsfamilie werden (spätere) Drogenabhängige mit Suchtmitteln konfrontiert.

4. Die Ehebeziehung der Eltern (späterer) Drogenabhängiger ist häufiger gestört.

5. Auch aus ganz normalen Familien kommen ganz normale Suchtkranke.

Die These 5 widerlegt die vorangegangenen Thesen nicht zwangsläufig. Sie kann aber als eine Illustration der multifaktoriellen Bedingtheit von Drogenabhängigkeit stehen.

Hinsichtlich des Zusammenhangs zwischen Familie und Drogengebrauch wurde sowohl in Untersuchungen in Deutschland wie der von Schwarz (1971) und Jasinzky (1971) als auch in den Vereinigten Staaten wie der von Kolb (1972) festgestellt, dass Jugendliche aus gestörten Familie deutlich gefährdeter im Bezug auf Rauschmittelkonsum sind als solche aus nicht gestörten Familien. Bei Schwarz und Jasinzky wurde auch deutlich, dass eine gestörte Kommunikation in der Familie, d.h. die darin herangewachsenen Jugendlichen erleben die Familie als unerfreulich, sich drogenkonsumfördernd auswirkt. Ähnliche Ergebnisse haben Stahl und Panzer (1973) publiziert. Zahlreich sind die Untersuchungen zum Zusammenhang zwischen elterlichem Drogenkonsum und späterem Drogenkonsum des Kindes. Für Alkoholmissbrauch sind Eltern die häufigsten Vermittler. Sie legen durch ihr Vorbild Konsum- und Genussmuster fest, die von den Kindern entweder übernommen oder abgelehnt werden. Die Untersuchungen von Textor (1989) und Stanton (1979) belegen, dass spätere Drogenabhängige häufig schon in der Familie mit dem Gebrauch von Suchtmitteln konfrontiert werden, und das vor allem über den Medikamentenmissbrauch. In den USA, wo eine Haschischkultur verbreitet ist, schätzen Johnson, Shontz und Locke (1984) ein, dass der elterliche Konsum von Cannabis signifikant mit dem Cannabiskonsum der Kinder korreliert.

Die neueren Untersuchungen erbrachten im Prinzip ähnliche Ergebnisse, sind aber in den Erklärungen der Befunde differenzierter. Denton und Kampfe (1994) haben in einer Sekundäranalyse als Hauptfaktoren die elterlichen Substanzkonsummuster und die Kommunikation in der Familie als verursachend für jugendlichen Drogengebrauch ermittelt. Kracke (1993) konnte einen Zusammenhang zwischen positiv erlebtem Familienklima und sinkenden Konsumraten nachweisen. Hoffmann (1994) wies nach, dass es nicht die Qualität der Familienbeziehung allein ist, die den Konsum von Drogen wahrscheinlich macht – Familienbeziehungen wirken auch über drogenkonsumierende Freunde. Smart und andere (1990) fanden einen statistisch belegten positiven Zusammenhang zwischen Cannabis-, Alkohol- und Tabakkonsum bei Jugendlichen einerseits und Alkoholproblemen bei Familienangehörigen. Hubbard und Bailey (1990) kommen zu dem Ergebnis, dass die Einflussfaktoren auf den Konsum von Rauschmitteln, untersucht am Beispiel von Cannabis, altersabhängig variieren. Der Einfluss der Familienbeziehung wurde mit zunehmendem Alter der Jugendlichen indirekter, da die familiale Eingebundenheit weniger eine Rolle im System der Sozialbeziehungen spielt, als die Eingebundenheit in die *Peer-group*. Silbereisen und andere (1991) wandten sich der Frage zu, welche Rolle elterliche Kontrolle beim Konsum spielt. Sie konnten feststellen, dass die Wahrscheinlichkeit, Cannabis zu konsumieren, nicht allein von der Existenz von Normen und Regeln abhängt, sondern vor allem von der Akzeptanz dieser Regeln durch Jugendliche. Die Untersuchungen von Clayton und anderen (1995) und Shucksmith (1997) belegen, dass es nicht allein so genannte Drogensituationen sind, die den Drogenkonsum Jugendlicher fördern, zumal heute Drogen im Familien als normal anzusehen sind, sondern dass es die fehlende familiale Unterstützung bei der Bewältigung der Entwicklungsaufgaben im Jugendalter ist bzw. die falsche familiale Unterstützung, die Drogenkonsum fördert (siehe auch v. Wolffersdorff, Drogengebrauch als interkulturelles Phänomen, i.d.B.).

Literatur

Literatur zur allgemeinen Einführung in die Familie:

Böhnisch, L./Lenz, K.: Familien. Eine interdisziplinäre Einführung. Weinheim und München ²1999
Erle, M.: Die Dynamik der modernen Familie. Weinheim und München 1996
Rerrich, M. S.: Balanceakt Familie. Zwischen alten Leitbildern und neuen Lebensformen. Freiburg 1988

Literatur zu Familie und Drogengebrauch:

Bailey, S. L./Hubbard, R. L.: Developmental variation in the context of marijuana initation among adolescents. Journal of Health and Social Behavior, Heft 1/1990
Barts, J./Bergeus, M./Hegger, O. u.a.: Rauschmittelgebrauch bei Oberschülern in Schleswig-Holstein. In: Monatsschrift für Kinderheilkunde 1971
Clayton, R. R./Leukefeld, C. G./Donohef, L. u.a.: Risk and productive factors. In: Drugs and society. A brief review 1995
Denton, R. E./Kampfe, C. M.: The relationship between family variables and adolescent substance abuse. In: Adolescence, 29/1994
Hoffmann, J.P.: Investigating the age effects of family structure on adolescent marijuana use. Journal of Youth and Adolescence, 23/1994
Jasinsky, M.: Rauschmittelkonsum Hamburger Schüler. In: Staatliche Pressestelle Hamburg, (Hrsg.): Berichte und Dokumente aus der freien und Hansestadt Hamburg Nr. 387/1972
Johnson, G. M./Shontz, F. C./Locke, T. P.: Relationships between adolescent drug use and parental drug behaviors. Adolescence, Heft 19/1984
Keub, W.: Die Psychopathologie jugendlicher Drogenabhängiger – Ansätze zur Therapie. In: Drogen- und Rauschmittelmissbrauch. Schriftenreihe zu Problemen der Suchtgefahr
Kindermann, W.: Drogenabhängig: Lebenswelten zwischen Szene, Justiz, Therapie und Drogenfreiheit. Freiburg im Breisgau 1992
Kleiber, D./Soellner, R.: Cannabiskonsum: Entwicklungstendenzen, Konsummuster und Risiken. Weinheim und München 1998

Kracke, B.: Pubertät und Problemverhalten bei Jungen. Weinheim 1993

Kracke, P.: Jugend – Drogen – Ausdruck unserer Zeit? Freiburg im Breisgau 1989

Schmidt, B.: Suchtprävention bei konsumierenden Jugendlichen. Weinheim und München 1998

Shucksmith, J./Glendinnig, A./Handry, L.: Adolescent drinking behavior your and the role of family life. In: Journal Adolescence, 20/1997

Silbereisen, R. K./Booehnke, K./Crockett, L.: Zum Einfluss von Schulmilieu und elterlicher Erziehungshaltung auf Rauchen und Trinken im mittleren Jugendalter. In: Pekrun, R./Fend, H. (Hrsg.): Schule und Persönlichkeitsentwicklung: Ein Resümee der Längsschnittforschung. Stuttgart 1991

Smart, L. S./Chibucos, T. R./Didier, L. A.: Adolescent substance use and perceived family functioning. In: Journal of Family Issues, 11/1990

Stahl, C. D./Panzer, W.: Soziales Umfeld und Familiensituationen bei drogengefährdeten Jugendlichen. In: Praxis der Kinderpsychologie und Kinderpsychiatrie 1973

Stanton, M. D.: Drugs and the family. In: Mariage and Family Review, 2/1979

Textor, M. R.: Drogensucht und Familie. In: Familiendynamik, Heft 1/1989

Cornelia Blum

Co-Abhängigkeit

Die Beschäftigung mit dem Phänomen der Co-Abhängigkeit lenkt den Blick auf die Mitbetroffenheit der nächsten Angehörigen von Suchtkranken. Mitbetroffen-Sein meint zum einen das Belastet-Sein durch und das Mitleiden an der Abhängigkeit eines nahen Familienmitgliedes, eines Freundes oder einer Freundin, eines Kollegen oder einer Kollegin etc., zum anderen aber auch MitspielerIn in einem System zu sein, das süchtiges Verhalten möglich macht.

Co-Abhängigkeit wurde 1968 erstmalig beschrieben; seit Ende der 70er-Jahre wuchs das Interesse an diesem Thema. War die Blickrichtung anfangs als Anliegen der sich entwickelnden Angehörigen-Selbsthilfebewegung eher auf das Belastet-Sein und das Mitleiden an der Abhängigkeit gerichtet, so gewann der Aspekt der Beteiligung an der Abhängigkeit mit der Entwicklung von Familien- und systemischer Therapie zunehmend an Bedeutung. Die Beschäftigung mit dem Phänomen der Co-Abhängigkeit geschieht heute mit dem Ziel, Angehörige von Suchtkranken zu befähigen, trotz Engagement ausreichend Distanz zum Suchtproblem ihres Angehörigen zu halten. Das ermöglicht einerseits den Angehörigen, eigene Lebensinhalte und Stärken (wieder) zu entdecken und andererseits den Abhängigen, wieder mehr Eigenverantwortung zu übernehmen. In jüngster Zeit richtete sich der Blick auch auf das Suchthilfesystem selbst, wo tendenziell co-abhängige Strukturen identifiziert und problematisiert wurden.

Zunächst soll das Erscheinungsbild von Co-Abhängigkeit beschrieben und das Zusammenspiel von Abhängigkeit und Co-Abhängigkeit dargestellt werden. Im zweiten Teil werden diese Zusammenhänge auf dem Hintergrund einer systemischen Sichtweise in ihrer Funktionalität erklärt. Im dritten Teil werden Parallelen zum Suchthilfesystem diskutiert.

Co-Abhängigkeit – Beschreibung eines Phänomens

Bestimmte Verhaltensweisen und Befindlichkeiten von Bezugspersonen suchtkranker Menschen werden als co-abhängig bezeichnet, weil sie in unmittelbarem Zusammenhang mit dem abhängigen Verhalten dieser Person stehen. Wird Co-Abhängigkeit im Allgemeinen in Bezug auf Familienangehörige diskutiert, so sollte nicht außer Acht gelassen werden, dass ähnliche Mechanismen bei ArbeitgeberInnen, KollegInnen und weiteren Personen aus dem sozialen Umfeld, aber ebenso bei SozialpädagogInnen, TherapeutInnen, ÄrztInnen und weiteren im Versorgungssystemen tätigen Personen wirksam sind.

Dieser Abschnitt wird Co-Abhängigkeit anhand familiärer Bezugssysteme beschreiben, da sich dort in der Regel Abhängigkeit und Co-Abhängigkeit entwickeln und sich die Dynamik durch die Intensität und Dauerhaftigkeit der Beziehungen besonders prägnant zeigt. Zu Gunsten der Lesbarkeit wird in diesem Abschnitt nur die männliche Form für den oder die Abhängige bzw. Angehörige/n verwendet.

Wodurch ist co-abhängiges Verhalten gekennzeichnet?

Von co-abhängigem Verhalten spricht man dann, wenn Angehörige dem Suchtkranken Belastungen abnehmen oder ersparen und zunehmend Verantwortung für ihn übernehmen. Zudem sind Co-Abhängige ständig bemüht, den Abhängigen zu kontrollieren und beim Lügen zu ertappen, da sie davon ausgehen, dass das Problem verschwände, wenn sie das nur perfekt genug täten. Die eigene Begrenztheit leugnen sie. Ihre Gefühle werden davon abhängig, wie es ihrem Angehörigen geht (vgl. Schulze 1998). Sie machen es nach und nach zu ihrer Lebensaufgabe, sich für ihren Angehörigen einzusetzen, und beziehen ihr Selbstwertgefühl aus ihrer Aktivität für den anderen. Nach außen versuchen co-abhängige Familienmitglieder, das abhängige Verhalten ihres Angehörigen zu vertuschen.

So kommt es zu einem Teufelskreis, der das Problem stabilisiert: Ein Familienmitglied konsumiert Drogen, was den Angehörigen veranlasst, dieses Familienmitglied zu entlasten, zu kontrollieren und Verantwortung für es zu übernehmen. Das ermöglicht dem Betreffenden, weiterhin Drogen zu konsumieren, indem er sich der Kontrolle entzieht und außerdem die Folgen seines Drogenkonsums nicht aushalten muss. Das führt dazu, dass der Angehörige das Gefühl bekommt, er habe noch nicht genug getan, und seine Bemühungen verstärkt. Bestätigt wird er durch die Anerkennung, die seine Umwelt ihm für seine Aufopferung zollt. Da sich der Abhängige nicht ändern muss, wachsen bei dem Angehörigen Wut und Ärger, aber auch Angst und Verzweiflung und Gefühle eigener Wertlosigkeit. Aus der Wut entwickeln sich Schuldgefühle, die der Angehörige wiederum durch gesteigerte Bemühungen zu kompensieren sucht. In diesem Prozess vernachlässigt der Angehörige zunehmend seine eigene Entwicklung. Fehlende Selbstachtung und Verzweiflung können ihn bis in eine tiefe Depression führen.

Co-abhängiges Verhalten wird vor allem bei Frauen beschrieben, was nicht verwundert, da es nahezu identisch mit der Frauenrolle ist. Aufopferung, die Zurückstellung eigener Bedürfnisse und Vernachlässigung der eigenen Entwicklung gelten nach wie vor als typisch weibliche Merkmale. Es fällt deshalb Frauen auch besonders schwer, dieses Verhalten aufzugeben, da sie mit dem Ausstieg aus dieser Rolle einen Verlust ihrer Weiblichkeit befürchten müssen. Die co-abhängigen Frauen sind Partnerinnen, aber auch Mütter von Abhängigen.

Im Folgenden sollen beispielhaft typische Reaktionen von Eltern auf den Haschischkonsum ihrer Kinder geschildert werden. Dabei geht es darum zu zeigen, wie Eltern aus ihren Gefühlen heraus reagieren, in welchem Zwiespalt sie sich befinden und wie schmal der Grat zu potenziell co-abhängigem Verhalten ist.

Am Anfang steht in der Regel das Bemühen der Eltern, den Jugendlichen von der Gefährlichkeit von Haschisch zu überzeugen. Die Eltern beziehen alle Veränderungen im Verhalten des Jugendlichen auf den Haschischkonsum, sind besorgt und ängstlich und empfinden zum Teil auch Schuld. Oft bemühen sie sich, ihr Kind zu verstehen und ihm zu helfen. Sie fühlen sich aber auch ohnmächtig, da sie in den meisten Fällen selbst keine Erfahrungen mit Haschisch haben. Indem sie sich Wissen (Bücher, Beratung) zum Thema Haschisch aneignen, versuchen sie, ihre Ohnmachtsgefühle zu kompensieren und sich eine gewisse Übermacht zu sichern. Dem Jugendlichen dagegen geht es eher um die Demonstration von Selbständigkeit und Abgrenzung (vgl. Bobbink/Tossmann 1993).

Isoliert sich der Jugendliche bei fortgesetztem Haschischkonsum, indem er entweder kaum zu Hause erscheint oder sich in sein Zimmer zurückzieht und sich nicht mehr am Familienleben beteiligt, bekommen die Eltern das Gefühl, dass bisher Vertrautes zunehmend fremd wird und empfinden Angst und Trauer. Aus diesen Gefühlen heraus reagieren Eltern auf verschiedene Weise. Bobbink und Tossmann (1993) beschreiben die Lösungsversuche entweder als kontrollierend-konfrontativ oder als defensiv-empathisch (vgl. S. 242). Kontrollierend-konfrontativ gehen Eltern vor, die Ermittlungen vornehmen, indem sie z.b. andere Personen über ihre Kinder befragen oder die Sachen der Kinder durchsuchen. Anschließend konfrontieren sie ihre Kinder mit den Ergebnissen und drohen ihnen mit Konsequenzen. (So empfiehlt etwa die Apothekerschaft im Landkreis Meißen besorgten Eltern als Beitrag zur Suchtprävention eben solche Durchsuchungen und Taschenkontrollen und bietet sich an, die Fundstücke pharmakologisch zu analysieren, damit Eltern ‚Gewissheit' erlangen.)

Anders sieht die Reaktion im defensiv-empathischen Stil aus: Hier befürchten die Eltern, den Jugendlichen ganz zu verlieren, wenn sie ihn mit Anforderungen oder seinem Verhalten konfrontieren. Aus diesem Grund versuchen sie, sich in ihr Kind einzufühlen, es zu verstehen, zu unterstützen und zu schonen. Konflikte werden vermieden, was oft Ausdruck einer fehlenden Konfliktfähigkeit ist, aber gern mit einem besonders liberalen Erziehungsstil begründet wird. Dabei stellen die Eltern – oft die Mütter – eigene Bedürfnisse in den Hintergrund. Bobbink und Tossmann führen das Beispiel einer allein erziehenden Mutter an, die sagt:

„Ich versuche immer, es so einzurichten, dass wir uns wenigstens kurz sehen, ich blieb dann solange auf, bis er kommt, das kann manchmal drei Uhr nachts werden. Ich muss morgens früh um sieben zur Arbeit los. Aber sonst kriege ich gar nichts mehr von ihm zu sehen. Meist versuch ich dann noch paar Worte mit ihm zu reden. Er aber geht meist genervt ins Bett" (zit. nach Bobbink/Tossmann 1993, S. 243).

Mit beiden Strategien verfolgen Eltern das Ziel, den Kontakt zu ihrem Kind wieder aufzubauen und eigene Ängste zu bewältigen. Ein weiterer Faktor, der eine wichtige Rolle spielt, sind Schuldgefühle. Nicht wenige Eltern stellen sich die Frage nach ihren Anteilen, nach ihrer Schuld am Drogenkonsum ihres Kindes. Das wird durch Reaktionen der Außenwelt sowie in der älteren Literatur gängige Schuldzuweisungen durch die Wissenschaft noch verstärkt. Dieses Gefühl, schuld zu sein, führt zum Bedürfnis, diese Schuld wieder gutzumachen, indem dem Kind Belastungen erspart werden und es unterstützt wird. Dieses Bedürfnis gerät allerdings häufig in Widerspruch zu dem Anspruch der Eltern, ihrem Kind eine gewisse Eigenverantwortlichkeit zuzugestehen. Das führt dazu, dass Eltern zwischen unterstützendem und abgrenzendem Verhalten pendeln. Folgendes Beispiel charakterisiert diese Dynamik. Die Mutter eines 17-jährigen Lehrlings sagt:

„Ich habe mir gesagt, der muss auch die Folgen seines Tuns spüren, hab ihn nicht mehr geweckt, ich hab auch nicht mehr angerufen bei seinem Meister und gesagt, er sei krank, obwohl er einfach nur einen zugerauchten Kopf hatte. Das halte ich eine Weile durch, und dann kann ich nicht mehr, dann frage ich mich, woher soll er das auch alleine können, ich hab ihm doch immer so viel es ging abgenommen. Und dann wecke ich ihn doch wieder" (zit. nach Bobbink/Tossmann 1993, S. 249).

Eltern stehen vor dem schwierigen Problem, die in ihrer Elternrolle ‚natürlich' angelegte Verantwortung für ihre Kinder zu tragen und gerade in der Zeit der Ablösung, in der es darum geht, die Verantwortung nach und nach abzugeben, mit Konflikten konfrontiert zu sein, die Schuldgefühle hervorrufen und dazu auffordern, wieder mehr Verantwortung zu übernehmen. Dass hier die Schwelle zu co-abhängigem Verhalten sehr niedrig ist, dürfte deutlich geworden sein.

Co-Abhängigkeit als funktionaler Zusammenhang – Angebot einer systemischen Sichtweise

Die systemische Perspektive legt den Schwerpunkt auf die Beziehungen zwischen den Mitgliedern eines definierten Systems wie z.B. der Familie und stellt die Frage nach dem Sinn und der Funktion eines bestimmten Verhaltens (z.B. von Suchtverhalten oder co-abhängigem Verhalten) für die Regulierung dieser Beziehungen. Die Funktionalität von Suchtverhalten wird also nicht nur auf den Einzelnen, sondern auf das gesamte System bezogen, was diese Sichtweise für die Erklärung des Zusammenhangs von Abhängigkeit und Co-Abhängigkeit besonders geeignet macht.

Die systemische Perspektive geht von folgenden Grundannahmen aus (vgl. Richelshagen 1996, S. 16):

- *Selbstregulation*: Die Familie wird als ein soziales System betrachtet. Ihre Mitglieder stellen ständig untereinander sowie mit ihrer Umgebung einen Zustand des Ausgleichs (Homöostase) her. So dient jedes Verhalten der Herstellung dieses Gleichgewichts und kann nicht isoliert von anderen Veränderungen oder durch Einwirkung von außen aufgegeben werden.

- *Zirkulariät*: Die Verhaltensweisen von Mitgliedern eines Systems wirken immer auf dieses selbst zurück (Selbstreferenz). Das bedeutet, dass sich Wirkungen ihre eigenen Ursachen schaffen (z.b. trinkt ein Mann Alkohol, weil ihn seine Frau immer beschimpft, während die Frau ihn beschimpft, weil er Alkohol trinkt). In dieser Perspektive wird die Frage nach der Ursache für ein bestimmtes Verhalten überflüssig. Stattdessen lautet die Frage: Wie bedingt sich menschliches Verhalten in einem Prozess zirkulärer Aktions- und Reaktionsweisen und wie wird es aufrechterhalten? Indem die Suche nach Ursachen aufgegeben wird, erübrigt sich auch die Schuldfrage. Allen Familienmitgliedern wird gleichermaßen Verantwortung und Kompetenz für Veränderungen zugestanden.

- *Kontextperspektive*: Die Bewertungen eines Verhaltens als gesund oder krank, falsch oder richtig ergeben sich aus dem Kontext.

Suchtverhalten ist ein Teilaspekt des Sinnzusammenhangs in einer Familie und spielt eine wichtige Rolle für die Erhaltung des Gleichgewichts (der Homöostase) in der Familie. Wie Beziehungen in Familien, die ein süchtiges Mitglied für die Erhaltung ihres Gleichgewichtes brauchen, organisiert sind und welche Rolle dabei abhängiges und co-abhängiges Verhalten spielen, soll im Folgenden betrachtet werden.

Zentrales Merkmal in Familien mit einem süchtigen Mitglied ist die Angst vor Ablösung und Trennung. Hintergrund ist häufig eine unbewältigte Krise in der Vergangenheit, in der Themen wie Tod, Trennung und Krankheit nicht bearbeitet wurden, was dazu führt, dass diese Themen seitdem angstbesetzt sind und vermieden werden. Um diese Themen auch weiterhin vermeiden zu können, entwickelt die Familie eine Vielzahl von Strategien, Tabus und Regeln. So werden Konflikte und starke Emotionen als bedrohlich erlebt und umgangen, da sie die Möglichkeit von Trennung und Ablösung in sich bergen. Das gilt ebenso für die Entwicklung und Veränderung einzelner Familienmitglieder. Starre Kommunikationsstrukturen dienen dazu, den Status quo zu erhalten, Konflikte zu umgehen und die zahlreichen Tabus zu schützen. Die Grenzen innerhalb der Familie sind diffus, da nötige Auseinandersetzungen zur Grenzziehung nicht stattfinden können. Die Grenzen nach außen dagegen sind undurchlässig, was zur Isolation der Familie beiträgt.

Der Süchtige hat als Symptomträger der Familie die Funktion, die Aufmerksamkeit der übrigen Familienmitglieder zu binden und sich als permanentes Thema anzubieten. So können offene oder verdeckte Konflikte zwischen den Familienmitgliedern geleugnet werden. Eltern werden z.B. in der Sorge um ihr drogenkonsumierendes Kind, das ständig neue Verwirrungen und Ärgernisse produziert, vereint und müssen sich nicht mit ihrer eigenen Beziehung beschäftigen. Damit kommt dem drogenkonsumierenden oder -abhängigen Kind eine wichtige beziehungsregulatorische Funktion bei der Stabilisierung der Familie zu.

Die Familie braucht dieses Verhalten, um nicht auseinander zu brechen, und gestaltet auch ihre Verhaltensweisen so, dass das süchtige Verhalten nicht ohne weiteres aufgegeben werden kann. Das geschieht vor allem durch die Übernahme von Verantwortung für den Süchtigen. Genau in dem Maße, wie die Familienmitglieder Verantwortung für ihn übernehmen, kann sich der Süchtige unverantwortlich verhalten (Homöostaseprinzip). Das Verhalten des einen bedingt also das Verhalten des anderen, ohne dass von Wirkung und Ursache zu sprechen wäre.

Unter diesem Blickwinkel erscheint auch der *Rückfall* in einem anderen Licht: Rückfälle bedeuten nicht mehr das Scheitern auf dem Weg in die Abstinenz, sondern stellen ein – bezogen auf das Gleichgewicht in der Familie – durchaus sinnvolles Verhalten dar. Indem die Frage nach den Veränderungen in der Familie während der Zeit der Drogenabhängigkeit, der Abstinenz und des Rückfalls gestellt wird, können die Funktionen der Drogenabhängigkeit des einen Familienmitgliedes für das System Familie offensichtlich werden.

Die beschriebene Dynamik von abhängigem und co-abhängigem Verhalten wird durch die Definition von *Sucht als Krankheit* noch verstärkt: Da der Süchtige als krank gilt, hat er keine Verantwortung für sein Verhalten. Er handelt quasi gezwungenermaßen so und kann nicht anders. Das verstärkt den Druck auf die Angehörigen, dem Süchtigen beizustehen und ihm Verantwortung abzunehmen, wie es im Umgang mit Kranken üblich ist. Misslingen die Bemühungen der Angehörigen um Besserung der Krankheit, entwickeln sie häufig starke Schuldgefühle. Neben der beschriebenen versorgenden und beschützenden Haltung lässt sich außerdem beobachten, dass Angehörige an die Vernunft und Selbstbestimmung ihres drogenabhängigen Familienmitglieds appellieren, ihm aber gleichzeitig zu verstehen geben, dass er oder sie das sowieso nicht schaffen würde. Die Autonomie, die Angehörige von dem süchtigen Familienmitglied fordern, gestehen sie ihm nicht zu, da diese Autonomie auch zu einer Abgrenzung gegenüber ihnen führen könnte. So treten sie häufig mit der paradoxen Botschaft an den Süchtigen heran: Werde autonom, aber so, wie wir es wollen.

Bei jugendlichen Drogenabhängigen wird die Rolle des Verantwortlichen oft vom gegengeschlechtlichen Elternteil – in der Regel der Mutter – übernommen. Diese verhält sich überversorgend, verständnisvoll und nachgiebig gegenüber dem Jugendlichen. Sie verlangt wenig Eigenleistung, was dazu führt, dass er eine geringe Leistungsbereitschaft und Frustrationstoleranz entwickelt. Im gleichen Zug fühlt sich der Jugendliche stark an die Mutter gebunden und reagiert mit Schuldgefühlen auf eigene Ablösungswünsche.

Die Droge bietet dem Jugendlichen in diesem Zwiespalt zwischen Bindung und Ablösung eine paradoxe Lösung: Einerseits ermöglicht sie ihm eine gewisse Eigenständigkeit und Unabhängigkeit z.b. durch das Aufhalten in der Drogenszene, andererseits ist diese Form der Ablösung kein Affront gegenüber der Mutter, da der Jugendliche schließlich nichts dafür kann, abhängig zu sein. So befriedigt er gleichzeitig den Wunsch der Mutter nach einem abhängigen Kind. Der gleichgeschlechtliche Elternteil hat in der Regel nur eine Randposition inne, lehnt den Süchtigen ab und bietet wenig Identifikationsmöglichkeiten. Damit wird der Status quo erhalten.

Die systemische Perspektive zeigt, dass der im vorangegangenen Kapitel dargestellte Teufelskreis keinesfalls im Sinne von Ursachen und Wirkungen zu verstehen ist und sich in seiner Funktionalität als subjektiv sinnvoll für alle Beteiligten erweist. Damit tragen Angehörige gegen ihre Absicht dazu bei, dass süchtiges Verhalten aufrecht erhalten werden kann. Es wird außerdem ersichtlich, dass Drogenkonsum wie auch co-abhängiges Verhalten nicht ohne weiteres aufgegeben werden können, da sie eine wichtige Funktion für die Familie haben.

Das Versorgungssystem als Co-Abhängiger?

Nachdem die Forschung bestimmte suchtunterstützende Beziehungsmuster in Suchtfamilien aufgedeckt hatte, wurden zunehmend die Strukturen und Prozesse im Suchthilfesystem selbst problematisiert. Untersuchungen gelangten zu der Hypothese, dass die an Familiensystemen aufgedeckten Strukturen von Co-Abhängigkeit auch im Suchthilfesystem identifizierbar sind und sich bestimmte Mechanismen wiederholen (vgl. Richelshagen/Erbach 1995; Degenhardt 1996). Ausgangspunkt für vergleichende Überlegungen ist die Definition von Sucht als Krankheit, da daraus sowohl für Familienangehörige als auch für MitarbeiterInnen im Versorgungssystem ähnliche Konsequenzen für die Gestaltung einer abhängigkeitsfördernden Beziehung zum Süchtigen erwachsen.

Seit dem Urteil des Bundessozialgerichtes von 1968 stellt die Definition von Sucht als Krankheit die finanzielle Grundlage für die Ausgestaltung des Suchthilfesystems dar. Die Einführung des Krankheitsbegriffs für Sucht brachte den Süchtigen vor allem Entlastung, eine Verringerung der Diskriminierung und eine gesicherte Versorgung. Bei näherer Betrachtung ergeben sich jedoch auch problematische Konsequenzen für den Süchtigen. Um diese zu erhellen, soll das Augenmerk auf den Inhalt des Krankheitsbegriffs gelegt werden: In der Suchtvereinbarung zwischen den Trägern der Kranken- und Rentenversicherung wurde festgeschrieben, dass jemand, der unfähig zu Abstinenz oder zu Selbstkontrolle ist, als krank gilt (vgl. Richelshagen 1996, S. 18). Aus einem Verhalten ist damit per Definition eine Eigenschaft geworden, die dem/der Süchtigen lebenslang ‚eigen' ist und ihn beherrscht. Zeigt der Süchtige Selbstkontrolle, indem er Drogen kontrolliert konsumiert wie andere Menschen auch, dann verhält er sich nicht mehr abstinent. Lebt er abstinent, so gilt das als Beweis für seine mangelnde Selbstkontrolle. Süchtige haben also gar keine Chance, gesund zu werden, da jedes Verhalten als Bestätigung für eine Krankheit gilt (vgl. Richelshagen 1996, S. 20).

Die Annahme einer lebenslangen Krankheit korrespondiert mit dem Ausbau einer Versorgungskette von niederschwelligen Angeboten über Beratung und Therapie hin zu Nachsorge- und Selbsthilfeangeboten. Autonomiebestrebungen des Süchtigen gegenüber den Institutionen der Suchthilfe wird eher skeptisch gegenübergetreten – ähnlich den Reaktionen der Familie auf die Ablösungsbestrebungen eines Familienmitgliedes. Die Definition von Sucht als Krankheit führt zu bestimmten Annahmen über die Art des Umgangs mit dem Süchtigen, die moralischen Charakter erhalten: Er sollte vor Belastungen geschützt und von Konflikten verschont werden. Diese Haltung verhindert es, nötige Auseinandersetzungen zu führen und klare Grenzen zu ziehen, was sowohl Familienangehörige als auch MitarbeiterInnen im Suchthilfesystem in starke Dilemmata bringt. Im Suchthilfesystem wird diese Problematik noch dadurch verstärkt, dass ein Abbruch der Hilfebeziehung – als mögliches Ergebnis eines ausgetragenen Konfliktes – die Existenz der Einrichtung besonders in Zeiten von Kosteneinsparungen durch Unterbelegung gefährden kann. So versuchen HelferInnen nicht selten, konflikthafte Themen zu vermeiden, und setzen damit die Beziehungs- und Kommunikationsmuster der Suchtfamilien fort.

Ebenso wie Familienangehörige haben HelferInnen oft das Gefühl, Schuld an fehlenden Veränderungen oder Rückfällen des Abhängigen zu sein. Negative Gefühle gegenüber dem Süchtigen wie Aggressionen, Ärger und Wut verstärken die Schuldgefühle noch, da der Süchtige als Kranker keine volle Verantwortung für sein Handeln trägt. Diese Schuldgefühle stürzen HelferInnen in einen eben solchen Teufelskreis wie Familienangehörige. Sie intensivieren ihre Bemühungen um den Abhängigen und werden damit unbeabsichtigterweise zu UnterstützerInnen der Sucht.

Die Sorge und Aufopferung für die Süchtigen ohne ausreichende Abgrenzung zehrt sowohl an den Kräften von Familienangehörigen als auch von MitarbeiterInnen im Suchthilfesystem. Entwickeln Familienangehörige mit co-abhängigen Verhaltensmustern zunehmend psychosomatische Beschwerden, so erscheint Krankheit unbewusst auch für die HelferInnen als eine Möglichkeit, sich ohne Schuldgefühle Abstand zu verschaffen.

Eine weitere Analogie zwischen den Verhaltensweisen der Familie und des Suchthilfesystems ergibt sich daraus, dass die alten Denkmuster, die Sucht als Laster betrachten und durch Willensanstrengung für überwindbar halten, auch nach der Neubewertung von Sucht als Krankheit nicht vollständig aufgegeben wurden. In der Folge wechseln sich – sowohl in der Familie als auch im Suchthilfesystem – Appelle, den Drogenkonsum aufzugeben, was Selbstkontrolle voraussetzt, mit fürsorgenden Bemühungen ab. Diese Ambivalenz der Botschaft führt zu einer Stabilisierung süchtiger Verhaltensmuster.

Auswege

Welche Schlussfolgerungen ergeben sich nun für die Prävention aus dem Wissen um die abhängigkeitsstabilisierenden Mechanismen der Co-Abhängigkeit?

Aus den Ausführungen in den vergangenen Kapiteln geht hervor, dass die Möglichkeit für co-abhängiges Verhalten jeder Beziehung zu einem süchtigen Menschen innewohnt. Aus diesem Grund kommt es in erster Linie darauf an, Sensibilität für diese Problematik zu entwickeln und auch vor der eigenen Beziehung zum Abhängigen – sei es als Angehörige/r oder als professionelle/r HelferIn – nicht halt zu machen.

Ein wichtiger Schritt ist dabei, sich über die eigenen Gefühle gegenüber dem Abhängigen im Klaren zu werden bzw. als HelferIn auch andere Bezugspersonen in diesem Reflexionsprozess zu unterstützen. Können auch negative Gefühle wie Enttäuschung, Wut und Zorn zugegeben werden, so ist das ein Weg, Schuldgefühle zu mindern. Ebenso sollten eigene Gefühle gegenüber dem Abhängigen nicht versteckt und Sorgen angesprochen werden. Verdächtigungen, Kontrollversuche und Nachspionieren führen erfahrungsgemäß nur zu einem Spiel um Macht und Ohnmacht, wobei sich die Abhängigen oft als die Mächtigeren erweisen.

Zentraler Aspekt bei der Gestaltung von Beziehungen zu süchtigen Menschen ist eine *klare Grenzziehung*. Die Konflikte, die in diesem Prozess aufgeworfen werden, sollten beharrlich angegangen und nicht verwischt werden. Grenzziehung heißt auch, ein angemessenes Verhältnis von Nähe und Distanz zum Abhängigen zu finden. Dies beinhaltet sowohl Engagement für den Abhängigen als auch die Möglichkeit, als Angehörige/r ohne Schuldgefühle eigene Wege zu gehen und für die eigene Entwicklung zu sorgen. Engagement für den Abhängigen sollte so erfolgen, dass ihm keine Verantwortung abgenommen und es vermieden wird, sich in die Rolle eines Retters drängen zu lassen. Gemeinsame Regeln können bei der Grenzziehung helfen und erfordern Konsequenz.

Als HelferIn ist darauf zu achten, Angehörige nicht in ihren co-abhängigen Verhaltensweisen zu bestätigen, sondern sie bei der Abgrenzung zu unterstützen. Für Familien kann therapeutische Hilfe, die die Funktionen des abhängigen und co-abhängigen Verhaltens sowie Optionen für Veränderungen aufdeckt, eine wertvolle oder sogar einzig mögliche Unterstützung sein.

Professionelle HelferInnen sollten die Ziele ihrer Betreuung bzw. Behandlung, die sowohl durch ihr professionelles Selbstverständnis als auch durch die institutionellen und gesellschaftlichen Aufträge bestimmt sind, fortlaufend einer kritischen Prüfung unterziehen. Mit der Supervision haben sie eine Möglichkeit, ihre Gefühle sowie ihr Verhalten gegenüber dem Abhängigen zu reflektieren. Besonders Helferberufen, in denen Aufopferung und die Verleugnung eigener Bedürfnisse zum Berufsethos gehören, dürfte eine Auseinandersetzung mit diesem Thema nicht leicht fallen. Schmidbauer (1993) hat in der Auseinandersetzung mit der Helferpersönlichkeit in seinem Buch „Die hilflosen Helfer" darauf verwiesen, dass Helferberufen generell eine Tendenz zu co-abhängigem Verhalten eigen ist.

Literatur

Bobbink, A. J./Tossmann, H. P.: Eltern im Cannabiskonflikt: Angehörige von Cannabiskonsumenten in der Drogenberatung. In: Deutsche Hauptstelle gegen Suchtgefahren (Hrsg.): Sucht und Familie. Freiburg im Breisgau 1993

Degenhardt, F.: Sucht aus systemischer Sicht. Denkweisen und Organisationsprinzipien des Suchthilfesystems als Spiegel des familiären Kontextes von (jugendlichen) DrogengebraucherInnen. In: Wegehaupt, H./Wieland, N. (Hrsg.): Kinder – Drogen – Jugendliche – Pädagogen. Münster 1996

Deutsche Hauptstellen gegen Suchtgefahren (Hrsg.): Sucht und Familie. Freiburg im Breisgau 1993

Rennert, M.: Rollenverteilung in belasteten Familien und die Entdeckung von Co-Abhängigkeit in Familien von Suchtkranken. In: Deutsche Hauptstelle gegen Suchtgefahren (Hrsg.): Sucht und Familie. Freiburg im Breisgau 1993

Richelshagen, K. (Hrsg.): SuchtLösungen: Systemische Unterstellungen zur ambulanten Therapie. Freiburg im Breisgau 1996

Richelshagen, K./Erbach, F.: Sucht – Hilfe?! Isomorphe Strukturen im Kontext der Suchthilfe. In: Richelshagen, K. (Hrsg.): SuchtLösungen: systemische Unterstellungen zur ambulanten Therapie. Freiburg im Breisgau 1995

Schmidbauer, W.: Die hilflosen Helfer. Reinbek bei Hamburg 1993

Schulze, S.: Co-Abhängigkeit oder Verantwortungsfalle? In: Akademie für Gesundheit in Sachsen e.V. (Hrsg.): Gesundheit regional, 1/1998

Barbara Wolf

„Andere" Erwachsene

In diesem Beitrag geht es um die Frage, wie Erwachsene den Umgang Jugendlicher mit Drogen sowie Auseinandersetzungen mit Drogenkonsum begleiten können. Im Mittelpunkt steht hierbei die Beziehung zwischen Erwachsenen und Jugendlichen. Schon die Überschrift – ‚andere' Erwachsene – bezeichnet bestimmte Erwachsene, die einerseits die Versuche Jugendlicher, selbständig zu sein, unterstützen, sie andererseits aber auch in ihrer Bedürftigkeit wahrnehmen. Zuerst wird beschrieben, warum Jugendliche Erwachsene brauchen. Dann wird gefragt, welche Erwachsenen Jugendliche als ‚andere' Erwachsene nutzen können. Im letzten Abschnitt wird thematisiert, wie der ‚andere' Erwachsene Jugendliche in der Auseinandersetzung mit Drogen und Drogenkonsum unterstützen kann.

Warum brauchen Jugendliche Erwachsene?

Ein Übergangs- und Unterscheidungsmerkmal zwischen Kindheit und Jugendalter ist die einsetzende Pubertät. Diese gravierenden körperlichen Veränderungen und Entwicklungen sind aber nicht nur äußere Merkmale, sondern Ausdruck einer psychosozialen Umstrukturierung der Persönlichkeit. Das in der Kindheit erlangte Gleichgewicht gerät aus der Balance. Die emotionalen und sozialen Beziehungen der Kindheit verlieren an Bedeutung und neue müssen aufgebaut werden. Die Beziehung zu den Eltern muss sich allmählich verändern, weil die Jugendlichen den Ablösungsprozess zu meistern haben. Die Jugendlichen wollen selbständig Entscheidungen treffen und gleichzeitig können die Eltern nicht mehr Ansprechpartner für alle Probleme sein. Auf der einen Seite wollen und müssen Jugendliche selbständig werden. Auf der anderen Seite benötigen sie aber auch Unterstützung bei der Suche nach Selbständigkeit. Dieses ambivalente Ungleichgewicht ist typisch für das Jugendalter und macht auch die besondere Bedürftigkeit im Jugendalter aus. Der/die Jugendliche schwankt zwischen ‚Größenwahn' und ‚Kleinheitswahn'. Es entsteht eine Gemengelage aus Unwirklichkeitsgefühlen, Minderwertigkeitsgefühlen und gleichzeitig Selbstüberschätzung, Selbstbehauptung und immer wieder immensen Selbstzweifeln. Die Stimmungen schwanken zwischen ‚zu Tode betrübt' und ‚himmelhoch jauchzend'. Die Jugendlichen werden von vielen existenziellen Fragen umgetrieben. Wer bin ich? Was will ich mal sein? Wie will ich leben? Wie sehe ich mich selbst? Wie sehen mich die Anderen? Bin ich attraktiv? Werde ich geliebt? Es geht also um den Aufbau der eigenen Identität. In kaum einer anderen Lebensphase werden einschränkende soziale Regeln und Anforderungen, begrenzte persönliche Entfaltungsmöglichkeiten und eingeschränkte Spielräume für körperliche, seelische und soziale Erfahrungen so sensibel wahrgenommen wie in der Jugendphase.

Auf der einen Seite ist das Jugendalter durch die Suche nach Selbständigkeit bestimmt. Man will seinen eigenen Weg finden, man will selbst Entscheidungen treffen und man will für ‚voll' genommen werden. Auf der anderen Seite brauchen Jugendliche aber auch Unterstützung beim Selbständigwerden. Dies macht ihre Bedürftigkeit aus. Bedürftigkeit soll kein Defizit beschreiben, sondern die häufig schmerzhafte Suche nach dem eigenen Selbst.

Bei dieser Suche nach dem eigenen Selbst finden Jugendliche meist Unterstützung in der Gleichaltrigengruppe. Die Freunde und Freundinnen beschäftigen sich mit den gleichen Fragen wie sie selbst und können sie deshalb oft gut verstehen.

Gleichzeitig suchen Jugendliche aber auch Erwachsene, von denen sie sich verstanden fühlen und die ihre Fragen ernst nehmen und ihnen gleichzeitig Selbständigkeit zugestehen. Gesucht werden Erwachsene, die nicht nur das wiederholen, was Jugendliche von allen Seiten hören wie z.B. „du musst dich jetzt anstrengen, damit du später zurecht kommst", „Lehrjahre sind keine Herrenjahre", „eine gute Ausbildung ist wichtig", „Rauchen und Alkohol schaden der Gesundheit" usw., Personen also, die sich auf die persönlichen Fragen der Jugendlichen einlassen. Erst wenn Jugendliche das Gefühl haben, dass ihre Selbständigkeit akzeptiert wird, können sie Erwachsene als Sicherheit im Hintergrund nutzen, bei denen sie sich Rat und Hilfe holen können.

Gerade beim Erwachsenwerden ist eine aktive Auseinandersetzung mit Erwachsenen notwendig, um sich ein Bild von der Welt der Erwachsenen zu machen. Jugendliche brauchen Erwachsene, die zwischen ihren Erfahrungen in der Welt der Gleichaltrigen und der Welt der Erwachsenen vermitteln. Das andere Wissen, andere Perspektiven und mehr Erfahrungen werden Erwachsenen von den Jugendlichen zugestanden und können Erwachsene für Jugendliche attraktiv machen. Dies bedeutet aber auch, dass Erwachsene ihr Anderssein nicht verleugnen und sich auf Konflikte einlassen. Eine tragfähige Beziehung zeichnet sich nicht dadurch aus, dass man immer einer Meinung ist, sondern dass man sich um Verständigung über Unterschiede hinweg bemüht. In diesen Konflikten müssen sich beide Partner als gleichberechtigt verstehen, d.h. Jugendliche sollten sicher sein, dass der Erwachsene sie nicht zwingt oder zwingen kann, etwas gegen ihren Willen zu tun. Erst dann werden Jugendliche Erwachsene als Ratgeber und Ansprechpartner bei persönlichen Problemen nutzen können und nutzen wollen. Es kann eine für Jugendliche hilfreiche Beziehung zum Erwachsenen aufgebaut werden, in der sie einerseits Verständnis und Rückhalt finden, andererseits aber auch lernen, Konflikte produktiv auszutragen.

Eine Jugendhausmitarbeiterin beschreibt die Beziehung zu den Jugendlichen folgendermaßen: „Und im Nachhinein ist mir klar geworden, dass für mich eine schöne Begleitung für einen Teenager ist, wenn er sein Ding machen kann und aber die Sicherheit im Hintergrund hat. Und er weiß, ich mach jetzt das, was ich machen muss, was einfach aus mir herauskommt. Und wenn es schief geht, dann habe ich jemanden, dem ich sagen kann, es ist Scheiße passiert, was machen wir jetzt. Und das möchte ich sein." Einerseits will die Mitarbeiterin Jugendliche beim Selbständigwerden unterstützen und über die Beziehung Rückhalt bieten, andererseits betont sie im weiteren Gespräch, dass es aber auch darum geht, auf der Grundlage einer tragfähigen Beziehung Konflikte auszutragen und Grenzen aufzuzeigen.

Als ‚andere' Erwachsene werden also diejenigen verstanden, die die Jugendlichen in ihrer Selbständigkeit akzeptieren und sie gleichzeitig in ihrer Bedürftigkeit sehen (vgl. ausführlich hierzu Böhnisch/Rudolph/Wolf 1998). Sie interessieren sich nicht so sehr für die Probleme, die die Jugendlichen *machen*, sondern für die, die Jugendliche *haben*. Sie wollen nicht die Jugendlichen zu etwas bringen, sondern die Jugendlichen auf ihrem Weg zum Erwachsenwerden begleiten. Sie verstehen sich als Sicherheit im Hintergrund. Die persönliche Beziehung zwischen dem Jugendlichen und dem ‚anderen' Erwachsenen beruht auf Freiwilligkeit. Der Erwachsene verzichtet auf Sanktionsmöglichkeiten, ist aber bereit, sich auf Konflikte und persönliche Auseinandersetzungen einzulassen.

Welche Erwachsenen können Jugendliche als ‚andere' Erwachsene nutzen?

Die Jugendlichen begegnen in ihrem Alltag einer Vielzahl von Erwachsenen, wobei sie nur sehr wenige Erwachsene als „andere" Erwachsene nutzen können. Wenn man überlegt, welche Erwachsenen Jugendlichen im Alltag direkt begegnen, fallen einem zunächst vermutlich LehrerInnen, AusbilderInnen, Eltern, BusfahrerInnen, HausmeisterInnen usw. ein. Fast alle Jugendlichen müssen sich beinahe täglich mit Eltern, LehrerInnen oder AusbilderInnen auseinandersetzen. Darüber hinaus begegnen Jugendliche noch einer Reihe von Erwachsenen in deren Berufsrollen als VerkäuferIn, ÄrztIn, PolizistIn, BusfahrerIn, PfarrerIn, HausmeisterIn, SozialpädagogIn usw. Sie treffen auf Erwachsene aus der erweiterten Verwandtschaft oder dem Bekanntenkreis wie Oma, Opa, Tante, Onkel, Freunde der Eltern oder die Eltern ihrer FreundInnen.

Fragt man allerdings, zu welchen Erwachsenen Jugendliche gehen können, wenn sie Kummer haben, persönliche Fragen klären wollen oder von welchen Erwachsenen sie sich verstanden fühlen, so stellt man fest, dass sie sich nicht an Erwachsene, sondern hauptsächlich an Gleichaltrige wenden und nur sehr wenige Erwachsene als ‚andere' Erwachsene – wie sie oben beschrieben wurden – in Frage kommen (vgl. ausführlich hierzu Wolf 1998).

Im Folgenden soll nun überlegt werden, wo Jugendliche Erwachsene finden können, zu denen sie mit ihrem Kummer und ihren Problemen gehen können. Gerade in der Jugendphase muss die Ablösung von den Eltern gemeistert werden. Obwohl – wie alle Untersuchungen zeigen (vgl. hierzu ausführlich 9. Jugendbericht) – für viele Jugendliche die Eltern durchaus Ansprechpartner bei Problemen sind, brauchen Jugendliche z.T. Erwachsene, die ihnen dabei helfen, den Ablösungsprozess von den Eltern zu meistern. Obwohl die Unterstützung von Seiten der Eltern auch in der Jugendphase wichtig ist, eignen sich Eltern gerade in der Jugendzeit nicht dafür, den Jugendlichen als ‚andere' Erwachsene gegenüberzutreten. Jugendliche, die auf der Suche nach ihrem eigenen Weg, nach sozialen Beziehungen außerhalb der Familie sind, können nicht den Lebensweg oder Lebensstil der Eltern übernehmen, sondern müssen ihn kritisch hinterfragen und aktiv ihren Lebensstil gestalten.

In Interviews mit Jugendlichen beschreiben diese, warum sie sich mit bestimmten Problemen nicht an die Eltern wenden, sondern an JugendhausmitarbeiterInnen, die als ‚andere' Erwachsene von den Jugendlichen genutzt werden:

Auf die Frage, was die MitarbeiterInnen im Jugendhaus für sie sind, antwortet ein Mädchen (B):

B. „Also für mich sind es eigentlich Freunde, die ..."

I. „Freunde?"

B. „Ja, mit denen ich auch reden kann und gut reden kann und so. Auch wo ich Probleme mal erzählen kann oder mal mir Rat holen kann."

I. „Auch persönliche Fragen?"

B: „Ja. Das hab ich auch schon gemacht, ja."

I. „Gehst du mit persönlichen Problemen lieber hier zu den Mitarbeitern oder lieber zu deinen Eltern?"

B. „Da lieber zu den Mitarbeitern."

I. „Lieber zu den Mitarbeitern?"

B. „Ja. Weil meine Eltern, die sind naja, es ist so, dass meine Eltern, also Eltern haben immer eine direkte Vorstellung von irgendwas und also, die können, naja ich weiß nicht, die sehen das so, wie sie es gern sehen wollen, und meistens sind das so die Mitarbeiter, die sehen das dann wieder aus einer anderen Sicht. Die können das irgendwie anders einschätzen. Also die zeigen eine andere Sicht irgendwie noch von alldem und ich weiß nicht, das hilft."

Auf die Frage, mit wem er seine Probleme bespricht, antwortet ein Junge:

„So finanziell und schulisch – sind es meistens die Freunde, da habe ich Unterteilungen, mit wem ich mich am besten unterhalten kann darüber. Die Sozialarbeiter sind eigentlich mehr allgemeine Probleme zunächst, eine Empfehlung oder so was, was man machen könnte oder wenn man was vor hat, die Frage, ob es richtig ist oder nicht oder hier das ganze Zeug so. Die haben irgendwo 'nen anderen Überblick als jetzt so meine Kumpels. [...] Das ist, für mich ist es so, wenn ich mit meinen Eltern rede über ein Problem oder Ärger gehabt mit meinem Freund, da weiß ich meistens vorher ganz genau, was sie sagen werden. Das ist für mich sozusagen berechenbar. Ich empfinde es mit den Sozialarbeitern als angenehmer, weil es nicht berechenbar ist."

Und wie gestaltet sich nun das Beziehungsgefüge zu den Erwachsenen in jener Einrichtung, in der die jungen Menschen die meiste Zeit ihres Tages verbringen – der Schule? Die Schule ist ein Leistungs- und Auslesesystem. In der Schule werden die Leistungen der einzelnen SchülerInnen in Vergleich und in Konkurrenz zu den anderen SchülerInnen bewertet. Die LehrerInnen sollen an alle SchülerInnen die gleichen Ansprüche stellen und die Leistungen sollen nach einem objektiven Maßstab bewertet werden. Es interessiert nur, welche Leistungen die Schüler und Schülerinnen in ihrer Schülerrolle erbringen. In die Bewertung darf nicht mit einfließen, ob die Schülerin gerade Liebeskummer hat und sich deshalb kaum konzentrieren kann oder ob der Schüler gerade eine gravierende Auseinandersetzung mit den Eltern hatte. Persönliche Probleme und Kummer haben in der Schule kaum Platz. Auch von LehrerInnen wird erwartet, dass sie den SchülerInnen fast ausschließlich in ihrer Rolle als Wissensvermittler gegenübertreten. Insofern haben persönliche Auseinandersetzungen zwischen LehrerInnen und SchülerInnen wenig Raum in der Schule. Aber genau die persönliche Auseinandersetzung zwischen dem ‚anderen' Erwachsenen und dem Jugendlichen macht ja die besondere Qualität der Beziehung aus. Aufgrund der Einbindung sowohl der LehrerInnen wie auch der SchülerInnen in das Organisationssystem Schule gelingt es in den meisten Fällen nicht, dass sie aus den ihnen zugewiesenen Rollen heraustreten können und eine persönliche Beziehung jenseits der Rollenerwartungen aufbauen können. Weil im System Schule kaum eine persönliche Beziehung zwischen SchülerInnen und LehrerInnen entsteht, in der die Jugendlichen sowohl emotionalen Rückhalt erfahren wie auch Konflikte eingehen können, die von Seiten der Erwachsenen unter Verzicht von institutionellen Machtmitteln ausgetragen werden, werden LehrerInnen kaum als ‚andere' Erwachsene genutzt.

Hierzu einige Aussagen von Jugendlichen, die wir nach ihrem Verhältnis zu den LehrerInnen befragt haben:

I. „Kannst du zu deinen Lehrern auch gehen mit irgendwelchen Problemen?"

B. „Nee, auf keinen Fall."

I. „Es gibt ja nicht nur persönliche Probleme, sondern auch schulische."

B: „Nee, ich würde auf keinen Fall zu Lehrern gehen."

I. „Die Lehrer sind für dich nicht Ansprechpartner, wenn du Probleme hast?"

B. „Nein. Das ist einfach so ungefähr, wie Chef und Arbeitnehmer. Ich gehe halt da hin und lasse mir was von denen erzählen, habe aber keine persönliche Beziehung."

I. „Was hast du zu den Lehrern so für ein Verhältnis?"

B. „Die Lehrer sind keine Menschen. Nein, ich mag Lehrer überhaupt nicht."

Beim letzten Zitat möchte man ergänzen, die LehrerInnen sind „keine Menschen", weil sie in erster Linie als Rollenträger gesehen werden. Man holt sich bei LehrerInnen zwar keinen Rat bezüglich der persönlichen Probleme, kann ihren Rat aber bezüglich schulischer Angelegenheiten nicht einfach ignorieren.

Es mag durchaus Fälle geben, in denen LehrerInnen von Jugendlichen als ‚andere' Erwachsene genutzt werden. Dies ist jedoch nur dann möglich, wenn sowohl der/die Lehrer(in) wie auch der/die Schüler(in) sich nicht nur in ihren Rollen begegnen, sondern darüber hinaus eine persönliche Beziehung aufbauen. Vergleichbar gestaltet sich die Beziehung zwischen Jugendlichen und AusbilderInnen im Betrieb. Auch hier treffen Jugendliche und Erwachsene in bestimmten Rollen aufeinander, hinter denen die persönliche Beziehung zurücktritt. Dabei darf andererseits nicht übersehen werden, dass diese Begrenzung auf die funktionale Rolle auch entlastend ist und Routine den Alltagsablauf sichert.

Die Mehrzahl der Erwachsenen, auf die die Jugendlichen im Alltag treffen, begegnen ihnen in bestimmten Rollen und sprechen die Jugendlichen auch als Rollenträger an. Sehr eindeutig umrissen ist die Rolle z.B. bei VerkäuferInnen, BriefträgerInnen, ÄrztInnen usw. Eindeutig umrissen meint, dass es klare und komplementäre Erwartungen z.B. an eine Ärztin einerseits bzw. an eine Patientin andererseits gibt, an die man sich hält und auch zu halten hat, wenn man nicht ‚aus der Rolle fallen' will. Von einer Verkäuferin wird erwartet, dass sie bestimmte Produkte verkauft und beim Verkauf eventuell noch berät. Die Jugendlichen treten in der Rolle des Konsumenten auf, der ein bestimmtes Produkt erwerben will und sich gegebenenfalls über das Produkt beraten lassen will. Ob dieser Jugendliche gut oder schlecht in der Schule ist, Probleme mit Drogen oder Streit mit den Eltern hat, interessiert in diesem Zusammenhang nicht, sondern es ist nur von Bedeutung, ob der Jugendliche genügend Geld hat.

Daneben gibt es noch eine Vielzahl von Rollen, die nicht mit fest umrissenen Erwartungen verbunden sind, in denen eine persönliche Beziehung möglich ist wie z.B. PfarrerIn, TrainerIn, JugendleiterIn usw. So kann sich beispielsweise ein Pfarrer im Konfirmandenunterricht in erster Linie als Vermittler des christlichen Glaubens verstehen oder aber als jemand, den die Jugendlichen bei persönlichen Problemen und Konflikten ansprechen können und sollen.

Erwachsene können von Jugendlichen nur als ‚andere' Erwachsene ange-fragt werden, wenn sie sich nicht auf ihre formale Rolle zurückziehen, son-dern bereit sind, sich als Person zur Verfügung zu stellen und sich persön-lich von Jugendlichen anfragen zu lassen. Insofern wird deutlich, dass – obwohl Jugendliche in ihrem Alltag einer Vielzahl von Erwachsenen be-gegnen – ihnen die meisten Erwachsenen als Rollenträger gegenübertreten. Häufig ist es Zufall, ob Jugendliche auf Erwachsene treffen, die sich auf ei-ne persönliche Beziehung einlassen oder nicht. Es kann aber auch sein, dass Jugendliche keinen Erwachsenen finden, an den sie sich bei persönlichen Problemen oder Kummer wenden können, von dem sie sich angenommen fühlen und der bereit ist, sich auf persönliche Auseinandersetzungen und Konflikte einzulassen.

Der ‚andere' Erwachsene und die Auseinandersetzung Jugendlicher mit Drogen und Drogenkonsum

Bisher wurde aufgezeigt, dass Jugendliche ‚andere' Erwachsene suchen und wodurch sie sich auszeichnen. Nun soll der Frage nachgegangen werden, welche Möglichkeiten sich durch die Beziehung zum ‚anderen' Erwachse-nen für die Jugendlichen in der Auseinandersetzung mit Drogen und Dro-genkonsum ergeben. In diesem Zusammenhang sei nochmals betont, dass die Ursachen für Drogenkonsum und Suchtverhalten vielfältig sind. Die Beziehung zum ‚anderen' Erwachsenen kann als ein protektiver Faktor an-gesehen werden, weil Jugendliche in der persönlichen Auseinandersetzung mit Drogen und Suchtverhalten begleitet und unterstützt werden.

Drogenkonsum wird als Risikoverhalten bezeichnet. Risikoverhalten meint Verhaltensweisen, die sich schädigend oder zerstörend gegen die eigene Person und andere richten. Risikoverhalten ist nicht auf die Jugendphase begrenzt, erregt jedoch in der Jugendzeit besonderes Aufsehen. Dies mag zum einen damit zusammenhängen, dass Jugendliche aufgrund ihrer Le-benssituation eher zu Risikoverhalten neigen und zum anderen, dass Risi-koverhalten von Jugendlichen aus der Perspektive der Erwachsenen als be-sonders bedenklich angesehen wird, da der Jugendzeit grundlegende Be-deutung für die weitere Biographie des/der Einzelnen zugeschrieben wird. Außerdem sind einige Formen von Risikoverhalten Jugendlicher so spekta-kulär, dass sie sich medienwirksam inszenieren lassen – man denke an die Crash-Kinder oder an die Diskussion über das U-Bahn-Surfen. Viele For-men von Risikoverhalten sind in der Jugendphase so verbreitet, dass sie häufig als ubiquitär (überall vorkommend) bezeichnet werden. Da sie meist im Laufe der Biographie auch ohne Intervention von Polizei, Sozialarbeite-rInnen oder Eltern aufgegeben werden, sind riskante Verhaltensweisen auch passager (nur vorübergehend auftretend).

Wenn Drogenkonsum und Suchtverhalten gerade bei Jugendlichen als Risi-koverhalten zu verstehen ist, muss es auch als solches thematisiert werden.

In der sozialwissenschaftlichen Diskussion zeigt sich, dass es hilfreich ist, Risikoverhalten als Problembewältigungsverhalten zu verstehen (siehe hierzu Böhnisch/Schille, Drogengebrauch als Risiko- und Bewältigungsverhalten, i.d.B.). Aus dieser Perspektive ist Risikoverhalten nicht als individuelles Defizit zu thematisieren, sondern als Bewältigungsverhalten. Bewältigungsverhalten meint Verhaltensweisen, mit denen Jugendliche versuchen, auf die komplizierter werdenden Lebenslagen zu reagieren. Es geht darum zu fragen, welchen Sinn riskante Verhaltensweisen haben können und zwar nicht nur allgemein, sondern aus den ganz unterschiedlichen Lebensumständen und Biographien der einzelnen Subjekte heraus. Aus Sicht der Jugendlichen erscheinen bestimmte Problemlösungsstrategien funktional, die aus Sicht von Außenstehenden als nicht adäquat bzw. dysfunktional erscheinen. Jugendliche fragen in bestimmten Situationen nicht danach, ob ihr Verhalten gegen Gesetze oder Verordnungen verstößt oder ob sich daraus Belastungen für ihre weitere Biographie ergeben. In bestimmten Situationen und für einige Jugendliche ist es eher entscheidend, ob es ihnen *jetzt* hilft, über die Runden zu kommen, ihnen – wenn auch nur kurzfristige – Entlastung verschafft. Inwieweit Jugendliche auf riskante oder abweichende Verhaltensweisen zurückgreifen, ist davon abhängig, welche subjektiven Bewältigungsmöglichkeiten sie sehen.

Wir haben in wissenschaftlichen Untersuchungen in Jugendhäusern festgestellt, dass Jugendliche, deren Biographie erhebliche Brüche aufwies, fast gänzlich darauf verzichteten, realistische Zukunftsperspektiven zu entwickeln, d.h. sie hatten aufgegeben zu fragen, welche Auswirkungen ihr aktuelles Verhalten auf die Zukunft hat. Anders ausgedrückt: Ihre aktuelle Lebenssituation war so belastend, dass sie alle Reserven benötigten, um irgendwie über die Runden zu kommen. Sie hatten sehr weitgehend auch die Hoffnung aufgegeben, durch eigene Anstrengungen ihre Situation zu beeinflussen (externe Kontrollüberzeugung). Aus dem Gefühl heraus, ihre Situation nicht aktiv beeinflussen zu können, sondern ihr weitgehend ausgeliefert zu sein, stellte z.B. intensiver Alkoholmissbrauch für sie eine adäquate Lösungsstrategie dar.

Ein Jugendlicher formulierte dies folgendermaßen: „Wenn ich mir die Rübe volldröhne, ist alles nicht mehr so wichtig. Dann können die mich alle mal. Was soll ich denn ... Ich weiß schon, dass es nicht hilft, aber sonst könntest de ja irgendwie das hier so gar nicht aushalten und ich weiß auch nicht."

Allgemein kann festgehalten werden: Je differenzierter die Bewältigungsressourcen sind, desto weniger sind Jugendliche darauf angewiesen, auf riskante Verhaltensweisen (wie z.B. Drogenmissbrauch) zurückzugreifen. Die dem Einzelnen zur Verfügung stehenden Bewältigungsressourcen ergeben sich aus einem Zusammenspiel von personalen und sozialen Bedingungen. D.h. wie ein Jugendlicher auftretende Probleme verarbeitet, hängt von den personalen und sozialen Ausgangsbedingungen und den jeweiligen Unterstützungsressourcen ab. Der ,andere' Erwachsene kann als soziale Unterstützungsressource angesehen werden, die für den Jugendlichen eine Erweiterung der Bewältigungsressourcen darstellt. So kann diese Beziehung helfen, dass Jugendliche weniger auf Risikoverhalten zurückgreifen bzw. sich Risikoverhalten nicht verfestigt. Durch die unterstützende Beziehung können die Bewältigungsressourcen erweitert werden, so dass sich z.B. der Drogenkonsum nicht verfestigt und süchtige Formen annimmt.

Um sich Jugendlichen als ‚anderer' Erwachsener anbieten zu können, ist es notwendig, auf der einen Seite riskante Verhaltensweisen als Bewältigungsverhalten zu interpretieren, auf der anderen Seite jedoch auch zu erkennen, dass bestimmte – auch riskante – Verhaltensweisen typisch für die Lebensphase Jugend sind. Aufgrund der spezifischen gesellschaftlichen Anforderungen und der in der Jugendzeit zu meisternden Entwicklungsaufgaben lassen sich einige Gründe nennen, warum Drogenkonsum – verstanden als Bewältigungsverhalten – für Jugendliche attraktiv erscheint. Im Folgenden werden nun einige Beispiele skizziert, die das Bewältigungsverhalten anschaulich machen und die Erweiterung der Bewältigungsressourcen durch soziale Beziehungen zu Erwachsenen andeuten.

Auseinandersetzung mit Drogen

Eine in der Jugendphase zu meisternde *Entwicklungsaufgabe* ist die Auseinandersetzung mit gesellschaftlichen Normen und Werten. Damit verbunden ist der Aufbau eines eigenen Norm- und Wertesystems, welches mit dem eigenen Verhalten übereinstimmt. Hierzu gehört auch die Auseinandersetzung mit der kulturell bestimmten Unterscheidung von legalen und illegalen Drogen. Warum bestimmte Drogen als legal oder illegal eingestuft werden, lässt sich in vielen Fällen nicht begründen, sondern ist eine kulturelle Setzung. Jugendliche müssen sich mit der gesellschaftlichen Doppelmoral auseinandersetzen, wonach zwischen sozial integrierten Formen des Drogengebrauchs wie z.B. Alkohol, Nikotin oder verordneten Medikamenten und sozial geächteten Drogen wie Cannabisprodukten, Designerdrogen oder nicht verordneten Medikamenten unterschieden wird. In diesem Zusammenhang tauchen auch Fragen nach der Wirkung und den möglichen Risiken der unterschiedlichen Drogen auf.

Es gilt, die Auseinandersetzung über Drogen nicht nur unter der Perspektive von legalen und illegalen Drogen zu führen, sondern auch weitergehende Fragen der Jugendlichen zuzulassen, d.h. sich nicht hinter Gesetzen und Verordnungen zu verstecken, sondern sich auch auf das Risiko von unbeantwortbaren Fragen einzulassen. Dann bietet sich eine Chance, dass sich Jugendliche einerseits über die Wirkung von Drogen informieren können, und dass die Auseinandersetzung mit Drogen und Drogengebrauch andererseits auch auf der persönlichen Ebene geführt werden kann. Wichtig ist für Jugendliche, dass Erwachsene Fragen zu eigenen Drogenerfahrungen zulassen. Damit wird nicht nur das Verhalten des/der Jugendlichen zur Diskussion gestellt, sondern auch das Verhalten des Gegenübers. Gerade diese sehr entscheidende Auseinandersetzungsebene kann durch medial vermittelte Aufklärung zu Drogen und Drogenkonsum nicht hergestellt werden, sondern nur durch die persönliche Beziehung.

Drogenkonsum, um Stress abzubauen

Von Jugendlichen wird erwartet, dass sie schulische und berufliche Qualifikationen mit dem Ziel der ökonomischen Selbständigkeit erwerben. Immer mehr Jugendliche streben heute höhere Bildungsabschlüsse an. Auf der einen Seite ist die Verbindung zwischen Schulabschluss und Berufschancen enger geworden, auf der anderen Seite sind auch hochwertige Bildungsabschlüsse keine Garantie für eine zufriedenstellende Berufsposition. Da qualifizierte Schul- und Berufsabschlüsse als immer wichtigere Voraussetzung für das spätere Leben angesehen werden – verschärfend wirkt sich die hohe Jugendarbeitslosigkeit aus –, wächst auch der Erwartungsdruck der Eltern. In der Fachliteratur ist es unumstritten, dass Wettbewerb den Stress für den Einzelnen erhöht und dass jemand, der hohem Stress ausgesetzt ist, eher zu Drogen greift. Untersuchungen (vgl. Mansel/Hurrelmann 1991) weisen nach, dass Belastungsdruck schulischer Leistungsanforderungen und die entsprechenden Konflikte mit den Eltern zu einem höheren Arzneimittelkonsum von Kindern und Jugendlichen führen. Jugendliche greifen also auch auf Drogen zurück, nicht weil sie aus der Gesellschaft aussteigen wollen, sondern um den gesellschaftlichen Leistungsanforderungen eher gerecht werden zu können.

Auf den Ausbildungssektor bezogen, zeigen sich die gesellschaftlichen Forderungen an die Jugendlichen, offen, leistungsbereit, leistungswillig und anpassungsfähig zu sein (siehe Arnold/Stein, Übergang in die Arbeitswelt, i.d.B.). Um diesen Forderungen gerecht zu werden, brauchen Jugendliche aber Orte und Beziehungen, in denen sie emotionalen Halt und Rückhalt finden, Beziehungen, in denen sie nicht auf ihre Leistungen reduziert werden und die ihnen so helfen, den Stress in anderen Bereichen bewältigen und aushalten zu können. Für Jugendliche kann es schon stressmindernd sein, wenn sie von ihren Belastungen z.B. in Schule oder Ausbildung erzählen können und damit ernst genommen werden.

Ein Jugendhausmitarbeiter beschreibt in einem Interview seine Funktion gegenüber den BesucherInnen als derjenige, der ihnen zuhört, und bei dem sie ihren Ärger abladen können:

I. „Was bist du für die Jugendlichen?"

B. „Ich würde sagen Blitzableiter."

I. „Blitzableiter?"

B. „Ja. Wenn sie aus der Schule kommen, dann müssen sie, wenn sie irgendwas loswerden wollen, dann kommen sie erst mal zu einem, der immer hier ist, zu den Sozialarbeitern, und erzählen erst mal alles. Da sind sie erst mal ein bisschen zufrieden, wenn sie erst mal was erzählen können."

Es können auch Perspektiven erarbeitet werden, die den Stress in Schule oder Ausbildung reduzieren, z.B. indem zusammen überlegt wird, welche Alternativen es zum gewählten Ausbildungsgang gibt, ob es ratsam ist, eine Klasse zu wiederholen, ob man Unterstützung von MitschülerInnen mobilisieren kann usw. Insofern kann der ‚andere' Erwachsene eine bedeutende Unterstützungsressource sein, die dazu beiträgt, dass der Stress reduziert wird.

Drogenkonsum als Austesten von eigenen Grenzen

Die Suche nach dem eigenen Selbst ist notwendig verbunden mit der Suche nach eigenen Grenzen und Grenzerfahrungen. Unterschiedliche Verhaltensweisen werden ausprobiert. Hierzu gehört auch der Umgang mit unterschiedlichen Drogen und deren Wirkung. Erst auf Grund des für das Jugendalter typischen Experimentierverhaltens können eigene Standpunkte gefunden werden.

Jugendliche können Erwachsene nutzen, um ihre Grenzen und Gefühle wahrzunehmen und auszudrücken. Der ‚andere' Erwachsene, der sich auf die Erfahrungen von Jugendlichen einlassen kann, ohne vorschnell oder altklug zu urteilen oder zu verurteilen, jener Erwachsene, der über eigene persönliche Erfahrungen berichtet und Jugendliche nicht nur mit allgemeinen Sätzen wie „Rauchen/Alkohol schadet der Gesundheit" abspeist, ist gefragt. Dies ist auch eine Voraussetzung dafür, dass Jugendliche negative Erfahrungen mit Drogen thematisieren können und sich das Experimentierverhalten nicht als Sucht verfestigt. Auf dieser Grundlage können dann auch Konflikte bearbeitet werden, in denen der Erwachsene auch herausfordert, konfrontiert und auf Grenzen besteht.

Drogenkonsum als Stärkung des Selbstwertes

Im Alltag ist es selbstverständlich, unterschiedliche Drogen zur Stärkung des Selbstwertes zu nutzen. Erst nach ein paar Bier oder Wein hat man den ‚Mut', eine Frau anzusprechen. Erst nach ein paar Schnäpsen ist man – wie es die anderen erwarten – die Stimmungskanone jeder Party. Der Konsum von Alkohol führt in diesen Situationen auch zum Sinken von Hemmschwellen. Man hat den ‚Mut', sich anders zu verhalten als im nüchternen Zustand. Diese kurzfristige Stärkung des Selbstwertes hat aber durchaus Nachwirkungen, wenn z.B. erzählt wird, wie unterhaltend, witzig oder ausgelassen jemand war. Auch in der Werbung (z.B. für Alkohol) wird suggeriert, dass man mit der richtigen Bier- oder Schnapssorte dazugehört, FreundInnen gewinnt oder im Mittelpunkt des Interesses steht. Es wird der Eindruck erweckt, dass durch den Konsum von Alkohol die sozialen Bezie-

hungen erweitert und intensiviert werden können. Über diese im Alltag be-
obachtbare Nutzung von Drogen hinaus kann für Jugendliche Alkohol- und
Nikotinkonsum ein Statusmerkmal darstellen. Mit dem Konsum soll öffentlich demonstriert werden, dass man erwachsen ist, bzw. nicht mehr Heran-
wachsende(r), den/die die Erwachsenen vom Konsum dieser Güter aus-
schließen können.

Auch die Beziehung der Jugendlichen zum ‚anderen' Erwachsenen wird
diese Statusdemonstrationen nicht verhindern. Es zeigt sich aber sehr wohl,
wie wichtig es für Jugendliche ist, dass Erwachsene ihre Autonomie- und
Selbständigkeitsbestrebungen akzeptieren und unterstützen, gleichzeitig aber
die Jugendlichen auch in ihrer Bedürftigkeit wahrnehmen.

Drogen und die Zuordnung zu jugendkulturellen Szenen/Gleichaltrigengruppen

Im Zusammenhang von Drogen und Selbstwertstärkung ist immer auch die
Gleichaltrigengruppe zu thematisieren. Es ist unbestritten, dass die Gleichaltrigengruppe eine bedeutende Sozialisationsinstanz ist.

Funktionen der Gleichaltrigengruppe

- Experimentierraum: Für die Erprobung von Sozialverhalten und sozialen Aktivitäten stellt die Gleichaltrigengruppe einen Freiraum dar, der
  so in anderen Lebensbereichen nicht gegeben ist. Sie bietet Möglichkeiten der Selbstverwirklichung, der Selbstdarstellung und des Aus-
  probierens von Alternativen zu gewohnten Verhaltensweisen und Rou-
  tinen.

- Ablösung vom Elternhaus: Die Gleichaltrigengruppe ist wichtig für die
  Ablösung vom Elternhaus. Sie ist ein zentrales Medium im Prozess des
  Selbständigwerdens.

- Identitätsstützung: Die Gleichaltrigengruppe kann Identifikationsmöglichkeiten bieten und so die Identitätsbildung stützen. Gemeinsame
  Handlungsorientierungen und Sinnbezüge, mit denen sich Gleichaltrigengruppen von anderen abgrenzen, dienen zur Stabilisierung der eigenen Identität und des Selbstwertes.

- Geborgenheit: Der Zusammenhalt in der Gleichaltrigengruppe kann
  zur Orientierung und Stabilisierung beitragen und emotionale Geborgenheit vermitteln. Die Gleichaltrigengruppe wird als vertrauter Ort erlebt, an dem emotionale Zuwendung und Anerkennung gefunden werden können und an dem die eigene Person und Probleme thematisiert
  werden können.

Gleichaltrigengruppen ordnen sich meist bestimmten jugendkulturellen
Szenen zu und drücken dies z.B. über Kleidung, Haarschnitt, Musik usw.

aus. Jugendkulturelle Szenen weisen ‚Vorlieben' für bestimmte Drogen auf. Beispielsweise werden der Techno-Szene Designerdrogen, der Hippiebewegung der 60er und 70er-Jahre Cannabisprodukte, der Skinheadszene Alkohol zugeordnet (als Überblick zu jugendkulturellen Stilen/Szenen vgl. Ferchhoff 1995). Viele Jugendszenen zeichnen sich auch durch explizite Abstinenz von illegalen Drogen und einen verantwortungsvollen Umgang mit legalen Drogen aus.

In Gleichaltrigengruppen kann über die gemeinsame Einnahme von Drogen ein Zusammengehörigkeitsgefühl hergestellt werden. Innerhalb der Gruppe mag es ein Statusmerkmal sein, ob man Drogen konsumiert, ob man in der Lage ist, (illegale) Drogen zu besorgen oder wie viel man ‚verträgt'. Da Jugendliche auf Gleichaltrigengruppen und deren Anerkennung zur Stabilisierung des Selbstwertes angewiesen sind, versuchen sie durch Drogenkonsum im Kontext der Gleichaltrigengruppe ihren Selbstwert zu stärken.

Aber gleichzeitig brauchen Jugendliche Erwachsene, die zwischen ihren Erfahrungen in der Welt der Gleichaltrigen und der Welt der Erwachsenen *vermitteln*. Die Beziehung zum ‚anderen' Erwachsenen kann für Jugendliche eine Ressource sein, auch außerhalb der Gleichaltrigengruppe den Selbstwert zu stärken. Wenn Eltern oder Lehrer erfahren, dass in der Gleichaltrigengruppe mit Drogen experimentiert bzw. Drogen als Symbol der jugendkulturellen Zuordnung genutzt werden, wird der/die einzelne Jugendliche unter Druck gesetzt, diese Gruppe zu verlassen und sich andere Freunde und Freundinnen zu suchen. Diese von Erwachsenen ‚gut gemeinten' Versuche sind jedoch häufig zum Scheitern verurteilt, weil Jugendliche kaum soziale Beziehungen zu Gleichaltrigen auf Druck von Erwachsenen aufgeben, denn damit würden alle Unterstützungsleistungen, die die Gleichaltrigengruppe bisher erbracht hat, wegbrechen. Druck oder auch angedrohte Sanktionen von Seiten der Erwachsenen führen in den meisten Fällen dazu, dass sich Konflikte zuspitzen und dass die noch vorhandenen Einflussmöglichkeiten schwinden. Es geht also darum, nicht nur auf den einzelnen Jugendlichen zu fokussieren, sondern auch die unterschiedlichen Sozialbezüge der jeweiligen Gleichaltrigengruppe wahrzunehmen. Die Möglichkeiten zur Gruppenarbeit sind jedoch für den „anderen" Erwachsenen begrenzt, wenn er nicht wie z.B. in der Jugendarbeit professionell mit Jugendlichen arbeitet. Selbst in der professionellen Jugendarbeit sind Gleichaltrigengruppen, die mit Drogen experimentieren oder deren Drogenkonsum auffällig ist, häufig ausgeschlossen. Dies führt aber nicht dazu, dass Jugendliche auf Drogen verzichten oder den Drogenkonsum reduzieren, sondern die Jugendlichen suchen sich andere Orte. Hierzu ein Beispiel aus der Untersuchung von Jugendhäusern.

In einem Jugendhaus galt Alkoholverbot. Dies führte dazu, dass sich immer einige Besucher- Innen vor dem Eingang aufhielten, um Alkohol zu trinken. Die mit dem Alkoholverbot verbundene Intention, den im Jugendhaus auch anwesenden Kindern keine ‚negativen Vorbilder' zu bieten, wurde ad absurdum geführt, da die Kids von den Jugendlichen in den nahe gelegenen Supermarkt geschickt wurden, um Alkohol zu besorgen. Als ‚Vergütung' für diesen Dienst wurde den Kids dann ein ‚Schluck' oder auch mehr vom besorgten Alkohol abgegeben. Es ist unwesentlich, ob die Kids innerhalb oder außerhalb der Räume des Jugendhauses mit dem massiven Alkoholmissbrauch konfrontiert werden. Die Regelungen im Jugendhaus zielten darauf, auffällige und problematische Verhaltensweisen der BesucherInnen in den Räumlichkeiten zu verbieten und auszugrenzen. Diese Strategie hatte aber keine Erfolgsaussicht, da man das unerwünschte Verhalten nicht unterbinden konnte und mit den Auswirkungen weiter konfrontiert wurde. Indem also der Problembereich des Alkoholmissbrauchs mit Hilfe von Verboten externalisiert worden war und damit auch mögliche Einflusschancen wie z.b. Kontrolle über die konsumierte Alkoholmenge, Einflussmöglichkeiten bezüglich der Art des Alkohols (Schnaps/Bier) und frühzeitige Interventionen aus der Hand gegeben worden waren, hatte man das Problem nicht bewältigt, sondern wurde nun mit den Folgen umso drastischer konfrontiert, ohne sich Einflussmöglichkeiten offen gehalten zu haben.

Bei Beratungen von Jugendhäusern zeigte sich, dass die MitarbeiterInnen in einigen Jugendhäusern über den Konsum von z.B. Cannabisprodukten Kenntnis erlangt hatten. Sie wollten dies jedoch nicht öffentlich thematisieren, weil sie um den ‚guten Ruf' der Einrichtung besorgt waren. Ausgrenzungsstrategien sowohl bezogen auf Gruppen wie auch auf einzelne Jugendliche verhindern eher eine Auseinandersetzung mit legalen wie auch illegalen Drogen und bergen die Gefahr, dass sich Experimentierverhalten verfestigt und Suchtkarrieren entstehen können.

Drogenkonsum als Flucht

Drogen können Jugendlichen aber nicht nur als Möglichkeit erscheinen, den Stress im Alltag zu reduzieren, sondern als Raum gesehen werden, um dem Alltag zu entfliehen. Drogen können attraktiv sein, um der Monotonie, den Beschränkungen und Einschränkungen des Alltags zu entkommen. Während bestimmte Drogen (z.B. Haschisch, LSD) eher ein Aussteigen auch aus den Zeitrhythmen der modernen Industriegesellschaft signalisieren, werden andere Drogen (z.B. Ecstasy) eher genutzt, um ohne Ende feiern und tanzen zu können. Nicht mehr das dropping out – wie in den 60er und 70er – Jahren vermittelt den Kick, sondern die Geschwindigkeit der Zeittakte. Gemeinsam ist ihnen jedoch ein vom Alltag abgeschottetes und abgehobenes Erlebnis von Zeit und Raum (siehe auch Schille, Drogenerleben, i.d.B.).

In der Jugendphase wird zum ersten Mal eine stabile Identität ausgebildet. Identität meint das Empfinden der Einmaligkeit und Unverwechselbarkeit der eigenen Person sowie das Empfinden der Akzeptanz und Anerkennung durch die soziale Umwelt. Jugendliche müssen ständig die Umweltanforderungen und die eigenen Bedürfnisse, Interessen und Fähigkeiten abstimmen. Die Identität der Person ist das Ergebnis der subjektiven Auseinandersetzung mit der ‚inneren' und ‚äußeren' Realität. Jugendliche müssen also einerseits gestaltend in ihre Umwelt eingreifen, um sie entsprechend ihren individuellen Ansprüchen und Vorstellungen zu gestalten, und sie müssen gleichzeitig Anforderungen von außen aufnehmen und ihre persönlichen Vorstellungen der Umwelt anpassen. Dies führt zwangsläufig zu einem Spannungszustand, da immer wieder Brüche zwischen der ‚inneren' und der ‚äußeren' Realität bewältigt werden müssen. Kommt es zu Anforderungen, die das Verhaltensrepertoire und die bestehenden Bewältigungsressourcen übersteigen, können Abwehr, Ausweichen und Rückzug Mechanismen sein, die in solchen Situationen einsetzen. Vor diesem Hintergrund wird deutlich, dass Jugendliche Drogen nutzen, um dem Spannungszustand – zumindest zeitlich begrenzt – zu entfliehen. Man begibt sich auf eine Reise, verlässt den belastenden Alltag. Es ist kein bestimmtes Ziel, das verfolgt wird, sondern das Gefühl von Grenzenlosigkeit, von einer anderen Wahrnehmung von Raum und Zeit wird gesucht. Der eigene Körper wird als letzte Ressource genutzt, um das Gefühl von Identität zu erfahren (siehe auch v. Wolffersdorff, Drogengebrauch als interkulturelles Phänomen, i.d.B.).

Auch vor diesem Hintergrund wird deutlich, dass es um eine Erweiterung von Bewältigungsressourcen geht, um den im Jugendalter unweigerlich auftretenden Spannungszustand auszubalancieren. Auch wenn die Beziehung zum ‚anderen' Erwachsenen für den Jugendlichen eine Erweiterung der Bewältigungsressourcen darstellt, ist darüber hinaus der Erwachsene gefragt, der zusammen mit den Jugendlichen nach Möglichkeiten sucht, vorhandene informelle Unterstützungssysteme zu stärken bzw. neue Unterstützungssysteme zu erschließen – ein Erwachsener, der sich als Anwalt für Jugendliche versteht, wenn es darum geht, im Gemeinwesen (siehe Blum, Drogenprävention im Gemeinwesen, i.d.B.) Interessen von Jugendlichen zu unterstützen oder durchzusetzen.

Literatur

Böhnisch, L.: Sozialpädagogik des Kindes- und Jugendalters: Eine Einführung. Weinheim und München 1992
Böhnisch, L.: Sozialpädagogik der Lebensalter. Eine Einführung. Weinheim und München ²1999
Böhnisch, L./Rudolph, M./Wolf, B. (Hrsg.): Jugendarbeit als Lebensort. Weinheim und München 1998
Bundesministerium für Familie, Senioren, Frauen und Jugend (Hrsg.): Neunter Jugendbericht. Bonn 1994
Ferchhoff, W.: Jugendkulturelle Individualisierungen und (Stil-)Differenzierungen in den 90er-Jahren. In: ders./Sander, U./Vollbrecht, R. (Hrsg.): Jugendkulturen – Faszination und Ambivalenz. Einblicke in jugendliche Lebenswelten. Festschrift für Dieter Baacke zum 60. Geburtstag. Weinheim und München 1995

Hafeneger, B.: Zur Wi(e)derbelebung des Pädagogischen. In: Brenner, G./Hafeneger, B. (Hrsg.): Pädagogik mit Jugendlichen. Weinheim und München 1996

Hurrelmann, K.: Lebensphase Jugend. Eine Einführung in die sozialwissenschaftliche Jugendforschung. Weinheim und München 1995

Mansel, J./Hurrelmann, K.: Alltagsstress bei Jugendlichen: Eine Untersuchung über Lebenschancen, Lebensrisiken und psychosoziale Befindlichkeiten im Statusübergang. Weinheim und München 1991

Müller, B. K.: Wozu brauchen Jugendliche Erwachsene? In: deutsche jugend, 4/1995

Müller, B. K.: Jugendliche brauchen Erwachsene. In: Brenner, G./Hafeneger, B. (Hrsg.): Pädagogik mit Jugendlichen. Weinheim und München 1996

Wolf, B.: Kann Jugendarbeit Halt bieten? In: Böhnisch, L./Rudolph, M./Wolf, B. (Hrsg.): Jugendarbeit als Lebensort. Weinheim und München 1998

Wolffersdorff, C. von: Stichwort Sucht. In: Otto, H.-U./Thiersch, H. (Hrsg.): Handbuch Sozialarbeit/Sozialpädagogik. Neuwied, Kriftel, Berlin 2001

Teil V

Grenzsituationen und Drogengebrauch

Zwei Szenen des Drogengebrauchs bilden den Inhalt dieses Kapitels, der Drogengebrauch im Strafvollzug und in der Prostitution. Eingegangen wird dabei auch ggf. auf HIV- und Hepatitisinfektionen sowie venerische Erkrankungen, die durch Drogengebrauch in diesen Szenen entstehen können. Verzichtet wird im Interesse der Lesbarkeit in diesem Zusammenhang auf Katarakte von Häufigkeitsstatistiken. Hilfestrategien werden statt deren aufgezeigt.

Matthias Stiehler

Gefängnis und Drogengebrauch

Drogengebraucher im Strafvollzug

Konsumenten von illegalen Drogen geraten auf zwei verschiedene Weisen mit dem Gesetz in Konflikt. Zum einen ist der Gebrauch illegaler Drogen nach Bundesbetäubungsmittelgesetz (BtMG) strafbar, zum anderen wird der Unterhalt der Sucht häufig durch Straftaten gedeckt.

Anbau, Herstellung, Verschaffung und Besitz von Drogen, die im Anhang des BtMG aufgeführt sind, können mit Freiheitsstrafe von bis zu fünf Jahren belegt werden (BtMG §29). Da diese Bestimmung jedoch zur Folge hat, dass vor allem die Konsumenten selbst rechtliche Konsequenzen tragen müssen und die Fülle von Kleinvergehen gegen das BtMG zu einem unübersehbaren Aufwand führte, wurde 1992 der Paragraph 31a in das Gesetz eingefügt. Er gibt die Möglichkeit, von Strafverfolgung abzusehen, „wenn die Schuld des Täters als gering anzusehen wäre, kein öffentliches Interesse an der Strafverfolgung besteht und der Täter die Betäubungsmittel lediglich zum Eigenverbrauch in geringer Menge anbaut, herstellt, einführt, ausführt, durchführt, erwirbt, sich in sonstiger Weise beschafft oder besitzt." Diese Passage hat dazu beigetragen, dass sich nur ein kleiner Teil der Drogenabhängigen allein wegen Drogenbesitzes in Haft befinden. Der überwiegende Teil ist auf Grund von Beschaffungskriminalität inhaftiert.

Beschaffungskriminalität ist auf Grund der hohen Kosten der Sucht häufig unvermeidlich. Ein täglicher Bedarf, der sich auf mehrere hundert Mark belaufen kann, lässt sich zumeist nicht legal abdecken. Beschaffungskriminalität umfasst vor allem Ladendiebstähle, Apothekeneinbrüche, Rezeptfälschungen, Betrugsdelikte und – zumeist in kleiner Form – Drogenhandel. Derartige Delikte führen dazu, dass der Anteil drogenabhängiger Menschen unter den Gefangenen in Deutschland sehr hoch ist. Die Schätzungen gehen allgemein von etwa 30% aus. Bei einer durchschnittlichen Belegung der Haftanstalten von über 60.000 Inhaftierten liegt der Anteil der Drogenabhängigen bei ca. 20.000. Umgekehrt muss festgestellt werden, dass etwa zwei Drittel aller Gebraucher harter Drogen Hafterfahrung haben. Drogenabhängige stellen letztlich in allen Gefängnissen westlicher Industrienationen die größte Insassengruppe.

Diese Ausgangssituation prägt wesentliche Bereiche des Gefängnisalltages. „Das drogenfreie Gefängnis ist eine Illusion. Drogenabhängige Gefangene bestimmen heute den Gefängnisalltag. Eine Anstalt wie Berlin-Tegel gilt als größte geschlossene Drogenszene Europas" (Keppler 1996, S. 18). Aus der Tatsache ergeben sich Konsequenzen, die im alltäglichen Miteinander eine wichtige Rolle spielen:

„Drogen im Vollzug sind knapp und daher minderwertiger und teurer als außerhalb der Anstalten. Der Arbeitsverdienst der Gefangenen reicht zur Finanzierung der Sucht nicht aus. Viele Drogenabhängige sind ohnehin nicht in den Arbeitsprozess integriert. Deshalb müssen sie andere Wege suchen, um die Drogen zu bezahlen. Zunächst werden Angehörige und Freunde außerhalb der Anstalten um Unterstützung gebeten. Diese wenden sich häufig von den Insassen ab, sobald sie erkennen, dass das Geld nur für die Beschaffung von Drogen verwendet wird.

Sind diese Finanzierungswege ausgeschöpft, leisten die Abhängigen gegen Entgelt für andere Gefangene Dienste, etwa indem sie selbst Drogen einbringen, dealen oder sich prostituieren. Sie verkaufen ihre Habe oder leihen sich bei Mitgefangenen Geld, ohne diese Schulden später zurückzahlen zu können. Geldverleiher verlangen zumeist Wucherzinsen, sie setzen die Schuldner unter Druck oder lassen diese beziehungsweise deren Angehörige von Dritten bedrohen. Die hierdurch entstehenden Konflikte können in Gewalttätigkeiten münden, denen die Abhängigen durch eine Verlegung in eine andere Anstalt oder auf eine geschlossene Station auszuweichen versuchen. Vielfach sind es verschuldete Gefangene, die von Mitgefangenen unter Druck gesetzt werden, über Besucher/innen oder beim Ausgang oder Urlaub Drogen in die Anstalt einzubringen. Schließlich ist eine zunehmende Zahl von Diebstählen zu beobachten, die darauf zurückzuführen ist, dass sich Drogenabhängige auf diese Weise Mittel zum Kauf von Drogen zu beschaffen versuchen. Außerdem kommt es in den Anstalten zwischen konkurrierenden Dealern gelegentlich zu Gewalttätigkeiten oder anders gearteten Auseinandersetzungen, die ein erträgliches Zusammenleben der Gefangenen beeinträchtigen.

Zusammenfassend lässt sich feststellen, dass in vielen Anstalten – besonders in Großstädten – das Drogenproblem so beherrschend ist, dass andere Vollzugsziele in den Hintergrund gedrängt werden."
(Freie und Hansestadt Hamburg 1995, S. 19)

HIV- und Hepatitisinfektionen durch Drogengebrauch

Zu dieser bedrückenden Situation gehören die gesundheitlichen Auswirkungen. In diesem Zusammenhang sollen insbesondere die viralen Infektionsgefährdungen interessieren. Hierzu zählen HIV-Infektionen und Infektionen mit dem Hepatitis B- und C-Virus. Solche Infektionen werden durch ungeschützten Geschlechtsverkehr, in der Gefängnissituation aber vor allem durch gemeinsames Benutzen von unsterilem Spritzenbesteck übertragen.

HIV/AIDS

AIDS wird durch das Human Immunodeficiency Virus (HIV) verursacht. Die Übertragung dieses Virus geschieht durch den Austausch mindestens einer der Körperflüssigkeiten Blut, Samenflüssigkeit, Scheidensekret und Muttermilch. Eintrittstor für das HIV sind Schleimhäute bzw. Verletzungen der Haut. Das Virus verliert außerhalb des menschlichen Körpers schnell seine Infektiosität, da die genannten Flüssigkeiten austrocknen. Deshalb ist dessen Übertragung – verglichen beispielsweise mit dem Grippevirus – relativ selten. Dem steht jedoch die Bedrohung durch AIDS gegenüber – eine Krankheit, die fast immer tödlich endet. Als konkrete Übertragungswege sind vor allem eindringende sexuelle Kontakte (Anal-, Vaginal- und Oralverkehr), intravenöser (i.v.) Drogengebrauch und Bluttransfusion zu sehen. Außerdem bestehen Übertragungsrisiken von einer schwangeren Frau auf ihr ungeborenes Kind und bei Blutkontakten.

Intravenöser Drogengebrauch ist durch die Form der Applikation gefährlich, da relativ viel Blut des Spritzenbenutzers in die Spritze gelangt. Wird die Spritze von weiteren Drogenkonsumenten verwandt, ohne dass zuvor eine ausreichende Desinfektion erfolgte (die bei Spritzen nur schwer möglich ist), ist eine HIV-Infektion sehr wahrscheinlich, wenn einer der vorhergehenden Spritzenbenutzer infiziert war. Im Zusammenhang mit Beschaffungsprostitution bzw. normalen, wenn auch wechselnden sexuellen Beziehungen sind unter intravenösen Drogengebrauchern auch außerhalb der Gefängnisse fortwährende Übertragungsketten gegeben.

Feststellen lässt sich eine HIV-Infektion durch den HIV-Antikörpertest (sog. ‚AIDS-Test'). Die derzeit standardmäßig eingesetzten Tests besitzen zusammen eine Genauigkeit von über 99% und gehören damit zu den sichersten medizinischen Tests überhaupt. Die Grenze besteht jedoch in der Bildung der nachzuweisenden Antikörper im Infizierten, was bis zu zwölf Wochen währt. Ein HIV-Antikörpertest, der ein ganz bestimmtes Infektionsrisiko abklären soll, ist daher erst nach zwölf Wochen sinnvoll. Auf Grund dieser Verzögerung beim Nachweis von HIV-Infektionen kann keine hundertprozentige Aussage über den *gegenwärtigen* Status des Getesteten getroffen werden. Daher sind Zwangstestungen sinnlos und vermitteln eine falsche Sicherheit.

Hepatitis

Neben HIV-Infektionen spielen die beiden Virushepatitiden B und C eine wichtige Rolle. Hepatitis ist eine Leberentzündung, die im akuten Stadium manchmal zu Gelbverfärbungen von Schleimhäuten führen kann (Gelbsucht). Bei Hepatitis B und Hepatitis C ist jedoch nicht nur das akute Stadium problematisch, sondern auch der chronische Verlauf, der von den Betroffenen nur selten zu merken ist. Ein chronischer Verlauf kann nach mehreren Jahren tödlich enden. So sterben jährlich zwischen ein und zwei Millionen Menschen weltweit an den unmittelbaren Folgen einer Hepatitis-B-Infektion.

Die Infektionswege des Hepatitis-B-Virus sind weitestgehend geklärt. Sie entsprechen denen des HIV-Virus, zuzüglich der Infektionsmöglichkeit durch Speichelkontakte. Trotz ähnlicher Wege ist das Hepatitis-B-Virus etwa 100 mal leichter zu übertragen als HIV, allerdings steht eine vorbeugende Impfung zur Verfügung. Gegen Hepatitis C gibt es keine Impfmöglichkeit. Bei dieser Krankheit sind selbst die Übertragungswege noch nicht völlig bekannt. Gesichert sind die Infektionswege über Bluttransfusion, Spritzentausch und über unsaubere Tätowiernadeln. Die Übertragung verläuft nicht so leicht wie bei Hepatitis B, die Gefährlichkeit ist jedoch auf Grund einer hohen Chronifizierungsrate deutlich größer.

Beide Virushepatitiden spielen demnach auch in den Gefängnissen eine Rolle, da sie über Spritzentausch und selbst beim Tätowieren übertragen werden können. Ihr Auftreten wird im Strafvollzug etwa 100-200 mal häufiger festgestellt als in der Normalbevölkerung.

Die Zuspitzung durch das Gefängnis

Die Rechtssituation führt in den Gefängnissen zu einer Konzentration intravenös applizierender Drogenabhängiger. Deren Situation wird durch das Aufkommen tödlicher Infektionskrankheiten (AIDS, Hepatitis) verschärft. Ein Beispiel dazu aus einem Gespräch:

M.: Damals kam das ja auch gerade auf mit AIDS, und das Ganze hat dadurch natürlich eine ganz andere Qualität gekriegt. Vorher war das einfach nur widerlich, wenn ich mir mit jemandem die Pumpe teilen musste; aber dann war das plötzlich gefährlich.

H.: War Gilb (Gelbsucht/Hepatitis) nie eine Gefahr für euch? Wie war es mit Hepatitis B?

M.: Nein, bis auf Hepatitis nicht unbedingt, denn alle anderen Gelbsuchtformen, bei denen du halt gelb wirst, sieht man ja auch. Wenn jemand irgendwie gelb ausgesehen hat, dann hat man sich vielleicht nicht gerade mit dem eine Pumpe geteilt. Das war klar, aber an und für sich war Needle-sharing normal. Früher war es aus Zwangsgründen normal und später – so von 83 bis 85, bis die AIDS-Übertragung richtig klar geworden ist – war das auch normal. Warum auch nicht? Man hat zusammen gesessen, und wenn der andere nicht ein Typ war, der irgendwelche Krankheiten gehabt hat oder der tausendmal reinstechen musste, dann hat man ihm halt die eigene Nadel gegeben – das war normal.

H.: Und gab es damals irgendwelche Sicherheitsvorkehrungen, die ihr getroffen habt oder war es zum Teil so, dass ihr die Spritze voll aufgezogen und die Streifen geteilt und weggedrückt habt?

M.: Das war eher früher, dass alles aufgekocht wurde und dann jeder einen
Teilstrich oder fünf Teilstriche bekam. Das war dann schon nicht mehr
so, als es mehr Nadeln und mehr Pumpen gab. Von früher kenne ich
das schon: vier Leute, die entsprechende Menge auf dem Löffel, dann
wurde das zusammen aufgezogen, jeder hat ganz kurz angezogen, dass
nicht so viel Blut reinkam, hat zugesehen, dass er sein Blut mit rein-
drückt; aber wenn das mal ein bisschen rosa war, hat das auch nicht
weiter gestört.

H.: Das war ja nun sozusagen die ideale Basis für eine Übertragung?!

M.: Ja, ich glaube, dass sich dabei auch sehr viele Leute angesteckt haben in
dieser Zeit. Aus der Zeit sind auch schon x Leute gestorben, nicht unbedingt an AIDS-Folgeerkrankungen, aber Leute, von denen man halt
wusste, dass sie positiv sind. Und warum soll das nicht damals passiert
sein? Das wäre ein Wunder. In diesen Zeiten haben von 200 Leuten
vielleicht 80 gedrückt. Und die 80 haben natürlich höchstens mit vier
Pumpen gedrückt und das über Wochen. Da gab es zwar auch nicht jeden Tag Gift, aber es gab auch höchstens alle paar Monate eine neue
Pumpe.

H.: Als das klar war mit AIDS, hat man die Spritzen dann mit Wasser
durchgespült oder wie machte man das dann?

M.: Dann wurden erst einmal die Leute ausgegrenzt, die positiv waren, die
sich als Positive zu erkennen gegeben hatten, R. zum Beispiel, der das
auch jedem erzählt hat und auch offen damit umgegangen ist. Da haben
dann sehr viele Leute gesagt, mit so einem AIDS-Typ wollen wir hier
nicht mehr ...

M = Drogenabhängiger mit Hafterfahrung, H = Gesprächspartner – Quelle:
Stöver 1994

Dieser Gesprächsausschnitt macht die besondere Schwierigkeit des Drogen-
und Infektionsproblems in den Gefängnissen deutlich. Es verschärft sich
auf Grund von gefängnistypischen Merkmalen:

1. Die Konzentration drogenabhängiger Menschen wurde bereits benannt.
   Hinzu kommt, dass intravenöse Applikation den Endpunkt in der Hierarchie des Drogenkonsums einnimmt, was nicht nur gesundheitliche, sondern auch strafrechtliche Folgen hat (i.v. Drogenabhängige sind in der
   Regel auffälliger und benötigen mehr Geld für ihren Drogenkonsum). Es
   gibt daher – zumindest dort, wo sich eine i.v. Drogenszene etabliert hat –
   eine Konzentration i.v. Drogenabhängiger in den Gefängnissen.

2. Auf der anderen Seite trägt das Gefängnis selbst durch seine Struktur zu
   einer Verschärfung des Drogenproblems bei. Zwei Aspekte spielen dabei
   eine besondere Rolle:

   - Zum einen ist das Gefängnis eine Zwangsinstitution, der die Gefange-
     nen offen oder verdeckt in Feindschaft gegenüber stehen. Damit ge-

winnen alle Aktivitäten, die sich gegen Verbote wenden, einen besonderen Reiz (‚Subkultur'). Verschärft wird dies durch den Wunsch, sich
dem Zwang zu entziehen – „Nur ein zugedröhnter Tag ist ein guter Tag
im Knast".

Zum Zweiten ist der Alltag in den Gefängnissen durch nahezu völlige Ent-
mündigung geprägt. Mit der Durchreglementierung des Lebens wird versucht, das Miteinander unter den Gefängnisbedingungen unter Kontrolle zu
halten. Das führt zu einer verantwortungslosen Haltung der Gefangenen.
Sie müssen keine Verantwortung für das übernehmen, was sie tun. Damit
wird zugleich die Schwelle für selbstschädigendes Verhalten herabgesenkt.
Gesundheitliche Fragen treten in den Hintergrund.

Es ist sehr schwer, Spritzen in das Gefängnis einzuschleusen, viel schwerer
als Drogen zu besorgen. Mehrfach benutzte und entsprechend unsaubere
Spritzen führen zu gesundheitlichen Problemen, von denen eine HIV-Infektion nur die Spitze des Eisberges darstellt. Zugleich ist es viel schwerer,
innerhalb der Strafvollzüge Spritzentauschprogramme durchzusetzen. Zwar
sagt das Betäubungsmittelgesetz eindeutig aus, dass Spritzentauschprogramme nicht strafbar sind („Die Abgabe von sterilen Einmalspritzen an
Betäubungsmittelabhängige stellt kein Verschaffen von Gelegenheit zum
Verbrauch im Sinne des Satzes 1 Nr. 10 dar" – BtMG §29 Abs. 1), aber es
scheint zwischen dem präventiven Ansinnen solcher Programme und dem
Reglementierungsanspruch in den Gefängnissen nur schwer eine Vermittlung möglich zu sein.

Nur langsam setzen sich Spritzentauschprogramme in Gefängnissen durch.
Sie werden zumeist durch Modellprojekte eingeführt (Niedersachsen, Ham-
burg). Zwar gibt es unter den geschilderten Bedingungen keine wirksamere
Methode, bei vorhandenem und nicht eindämmbarem i.v. Drogenkosum
AIDS- und Hepatitis-präventiv tätig zu sein. Aber die Widerstände gegen
Spritzentauschprogramme sind immer noch erheblich. Dabei scheint die mit
solchen Programmen verbundene Tatsache, dass die Kontrolle ein wenig
eingeschränkt werden muss, das Hauptproblem zu sein.

In Modellprojekten in der Schweiz versucht man, der Verelendung und gesundheitlichen Gefährdung intravenöser Drogengebraucher durch Abgabe
von Heroin Einhalt zu gebieten. Angesichts der beschriebenen Zustände in
manchen Vollzugsanstalten wird auch in Deutschland dieser Weg beschritten werden müssen. Er ist derzeit jedoch politisch nicht durchsetzbar – zumal die Gefängnisinstitution bei solchen Präventionsmaßnahmen der allgemeinen Entwicklung außerhalb hinterherhinkt.

Bei der Diskussion um Suchtmittelkonsum in Gefängnissen wird die Ventilfunktion von Drogengebrauch zumeist nicht gesehen. Doch gerade unter
Gefängnisbedingungen ist es wichtig, dass Gefangene Ventile haben, um
mit ihrer Situation zurechtzukommen.

Das Zusammenleben in einer Institution wie dem Gefängnis provoziert Aggressionen, die niedergehalten werden müssen. Hier muss es Ventile geben, da es ansonsten zu Körperverletzungen, Totschlag bis hin zu Geiselnahmen und Revolten kommen kann. Suchtmittelkonsum bietet ein solches Ventil, welches das Gefängnis auch nach innen schützt. Ein Sozialarbeiter berichtet dazu: „Wir haben heut' ein Gespräch gehabt mit 'nem Algerier. Oh, wie eine Granate ging der Mann in die Luft. Da hab' ich so an die Gespräche gedacht mit den Sozialarbeitern vom Westen, die sagen, die Bediensteten sind froh, wenn die still sind. Wenn der 'ne Tablette genommen hätte oder irgendwas beruhigendes, dann wäre sicher besser mit dem auszukommen gewesen heute. Wir haben immer Angst gehabt um die Anstaltsleiterin und uns – wie ein Feuerwerk ging der los."

Als ein weiteres Ventil ist Tätowieren anzusehen. Es handelt sich bei dieser in Gefängnissen weit verbreiteten Praxis um ein Element der internen Subkultur. Subkulturelle Praktiken sind die Antwort der Gefangenen auf das hohe Maß an Kontrolle und den Mangel an Privatsphäre. Zur Subkultur in den Gefängnissen gehört auch der offiziell verbotene Suchtmittelkonsum. Tätowieren nimmt schon deshalb innerhalb der Subkultur eine besondere Rolle ein, weil es zwar im Geheimen geschieht, aber in seinen Ergebnissen für jeden sichtbar ist. Die Tatoos werden zumeist sichtbar angebracht (z.B. auf die Arme, zugleich werden ärmellose Hemden getragen) und sind damit eine Botschaft an die Mitarbeiter und an die anderen Gefangenen: „Seht, ich nehme mir die Freiheit, Verbotenes zu tun, und keiner kann dagegen etwas tun!" In diesem Sinne ist Tätowieren ein aggressiver Akt, der Ventilfunktion erfüllt. Die Aggressivität wird von den Gefängnismitarbeitern aufgenommen.

So berichtet ein Pfarrer in einem Interview: „Es ist schon so, dass idiotischerweise die Gefangenen ein Ja dazu finden, dass die Gesellschaft sie ausgrenzt und sie zum wievielten Mal auch immer bestätigt, dass sie Abschaum sind, dass sie nichts taugen, dass sie dumm sind, dass sie sich nicht an Grenzen halten können, dass sie keine Verantwortung wahrnehmen können. Das haben die Kinder und Jugendlichen zum Teil ja schon seit ihrer Kindheit immer wieder gehört und erfahren. Und hier wird ihnen das nun noch mal gesellschaftlich dokumentiert durch Mauern und Gitter u.s.w. Und im Grunde ist es dann schon so, dass man aus Trotz oder Eingeständnis sagt: Gut, ich gehöre zu dieser Gruppe in der Gesellschaft. Und wir haben unsere Markenzeichen und wehe, ihr Leute da draußen, wenn ihr uns seht, nicht nur dass ihr uns verlacht, ihr müsst auch immer noch Angst vor uns haben." (Stiehler 2000)

Diese Äußerungen eines Gefängnispfarrers sprechen einerseits von der Sorge über die Selbststigmatisierung der Gefangenen. Aus diesen Worten spricht aber auch der Ärger über deren Uneinsichtigkeit. Der gefängnisinterne Sinn ihres Tuns wird nicht verstanden. Selbstverständlich kann nicht davon gesprochen werden, dass subkulturelles Tun allein ein Ventil und ansonsten harmlos ist. So drückt sich darin Aggression oft unvermittelt und zum Schaden anderer aus.

Eine Sozialarbeiterin antwortet auf die Frage, was sie unter Subkultur verstehe: „Alles das, was wir vorhin schon angesprochen hatten, was im sexuellen Bereich so läuft, vor allem gegen den Willen des einzelnen. Was da so an Geschäften, die oft verbunden sind mit Erpressung, mit Zins und Zinseszins, und auch Gewalt. Schlimm ist das, was offenbar unbemerkt in den Zellen läuft. [...] Es gab da so einen Fall, da haben die künstlich eine Viermannzelle hergestellt und da hat der eine auf der Zelle, der Stärkere, den Schwächeren gezwungen, mit durch das Loch zu kriechen, und da haben die den zu dritt malträtiert." (Stiehler 2000)

Problematisch sind subkulturelle Praktiken dort, wo sie selbst- oder fremdschädigend wirken. Gerade auf Grund der besonderen Dynamik, der die Subkultur im Gefängnis unterliegt, treten gesundheitliche Aspekte für die Gefangenen in den Hintergrund. Ein Gefangener sagte: „Wenn jemand ankommt und sagt, er möchte eine neue Nadel haben wegen AIDS, der würde ausgelacht werden." (Stiehler 2000)

Diese Meinung, die nur widerspiegelt, was allgemeine Erfahrung im Gefängnis ist, zeigt das gesundheitlich Bedrohliche. Gerade weil der Zweck subkulturellen Handelns im Zurechtkommen mit der gegenwärtigen Situation liegt, spielen Krankheiten, die – wenn überhaupt – erst Jahre später ausbrechen, kaum eine Rolle. Zwar ist die Gefahr einer HIV-Infektion beim Tätowieren gering, jedoch das Infektionsrisiko von Hepatitis B und C sehr hoch. Auf Grund des Tätowierverbots müssen angefertigte oder eingeschleuste Nadeln mehrfach verwendet werden, die Desinfektionsmöglichkeiten sind sehr schlecht (Auskochen ist auf Grund des Entdecktwerdens schwierig) und auch die Aufbewahrung (Verstecken) der Nadeln geschieht nicht unter sterilen Bedingungen.

Entsprechend dieser Analyse ist unter krankheitspräventiven Gesichtspunkten die Aufhebung des Tätowierverbots einschließlich der Bereitstellung steriler Instrumente geboten. Daraus ließen sich Konzepte entwickeln, die diese derzeit brisante Praxis in den Alltag integrieren (beispielsweise durch Kooperation mit Tatoostudios). Unter den derzeitigen Bedingungen, in denen Verbot und Unterwanderung des Verbots gesundheitliche Aspekte in den Hintergrund treten lassen, hilft appellierende Aufklärung nur wenig. Wenn die Aufklärung noch mit verstecktem Ärger über diese Praxis einhergeht (siehe die Aussage des Pfarrers), werden Gegenreaktionen eher verstärkt. Allein die Akzeptanz des Tuns der Gefangenen – solange sie nicht andere schädigen – und das darin eingeschlossene Belassen in ihrer Eigenverantwortung kann hier ein wenig den Raum für das Nachdenken öffnen, wie der Gefangene mit seiner eigenen Gesundheit umgeht. Moralische Appelle jedenfalls helfen nicht weiter.

Sexuelle Kontakte

Die Gefahr einer HIV- oder Hepatitis B-Infektion ist auch durch sexuelle Kontakte gegeben. Auf Grund der zwangsweisen heterosexuellen Enthaltsamkeit kann es in Gefängnissen zu so genannter „Nothomosexualität" kommen, d.h. zu Kontakten zwischen Männern, die sich ansonsten nicht als homosexuell verstehen. Diese Kontakte werden im Gefängnisalltag verschwiegen und sind mit Peinlichkeit belegt. Daher ist es schwierig, Kondome zu verteilen, da das unter Vollzugsbedingungen nicht anonym erfolgen kann.

Über freiwillige sexuelle Kontakte hinaus kommt es in Gefängnissen auch zu Prostitution und Vergewaltigungen. Damit ist subkulturelles Handeln beschrieben, bei dem analog zum Tätowieren und zum Suchtmittelkonsum gesundheitliche Erwägungen in den Hintergrund treten. Vergewaltigungen geschehen zudem nicht aus sexueller Lust, sondern aus aggressiven Impulsen heraus.

Infektionsgefahren durch sexuelle Kontakte lassen sich durch strukturelle Maßnahmen verringern. An erster Stelle ist die Einrichtung von Langzeitbesucherräumen zu nennen. Durch sie wird der Zwang zur heterosexuellen Enthaltsamkeit verringert. Zugleich werden die Außenkontakte gestärkt, was dem Vollzugsziel der Resozialisation zugute kommt. Auch über Möglichkeiten einer niederschwelligen Kondomvergabe muss nachgedacht werden. Hier sind die jeweils örtlichen Gegebenheiten zu beachten. So bestand in einer sächsischen Vollzugsanstalt zwischen einer Sozialarbeiterin und den Inhaftierten ein so gutes Verhältnis, dass sie unkompliziert nach Kondomen gefragt wurde. Eine solche Situation lässt sich jedoch nicht erzwingen.

Die Aufklärung von Inhaftierten kann bei Tabuthemen nicht so erfolgen, dass sie während der Aufklärungsveranstaltung ihr eigenes Tun offenbaren müssen. Sinnvoll sind hier allgemeine Informationen, die auch Situationen außerhalb der Gefängnisse aufgreifen. Dadurch kann die Peinlichkeit des Gesprächs über Sexualität gesenkt werden.

HIV-Test und Umgang mit Infizierten

In Vollzugsanstalten wird zur Eingangsuntersuchung ein HIV-Antikörpertest (so genannter ‚AIDS-Test') meist angeboten. Die Art und Weise, wie der jeweilige Arzt auf die Durchführung des Testes drängt oder die Entscheidung den Gefangenen frei lässt, ist unterschiedlich. Rechtlich gesehen ist der HIV-Antikörpertest auch für Inhaftierte freiwillig. In der Praxis kommt es jedoch auch zu versteckten Nötigungen. Aus einem Gespräch (Stiehler 2000):

A: „Und wir möchten wissen, dass Sie jetzt nicht HIV-positiv sind. Das kann für Sie nur von Wert sein." Und da unterschreiben die meisten dann das und da wird der Test abgenommen. Die wissen das schon ...

I: Und gibt es da Sprachprobleme?

A: Ja natürlich gibt es Sprachprobleme. Wir haben also diese Testeinwilligung in verschiedenen Sprachen, aber natürlich nicht in allen Sprachen, also nicht in Algerisch zum Beispiel. Und wir haben eine ganze Menge Algerier. Sicherlich. Aber das ist ja vielleicht auch nicht ganz so sehr das Problem. Also die Leute geben eben das Blut ab als Zugangsuntersuchung, aber für uns ist es wichtig, dass wir möglichst zu hundert Prozent wissen, wie viel Infizierte haben wir hier. Ja. Also ich möchte ehrlicherweise sagen, dass von hundert nicht unbedingt jeder versteht, um was es geht bei der Blutuntersuchung. Die denken, das ist Zugangsuntersuchung, und da wird das gemacht. Aber der größte Teil schon, die Deutsch sprechenden ...

I: Und das heißt, dass sich ziemlich viele testen lassen?

A: Eigentlich ja. Wenn man das ein bisschen erklärt, wenn man sagt, dass das eigentlich nur für sie gut sein kann, weil ... gut wir, also ich, ich kann hier nur von mir reden, ich nutzte da vielleicht auch die Ängstlichkeit einiger vor dem Gefängnis ein bisschen aus. Und ich sage so: „Sie haben immer den Nachweis, dass sie da negativ gewesen sind. Und Sie wissen nicht, was noch kommt." Und dann sagen die meisten doch: „Jawohl, das lassen wir machen." Das sind sehr wenige, die von sich aus fragen.

I: Sollte Ihrer Meinung nach an der Testpraxis was geändert werden?

A: Nein.

Auch die Meldung von positiv Getesteten wird in den Anstalten unterschiedlich gehandhabt. Rechtlich unterliegen die Befunde der ärztlichen Schweigepflicht, lediglich anonyme Daten dürfen durch den Gefängnisarzt weitergegeben werden. In einigen Vollzugsanstalten wird ein positiver Test jedoch namentlich an den Anstaltsleiter gemeldet, der sich die Information einzelner Bediensteter vorbehält. Als Grund wird die Fürsorgepflicht für die Inhaftierten und die Bediensteten genannt, was dem bereits angesprochenen erhöhten Kontrollbedürfnis im Gefängnis entspricht.

Ein besonderes Problem ist der Umgang mit infizierten Gefangenen. Hier treten trotz allgemeinem Wissen um Infektionswege Ängste und Aggressionen zu Tage, die die Betreuung, Begleitung oder auch nur das Zusammenleben schwierig gestalten können.

Aus einem Interview (Stiehler 2000):

I: Angenommen, Ihr Zellenmitbewohner ist infiziert, was machen Sie denn da?

G: Na der würde rausfliegen. (lacht) Na, ich bitte Sie.

I: Sie sagen, er soll raus?

G: Natürlich. Das ist auch was, was die schon mehrmals gemacht haben: jemanden reingetan auf die Zelle, also ich könnte Ihnen schon mehrere Fälle nennen in Leipzig und so, auf 'ne Viermann- oder Zweimann- oder Mehrfachzelle und niemand was gesagt haben davon, also so was find ich normalerweise ... wenn da was passiert, normalerweise ist das schon 'ne Straftat, das ist für mich 'ne Straftat. Wenn sie schon jemanden auf die Zelle tun, müssen sie es auch sagen.

I: Also, Sie sind der Meinung, sie müssten informiert werden und der müsste dann raus?

G: Na, ich bitte Sie! Natürlich ist man vorsichtig und so, aber der müsste raus, klar. Man ist nur auf sechs Quadratmetern und dann trinkt der mal aus meiner Tasse oder so ... Man weiß ja nicht, kann doch was passieren, mit Speichel oder so. Auf so engen Quadratmetern, da kann schnell mal was passieren.

I: Ich möchte gern von Ihnen wissen: Wie kann man so einem Gefangenen helfen?

G: Schwierig. Das ist es ja, deswegen sagen Sie es ja nicht, weil ... dann sind sie ... das ist es ja das: sonst haben sie keine Angst, tätowieren sich links und rechts, aber wenn das mal einer erfährt, der ist wie verstoßen. Deswegen sagen Sie ja auch niemanden was. Aber das ist auch nicht recht.

I: Was könnte man dann tun? Also einerseits sollte man das dem Zellenmitbewohner sagen und andererseits, wie könnte man dem dann helfen, der erfährt ja nun, dass er AIDS hat.

G: Das versteh ich schon, das erfährt ja dann wieder jeder ... Fragen Sie mich da was besseres. Normalerweise müsste man ... also es gibt ja auch verständliche Leute hier hinne, da muss man halt ihn zu 'nem verständlichen ... also es sind ja nicht nur alles Arschlöcher hier hinne. Ich meine, es gibt ja auch welche, also ich hab ja nichts gegen die Person, aber, wie gesagt, man weiß ja nicht ... man ist schon dann ängstlich ... was heißt schon ängstlich ...

I: Also sinnvoll wäre, sie dann auf eine Einzelzelle zu verlegen?

G: Ja, normalerweise steht das einem sowieso zu. Oder mit 'nem anderen zusammen, der auch AIDS hat.

Diese Äußerungen zeigen drastisch, in was für einem Klima HIV-infizierte Gefangene leben müssen. Besonders aufschlussreich ist der Vorschlag, man solle den Infizierten mit einem verständnisvollen Mithäftling auf eine Zelle legen. „Also es sind ja nicht nur alles Arschlöcher hier hinne". Da der befragte Gefangene es aber selbst ablehnt, mit einem Infizierten auf einer Zelle zu sein, ließe sich schlussfolgern, dass er sich selbst als ‚Arschloch' betrachtet. Aus dieser Äußerung wird die irrationale Herangehensweise an AIDS besonders deutlich: Einerseits gibt es das Wissen, dass durch normale soziale Kontakte nichts passieren kann, andererseits siegt in der konkreten Situation die Angst.

Auch die Bediensteten und selbst die Fachdienste sind verunsichert und möchten über einen infizierten Gefangenen aufgeklärt werden. Als Grund wird die besondere Situation der Gefängnisse genannt. Aber auch hier äußern sich Ängste und Ärger, wie im folgenden Interviewausschnitt (Quelle: Stiehler 2000) sichtbar wird:

I: Also über die Infektion unterrichtet wird erstmal niemand, es sei denn – wie's bei Ihnen mal war – er sagt es selbst?

S: Ja ... Da sträuben sich natürlich ein bissel die Haare.

I: Das war meine Frage ... Eigentlich wäre es sinnvoll Ihrer Meinung nach, dass Sie hier auch informiert werden als Sozialarbeiter.

S: Also das fände ich schon gut. Denn es sind so verschiedene Dinge ... weil ja unnatürliche Verhältnisse sind hier. Es sind ja sehr viel sehr sehr einfach strukturierte Burschen, die hier zwangsweise zusammengebracht werden, die sich gar nicht wehren können. Und dass man die dann schützt vor solchen Sachen. Gut, in dem einen Fall wissen wir es, bei anderen, die vielleicht auch infiziert sind, wissen wir es gar nicht, wen wir hier so mit Gewalt zusammensperren.

Deutlich wird aus den angesprochenen Haltungen aller Beteiligten, dass AIDS eine Stellvertreterfunktion einnimmt. Eine Institution wie das Gefängnis, das durch Zwang und Kontrolle eine aggressive Grundstimmung erzeugt, muss den Beteiligten Angst machen. In vielen Gesprächen mit Gefangenen, aber auch Mitarbeitern wird diese Angst auch Thema. Der Gefängnisalltag bietet jedoch kaum Möglichkeiten, solchen Gefühlen angemessen Raum zu geben. Ängste werden heruntergeschluckt, Aggressionen auf verschiedene Weise ausagiert. Hierzu zählt auch der Umgang mit HIV-Infizierten. Sie müssen auf Grund ihres Status nicht nur mit der Infektion zurechtkommen, sondern oft auch noch irrationale Ängste und Aggressionen ihrer Umgebung aushalten. Dieses Problem, mit dem sich Infizierte immer auseinander zu setzen haben, trifft innerhalb der Gefängnisse in besonderer Weise zu.

Infizierte Gefangene benötigen Hilfe. Sie müssen insbesondere dann, wenn sie ihr positives Testergebnis erst im Vollzug erfahren haben, in der Verarbeitung ihrer neuen Situation unterstützt werden. Diese Unterstützung beinhaltet zunächst keine konkreten Maßnahmen, sondern Angebote, auf die sie zurückgreifen können, wenn sie es wollen.

Es gibt Gefangene, die während ihres Gefängnisaufenthaltes ihre Situation verdrängen. In diesem Fall ist lediglich Aufklärung durch den Arzt notwendig, dass sie sich bei ungeschützten Sexualkontakten strafbar machen. Weiterhin ist die Möglichkeit von Hilfsangeboten während und nach dem Haftaufenthalt aufzuzeigen. Diese Angebote sind niederschwellig zu vermitteln, aber nicht zu erzwingen. Die Entscheidung bleibt dem jeweiligen infizierten Gefangenen vorbehalten.

Wichtigstes Angebot ist die medizinische Betreuung, die durch den Vollzugsarzt in Kooperation mit dem Haftkrankenhäusern bzw. den HIV-Schwerpunktpraxen durchgeführt wird. Darüber hinaus sind psychosoziale Angebote angebracht. Hier kann dem infizierten Gefangenen Kontakt mit einem externen AIDS-Berater vermittelt werden. Auch nach Haftentlassung stehen diese Fachberater der AIDS-Hilfen oder der Gesundheitsämter als Ansprechpartner zur Verfügung. Sie können soziale Hilfen vermitteln, aber auch psychischen Beistand leisten.

Literatur

Deutsche AIDS-Hilfe (DAH): Dokumentation AIDS im Strafvollzug. Ergebnisse der Befragung von Menschen mit HIV/AIDS in bundesdeutschen Strafvollzugsanstalten. Berlin 1993

Deutsche AIDS-Hilfe (DAH): Positiv, was nun? Ein Ratgeber für Menschen mit HIV/AIDS in Haft. Berlin 1995

Deutsche AIDS-Hilfe (DAH): Betreuung im Strafvollzug. Ein Handbuch. Berlin 1996

Deutscher Bundestag: AIDS: Fakten und Konsequenzen. Endbericht der Enquete-Kommission des 11. Deutschen Bundestages „Gefahren von AIDS und wirksame Wege zu ihrer Eindämmung". Bonn 1990

Freie und Hansestadt Hamburg (Hrsg.): Abschlussbericht der vom Justizsenator der Freien und Hansestadt Hamburg eingesetzten Kommission zur Entwicklung eines umsetzungsorientierten Drogenkonzeptes für den Hamburger Strafvollzug. Hamburg 1995

Gaube, J./Feucht, H. H./Laufs, R./Polywka, S./Fingscheidt, E./Müller, H. E.: Hepatitis A, B und C als desmoterische Infektionen. In: Gesundh.-Wes. 55/1993

Jacob, J./Keppler, K./Stöver, H. (Hrsg.): Drogengebrauch und Infektionsgeschehen (HIV/AIDS und Hepatitis) im Strafvollzug. Berlin 1997

Keppler, K.: Dass nicht sein kann, was nicht sein darf. Ist die Spritzenvergabe im Strafvollzug sinnvoll? In: Robert Koch-Institut (Hrsg.): Infektionsepidemiologische Forschung, Heft 2/1996

Klee, J./Stöver, H. (Hrsg.): Beratungsführer Drogen und AIDS. Berlin 1994

Meyenberg, R./Graefe, K./Keppler, K./Krenz, U./Peterburs, H./Uhlenbrock, B.: AIDS- und Hepatitisprävention im Strafvollzug Niedersachsen. Empfehlungen der Expertenkommission. 1995

Meyenberg, R. u.a.: Infektionsprophylaxe im Niedersächsischen Justizvollzug. Oldenburg 1997

Stiehler, M.: Gesundheitsförderung im Gefängnis. Aachen 2000

Stöver, H. (Hrsg.): Infektionsprophylaxe im Strafvollzug. Eine Übersicht über Theorie und Praxis. Berlin 1994

Strafanstalt Solothurn: Kontrollierte Opiatabgabe in der Strafanstalt. Feinkonzept für die Strafanstalt Kanton Solothurn. Solothurn 1995a

Strafanstalt Solothurn: Kontrollierte Opiatabgabe in der Strafanstalt. Erster Zwischenbericht September-Dezember 1995. Solothurn 1995b

Strafanstalt Solothurn: Kontrollierte Opiatabgabe in der Strafanstalt. Zweiter Zwischenbericht Januar-Mai 1996. Solothurn 1996

Sylvia Urban

Prostitution und Drogengebrauch

Prostituierte bewältigen ihren Alltag häufig durch Drogengebrauch. Andererseits gehen Drogengebraucher beiderlei Geschlechts, der Not ihrer Abhängigkeit gehorchend, der Beschaffungsprostitution nach. Es läge also nahe, Hilfekonzepte auf der Drogengebrauchspräventionsschiene zur Durchbrechung der Verbindung von Drogengebrauch und Prostitution zu entwickeln. Das sich in Beratung, Therapie und Strafverfolgung offenbarende Beziehungsgefüge von sich prostituierenden Drogengebrauchern erweist sich als sehr komplex und vielschichtig. Hilfe zum Ausstieg ist deshalb nur in einem integrierten Konzept, das Unterstützung zur Lebensbewältigung und Ausstiegschancen unter gleichzeitiger Berücksichtigung beider Belastungsebenen ermöglicht, Erfolg versprechend.

Erschwerend kommt dazu, dass im Prostituiertenmilieu die drogenabhängigen Prostituierten auf der untersten Stufe des Ansehens stehen und häufig auf dem Straßenstrich landen. Dabei ist Prostitution gegenwärtig – und dies gilt trotz der Statusverbesserungen für Prostituierte durch das neue Berufsrecht – das in der öffentlichen Diskussion das stärker tabuierte Thema: „In einer Gesellschaft, in der prinzipiell alles käuflich ist und in der auch alles gekauft wird, was nicht niet- und nagelfest ist, vom Gewissen des Abgeordneten bis hin zum Humanitätsempfinden des Sozialarbeiters, in einer Gesellschaft, die alles darauf abklopft, ob es benutzt oder verwertet werden kann, ausgerechnet in einer solchen Gesellschaft wird die ‚käufliche Liebe' zum Skandal" (Sigusch 1984, S. 177).

Andererseits ist aber die Tabuisierung von Drogengebrauch innerhalb der Prostitutionsszene Alltagsrealität, denn was normal ist, darüber ist es nicht wert zu sprechen.

In der Sozialarbeit im Prostituiertenbereich Tätige jagen oft dem Phänomen „Henne und Ei" hinterher: Was war zuerst da? Was muss ich als erstes bearbeiten? Integrierte Ansätze zur Bearbeitung der Gesamtproblematik, die die Schnittstellen berücksichtigen, finden sich zurzeit kaum in der praktischen Arbeit. Die beiden Komponenten abweichenden Verhaltens werden im Folgenden im Hinblick auf Ursachen, Zwecke, Wirkungen, gegenseitige Blockaden systematisch nacheinander betrachtet und bezüglich möglicher Hilfskonzepte hinterfragt. Im Mittelpunkt soll dabei der in der Prostitution tätige Mensch stehen, mit seinen Sozialisationserfahrungen, seinen aktuellen physischen und psychischen Befindlichkeit und dem gesellschaftlichen Beziehungsgefüge, in dem er lebt.

Definition von Prostitution

Nach Bargon (1982) wird die Prostitution bereits im Jahre 1800 v. Chr. erwähnt. Der Geschlechtsverkehr hatte magisch-rituellen bzw. Dankbarkeits-Charakter. Der direkte Bezug zur Bezahlung der Frau fehlte noch. Grimm (1962) sieht in der Definition Solons (594 v. Chr.) die älteste rechtliche Festlegung des Begriffes Prostitution. Danach ist eine Prostituierte eine Person, die ihren Körper jedermann gegen Entgelt hingibt.

Merkmale der Prostitution im römischen Reich sind die entehrende Öffentlichkeit („palam") und die wahllose geschlechtliche Preisgabe an viele Männer. Nach Bloch (1925) bildet das römische Recht die Grundlage für alle Definitionen bis zur Neuzeit. Im 3. Jh. n. Chr. wurde auf moralischem Hintergrund differenziert zwischen der „prostibulum", die Tag und Nacht vor dem Bordell steht, und der „menetrix", die nur im Dunkeln der Nacht sich preisgibt. Das aus dem Lateinischen übernommene Fremdwort „prostituere" bedeutet „jemanden bloßstellen, entehren". Durchgängig weisen Definitionen bis ins 20. Jh. Sichtweisen auf, Prostitution als Akt weiblicher Verfehlungen aufzufassen.

In der neueren feministischen Literatur sind im Wesentlichen zwei Richtungen vertreten. Beide beschreiben den Prostitutionsstatus des weiblichen Geschlechtes als zwangsläufige Erscheinung des Patriarchats. Während einerseits -wohl unzulässig verallgemeinert- Prostitution als professionell umgesetzte Konsequenz einer feministischen Avantgarde verstanden wird, beklagen andere Autorinnen die Opferrolle aller Frauen, die, genetisch disponiert, über Abhängigkeitsverhältnisse in die Prostitution gezwungen werden (Vogt 1989). Manche Feministinnen sehen in der Prostitution eine Institution des Patriarchats, durch die die patriarchale Diskriminierung von Frauen, vor allem aber die Reduzierung von Frauen auf Sexualobjekte weitergetragen wird.

Zweifelsfrei besteht eine grundsätzliche Differenz zwischen der strukturellen und funktionalen Bedeutung von Prostitution im Patriarchat und den Grundsätzen der Frauenbewegung: Wenn Prostitution heute kritisiert wird, bezieht sich diese Kritik auf die Erscheinungsform von Prostitution im Gesamtzusammenhang einer patriarchal-kapitalistischen Sexualitätskultur, die eine Kultur von Männern und für Männer ist. Obwohl es männliche und weibliche, heterosexuelle wie homosexuelle Prostitution gibt, wird dieser Begriff in erster Linie mit weiblicher Prostitution für Männer in Verbindung gebracht.

Anders heißt es im „Fachbuch für soziale Arbeit" des Deutschen Vereins für öffentliche und private Fürsorge (1986): „Die gelegentliche oder gewerbsmäßige körperliche Hingabe einer Person an beliebige Personen zu deren sexueller Befriedigung gegen Entgelt, wobei die Entlohnung nicht nur in Geld, sondern auch in anderen Werten erfolgen kann. Die sich prostituierende Person kann ein Mann oder eine Frau sein."

Rechtliche und soziale Situation Prostituierter in Deutschland

Es gab in der BRD bis zum Jahr 2002 kein spezielles Recht, welches die Prostitution regelte. Vielmehr waren in verschiedenen Rechtsgebieten jeweils Teilaspekte normiert. Die Gesetzgebung erfolgt sowohl auf Bundesebene z.b. im Grundgesetz, Strafrecht, Zivilrecht sowie auf Landesebene im Polizei- und Ordnungsrecht und im Rahmen von Verwaltungsverordnungen und Ausführungsvorschriften. Seit 1.1.2002 gilt das vom Bundestag am 20.12.2001 beschlossene Gesetz zur Regelung der Rechtsverhältnisse der Prostituierten. Dieses Gesetz gebt die Sittenwidrigkeit der Prostitution auf, lässt zu, dass das vereinbarte Entgelt für die sexuelle Leistung eingeklagt, nicht aber an andere abgetreten werden kann, dass Ansprüche auf Eingliederung in die Sozialversicherung und den normalen Arbeitsmarkt erhoben werden können und dass angemessene Bedingungen für die freiwillige Ausübung der Prostitution geschaffen werden. Die anderen Rechtsnormative sind mit Ausnahme einer Änderung der Paragraphen 180a und 181a des StGB nicht betroffen.

Strafrechtliche Regelungen nach dem Strafgesetzbuch (StGB)

§180a – Ausbeutung von Prostituierten:

Strafbar macht sich, wer Prostituierte ausbeutet.

Ebenso macht sich strafbar, „wer einer Person unter 18 Jahren zur Ausübung der Prostitution Wohnung, gewerbsmäßig Unterkunft oder Aufenthalt gewährt oder einen anderen, dem er zur Ausübung der Prostitution Wohnung gewährt, zur Prostitution anhält oder im Hinblick auf sie ausbeutet."

§181a – Zuhälterei

Strafbar macht sich, „wer einen anderen, der der Prostitution nachgeht, ausbeutet oder seines Vermögensvorteils wegen ausbeutet oder einen anderen bei der Ausübung der Prostitution überwacht, Ort, Zeit, Ausmaß oder andere Umstände der Prostitutionsausübung bestimmt oder Maßnahmen trifft, die den anderen davon abhalten sollen, die Prostitution aufzugeben."

Strafbar macht sich im weiteren, „wer gewerbsmäßig Prostitutionsausübung eines anderen durch Vermittlung sexuellen Verkehrs fördert und im Hinblick darauf Beziehungen zu den anderen unterhält, die über den Einzelfall hinausgehen." Auch die Förderung der Prostitution des Ehegatten ist strafbar. Als Folge entstehen Hindernisse für Prostituierte, die sich organisatorisch zusammenschließen wollen, so z.B. diejenigen, die die Vermittlung von Hausbesuchen für sich selbst und ihre Kolleginnen organisieren wollen. Sie werden sich wegen Zuhälterei strafbar.

§181 – Menschenhandel

Strafbar macht sich, „wer einen anderen mit Gewalt, durch Drohung mit einem empfindlichen Übel oder durch List dazu bringt, dass er der Prostitution nachgeht oder anwirbt oder wider seinen Willen durch List, Drohung oder Gewalt entführt, um ihn unter Ausnutzung der Hilflosigkeit, die mit seinem Aufenthalt in einem fremden Land verbunden ist, zu sexuellen Handlungen zu bringen, die er an oder vor einem Dritten vornehmen oder von einem Dritten an sich vornehmen lassen soll."

Diese Regelungen werden von Zuhältern mit Drohungen und Erpressungen ausgehebelt, indem Prostituierte zu Freiwilligkeitsaussagen gezwungen werden

§184a – Ausübung der verbotenen Prostitution

Strafbar macht sich, „wer einem durch Rechtsverordnung erlassenen Verbot, der Prostitution an bestimmten Orten überhaupt oder zu bestimmten Tageszeiten nachzugehen, beharrlich zuwider handelt."

Auswirkungen in der Praxis sind, dass häufig sehr entlegene Straßenbereiche und Stadtflächen innerhalb von Gewerbegebieten für die Prostitution zur Verfügung gestellt werden. Damit wird ein erhöhtes Sicherheitsrisiko für Prostituierte geschaffen.

Polizei- und Ordnungsrecht

Das Ordnungswidrigkeitsgesetz regelt mit §120 Werbung für Prostitution und Ausübung der Prostitution an verbotenen Orten. Im Polizeirecht einzelner Länder wurden der Polizei im Zusammenhang mit Prostitution besondere Eingriffsbefugnisse eingeräumt. Z.B. dürfen Wohnungen, in denen Prostitution stattfindet, jederzeit betreten werden, obwohl die Unverletzlichkeit der Wohnung durch das Grundgesetz besonders geschützt ist.

Sozialrecht

Auf Grund der Sittenwidrigkeit der Prostitution wurde sie nicht als Beruf oder Tätigkeit anerkannt. Prostituierte konnten daher nicht sozialversicherungspflichtig sein und auch keine Rente aus der Prostitution erhalten. Prostituierte konnten nicht unter der Bezeichnung „Prostituierte" in der gesetzlichen Krankenversicherung versichert sein. Versicherten sie sich unter falschen Angaben, konnte die Versicherung sich weigern, im Krankheitsfall die entsprechenden Leistungen zu erbringen. Auch private Krankenversicherungen lehnten in der Regel die Aufnahme von Prostituierten ab – so der Stand bis 2001. Mit der neuen Gesetzgebung wurden diese Diskriminierungen inzwischen grundlegend verändert und weitgehend beseitigt.

Steuerrecht

Obwohl Prostitution nicht als Beruf anerkannt ist, müssen Prostituierte ihr Einkommen versteuern. Das oberste Finanzgericht entschied, Prostituierte sind einkommens- und umsatzsteuerpflichtig.

Ausländerrecht

Ausländer/innen aus Nicht-EU-Staaten, die der Prostitution nachgehen, machen sich strafbar und können ausgewiesen werden. Diese Prostituierten haben keine Möglichkeit, legal als solche zu arbeiten, denn mit einem Touristenvisum darf keine Erwerbstätigkeit ausgeübt werden. Sie brauchen ein Visum, mit dem ihnen die Ausübung der Prostitution gestattet wird.

Professionelles Selbstverständnis von Prostitution

Im Prostitutionsbereich ist zwischen professionell arbeitenden und nicht professionell arbeitenden Prostituierten zu unterscheiden. Auch innerhalb der Szene ist diese Unterscheidung üblich und hat Einfluss auf die entsprechende Stellung innerhalb der Hierarchie. Professionelle Prostituierte gehen der gewerblichen Prostitution nach, um ihren regulären Lebensunterhalt zu finanzieren. Sie sind beim Gesundheitsamt registriert und achten von selbst auf ihre Gesundheit, denn ihr Körper ist ihr Kapital. Prostitution ist ihre Arbeit, und sie verfügen meist über ein gewisses Berufsethos, d.h. sie erkennen ihren eigenen Wert und die Preise auf dem Strich. Sie haben häufig ihre Prinzipien wie z.B. Safer-sex-Regeln, eine individuelle Angebotspalette an Sexualpraktiken, feststehende minimale Preis/Leistungsforderungen. Extra Leistungen müssen bei ihnen auch extra bezahlt werden und für spezielle Praktiken sind Spezialistinnen zuständig, beispielsweise werden Sado-Maso-Praktiken in der Regel nur von Dominas ausgeführt.

Solche Prostituierte haben zwar häufig auch einen hohen Suchtmittelverbrauch, dieser ist jedoch häufiger im legalen Bereich angesiedelt. Er dient der Bewältigung ihrer beruflichen Belastung.

Merkmale professioneller Prostitution

- Eigendefinition als in der Prostitution Tätige/r muss vorhanden sein,
- auf eigene Rechnung arbeiten – selbstständiges Verwalten aller Einnahmen und Ausgaben,
- ‚Ausbildung‘, Wissen und Kenntnisse über rechtliche Situationen, gesundheitsrelevante Arbeitstechniken, Geschlechtskrankheiten, Möglichkeiten des Schutzes vor sexuell übertragbaren Erkrankungen, Techniken von Sexualpraktiken, die sie anbieten, Techniken zum Schutz ihrer eigenen Gesundheit, Wissen um Preis/Leistungsverhältnis der jeweiligen Region, Handlungskompetenz zum Aushandeln von Preis und Leistung mit dem Freier, Umgang mit Behörden (u.a. Polizei),

- freie Entscheidung über ihre anzubietenden Leistungen sowie die Möglichkeit, Freier und Techniken/Wünsche abzulehnen,
- eigenes Interesse an gesundheitsrelevanten Vorkehrungen (Safer sex), regelmäßige medizinische Untersuchungen,
- im Austausch mit anderen Prostituierten stehen,
- Sicherheitsvorkehrungen für Gewalt gegen die eigene Person treffen.

Anders ist die Situation bei den unprofessionell arbeitenden Prostituierten. Die größte Gruppe unter ihnen sind die in der Beschaffungsprostitution Tätigen. Sich prostituierende Drogenabhängige gehen der Prostitution lediglich zur Finanzierung ihres Drogenbedarfs nach. Sie definieren sich zwar selbst als Prostituierte, würden aber mit großer Wahrscheinlichkeit, wenn sie clean wären, nicht anschaffen gehen. Sie zeigen häufig Unverständnis gegenüber professionellen Prostituierten. Auf Grund ihres falschen Selbstbildes als Nicht-Prostituierte und durch ihre Drogenabhängigkeit bedingt, agieren sie auf dem Strich auch nicht professionell. Jedoch können Drogenabhängige, die sich kontinuierlich über einen längeren Zeitraum prostituieren, auch bestimmte professionelle Verhaltensweisen entwickeln.

Die Frauen lassen sich in drei große Altersgruppen unterteilen:

- Die Minderjährigen

Die Jüngsten unter den Prostituierten sind zwischen 11 und 17 Jahre alt. Oftmals wurden sie aus osteuropäischen Diskos/Jugendclubs gekidnappt oder sind aus der Familie oder dem Kinderheim entflohen. Sie werden meistens zur Prostitution gezwungen. Ihr Anteil an der Zahl der Straßenprostituierten ist relativ gering. Noch jüngere Mädchen arbeiten in Wohnungen.

- Die 18- bis 29-Jährigen

Das ist die weitaus größte Gruppe. Sie entscheidet sich aufgrund der höheren Verdienstmöglichkeiten in der Regel freiwillig zum Einstieg in die Prostitution, um sich ein besseres Leben leisten zu können. Viele ausländische Prostituierte wurden mit falschen Versprechungen geködert. Ein selbstgewählter Ausstieg ist dann aufgrund der straffen Organisationsformen kaum mehr möglich.

- Die 30- bis 50-Jährigen

Diese müssen sich fast ausschließlich aus existentiellen Gründen prostituieren, da sie sonst in die Verelendung und Obdachlosigkeit abrutschen würden. Ihre Anzahl ist relativ gering.

In der Szene arbeiten Frauen verschiedener Nationalitäten. Die Anzahl der Frauen aus den osteuropäischen Ländern Tschechien, Polen, Bulgarien, Ungarn, Ukraine, Weißrussland ist tendenziell zunehmend. Es gibt bei ihnen kein einheitliches Preis-Leistungs-System, fast ausnahmslos aber Zuhälter. Der Verdienst, der bei den Prostituierten verbleibt, liegt zwischen 50% und 100% des erarbeiteten Geldes. Eine Besonderheit ist, dass viele Frauen aus Osteuropa mit falschen Versprechungen in das Land gelockt und zur Prostitution gezwungen werden. So arbeiten besonders die Mädchen aus der Ukraine (ohne von den Zuhältern auch nur Taschengeld zu erhalten) lediglich für Unterkunft, Kleidung und Nahrung. Die Zuhälter versprechen den Mädchen, einen deutschen Mann zu finden, der sie mit nach Deutschland nimmt und ihnen damit ein besseres Leben ermöglicht.

Die Frauen werden regelmäßig regional umgesetzt, d.h. es werden Mechanismen zur Isolation in Gang gesetzt und damit mögliche Selbsthilfeansätze unterbunden. Aufgrund der hohen Kriminalitätsrate (Verschleppung, Mord) ist das Angstpotenzial der Frauen zu hoch, um sich an Beratungsstellen zu wenden, zumal sie sich illegal im Land aufhalten.

Die wenigsten Frauen verfügen über eigene Wohnungen, sondern sind zusammen mit anderen Frauen in von Zuhältern angemieteten Wohnungen untergebracht. Ein großer Teil der Frauen wird polizeilich gesucht und verfügt über keinerlei Ausweise. Gültige Papiere und Unterlagen werden den Frauen von den Zuhältern abgenommen. Die Prostituierten arbeiten zum größten Teil unprofessionell und sind daher einer besonderen gesundheitlichen Gefährdung durch Geschlechtskrankheiten und HIV ausgesetzt. Die Wissensdefizite über Geschlechtskrankheiten (Erreger, Übertragungsmöglichkeiten, Symptome), HIV/Aids und Schutzmöglichkeiten sind sehr groß. Viele Frauen kennen Kondome, benutzen diese z.T. auch bei der Arbeit, beherrschen dann aber nicht die konkrete Anwendung.

Die meisten Frauen verfügen über Suchterfahrungen, die sich vor allem auf Alkohol und Amphetamine beziehen. Der Trend zeigt eine kontinuierliche Zunahme von harten Drogen im Milieu. Jüngere Mädchen nehmen auch Schnüffelstoffe. Die Anzahl von Schwangeren und Minderjährigen in der Prostitution hat aufgrund der verstärkten Nachfrage der Freier zugenommen.

Prostitutionskunden

Es sind bei weiblicher Prostitution Männer zwischen dem 16. und dem 70. Lebensjahr, aus allen Berufsgruppen und Schichten kommend. Viele unter ihnen suchen die Frauen regelmäßig auf. Zum Teil halten sie auch untereinander Kontakt und tauschen ihre Erfahrungen aus. Bei männlichen heterosexuellen oder homosexuellen Prostituierten sind die Kunden meist älter als 30 Jahre. Das Kondom ist unter den Freiern nicht sonderlich beliebt, und viele Freier versuchen, durch Verhandlungen oder Zahlung eines Aufpreises, Sex ohne Kondom zu bekommen. Zunehmend nutzen die Freier ihre Anonymität und die Rechtlosigkeit der Frauen zum Ausleben von Aggressionen gegenüber den Frauen.

Bedingungsgefüge Sucht und Prostitution

Entscheidend für das Zusammenspiel von Sucht und Prostitution sind die am Prostitutionsgeschäft beteiligten Personen. Sie bestimmen hauptsächlich die Atmosphäre im Milieu. Ihre Kommunikation ist nicht allein von der konkreten Situation abhängig, sie wird auch durch die Erfahrungen der beteiligten Personen geprägt. Freier und Zuhälter können nicht unabhängig von den sich Prostituierenden gesehen werden. Die Abhängigkeit lediglich als eine stoffliche Drogenabhängigkeit zu verstehen, greift zu kurz. Vielmehr müssen die Abhängigkeitskomponenten – sowohl die stofflichen, als auch die personenbezogenen Abhängigkeitsmuster – gleichermaßen berücksichtigt werden.

Mit der psychischen Belastung, der Prostituierte bei der Ausübung ihrer sexuellen Tätigkeit ausgesetzt sind, werden manche Prostituierte nur dadurch fertig, dass sie zu Alkohol, illegalen Drogen oder Aufputschmitteln greifen. Solche Mittel erfüllen die Funktion, den Prostituierten die Arbeit durch Stimulierung einerseits und Verdrängen und Vergessen andererseits zu erleichtern. Der ständig wechselnde körperliche Kontakt mit verschiedenen Partnern führt zu einer gewissen Anspannung, die schließlich je nach seelischer Disposition zum Problem werden kann.

Der Unterschied zwischen professionellen Prostituierten und den Frauen/Männern in der Beschaffungsprostitution ist der, dass die Motivation zum Geldverdienen nicht eine bestehende Suchtmittelabhängigkeit ist. Allein schon deswegen, weil Prostituierte kein festes Einkommen und keine Krankenversicherung haben, sind sie gezwungen, stets arbeitsfähig und verfügbar zu sein. Sie können sich keine Ausfälle leisten und müssen sich mit Hilfe von Drogen und Alkohol fit halten. Hinzu kommt, dass Trinken ein fester Bestandteil der Szene ist. Dies verdeutlicht folgende Äußerung einer ehemaligen Prostituierten: „Wenn man eine Hur ist, ist man für einen Mann nur für das Bett interessant, man hat keine Beziehung zu ihm und will sie auch nicht. Wenn man keinen Freund oder sonst jemanden hat, mit dem man sich versteht, dann geht man eben saufen. Die meisten saufen" (Girtler 1994, S. 93).

Besonders für Anfänger ist der Bezug zu Alkohol und/oder Drogen erstrebenswert, um sich in ihrer neuen Situation zurechtfinden zu können und die erwarteten sexuellen Dienste leisten zu können. Die erfahrene Prostituierte scheint jedoch damit Distanz zu ihrer Arbeit zu suchen, um besonders solche Gefühle wie Scham, Ekel, Schuld u.a. zu betäuben und ihre Arbeit psychisch zu bewältigen. Sie greift zu Mitteln, in deren Abhängigkeit sie gerät und die sie ruinieren können. Das sehen nur wenige Prostituierte voraus bzw. wollen es nicht wahrhaben. Die regelmäßige Einnahme von Aufputschmitteln zur Erhöhung der Leistungsfähigkeit zieht die Einnahme von Beruhigungsmitteln für die Ermöglichung einer Ruhephase (Schlaf) nach sich. Zusammen mit Alkohol, Nikotin und Medikamenten sind damit Formen von Mischkonsum Normalität.

Aus den beschriebenen Arbeits- und Lebenssituationen lässt sich leicht nachvollziehen, dass der Entlastungsfunktion durch Suchtmittel in diesem Bereich eine besondere Bedeutung zukommt. Weitere Funktionen von Suchtstoffen bei abhängigen Prostituierten unterscheiden sich nicht von anderen Abhängigen. (Zu weiteren Aspekten zu Funktionen von Suchtmitteln sowie Abhängigkeitsmustern siehe Böhnisch/Schille, Drogengebrauch als Risiko- und Bewältigungsverhalten und Blum, Drogenarten, i.d.B.)

Ein anderer Aspekt des Zusammenhangs von Prostitution und Drogen besteht darin, dass Freier das Abhängigkeitsverhältnis der Anschaffenden massiv nutzen, um Preise zu drücken, gewollte Sexualpraktiken zu erzwingen, unbezahlte Zusatzleistungen zu erwirken und zur Aufgabe von Safer-Sex-Regelungen zu nötigen. Zum Teil erfolgt die ‚Bezahlung' der Leistung über Drogen. Die Rolle der Zuhälter in diesem Kontext ist sehr widersprüchlich: Einerseits akzeptieren und unterstützen sie zum Teil die Einnahme von Drogen unter dem Gesichtspunkt eines Mehrverdienstes durch erhöhte Leistungsfähigkeit, andererseits sind sie an den Frauen nicht mehr interessiert, die durch eine denkbar schlechte psychische Verfassung auf Grund ihrer Abhängigkeit zu viele Schwierigkeiten machen oder kaum noch Freier finden.

Eine Aufgabe des Hilfesystems in diesem Bereich ist es, die vorhandenen Abhängigkeitsstrukturen und die damit verbundenen individuellen Abwehrmechanismen und Verdrängungsmuster zu erkennen, sichtbar zu machen und wenn möglich aufzuweichen und zu verändern. Dabei ist die Beziehung zum Zuhälter, der jede Ausstiegsmotivation der Prostituierten seinerseits unterdrückt, aber andererseits durch zunehmende Gewaltanwendung fördert, zu beachten.

Präventionsansätze

Primärprävention greift im Kontext von Prostitution und Drogen nicht mehr. Allgemeine primärpräventive Ansätze im Suchtbereich, die die Kriterien Frühzeitigkeit, Langfristigkeit und Kontinuität erfüllen und sich der Zielsetzung Erhöhung von Selbstwertgefühl, individueller Handlungskompetenz und Training von Konfliktlösungsstrategien verschreiben, sind eine Chance, Menschen nicht in das Bedingungsgefüge der Verbindung von Prostitution und Drogengebrauch rutschen zu lassen.

Sekundärpräventive Ansätze sind Maßnahmen zur Schadensbegrenzung (harm reduction). Massenmediale Präventionsbotschaften greifen gegenüber der Zielgruppe Prostituierte nicht. Persönliche Kommunikation, Aufsuchen der Zielgruppen und individuelle Einzelfallhilfe (Case-Management – vgl. im Überblick Galuske 1999) sind die einzigen Möglichkeiten, Verhaltensänderungen innerhalb der Zielgruppen zu erreichen.

Wichtig in diesem Zusammenhang ist die Auseinandersetzung der Prostituierten mit der eigenen Zukunft, die Motivationsarbeit zum begleiteten Ausstieg und/ oder eine Therapie sowie die Schaffung niedrigschwelliger, integrierter, interdisziplinärer Angebote und der Aufbau von Netzwerkstrukturen in Ballungszentren von Prostitution.

Ein weiterer Schwerpunkt von Hilfen ist die Initiierung und Unterstützung beim Aufbau von Selbsthilfestrukturen, die Förderung von Eigeninitiative, um eine Wandlung der Handlungen vom Reagieren zum Agieren zu ermöglichen. Zu beachten ist, dass die Gefahr zu co-abhängigem Verhalten innerhalb sozialarbeiterischen Handelns besteht (siehe Blum, Co-Abhängigkeit, i.d.B.).

Um Rückfälle zu vermeiden, ist die Zusammenarbeit mit Therapieeinrichtungen erforderlich. Der Stellenwert und die Behandlung drogenabhängiger Prostituierter in Therapieeinrichtungen sind zu hinterfragen. Vorurteilsfreier Umgang der Therapeuten und anderen Mitarbeiter von Therapieeinrichtungen mit der Zielgruppe hat einen nicht geringen Stellenwert für einen möglichen Therapieerfolg. Alle Maßnahmen der Wiedereingliederung sind individuell abzustimmen und umzusetzen.

Ein direkter Zusammenhang von Drogen und Prostitution im tertiärpräventiven Bereich besteht nicht, da sich an eine erfolgreiche Therapie meist ein Ausstieg aus der Prostitution anschließt und neue Lebensinhalte gegeben sind. Erfahrungsgemäß zeigt sich, dass bei Rückkehr in die Prostitution eine Wiederaufnahme des Drogenkonsums die Regel ist.

Literatur

AMOC & D.H.V.: Jahresbericht 1984

Angst vor Aids: Susanne P. ist ausgestiegen – mit ihrer drogenabhängigen Freundin, die noch Prostituierte ist, sprach sie über Aids und seine Folgen. In: EMMA, Heft 4/1987

Bargon, M.: Prostitution und Zuhälterei. Hrsg. von F. Geerds. Lübeck 1982

Bloch, I.: Die Prostitution – Handbuch für Sexualwissenschaft Bd. 2. Berlin 1925

von Bülow, A.: Zum Zusammenhang von Drogenabhängigkeit, Prostitution und Aids. In: Verhaltenstherapie & Psychosoziale Praxis, Jg. 22, Heft 1/1990

Charles, I.: Projekt DDD-F: Versuch der diversifizierten Drogenverschreibung und Drogenabgabe an sich prostituierende, drogenabhängige Frauen in Zürich. In: Streetcorner, Jg. 6, Heft 2/1993

Drössler, C.: Women at work. Schüren 1992

Deutscher Verein für öffentliche und private Fürsorge (Hrsg.): Fachwörterbuch soziale Arbeit. Frankfurt a. M. 1986

Galuske, M.: Methoden der Sozialen Arbeit. Eine Einführung. Weinheim und München 1999

Gekeler, C.: Gabi schafft an. In: EMMA, Heft 11/1989

Gipser, D./Stein-Hilbers, M. (Hrsg.): Wenn Frauen aus der Rolle fallen – alltägliches Leiden und abweichendes Verhalten von Frauen. Weinheim 1980

Girtler; R.: Der Strich. Editions 1994

Gregor, H.: Meine Freundin – Mit 15 werden sie Freundinnen, mit 16 hängen beide an der Nadel. In: EMMA, Heft 11/1992

Grimm, D.: Einführung in das Recht. Heidelberg 1991

Heinrichs, C.: Hilfsangebote für Frauen in der Drogenszene: Nachtbus am Straßenstrich. In: Streetcorner, Jg. 7, Heft 2/1994

Lang, E.: Aus dem „Milljöh": Eine Fragebogenaktion mit Strichern. In: Streetcorner, Jg. 2, Heft 1/1989

Patucek, P./Vyslouzil, M. (Hrsg.): Theorie und Praxis Lebenswelt-orientierter Sozialarbeit. St. Pölten 1989

Roggenkamp, V.: Sabine ist allein. In: EMMA, Heft 11/1989

Schlich, H.-P.: Jungs auf der Straße – Straßenkinder und Prostitution: Aus der Arbeit der Kriseninterventionsstelle für Stricher – KISS. In: Streetcorner; Jg. Heft 7, 2/1994

Schmejkal, B.: Pädagogisches Beiheft zum Stern-Buch „Christiane F. – Wir Kinder vom Bahnhof Zoo". Hamburg 1980

Schrank, M.: Café Sperrgebiet in Hamburg. In: Betrifft Mädchen, Heft 3/1996

Schrott-Ben Redjeb, G.: Stricher und ihre Kunden: Überblick über den Stand der Forschung. In: Streetcorner; Jg. 4, Heft 1/1991

Steffan, E./Leopold, B.: SPI-Arbeitspapier zur Fachtagung Frauen und Aids. Berlin 1997

Urban, S.: Abschlussbericht des Landesmodellprojektes „Streetwork zur HIV/Aids Prävention im grenzüberschreitenden Raum Sachsen-Polen und Sachsen-Tschechische Republik". Deutsches Hygiene Museum, Dresden 1997

Vogt, I./Winkler, K.: Beratung süchtiger Frauen – Konzepte und Methoden. Freiburg 1996

Vogt, I.: Liebe, Leibesarbeit, Prostitution. Hrsg. von J. Brakhoff. Freiburg 1989

Zurhold, H.: Sexarbeit: Safer-work und Empowerment für Drogengebraucherinnen. In: Lochmann, R. (Hrsg.): Überlebenshilfe in der Drogenarbeit. Lausanne 1998

Teil VI
Drogengebrauchs-
prävention

Auch wenn sich Prävention in diesem wie in anderen Bereichen nicht bezüglich des Erfolgs voraussagen oder gar exakt messen lässt, ist sie eine unverzichtbare gesellschaftliche Aufgabe, um Abhängigkeiten zu verhindern. Prävention hat nur als Maßnahmebündel Erfolgschancen. Dazu gehören ein funktionierendes, situationsadäquates Netzwerk, das seine Teile, ausgehend von begründeten Theorien und Handlungsstrategien, synergisch zum Wirken bringt. Das setzt voraus, von der Gesellschaft anerkannt und gefördert zu werden. Prävention durch Aufzeigen von funktionalen Äquivalenten zum Drogengebrauch, durch Aufgabe oder zumindest Abmilderung des Abstinenzparadigmas, durch Lernen von selbstverantwortlichem Gebrauch der Droge, durch lebenspraktische Hilfen, durch ambulante und stationäre Hilfen, im ländlichen Raum und im städtischen Gemeinwesen, im Betrieb u. v. m. – dieses weite Feld mit den gegebenen Möglichkeiten und Unzulänglichkeiten wird auf den folgenden Seiten vor allem in den Bereichen Primär- und Sekundärprävention abgeschritten, mit einem systematischen Teil zu Präventionsstrategien eingeleitet und mit einem Blick auf das Verhältnis von Prävention und Drogenpolitik abgeschlossen.

Anne Röhm

Präventionsebenen und Handlungsstrategien

In der Suchtforschung besteht weitgehend Konsens, dass an der Entstehung der Suchtmittelabhängigkeit vielfältige Ursachen in unterschiedlicher Gewichtung beteiligt sind, die zu unterschiedlichen Zeitpunkten im Lebenslauf und teilweise über längere Zeiträume hinweg wirksam werden. Eine ausschließliche medizinisch-biologische Betrachtungsweise greift zu kurz. Es sind die Ressourcen in der Umwelt und eines Individuums, die über dessen Gesundheitszustand entscheiden. Demzufolge kann das breite Feld der Suchtprävention nach zwei Ausrichtungen differenziert werden: Präventionsstrategien, die auf eine Veränderung der Situation ('Verhältnisprävention') zielen und solche, die auf eine Veränderung der Person ('Verhaltensprävention') gerichtet sind.

Weiterhin hat sich in der Fachdiskussion durchgesetzt, in Abhängigkeit vom Zeitpunkt einer Intervention im Prozess der Entstehung einer Störung, Auffälligkeit oder Beeinträchtigung die vorbeugende, präventive Intervention (= *primäre Prävention*), die unterstützende, supportive oder kurative Intervention (= *sekundäre Prävention*) und schließlich die ausgleichende, weitere Negativentwicklungen verhindernde und eindämmende, kompensatorische oder rehabilitative Intervention (= *tertiäre Prävention*) zu unterscheiden.

Primärprävention

Im Rahmen der Primärprävention werden vorbeugende Interventionen durchgeführt, die sich an folgenden Zielstellungen orientieren:

- Minimierung eines missbräuchlichen Drogenkonsums;
- Abstinenz von allen suchtgefährdenden Substanzen bis zur Pubertät;
- selbstkontrollierter Umgang mit legalen Suchtmitteln nach diesem Alter mit der Möglichkeit, zumindest über längere Zeiträume auf den Konsum ganz zu verzichten;
- verordnungsgemäßer Gebrauch von Medikamenten in allen Alters- und Lebensphasen.

Gesundheitsrelevante Verhaltensweisen und Kompetenzen erweisen sich umso stabiler, je früher sie erworben werden. Unter lerntheoretischen Gesichtspunkten sollten daher primärpräventive Maßnahmen zu einem frühen Zeitpunkt einsetzen – möglichst noch vor dem ersten Kontakt mit Drogen (vgl. Schmidt u.a. 1998).

Verhaltensbezogene Primärprävention

Solche Maßnahmen zielen auf die Förderung der Persönlichkeitsentwicklung des Individuums. Sie setzen an den persönlichkeitsspezifischen Hauptrisiken für den Drogenmissbrauch bei Jugendlichen an (vgl. Hurrelmann 1998; Landesstelle gegen die Suchtgefahren in Baden-Württemberg 1998). Denn gerade Jugendliche sind in einer Lebensphase, die durch einen körperlichen, sozialen und beruflichen Übergang in den Erwachsenenstatus gekennzeichnet ist, besonders gefährdet (siehe Böhnisch, Drogengebrauch in den Jugendphasen, i.d.B.). Sie erleben Stress und Unsicherheit als scheinbar natürliche Folge der Bewältigung der ihnen gestellten Entwicklungsaufgaben. Der subjektiv wahrgenommene Stress ist abhängig von der Art und Anzahl der zu bewältigenden Anforderungen, vom Zeitpunkt und von den ihnen zur Verfügung stehenden sozialen, kulturellen und materiellen Ressourcen. In dieser Phase der Status- und Identitätsunsicherheit kann Drogenkonsum den sozialen Zugang zu einer bestimmten peer-group schaffen, ein Mehr an Selbstsicherheit suggerieren oder auch schlichte Imitation des Verhaltens Erwachsener sein. Ein hohes Risiko, eine Drogenabhängigkeit mit allen negativen biopsychosozialen Folgen zu entwickeln, tragen jene Jugendliche, die mit der Bewältigung von kritischen Lebensereignissen hochbelastet sind (vgl. Krausz u.a. 1998).

Als Risiko- und Belastungsfaktoren werden gesehen:

• schwach ausgebildeten Kompetenzen, sich mit sozialen und leistungsbezogenen Anforderungen in Familie, Nachbarschaft, Kindergarten, Schule etc. adäquat auseinander zu setzen;

• das Gefühl, in wichtigen Bezugsgruppen (Freunde, Mitschüler etc.) isoliert zu sein, sich nicht integriert und anerkannt zu erleben;

• eingeschränkte sozialräumliche Optionen, um die eigene Suche nach Sinn und Orientierung in einer zunehmend komplexer werdenden Welt und die menschliche Sehnsucht nach dem Anderen, dem Anderssein und nach Grenzüberschreitung zu befriedigen;

• lebensaltertypische Statusunsicherheit, die insbesondere bei männlichen Jugendlichen durch überzogene Selbstdarstellung mit dem Ziel eigener Selbstvergewisserung und Selbstbehauptung narzisstisch kompensiert wird (siehe auch Gottschalch, Drogengebrauch bei männlichen Jugendlichen und Trautmann, Drogengebrauch in Jugendcliquen, i.d.B.).

Der Kompetenz- und Bewältigungsansatz geht von der Hypothese aus, dass Jugendliche mit einem positiven Lebensgefühl, mit einer gut ausgeprägten Leistungsbereitschaft und befriedigenden schulischen Leistungserfolgen, mit einer guten Einbindung in Freundschafts- und Gleichaltrigengruppen, mit partnerschaftlichen Beziehungen zu ihren Eltern und subjektiv bedeutsamen Bezugspersonen, mit ihren Bedarf deckenden materiellen Ressourcen, mit der Möglichkeit zur Diskussion weltanschaulicher Probleme, mit ausreichenden Lebensbewältigungskompetenzen und sinnvollen Perspektiven für ihre weitere Lebensgestaltung sehr viel weniger gefährdet sind, eine Suchtmittelabhängigkeit zu entwickeln als Jugendliche, bei denen diese Merkmale nicht gegeben sind (vgl. Becker 1996).

Primärpräventive Programme fördern einen allgemeinen und sozialen *Kompetenzerwerb* im Umgang mit alltäglichen Konflikten, Gefühlslagen, Krisensituationen und im Umgang mit Drogen – so etwa das Programm ALF (vgl. Walden u.a. 1998). Durch den Einsatz verhaltenstrainierender Methoden sollen Coping-Strategien entwickelt und verstärkt werden, die mittel- und langfristig den Einsatz von Drogen als Bewältigungs- und Risikoverhalten wenig attraktiv machen. Die einzelnen Komponenten dieser präventiven Maßnahmen sind drogenunspezifisch. Sie sollen gesundheitsförderliches Handeln und lustvolle Erlebnisse ermöglichen und interessant sein. Dieser Präventionsansatz stützt sich auf die Theorie des sozialen Lernens (Bandura 1997), nach der Drogenkonsumgewohnheiten über positive Konsequenzen gesteuert und über Verhaltensimitation erworben werden, sowie auf die Theorie des Problemverhaltens, welche von der Grundannahme ausgeht, dass Kinder, die bereits in den ersten zehn Lebensjahren durch ihr soziales Verhalten auffällig werden, mit einer höheren Wahrscheinlichkeit missbräuchliche oder abhängige Drogenkonsummuster ausbilden.

Kognitionsorientierte Präventionsansätze verstehen und praktizieren Gefährdungsvorbeugung vor allem durch *drogenspezifische Wissensvermittlung*. Das durch drogenspezifische Informationen aufgeklärte Individuum gilt hier als Leitfolie. Substanzbezogene Primärprävention vermittelt sachgerechte und differenzierte Informationen zu Drogenarten, Drogenerleben, Drogengebrauch, Drogenmissbrauch und Abhängigkeit. Wenn davon ausgegangen wird, dass die legalen Drogen Alkohol und Tabak sowie Medikamente mit Suchtpotential häufig den Anstoß in die Suchtgefährdung geben, dann muss eine substanzbezogene Suchtprävention ihren Schwerpunkt zunehmend auch auf diese Drogen und kann sich nicht länger nur auf illegale Drogen beschränken (vgl. Schmidt u.a. 1998).

Die weitgehend kostenfrei zur Verfügung gestellten Informationen der Bundeszentrale für gesundheitliche Aufklärung (BzgA) stehen als Paradebeispiel dafür. Die Wirksamkeit kann erhöht werden, wenn die inhaltliche Schwerpunktsetzung und die Form der Informationsvermittlung auf die Lebenslage der Zielgruppe zugeschnitten ist und deren Bedürfnisse, Motive und Werte in den Mittelpunkt gestellt werden. Aufgrund der Allgegenwärtigkeit von Drogen hat sich eine nur auf Abschreckung zielende Beschreibung von mittel- und langfristigen Gesundheitsrisiken aus lerntheoretischer Sicht als unglaubhaft und kontraproduktiv erwiesen. In der Vehemenz, mit der diese Art von Aufklärung betrieben wird, steckt zugleich die Gefahr, gerade die Neugierde auf das Unbekannte zu wecken (vgl. Hurrelmann 1998).

Verhältnis- bzw. umweltbezogene Primärprävention

Umweltbezogene Primärprävention zielt auf die „Lebensraumgestaltung der sozialen Lebenswelt (und berücksichtigt damit gesellschaftliche und politische Komponenten). Neben diesen beiden zentralen Eckpfeilern dürfen Rausch- und Suchtmittel als weitere Einflussfaktoren nicht unberücksichtigt bleiben, und zwar in Form von Image, Wirkung, Kosten, Konsummuster usw." (Landesstelle gegen die Suchtgefahren in Baden-Württemberg 1998, S. 46). Im Mittelpunkt der Maßnahmen stehen die Gestaltung und die Schaffung von gesundheitsförderlichen Lebensbedingungen im engen und weiten sozialen Umfeld der Menschen. Hierbei sollen sucherzeugende und suchtfördernde Lebensbedingungen in Familien und in Einrichtungen der Kinder- und Jugendbetreuung und in städteplanerischer Hinsicht die räumliche und atmosphärische Ausstattung von Schulen, Kinderspielplätzen u.a. verändert werden.

In den primären (Familien) und sekundären (Kindergärten, Schule etc.) Sozialisationsinstanzen und den ihnen zur Verfügung gestellten öffentlichen Räumen und Unterstützungsmaßnahmen entscheidet sich zu einem sehr großen Teil, über welche sozialen, kulturellen und materiellen Ressourcen Kinder und Jugendliche verfügen. Dies erfordert in primärpräventiver Hinsicht allgemeine sozial- und bildungspolitische Maßnahmen wie

• die Unterstützung von Familien und Alleinerziehenden in sozialen und materiellen Notlagen;

• eine ausreichende Versorgung mit Kindertagesstätten und die Bereitstellung pädagogischer Fachkräfte;

• den Abbau schulischen Leistungsdrucks;

• die Unterstützung und den Erhalt von Jugendeinrichtungen, die sich an den Bedürfnissen von Kindern und Jugendlichen orientieren.

In der primären Suchtprävention sollte die verhältnisbezogene Komponente noch viel deutlicher in den Mittelpunkt gestellt werden, da die in den Lebenswelten gegebenen sozialen und ökologischen Faktoren zu einem großen Teil ursächlich für die Entwicklung riskanter Bewältigungsstrategien sind (vgl. Krausz u.a. 1998). Verhältnisprävention im primärpräventiven Bereich hat damit die Aufgabe, die psychosozialen Belastungen in den Lebenswelten von Kindern und Jugendlichen in den zentralen Sozialisationsfeldern Familie, Kindergarten, Schule und Gemeinde zu verringern und die dort zur Verfügung stehenden materiellen, kulturellen und sozialen Ressourcen zu nutzen.

Familienbezogene Primärprävention

Innerhalb der Familien, der Lebens- und Erziehungsgemeinschaften sollte eine kritische Auseinandersetzung mit den gegebenen Konsumgewohnheiten angeregt werden. Zusammen oder getrennt lebende Eltern, Partner und andere für Kinder subjektiv bedeutsame Erziehende wirken als Verhaltensmodelle. Sie sind bewusst oder unbewusst Vorbild und haben Einfluss auf das Erlernen von situationsgerechtem, genussvollem Konsum von Suchtmitteln bei den Kindern. Hier kommt der familiären Erziehung eine besondere Bedeutung zu. Sie trägt bei, die Heranwachsenden in ihrem Selbstvertrauen und Selbstbewusstsein zu stärken, sie zu eigenständigem und verantwortlichen Handeln anzuleiten, ihnen zu ermöglichen, selbständig Konflikte auszutragen und Risiken adäquat einschätzen zu lernen (vgl. Schmidt u.a. 1998).

Im Vergleich zu den USA oder zu den skandinavischen Ländern sind in Deutschland entsprechende Methoden und Programme bislang noch wenig verbreitet (vgl. ebd.). Vereinzelt angeboten werden Elternseminare zum Umgang mit schwierigen Situationen und zur Förderung von drogenpräventivem Erziehungsverhalten. Die Seminare sind oft familientherapeutisch orientiert und werden als Training in kleinen Gruppen durchgeführt. Dabei steht der aktuelle Nutzen für die Betroffenen im Vordergrund. Die Programme verfolgen das Ziel, ihren Teilnehmern zu einer Verbesserung ihrer Selbst- und Fremdwahrnehmung zu verhelfen und werden oft von privaten Anbietern oder von Selbsthilfegruppen angeboten. Insgesamt dominieren auf einem für Laien wenig transparenten Therapiemarkt jedoch vor allem tertiärpräventive Ansätze (vgl. Ehrenfried u.a. 1998).

Schwerpunkte familienbezogener Präventionsveranstaltungen

● *elterliche Zuwendung hervorheben*

Eltern sollen lernen, sich ihren Kindern liebevoll zuzuwenden, den kindlichen Bedürfnissen offen zu begegnen und sie an ihrem Leben Anteil nehmen lassen. Eltern sollen Interesse und Anteilnahme aufbringen, um die Gedanken und die Gefühlswelt ihrer Kinder zu verstehen. Der Hintergrund für diesen Programmpunkt besteht in der Erkenntnis, dass es in erster Linie die sozial abgelehnten und isolierten Kinder sind, die Gefahr laufen, in verhaltensauffällige peer-groups zu geraten, um sich dort die vermisste Aufmerksamkeit und Zuwendung zu holen.

● *Selbstwertgefühl von Kindern stärken*

Eltern sollen daran erinnert werden, dass auch Kinder Erfolge brauchen, ermutigt werden müssen und ein Recht auf Misserfolg haben. Die Erfahrung, an einer Aufgabe scheitern zu können, ist entwicklungspsychologisch sinnvoll. Entmutigung fördert dagegen das Minderwertigkeitsgefühl.

● *Suchtverhalten der Eltern ansprechen*

Die Lebenswelt von Kindern in Suchtfamilien ist geprägt durch Gefühle der Angst, Hilflosigkeit, Verunsicherung, Einsamkeit und Überforderung. Sie sind einer physischen, psychischen und strukturellen Gewalt ausgesetzt, gegen die sie sich nicht zur Wehr setzen können, die sie nicht verhindern können. Sie müssen ihre Väter und Mütter aushalten und mit ihnen leben. Kompensatorische Angebote in Kindergärten, Schulen, Gesundheitsinstitutionen und im Gemeinwesen können das auch im Verbund mit emotionaler Zuwendung und Aufmerksamkeit ‚anderer Erwachsener' (siehe dazu Wolf, Andere Erwachsene, i.d.B.) nicht völlig ausgleichen.

• *Hemmschwellen überwinden*

Oft sind Eltern nur sehr wenig über vorhandene pädagogische und psychosoziale Dienstleistungseinrichtungen informiert. Schnell geben Eltern ihre Bemühungen bei der Suche nach pädagogischer Hilfe auf, nachdem sie erfahren haben, wie hoch die Eingangsschwellen der Einrichtungen sind.

Vorschulische und schulische Primärprävention

Schulen haben als Bildungsinstitutionen den Vorteil, dass durch sie nahezu alle Kinder und Jugendliche individuell und in ihrer Gleichaltrigengruppe angesprochen werden können. Vorbeugende psychosoziale Immunisierungen sollten bereits im Kindergarten- und Grundschulalter vor dem ersten Konsum legaler Drogen beginnen. Altersgemäße, verhaltensorientierte Anregungen und Informationen über Formen der Lebensbewältigung fehlen jedoch im Inhaltskanon von Bildungseinrichtungen noch vielfach.

Dabei geht es in den *Kindergärten und Kinderhäusern* noch um eine ganzheitlich orientierte Primärprävention als Hilfe zur Persönlichkeitsentfaltung von Kindern im Alter von drei bis sechs Jahren. Im Bereich der öffentlichen Erziehung in Kindertagesstätten werden die Programme teilweise mit Kindern im Alter zwischen anderthalb und sechs Jahren durchgeführt (vgl. Initiative zur Suchtprophylaxe in Baden-Württemberg 1994). Das Kennen glaubwürdiger Vorbilder, die Entwicklung und Förderung sozialer Kompetenzen und der Konfliktfähigkeit, die Wahrnehmung und der Ausdruck von Gefühlen, die Sensibilisierung für Sinneswahrnehmungen im Allgemeinen und die Elternarbeit stehen im Mittelpunkt des Bemühens.

In den *Schulen* wurden zahlreiche schulische Präventionsprogramme initiiert und entwickelt (vgl. Schmidt u.a. 1998; Walden u.a. 1998). Dabei zeichnet sich ein eindeutiger Paradigmenwechsel ab: das Abschreckungsparadigma wurde aufgegeben. Außerdem ist die Zahl der Programme, die auf reiner Wissensvermittlung basierten, zugunsten ganzheitlicher, persönlichkeitsbildender und lebenskompetenzfördernder Maßnahmen zurückgegangen. Diese setzen den Schwerpunkt auf Ressourcenförderung statt auf Risikoreduzierung. Die Zusammenarbeit von Lehrern, Eltern und Mitarbeitern außerschulischer Präventionsbereiche ermöglicht einerseits schüler-, elternund familienbezogene Präventionsmaßnahmen und andererseits die Aus-,

Fort- und Weiterbildung von Lehrern. Dies ist nötig, da ein Großteil der Lehrer sich selbst als wenig vorbereitet für die Gesundheitserziehung bezeichnet (vgl. Leppin 1995). Primärprävention in Schulen ist auch möglich durch Gesundheitsberatung innerhalb der Schulen. In Abstimmung mit den Lehrplänen der einzelnen Fächer können individuelle, regional unterschiedliche, problembezogene Informations- und Beratungsangebote verschiedener sozialer und gesundheitlicher Dienstleistungsinstitutionen und (Selbsthilfe-) Gruppen gemacht werden (z.b. Aids-Hilfe, Pro Familia etc.).

Schulische Primärprävention geschieht vorwiegend mit Hilfe von kognitiven, affektiven und verhaltensorientierten Methoden. Auf der *Ebene der Einstellungsbildung und -veränderung* waren und sind vorwiegend drei Vermittlungsformen vorherrschend (vgl. dazu Schmidt u.a. 1998):

• Die warnende, abschreckende Form setzt darauf, mit plakativen Bildern und Filmen die schrecklichen gesundheitlichen Gefahren des Drogenkonsums deutlich zu machen. Abschreckende Beschreibungen von Gesundheitsrisiken wirken allerdings auf Jugendliche wenig überzeugend, da diese von einem gegenwartsorientierten Wohlbefinden ausgehen, das nicht dem zukunftsorientierten Begriff vieler erwachsenen Präventionsarbeiter entspricht. Suchtprävention ist erfolgreicher, wenn sie den Akzent auf die Vermittlung von Lebensstilen und Lebensbewältigungsformen legt, die Erlebnisse und Selbstbestätigung unabhängig vom Drogenkonsum ermöglichen.

• Der rationalistische Ansatz der Prävention arbeitet mit tatsachenbezogenen, sachlichen und nicht wertenden Informationen über Drogen, ihr Suchtpotential und dessen Folgen. Dabei soll die gesamte Lebens- und Erlebnissituation Jugendlicher berücksichtigt werden. Es muss deutlich werden, was Drogenkonsumverhalten (im positiven wie im negativen Sinne) für ihr konkretes, aktuelles Alltagsleben bedeutet. In US-amerikanischen Evaluationsstudien konnte nachgewiesen werden, dass der wissensorientierte Ansatz alleine wenig Erfolg versprechend ist und dass in entsprechenden Programmen Effekte auf das Verhalten in der Regel ausbleiben, da sie den lebensweltlichen Kontext von Jugendlichen und besonders die psychosoziale Funktion gesundheitsschädigender Verhaltensweisen vernachlässigen. Jugendliche entwickeln sich in einer Lebenswelt, in der legaler und vielfach auch illegaler Drogenkonsum zum Normalverhalten im Erwachsenenalter gehört. Strategien, die dem nicht entsprechen und auf Abstinenz abzielen, werden als unglaubwürdig wahrgenommen und sind somit wenig effektiv.

• Bei einer effektiven schulischen Gesundheitsförderung sollte es neben der Vermittlung von Wissen über gesundheitsrelevante Themen insbesondere auch darum gehen, gesunde Lebensstile zu fördern und realistische Möglichkeiten für ein gesundes Leben aufzuzeigen und anzubieten sowie Kinder und Jugendliche mit Kompetenzen auszustatten, die es ihnen ermöglichen, ohne Restriktionen an allen sozialen Prozessen teilzunehmen.

Dabei ist die Fähigkeit auszubilden, das Optimum aus dem eigenen physischen, mentalen und sozialen Fähigkeitspotential zu machen und so das Selbst zu stärken. Weiterhin geht es um die Bestärkung der Fähigkeit und Bereitschaft, selbständig Entscheidungen zu treffen und zu diesen zu stehen, konstruktiv mit Stress umzugehen und auch konfliktreiche Situationen zu meistern. Schließlich gehört dazu auch, ein Gefühl der Verantwortung für die eigene Gesundheit sowie für die von Familie, Freunden und sozialer Umwelt zu entwickeln.

Zwei primärpräventive Ansätze, welche die emotionale und verhaltensorientierte Ebene betonen, haben in den letzten Jahren innerhalb der Fachdiskussion besondere Bedeutung erlangt. Die Programme der *social influence – inoculation strategy* zielen in erster Linie auf den sozialen Aspekt des Drogenkonsums und den erwarteten persönlichen Nutzen (vgl. Schmidt u.a. 1998). Die Informationsvermittlung wird verbunden mit dem Bewusstmachen von sozialen Einflussprozessen durch Gleichaltrige, Erwachsene und Werbung. Gleichzeitig werden individuelle soziale Verhaltenstechniken entwickelt, z.B. um sich gegen den tatsächlichen oder den vermeintlichen Druck einer Gruppe abzugrenzen, zur Wehr setzen zu können. Diese ‚Nein-Sage-Strategien' werden nie als isoliertes Verhalten trainiert, sondern sind Bestandteil eines umfassenden Kompetenztrainings. Diese Strategie ist, wo sie angewandt wird, in ihrer Wirksamkeit, zumindest kurzfristig, weitgehend bestätigt worden.

Die *life-skills strategy* (vgl. Walden 1998) ist die in Deutschland bislang am weitesten verbreitete. Der Ansatz basiert auf der kognitiven Lerntheorie Banduras (1986; 1997) und der Theorie des Problemverhaltens von Jessor & Jessor (1977). Drogengebrauch wird hier als funktionales Verhalten zur Bewältigung von Entwicklungsaufgaben gesehen. Die eingesetzten Programme zielen auf allgemeinen Lebensbewältigungs- und sozialen Kompetenzerwerb ab. Insbesondere werden Strategien zur Stressbewältigung, Kommunikations- und Problemlösefertigkeiten durch praktische Übungen vermittelt. Sie geben Jugendlichen damit Möglichkeiten, anstehende Entwicklungsaufgaben anders als durch Drogenkonsum kurzfristig zu bewältigen. Durch Rollenspiele, Hilfen zur Entfaltung von Wahrnehmungs-, Empfindungs- und Ausdrucksmöglichkeiten, Verbesserung der Kommunikationsfähigkeit, Anleitung zur konstruktiven Problembewältigung sollen Kindern Kompetenzen vermittelt werden, die es ihnen ermöglichen, zu einer stabilen selbstbewussten, selbstsicheren und gegen Drogenmissbrauch resistenten Persönlichkeit zu werden. In den meisten schulischen und vorschulischen Präventionsprogrammen sind soziale, affektive und kognitive Lernziele aufeinander bezogen. Lebensbewältigungs- und Problemlösefähigkeiten sowie das Erlernen sozialer und personaler Handlungskompetenzen sind die zentralen Ziele.

Unter der Zielstellung ‚Förderung von Lebenskompetenzen' werden in der schulischen Primärprävention neuerdings auch peer-education-Ansätze implementiert. Diese sind ebenfalls an Banduras Konzept des Modelllernens orientiert und setzen auf die Einbindung von Schülermultiplikatoren, denen als positive coping-Modelle eine hohe Glaubwürdigkeit unter Gleichaltrigen zugesprochen wird. Zur Vorbereitung und Identifizierung mit den primärpräventiven Zielen werden Rüstcamps mit Freiwilligen durchgeführt (vgl. für Sachsen Turczyk 2001).

Bei aller Überschwänglichkeit, von der gerade neue Praxisansätze erfahrungsgemäß begleitet werden, muss allerdings in präventionskritischer Perspektive konstatiert werden, dass Präventionsstrategien, die vor allem die individuelle Einstellungs- und Verhaltensformierung betonen und nicht auch auf die Verbesserung der Lebensbedingungen – ungünstige ökonomische Lebensbedingungen; dysfunktionale Familien, soziale Isolation etc. – von Kindern und Jugendlichen abzielen, letztlich Gefahr laufen, alle Anpassungsleistungen dem kindlichen bzw. jugendlichen Individuum abzuverlangen. Will man diese einseitige Ausrichtung vermeiden, muss das ökologische und leistungsphysiologische Umfeld verstärkt zum Gegenstand schulischer Gesundheitsförderung gemacht werden. Die räumlichen Gegebenheiten, der bauliche Zustand, die gesamte Schulinfrastruktur, die Gestaltung des Tagesablaufes nach Länge der Arbeitsphasen, der Wechsel von Anspannung und Entspannung, die Integration körperlicher Aktivitäten in den Schulalltag, das Angebot gesunder Ernährung etc. wurden bisher vernachlässigt. Dies kann jedoch nicht allein der Einzelinitiative engagierter Lehrer überantwortet werden, sondern erfordert mittel- und langfristige politisch-administrative Entscheidungen, die mit finanziellen Implikationen verbunden sind.

Schule birgt für viele Kinder und Jugendliche – durch formalisierte Leistungsbewertungen und institutionelle Konfliktregelungen und Ordnungsmaßnahmen – Erfahrungen von Angst, Versagen, Ohnmacht und Unsicherheit. Auf Kinder und Jugendliche, die den funktionalen Anforderungen des Schulsystems nicht gerecht werden können, wirkt Schule – jenseits aller curricularer Anstrengungen zur Gesundheitsförderung – eher als selbstwertschädigender denn als selbstwertfördernder Faktor (vgl. Leppin u.a. 1994; siehe Böhnisch, Schule und Drogengebrauch, i.d.B.). Aus suchtpräventiver Perspektive ist die aktive und konstruktive Auseinandersetzung mit den beschriebenen Gefühlslagen eine wichtige Aufgabe. Pädagogen müssen daher in der Lage sein, ihr Arbeitsfeld in diesem Sinne kritisch zu betrachten und sich selbst als Beteiligte und Betroffene zu erkennen. In einer Zeit, in der auch Lehrer zunehmend an die Grenze ihrer Belastbarkeit geraten, scheinen deshalb Maßnahmen zur Gesundheitsförderung nicht nur für Schüler, sondern auch für ihre Lehrer angezeigt.

Gemeindebezogene Primärprävention

Gemeindebezogene Primärprävention (vgl. Nestmann 1989; Hurrelmann/ Bründel 1997; Schmidt u.a. 1998; siehe Blum, Drogenprävention im Ge-

meinwesen und Engel, Beratungskonzepte, i.d.B.) findet vor allem im Frei-
zeitbereich, in einer Gegenwelt zu den zentralen Lebensbereichen Familie
und Schule statt. Hier besteht die Möglichkeit, an den Bedürfnissen und
Sorgen der Jugendlichen anzuknüpfen und alternativ zu den in Familien
und Schulen vorherrschenden Verhaltensmodellen Alternativen anzubieten
und durch gemeinsames und selbständiges Handeln einzuüben. Jugendliche
sollen durch entsprechende Maßnahmen auch in ein soziales Netz außerhalb von Schule und Familie eingebunden werden. Hierzu bieten vor allem
die vielfältigen Formen der *Jugendarbeit* (siehe Wolf, Andere Erwachsene,
i.d.B.) wichtige Anknüpfungspunkte. Mit den Maßnahmen werden die Ziele
verfolgt:

• Jugendliche bei ihrer lebensphasentypischen Suche nach der eigenen I-
dentität zu stabilisieren; sie stehen hier in der Verlegenheit, sich zwar gegenüber den Erwartungen Erwachsener abgrenzen zu wollen und auch zu
müssen, imitieren aber andererseits erwachsene Verhaltensweisen;

• den Wunsch nach sozialer Anerkennung und Akzeptanz des Selbst durch
die Möglichkeit persönlicher Begegnungen mit Erwachsenen und Gleichaltrigen zu befriedigen;

• das Bedürfnis nach sinnvoller Betätigung in die Praxis umzusetzen und
Hilfestellung dabei zu leisten;

• die Sehnsucht nach intensiven und aufregenden Erfahrungen und Erlebnissen mittels dafür geeigneten Unternehmungen zu stillen.

Wenn Jugendliche in den genannten Bereichen Defizite erleben, ist die
Wahrscheinlichkeit hoch, dass jede Möglichkeit, die eine schnelle Lösung
verspricht, von ihnen zur Bedürfnisbefriedigung genutzt wird.

Die Anbieter von Präventionsmaßnahmen im Sinne von funktionalen Äquivalenten (siehe Böhnisch/Schille, Drogengebrauch als Risiko- und Bewältigungsverhalten und Böhnisch, Drogengebrauch in den Jugendphasen,
i.d.B.) sind Wohlfahrtsverbände, themenzentrierte Gruppen, Beratungsstellen, Informations- und Koordinationsstellen, Sport- und Freizeitvereine,
Freizeit- und Betreuungseinrichtungen für Kinder und Jugendliche in öf-
fentlicher, kirchlicher und privater Trägerschaft. Diese Anbieter machen
Begegnungsangebote und arbeiten vorwiegend mit den Methoden der Erlebnispädagogik (vgl. Heckmair/Michl 1998). Die Merkmale ihrer Angebote sind Freiwilligkeit und Ganzheitlichkeit. Sie arbeiten häufig stadtteilori-
entiert. Sie initiieren, planen und organisieren Sport-, Film-, Video-, Thea-
ter-, Ausstellungs-, Disco-, Festival-, Wettbewerbs-, Mountainbike- und
Kanufahrt- und Kneipenaktionen u.a. unter drogenfreien Rahmenbedingungen. Dadurch wird es Jugendlichen ermöglicht, alternative Freizeitgestaltung und damit verbunden alternative Formen des Selbsterlebens und der
Selbstwahrnehmung zu erfahren. Diesen Möglichkeiten der alternativen
Selbsterfahrung kommt eine nicht zu unterschätzende Bedeutung zu. Das
Fundament, das hier vor allem für so genannte benachteiligte Jugendliche

(siehe Arnold/Stein, Übergang in die Arbeitswelt, i.d.B.) gelegt wird, ist auch im Hinblick auf eine Gesellschaft, der die Arbeit für zunehmend mehr Menschen ausgehen wird, sehr bedeutungsvoll.

Eine weitere Dimension, die den Erfolg präventiver Maßnahmen im kommunalen Umfeld bestimmt, ist der Grad der Vernetzung der darin angesiedelten Institutionen. Alle Einrichtungen der Gemeinde, Schulen, Arbeitswelt und der gesamte Bereich der medizinischen und psychosozialen Dienstleistungsanbieter sollten kooperativ und institutionsübergreifend Präventionsmaßnahmen initiieren und durchführen. Ein wenig spezialisiertes, mit geringen sozialen Barrieren versehenes, schulnah angesiedeltes Beratungssystem für Kinder und Jugendliche sollte geschaffen, besser noch aus dem bestehenden entwickelt werden. Dabei ist darauf zu achten, dass dies mühelos und unkompliziert in Anspruch genommen werden kann. Diese Beratungsstellen können als niederschwellige Anlaufstellen bei psychischen, sozialen und körperlichen Problemen dienen.

Möglichkeiten und Grenzen primärer Drogenpräventionsmaßnahmen

Die Adressaten primärer Präventionsmaßnahmen sind Personen, die noch keinen legalen oder illegalen Drogenmissbrauch nach den Kriterien der ICD 10 betreiben. Mit Hilfe der eingesetzten Programme soll ein früher Beginn des Drogenkonsums vermieden oder so lange wie möglich hinausgezögert werden. Zudem sollte gesundheitsbewusster, gemäßigter Drogenkonsum ermöglicht werden – wobei diese letztgenannte Zielstellung mit einem puristisch aufgefassten Abstinenzgebot konfligiert. Internationale Erfahrungen haben gezeigt, dass sich anhand folgender Qualitätskriterien erfolgreiche (vor allem im schulischen Bereich) Präventionsmaßnahmen bewerten lassen (nach Kolip 1999; vgl. dazu auch IFT 1993; Künzel-Böhmer u.a. 1993; Leppin u.a. 1996):

- Suchtprävention muss vor allem die Stärkung und Förderung personaler und sozialer Ressourcen zum Ziel haben und soll sich nicht auf drogen- und suchtspezifische Komponenten beschränken.

- Präventionsprogramme müssen über die kognitive Wissensvermittlung hinausgehen. Sie müssen positive affektive Komponenten beinhalten und an der Lebenswelt und dem Lebensgefühl von jungen Menschen, ihrer Neugierde auf die Welt, ihrer Lust nach dem Leben und den in ihm zu entdeckenden Abenteuern ansetzen.

- Schulische Präventionsprogramme sollen keine einmaligen Aktionen sein. Sie sollen früh einsetzen, langfristig und kontinuierlich sein. Sie sollen nicht auf einzelne Fächer begrenzt, sondern fächerübergreifend, alters- und entwicklungsangemessen gestaltet sein.

- Die Programme sollen zielgruppenspezifisch und hinsichtlich des Geschlechts und der Konsumgewohnheiten differenziert sein. Die meisten Programme richten sich an Jugendliche ohne oder mit sporadischem Drogenkonsum, d.h. dass mit fortschreitendem Alter besonders jene Jugendlichen und jungen Erwachsenen, die habitualisierte Konsummuster (siehe Schille, Der Umschwung von Drogengebrauch, i.d.B.) aufweisen und damit zu den besonders gefährdeten Gruppen zählen, aus den Maschen des primären Präventionsnetzes herausfallen.

- Die sozialen und strukturellen Rahmenbedingungen der Interventionen sollten in Maßnahmen mitreflektiert werden. Präventionsmaßnahmen können nur in einem gesundheitsförderlichen Kontext optimal wirken, d.h. sie sollten nicht nur die Veränderung individueller Einstellungen und Verhaltensweisen, sondern auch die Modifizierung der gesundheitsrelevanten Rahmenbedingungen zum Ziel haben.

- Die Effektivität der Programme sollte auch unter Normalbedingungen gegeben sein. Die Programme sollten theoretisch fundiert und wissenschaftlich evaluiert sein.

- Die Präventionsarbeiter sollten über die kommunikativen und sozialen Fähigkeiten verfügen, die für eine Umsetzung der Maßnahme nötig sind, und sich in ihrer professionellen Ausbildung oder im Rahmen der Fort- und Weiterbildung das erforderliche methodische Know how erwerben.

- Für die Durchführung der Programme müssen ausreichende materielle und personelle Ressourcen zur Verfügung stehen.

- Die lebenslange Abstinenz stellt im Hinblick auf illegale Drogen das Ziel dar.

Messbare drogenspezifische Indikatoren wie z.B. das Einstiegsalter, die Konsumhäufigkeit, das Wissen über die Wirkungsweise und das Gefährdungspotential verschiedener Stoffe dienen zur Überprüfung der Wirksamkeit durchgeführter Maßnahmen. Zudem kann mit Hilfe von drogenunspezifischen Indikatoren wie Einbindung, Stabilität und Klima in inner- und außerfamilialen Beziehungen Jugendlicher sowie der Entwicklung von sozialen Kompetenzen zur Konfliktlösung und zur Bewältigung von belastenden Lebensereignissen und Situationen der Erfolg geprüft werden. Die wissenschaftliche Begleitung und Evaluation verschiedener Präventionsprogramme weist nahezu bei allen Projekten positive Effekte bezüglich der Hinauszögerung des Konsumbeginns, der vollständigen Vermeidung des Drogenkonsums und der Verhinderung von langfristigem Drogengebrauch auf. Die Ergebnisse wurden mit katamnestischen Untersuchungen an vor dem Programmbeginn festgelegten Zeitpunkten über kurz- und langfristige Untersuchungszeiträume gewonnen (vgl. Leppin u.a. 1994, 1995; Walden u.a. 1998).

Allerdings ist es für eine realistische, abschließende Bewertung dokumentierter Evaluationsbefunde immer von Nutzen, einen Blick auf die Zusammensetzung der Zielgruppe und den Katamnesezeitraum zu werfen. Oft genug setzt sich die Zielgruppe der Maßnahmen aus Jugendlichen mit einem vergleichsweise hohen Maß an sozialen, kulturellen und finanziellen Ressourcen zusammen.

Sekundärprävention

Im Rahmen der Sekundärprävention werden unterstützende und heilende Maßnahmen durchgeführt, die dazu beitragen, negative biopsychosoziale Folgen des Drogengebrauchs und das Entstehen von Abhängigkeit im Sinne der ICD 10 zu vermeiden. Interventionen bei Erstkonsumenten und Drogengebrauchern mit bereits gesundheitsschädigendem Drogenkonsum fallen in den Aufgabenbereich der ambulanten Suchtberatungsstellen. Ziel ist dabei, dass bei Personen mit gesundheitsschädigendem Drogenkonsum die Entwicklung der Abhängigkeit verhindert werden soll und bereits bestehende gesundheitliche, soziale und finanzielle Beeinträchtigungen im Rahmen von Beratung bzw. Frührehabilitation korrigiert werden können (vgl. Fachverband Sucht e.V. 1998).

In den vergangenen Jahrzehnten wurde in Deutschland unter Mitwirkung von Politik, Leistungs- und Einrichtungsträgern ein differenziertes Beratungs- und Behandlungssystem für Suchtkranke entwickelt. „Die Zielsetzung der verschiedenen Beratungs- und Behandlungsangebote muss sein, indikationsbezogen, bedarfsgerecht, patientenorientiert und mit einer hohen Qualität ihre jeweilige Leistung zu erbringen" (ebd., S. 13). Die Suchtkrankenhilfe umfasst in Deutschland ein breites Spektrum von ambulanten, teilstationären und stationären Hilfsangeboten: „1.390 Beratungsstellen stehen für Hilfe suchende Suchtmittelkonsumenten zur Verfügung. Handlungsbedarf besteht jedoch immer noch im Bereich der Frühintervention" (Holz/Leune 1999, S. 139). Etwa 150 spezialisierte Drogenberatungsstellen stehen Konsumenten von illegalen Drogen offen. Wiederum rund 900 Beratungsstellen verfolgen einen integrierten Ansatz (Alkohol, Drogen und Medikamente). Nach der Jahresstatistik der ambulanten Beratungs- und Behandlungsstellen von 1998 dominieren in den ambulanten Beratungs- und Behandlungsstellen die Alkoholabhängigen mit 74,4%, die zweitgrößte Klientengruppe stellen die Opiatabhängigen mit 14,9%. Dagegen zählt in der ambulanten Drogenhilfe nach Eigenangaben der Klienten Heroin mit rund 80% zu dem vorrangig konsumierten Suchtmittel, danach folgen Alkohol mit rund 40%, Cannabis mit rund 30% und Kokain mit bis zu 20%). Auch bei den Klienten der spezialisierten Beratungsstellen rangieren Opiate und Opiatersatzstoffe als Hauptdroge. Zudem zeigt sich ein Mischkonsum beim überwiegenden Teil der Klienten (alle Angaben Holz/Leune 1999, S. 139-149).

Das Tätigkeitsfeld der ambulanten Suchthilfeeinrichtungen ist weitgehend standardisiert und umfasst in der Regel die Bereiche Prävention, Beratung,

Betreuung und ambulante Behandlung (Therapie) abhängiger oder Suchtmittel missbrauchender Menschen.

Das Standardangebot der ambulanten Sucht- und Drogenhilfe

• *Prävention*

als zielgruppenspezifische und suchtunspezifische Primär- und Sekundärprävention; ausgewählte Zielgruppen sind z.b. Schüler, Vereinsmit-
glieder, Erzieherinnen etc. Ziel ist es, einer Suchtentwicklung vorzubeugen, alternative Verhaltensweisen aufzuzeigen und einzuüben sowie die
Beratung von Institutionen und Multiplikatoren (Betriebe) bei suchtspe-
zifischen Problemen durchzuführen und über Hilfeangebote zu informieren.

• *Beratung*

von Suchtgefährdeten, Suchtkranken, Substituierten und Angehörigen ist
eine der zentralen Aufgaben im Drogenhilfesystem. Die Kontaktaufnahme erfolgt in der Regel durch die Suchtmittelkonsumenten, wenn diese
erkannt haben, dass sie mit eigenen Ressourcen ihre Abhängigkeitsproblematik nicht mehr bewältigen können. Der Anlass zur Kontaktaufnahme
ist in der Regel eine subjektive Problem-, Konflikt- und/oder Notsituati-
on.

• *Betreuung*

von Suchtgefährdeten, Suchtkranken, Substituierten und Angehörigen
umfasst alltagspraktische Hilfen mit und ohne Abstinenzanspruch und
sozialanwaltlichem Charakter, psychosoziale Betreuung von Substituierten und ,Chronikern' und den Tagesaufenthalt von Suchtgefährdeten,
Suchtkranken, Substituierten und Angehörigen.

• *Behandlung*

im Sinne von ambulanter Therapie erfolgt mit dem Ziel der weitgehenden
psychischen und physischen Restitution des Drogenabhängigen, Krank-
heitseinsicht zu erzielen, die Motive des Drogengebrauches gemeinsam zu
erarbeiten und die Klienten zu befähigen, ihre Verhaltensweisen zu korrigieren und vor allem ihre Arbeits- und Leistungsfähigkeit wiederzuerlan-
gen.

• *aufsuchende Arbeit*

geschieht in Form von Streetwork, Besuchen im Krankenhaus, Besuchen
in Heimen und anderen Institutionen, im Strafvollzug und von Fallbe-
sprechungen mit dem Allgemeinen Sozialen Dienst (ASD) etc.

Trotz des im internationalen Vergleich qualitativ hochwertigen Versor-
gungsangebotes, ist nach dem Abschluss der Aufbauphase von ambulanten
und stationären Einrichtungen eine extrem hohe Rückfallrate in altes Drogenkonsumverhalten bei den Klienten zu beobachten. Sekundärpräventive
Angebote müssen sich deshalb noch stärker als bisher an den Lebenswelten

drogengefährdeter Jugendlicher orientieren, ihre Lebensgewohnheiten und Bedürfnisse berücksichtigen und Unterstützungsleistungen entwickeln, die angenommen werden.

Tertiärprävention

Tertiärpräventive Maßnahmen verfolgen klar definierte suchtspezifische Zielsetzungen (vgl. Bühringer 1997; Fachverband Sucht e.V. 1998; Körkel/Schindler 1999). Sie beinhalten alle direkten Maßnahmen der ambulanten und stationärem Suchtkrankenbehandlung und der Rehabilitation für langjährig Suchtkranke. Die angebotenen Interventionen sollen Rückfälle bzw. negative Weiterentwicklungen verhindern oder eindämmen. Sie haben je nach individueller Problemlage kompensatorischen oder eher rehabilitativen Charakter. Der Fachverband Sucht (1998) benennt folgende Ziele der Tertiärprävention:

- die Gewährung von Überlebenshilfen für abhängige Menschen;
- die Stabilisierung der gesundheitlichen, sozialen und persönlichen Situation;
- die Vermittlung problembezogener materieller und therapeutischer Hilfen;
- die Verminderung der Rückfallhäufigkeit und Rückfalldauer;
- dauerhafte Abstinenz;
- die Wiederherstellung der Erwerbsfähigkeit und Reintegration in berufliche, familiäre und soziale Bezüge.

Bislang wird durch das sekundär- und tertiärpräventive Suchthilfesystem (Beratungsstellen, Tageskliniken, Fachkliniken, komplementäre Einrichtungen) und über die psychiatrischen Einrichtungen „nur ein kleiner Teil der abhängigkeitskranken Menschen in Deutschland erreicht. Der weitaus größte Teil Suchtkranker hat hingegen Kontakt zum Bereich der medizinischen Basisversorgung, d.h. zu niedergelassenen Ärzten und Krankenhäusern" (Fachverband Sucht e.V. 1998, S. 12; vgl. dazu auch Wienberg 1992). Detaillierte Ausführungen zur Tertiärprävention finden sich im Beitrag von Bader, Therapie Drogenabhängiger, i.d.B.

Literatur

Bandura, A.: Social Learning Theory. New York 1997
Bandura, A.: Social foundations of thought and action. Englewood Cliffs 1986
Becker, P.: Prävention und Gesundheitsförderung. In: Schwarzer, R. (Hrsg.): Gesundheitspsychologie. Ein Lehrbuch. Göttingen 1996
Bühringer, G.: Geschichte der Methadon-Substitution in Deutschland. Aktuelle Probleme und Lösungsvorschläge. In: Ministerium für Arbeit, Gesundheit und Soziales des Landes Nordrhein-Westfalen: Tagungsdokumentation. 10 Jahre Methadonsubstitution in NRW. Düsseldorf 1997

Bundeszentrale für gesundheitliche Aufklärung (BzgA). Materialien zur Suchtprävention.

Ehrenfried, T./Heinzelmann, C./Kähni, J./Mayer, R.: Arbeit mit Kindern und Jugendlichen Familien Suchtkranker. Ein Bericht aus der Praxis. Balingen 1998

Fachverband Sucht e.V. (Hrsg.): Gesamtverband des Fachverbandes Sucht e.V. zur Behandlung von Abhängigkeitskranken. Schriftenreihe des Fachverbandes Sucht e.V., Bd. 5. Geesthacht 1998

Heckmair, B./Michl, W.: Erleben und Lernen. Einstieg in die Erlebnispädagogik. Neuwied, Kriftel, Berlin ³1998

Holz, A/Leune, J.: Suchtkrankenhilfe in Deutschland. In: DHS (Hrsg.): Jahrbuch Sucht 2000. Geesthacht 1999

Hurrelmann, K.: Zum Zusammenhang zwischen Sozialisation und Drogen im Jugendalter. Vortrag zum 25-jährigen Bestehen der STEPP Hannover. http://www.stepp-hannover.de/medien.htm. 1998

Hurrelmann, K./Bründel, H.: Drogengebrauch – Drogenmissbrauch. Eine Gratwanderung zwischen Genuss und Abhängigkeit. Darmstadt 1997

IFT – Institut für Therapieforschung: Fortschreibung der Expertise zur Primärprävention des Substanzmissbrauchs. München 1993

Initiative zur Suchtprophylaxe. Sozialministerium Baden-Württemberg. Ganzheitlich orientierte Suchtprophylaxe als Hilfe zur Persönlichkeitsentfaltung von Kindern. Materialien für den Kindergarten. Freiburg 1994

Jessor, R./Jessor, S. I.: Problem behaviour and psychological development: A longitudinal Study of Youth. San Diego 1977

Körkel, J./Schindler, C.: Ziele und Zielvereinbarungen in der Suchtarbeit. In: Fachverband Sucht e.V. (Hrsg.): Suchtbehandlung – Entscheidungen und Notwendigkeiten. Geesthacht 1999

Kolip, P. (Hrsg.): Programme gegen Sucht. Internationale Ansätze zur Suchtprävention im Jugendalter. Gesundheitsforschung. Weinheim 1999

Kolip, P./Nordlohe, E./Hurrelmann, K.: Jugend und Gesundheit. Interventionsfelder und Präventionsbereiche. Weinheim 1995

Krausz, M./Degwitz, P./Verthein, U.: Entwicklungsbedingungen, Lebensereignisse und psychosoziale Belastungen bis zur Pubertät. Entwicklungsbedingungen Opiatabhängiger und ihrer „normalen" Altersgenossen. In: Kindheit und Entwicklung, 7 (4). Göttingen 1998

Künzel-Böhmer, J./Bühringer, G./Janik-Konecny, T.: Expertise zur Primärprävention des Substanzmissbrauchs. Schriftenreihe des Bundesministeriums für Gesundheit, Bd. 20. Baden-Baden 1993

Landesstelle gegen die Suchtgefahren in Baden-Württemberg (Hrsg.): Jugend und Sucht. Neue Ansätze zu einer jugendspezifischen Suchtprävention. Stuttgart 1998

Leppin, A.: Gesundheitsförderung in der Schule. In: Kolip, P./Hurrelmann, K./Schnabel, P.E. (Hrsg.): Jugend und Gesundheit. Interventionsfelder und Präventionsbereiche. Weinheim 1995

Leppin, A./Hurrelmann, K./Freitag, M.: Schulische Gesundheitsförderung im Kontext von Klassenklima und sozialem Rückhalt durch die Lehrer. In Zeitschrift für Pädagogik, 6/1994

Leppin, A./Kolip, P./Hurrelmann, K.: Gesundheitsförderung in der Schule. In: Prävention, 19/1996

Nestmann, F.: Förderung sozialer Netzwerke – eine Perspektive pädagogischer Handlungskompetenz. In: neue praxis, 2/1989

Schmidt, B./Alte-Teigeler, A./Hurrelmann, K.: Prävention. In: Gölz, J. (Hrsg.): Moderne Suchtmedizin. Diagnostik und Therapie der somatischen, psychischen und sozialen Syndrome, 3/1998

Turczyk, R.: Peer-Modelle in der Suchtprävention – Bedingungen und Perspektiven bei der Umsetzung eines neuen Konzeptes, dargestellt an sächsischen Multiplikatoren-Projekten. Unveröffentlichte Magisterarbeit. Universität Leipzig 2001

Walden, K./Kutz, R./Kröger, C./Kirmes, J.: ALF. Allgemeine Lebenskompetenzen und Fertigkeiten. Programm für Schüler und Schülerinnen der 5. Klasse mit Informationen zu Nikotin und Alkohol. Lehrermanual mit Kopiervorlagen zur Unterrichtsgestaltung. Baltmannsweiler 1998

Wienberg, G.: Die vergessene Mehrheit. Zur Realität der Versorgung alkohol- und medikamentenabhängiger Menschen. Bonn 1992

Cornelia Blum

Soziale Netzwerke von Drogengebrauchern

Soziale Netzwerke als Modelle

Soziale Netzwerke sind „das Gesamt an sozialen Beziehungen zwischen einer definierten Menge von Personen, Rollen und Organisationen" (Röhrle 1994, S. 1). Im Unterschied dazu umfassen persönliche Netzwerke die Beziehungen einer einzelnen Person. Soziale Netzwerke lassen sich durch eine Vielzahl quantitativer und qualitativer Charakteristika beschreiben, wobei den funktionalen Merkmale ein besondere Bedeutung zukommt: Soziale Netzwerke bieten sozialen Rückhalt für die Entwicklung von Identität und Selbstwertgefühl und können außerdem aktiv werden und soziale Unterstützung leisten, wenn Individuen Stress ausgesetzt sind.

Die Effekte sozialer Unterstützung werden als Haupt- und Puffereffekte beschrieben: Haupteffekte treten unabhängig von Belastungen auf. Allein das Eingebettetsein in soziale Bezüge bewirkt ein größeres Wohlbefinden, ein Gefühl von Geborgenheit und Zugehörigkeit und stärkt über die Möglichkeit, eigene Rollen und Identitäten zu entwickeln, das soziale ‚Immunsystem'. Außerdem wirken sich Haupteffekte auch direkt auf Stressoren und Risiken aus, indem diese gar nicht erst als Belastungen interpretiert werden und damit zu keiner Stressreaktion führen. Haupteffekte wirken psychologisch, d.h. allein die Annahme, dass man geschätzt, geliebt und im Notfall unterstützt wird, führt zu den genannten positiven Effekten.

Puffereffekte sind indirekte Effekte, die wirksam werden, wenn bereits Belastungen aufgetreten sind. Sie können zum einen die Stressreaktion abpuffern, indem sie z.B. das Selbstwertgefühl in einer Stresssituation erhöhen, und zum anderen über eine Verbesserung der Bewältigungsmöglichkeiten die Folgen der Stressreaktion abmildern. Puffereffekte können auch nachdem eine Schädigung eingetreten ist dazu beitragen, dauerhaft Unterstützung zu leisten (vgl. Nestmann 1991, S. 41). Im Gegensatz zu Haupteffekten wirken Puffereffekte nicht psychologisch, sondern durch konkrete Hilfen, die informativer (Bereitstellung von Informationen), interpretativer (Unterstützung bei der Interpretation von Belastungen und Hilferessourcen), instrumenteller (gemeinsame Aktionen, materielle Hilfen) oder emotionaler (Trost, Zuwendung) Natur sein können. Neben den objektiv ablaufenden Unterstützungsprozessen ist entscheidend, dass diese auch subjektiv als unterstützend erfahren werden. Zudem können die verschiedenen Unterstützungsleistungen nicht von beliebigen Personen erbracht bzw. angenommen werden. Es kommt darauf an, dass Unterstützungsquelle, Unterstützungsleistung, Unterstützungsbeurteilung und Unterstützungsbedürfnis zusammen passen.

Um Prozesse sozialer Unterstützung aufrechtzuerhalten, ist ein gewisses Maß an Wechselseitigkeit (Reziprozität) nötig. Verlaufen soziale Unterstützungsprozesse einseitig, kann das zu Abhängigkeit und Fremdbestimmung führen. Die Person, die mehr Unterstützung erhält als sie gibt, entwickelt dann Gefühle, inkompetent und wertlos zu sein und anderen zur Last zu fallen. Die Person, die mehr Unterstützung leistet als sie erhält, erfährt dagegen möglicherweise eine Stärkung ihres Kompetenz- und Selbstwertgefühls oder aber fühlt sich ausgenutzt oder überlastet. Neben fehlender Reziprozität lassen sich weitere mögliche Hindernisse für soziale Unterstützung sowohl aufseiten des Betroffenen als auch seitens des Unterstützungssystems ausmachen wie z.B. Hemmungen, Hilfe zu suchen, Angst vor Zurückweisung oder fehlende Ressourcen für die Unterstützung.

Soziale Netzwerke sind nicht immer Unterstützungsbezüge und können – wie auch soziale Unterstützung selbst – eine Reihe von negative Effekten erzeugen: Insbesondere sehr dichte soziale Netzwerke können stark einengend und kontrollierend wirken und Menschen von der Erprobung eigener Veränderungsstrategien abhalten. Außerdem können Netzwerke an der Entwicklung und Verstärkung abweichenden Verhaltens beteiligt sein. Soziale Unterstützungsprozesse schaffen Konflikte und werden zur Belastung, wenn die Hilfeleistungen nicht auf die Hilfebedürfnisse eingehen. Sie können Schuld- und Schamgefühle beim Unterstützungsempfänger auslösen und zur Verletzung persönlicher Grenzen führen. Negative Folgen hat soziale Unterstützung besonders dann, wenn der oder die Betroffene die Handlungsergebnisse nicht sich selbst, sondern den UnterstützerInnen zuschreibt. Der/die Betreffende kann keine Erfahrung mit der eigenen Verantwortlichkeit machen und seine/ihre eigene Wirksamkeit im Bewältigungsprozess nicht erfahren. Das führt dazu, dass er/sie sich allmählich als Versager betrachtet und in Prozesse erlernter Hilflosigkeit gleitet. Zusammenfassend lässt sich sagen, dass soziale Netzwerke dann unterstützend wirken, wenn sie

• Stigmatisierung und Ausgrenzung verhindern und dem Betroffenen das Gefühl sozialer Integration vermitteln,

• keine Vorurteile oder Vorwürfe erheben, sondern Vertrauen und Selbstvertrauen fördern, was dem Betreffenden ermöglicht, Zugang zu eigenen Gefühlen zu erlangen und sie auch auszudrücken,

• die Fähigkeiten des einzelnen verbessern, Ressourcen wahrzunehmen, anzufordern und zu nutzen und selbst Ressourcen zur Verfügung zu stellen und

• den Einzelnen dazu motivieren, die Gestaltung des eigenen Lebens selbst in die Hand zu nehmen (vgl. Ningel/Funke 1995, S. 248).

Daraus ergeben sich eine Reihe von Konsequenzen für das *formelle* Netzwerk: Formelle Hilfen stellen lediglich eine Ergänzung informeller Hilfen dar, da ein Großteil aller psychosozialen Probleme durch informelle Unterstützungsleistungen gelöst wird und erst, wenn informelle Unterstützungsbezüge nicht ausreichend vorhanden sind oder die erforderliche Unterstützungsleistung nicht erbringen können, formelle Unterstützungssysteme wie z.B. Beratungsstellen in Anspruch genommen werden. Deshalb ist es wichtig, die Funktionsweisen informeller Hilfen zu kennen und die formellen Hilfen mit ihnen abzustimmen.

Mit Hilfe des theoretischen Modells ‚Soziales Netzwerk' ist es möglich, die Gesamtheit der Beziehungen und das Gefüge, das sich aus ihnen ergibt, zu erfassen und zu untersuchen. Damit wird es sowohl möglich, Merkmale des Netzwerkes zu erkennen, die zur Problemverringerung und -bewältigung genutzt werden können.

Aus diesen Erkenntnissen wiederum ergeben sich ganz neue Ansatzpunkte für formelle Interventionen: Es gilt auf der einen Seite, die Ressourcen des informellen Netzwerkes zu aktivieren, zu stabilisieren, zu koordinieren und vor allem zu unterstützen und auf der anderen Seite, Konflikt- und Belastungspotentiale abzubauen bis hin zur Auflösung fragwürdiger Strukturen.

Veränderungen in sozialen Netzwerken bei der Entwicklung von Drogenabhängigkeit

Veränderungen in sozialen Netzwerken lassen sich nicht als Ursachen oder Folgen von Drogenkonsum oder Drogenabhängigkeit beschreiben. Sie sind vielmehr ein Faktor in einem mehrdimensionalen Prozess mit vielseitigen Wechselwirkungen. So können fehlende soziale Bezüge durchaus einen Risikofaktor für Drogengebrauch darstellen. Sie können zum einen selbst als Stressoren wirken oder sich als fehlende Ressourcen im Bewältigungsprozess anderer Problemlagen bemerkbar machen. Das kann der Fall sein, wenn Jugendliche schulische Probleme haben und keine Freunde da sind, die sie z.B. über konkrete Hilfen, die Umbewertung des Problems oder emotionale Zuwendung unterstützen, mit diesen Belastungen klar zu kommen. Drogenkonsum kann dann eine subjektiv durchaus sinnvolle Möglichkeit sein, Probleme zu bewältigen (siehe Böhnisch/Schille, Drogengebrauch als Risiko- und Bewältigungsverhalten, i.d.B.).

Schlägt der gelegentliche Drogenkonsum in eine sich entwickelnde Abhängigkeit um, so ist dieser Prozess in der Regel durch eine Ausdünnung des privaten Beziehungsnetzes geprägt. Dies betrifft sowohl die Anzahl der Kontaktpersonen als auch die Kontakthäufigkeit (vgl. Feineis 1998, S. 116). Das hat wiederum Auswirkungen auf die Bewältigungsressourcen des/der Betreffenden, so dass sich eine Art Teufelskreis entwickeln kann, in dem die Belastungen zunehmen und die Ressourcen schwinden.

In diesem Prozess lässt sich beobachten, dass die Anzahl der drogenfreien Bezugspersonen abnimmt, während die Zahl der drogenkonsumierenden Bezugspersonen zunimmt. Damit büßt der/die Betroffene mit der Zeit die Vielfalt in seinen/ihren sozialen Beziehungen ein, was zur Chronifizierung des Drogenproblems beiträgt. Der Verlust des Ausbildungs- oder Arbeitsplatzes verstärkt die Isolierung des/der Betreffenden weiter, indem reguläre tägliche Kontakte entfallen (vgl. ebd., S. 122).

Mit zunehmender Entwicklung einer Abhängigkeit gewinnt das öffentliche Versorgungsnetz an Bedeutung: Kontakte zu Krankenhäusern, Drogenberatungsstellen, niederschwelligen Angeboten sozialer Arbeit usw. ersetzen nach und nach das private Beziehungsnetz. Stationäre Entwöhnungsbehandlungen bergen die Gefahr, zusätzlich zu einem Abbruch sozialer Beziehungen beizutragen (vgl. ebd., S. 123).

In den privaten Beziehungen nimmt die Mutter häufig eine zentrale Stellung mit vielfältigen Kontakten im Netzwerk ein (Nexusperson). Ihr kommt die Aufgabe zu, die negativen Folgen der Abhängigkeit auszugleichen (vgl. ebd., S. 121). Insgesamt sind die privaten Beziehungen eines drogenabhängigen Menschen durch einen Mangel an Reziprozität gekennzeichnet: Soziale Unterstützungsprozesse verlaufen in der Form eher einseitig: Die Mitglieder im persönlichen Netzwerk einer/s DrogenkonsumentIn leisten mehr Unterstützung, als der/die Betreffende erwidern kann oder will.

Die bisherigen Ausführungen bezogen sich zum überwiegenden Teil auf die positiven, stützenden und protektiven Wirkungen sozialer Bezüge, die einen Verlust dieser Bezüge als Risikofaktor erscheinen lassen. So hat auch die Therapieforschung gezeigt, dass eine gute soziale Einbettung sowohl die Wahrscheinlichkeit der Aufnahme einer Therapie erhöht als auch die Therapieprognose – insbesondere wenn die Betreffenden bei Familienangehörigen wohnen – begünstigt. Ergänzt werden soll diese Sichtweise aber durch einen Blick auf gegenteilige Effekte: Soziale Beziehungen transportieren nicht nur protektive, sondern auch riskante Interaktionen. Sie gleichen zum einen Risiken in einem Netzwerksegment wie z.B. der Schule durch die Vermittlung von Ressourcen eines anderen Netzwerksegmentes wie z.B. der peer-group aus. Zum anderen können sie aber auch verschiedene Risiken in ihrem Zusammenspiel verstärken.

Neben dieser interaktiven Verstärkung von Risiken werden bestimmte Netzwerkstrukturen als problemgenerierend und -stabilisierend beschrieben. Diesem Bereich wandte sich besonders die Familienforschung zu (siehe auch Blum, Co-Abhängigkeit, i.d.B.). Der oben bereits erwähnten Stellung der Mutter oder anderer Nexuspersonen kann eine solche Rolle zukommen. Aus systemischer Sicht bewirkt gerade ein Mangel an Reziprozität in diesen Beziehungen, d.h. eine einseitige Unterstützung, die Stabilisierung von süchtigem Verhalten. In dem Maße, wie Bezugspersonen Verantwortung für das süchtige Familienmitglied übernehmen, kann sich dieses süchtig verhalten, da das System als Ganzes immer einen Gleichgewichts-zustand anstrebt.

Damit bekommt Suchtverhalten aus systemischer Perspektive eine wichtige Funktion zur Erhaltung des Gleichgewichts in einem System wie z.B. dem der Familie. Das ist auch eine Erklärungsmöglichkeit dafür, dass das Verhalten nicht so ohne weiteres aufgegeben werden kann. Im Gegenteil: Netzwerkstrukturen werden vom Süchtigen sogar in einer Weise beeinflusst, die ihm das süchtige Verhalten weiterhin ermöglicht. Der Betreffende ist sich dabei seiner Einflussmöglichkeiten auf das Netzwerk in der Regel nicht bewusst.

Spaltung, Polarisierung und Mobilisierung –
problematische Mechanismen in Netzwerken

- Spaltungsprozesse werden gefördert, indem zwischen einzelnen Netzwerkbereichen Kommunikationsbarrieren errichtet werden. Die einzelnen Netzwerksegmente erfahren nichts mehr voneinander oder lernen sich gar nicht erst kennen. In der Netzwerkstruktur schlägt sich das in einer Verminderung von Netzwerkdichte nieder. In der Folge wird ein offener Austausch über das Suchtproblem im Umfeld verhindert. So erfährt z.B. die Suchtberatungsstelle nichts von den Aktivitäten ehrenamtlicher Helfer oder der Vater nichts von den Absprachen mit der Ausbildungsstelle. Auf diese Weise können Vereinbarungen unterlaufen und kann Anforderungen ausgewichen werden.

- Begleitet werden Spaltungsprozesse häufig von Polarisierungstendenzen: In den einzelnen Netzwerkteilen kommt es zu sich stark widersprechenden und ambivalenten Vorstellungen zu bestimmten Problemen. So vertritt beispielsweise die Mutter der Süchtigen die Auffassung, dass sie zur Problemlösung beiträgt, indem sie ihrer Tochter immer mehr Aufgaben abnimmt, während in der Beratungsstelle gerade an der Übernahme von mehr Verantwortung gearbeitet wird. Auch das führt dazu, dass Veränderungen blockiert werden.

- Ein dritter Mechanismus ist die Mobilisierung. Mobilisierung bedeutet, dass das Netzwerk ständig mit Aktivitäten beschäftigt wird, die scheinbar eine Problemlösung bewirken können. Auf diese Weise haben die Netzwerkmitglieder das Gefühl, etwas für das Problem zu tun und bemerken oft gar nicht, dass ihre Aktivitäten am eigentlichen Problem vorbeigehen.

Spaltung, Polarisierung und Mobilisierung sind also Mechanismen, die im Netzwerk dazu beitragen, dass sich der Suchtmittelkonsum stabilisiert und das Umfeld dennoch das Gefühl hat, außerordentlich aktiv zu sein: somit werden damit entscheidende Veränderungen verhindert werden (vgl. Feineis 1998, S. 124).

Interventionsmöglichkeiten aus der Netzwerkperspektive

Netzwerkbezogene Interventionen stellen bei der Wahrnehmung und Interpretation menschlichen Verhaltens die Netzwerkperspektive in den Mittelpunkt: Verhalten wird weniger auf der individuellen Ebene, sondern im sozialen Kontext betrachtet. So gilt nicht mehr allein das einzelne Individuum als Adressat von Intervention, sondern das gesamte Netzwerk. Interventionen können sich zum einen als Primärprävention auf die Bevölkerung im Allgemeinen beziehen, indem Haupteffekte sozialer Unterstützung gefördert werden, und zum anderen als Sekundärprävention auf mit Risiken belastete Menschen, indem Puffereffekte sozialer Unterstützung verstärkt werden.

Aus dem Wissen um problemgenerierende und -stabilisierende Funktionen von bestimmten Netzwerkmustern und um Veränderungsprozesse in Netzwerken lassen sich weitere Ansatzpunkte für Interventionen ableiten. Interventionen können sich auf drei Ebenen richten: auf das Individuum, auf das Netzwerk selbst und auf den sozialökologischen Kontext.

Auf den Einzelnen gerichtete Interventionen

Interventionen, die auf den Einzelnen gerichtet sind, haben über Prozesse von Bildung, Erziehung und Beratung eine Stärkung der Netzwerkorientierung sowie der Fähigkeiten zur Nutzung sozialer Unterstützung zum Ziel (vgl. Nestmann 1991). Das beinhaltet zum einen die Förderung personaler Kompetenzen zum Aufbau und zur Erhaltung sozialer Beziehungen und die Vermittlung von Erfahrungen der eigenen Wirksamkeit bei der Gestaltung von Netzwerkbezügen (empowerment). Diese Art der Intervention kommt besonders in der Arbeit mit Gruppen oder durch die Nutzung der KlientIn-HelferIn-Beziehung als exemplarisches Erfahrungsfeld für die Gestaltung von Beziehungen zum tragen. Zum anderen werden Personen dazu befähigt, soziale Unterstützung wahrzunehmen, hervorzurufen, zu nutzen und selbst soziale Unterstützung zu leisten. Eine Reflexion über eigene Unterstützungsbedürfnisse und die Bearbeitung der Interpretationen erhaltener Unterstützung können diesen Prozess begleiten.

Bei gefährdeten Gruppen geht es insbesondere darum, die verschiedenen Effekte sozialer Unterstützung zu erkennen. Auf dieser Grundlage können die Betreffenden entscheiden, auf welche für sie durchaus angenehmen Formen sozialer Unterstützung (z.B. Dazugehören zur drogenkonsumierenden Clique oder die finanziellen Zuwendungen des Onkels) sie verzichten wollen, um mit der Arbeit an ihrem Suchtproblem voranzukommen.

Auf soziale Netzwerke gerichtete Interventionen

Auf soziale Netzwerke gerichtete Interventionen können sich zum einen auf die Struktur des Netzwerkes und zum anderen auf die Qualität der Interaktionen im Netzwerk beziehen. Zu Beginn steht die Erfassung des sozialen Beziehungsgefüges. Grundlage dafür kann die Erstellung einer Netzwerkkarte sein. Diese Netzwerkkarte bietet wertvolle diagnostische Anhaltspunkte, um einen Einblick in Netzwerkstrukturen, die ablaufenden Interaktionen und die Netzwerkanteile an der Problematik zu erhalten. Außerdem kann der Betreffende beim Erstellen seiner Netzwerkkarte durch begleitende Fragen dazu angeregt werden, Stärken und Schwächen in seinem Netzwerk und Effekte sozialer Unterstützung zu erkennen und Veränderungswünsche zu formulieren.

Interventionen, die primär an der Struktur des Beziehungsgefüges ansetzen, zielen auf den Aufbau, die Aktivierung und die Erweiterung bzw. Ergänzung fehlender Netzwerkbezüge durch die Schaffung neuer Beziehungen oder die Reaktivierung alter Beziehungen. Auch die Erhaltung wichtiger Netzwerkteile in kritischen Phasen kann Aufgabe von Intervention sein. Der Aufbau persönlicher Netzwerke (*network construction*) geschieht in der Regel durch die Schaffung künstlicher Beziehungsgefüge. Das sind z.B. Selbsthilfegruppen, die initiiert, aktiviert und stabilisiert werden können. Selbsthilfegruppen ermöglichen ihren Mitgliedern die Erfahrung der Normalisierung in der Gruppe und des Selbst-helfen-Könnens, tragen zur Entwicklung gemeinsamer Deutungsmuster bei und stellen Gemeinsamkeit und Zugehörigkeitsgefühl her. Außerdem erhöhen sie die Netzwerkorientierung ihrer Mitglieder, was sich positiv auf weitere Netzwerkbeziehungen auswirkt. Beziehungen, die über Selbsthilfegruppen entstanden sind, diffundieren nach einiger Zeit häufig in das private Beziehungsnetz, indem sich z.B. Freundschaftsbeziehungen entwickeln.

Ein weiterer Ansatz, der auf die Struktur von Netzwerken gerichtet ist, ist die Zusammenführung weit auseinander liegender Kontakte in natürlichen Beziehungsnetzen (*network session*). Die Verknüpfungen beschränken sich jedoch nicht nur auf die Ebene informeller Beziehungen, sondern zielen auch auf die Schnittstellen zum professionellen Unterstützungsnetz (*linkage*). Diese Verknüpfung darf nicht aus einem Verwertungsinteresse der professionellen Helfer erfolgen, sondern muss die spezifischen Potentiale der unterschiedlichen Segmente mit dem Ziel von Kooperation akzeptieren und nutzen. So liegen die besonderen Qualitäten informeller Beziehungen in ihrer Alltagsverflechtung, Gegenseitigkeit, Spontaneität und Selbstbestimmung, während professionelle Unterstützung von Reflexivität, Distanz, Abrufbarkeit und einklagbarer Verbindlichkeit geprägt ist (vgl. Nestmann 1991, 46f.).

Eine wichtiges methodisches Instrument zur Mobilisierung von Unterstützungspotentialen und zur Vernetzung der Angebote ist die *Netzwerkkonferenz* (vgl. Feineis 1998, S. 128f.). Zu einer Netzwerkkonferenz werden alle relevanten Personen eines Netzwerkes eingeladen. Voraussetzung ist die Motivation der Teilnehmenden, die oft erst aus einem Krisenerleben heraus erwächst. Dieses Angebot ist ein hochschwelliges Angebot und aus der

Praxis eher in der Form von Helferkonferenzen geläufig. Ziel einer solchen Netzwerkkonferenz ist es, bisher nicht genutzte Kommunikationskanäle entstehen zu lassen und Unterstützungspotentiale zu mobilisieren. Wichtig ist, dass die Verantwortung sowohl für Probleme als auch für deren Lösungen im Netzwerk selbst gelassen wird, wenn auch die Delegierung der Verantwortung für bestimmte Aufgaben innerhalb des Netzwerkes möglich ist. Auf diese Weise können Empowerment-Prozesse angeregt und widersprüchliche Interventionen in den verschiedenen Netzwerkteilen ausgeschaltet werden. Netzwerkkonferenzen können auch in prozessorientierter Form über einen längeren Zeitraum stattfinden und die im Netzwerk ablaufenden Prozesse begleiten und nutzen.

Feineis (1998, S. 129f.) hat für einen solchen Prozess ein Ablaufmodell entwickelt:

1. *Retribualisierungsphase*: Das Netzwerk wird zusammengeführt und die Energie und Aufmerksamkeit gebündelt.

2. *Polarisierungsphase*: Die gegensätzlichen Meinungen prallen aufeinander.

3. *Mobilisierungsphase*: Es tauchen Problemlösungen auf, die das Problem nur scheinbar angehen.

4. *Depressionsphase*: Die vereinbarten Problemlösungsstrategien scheitern. Das Problem erscheint als unlösbar.

5. *Phase des Durchbruchs*: Echte Problemlösungen tauchen auf und werden umgesetzt.

6. *Phase der Erleichterung*.

Die Leitung der Netzwerkkonferenz hat in diesem Prozess eine Mediatorenfunktion inne. Als Methoden für die einzelnen Zusammenkünfte eignen sich gruppendynamische Übungen, Methoden aus dem Psychodrama, Visualisierungstechniken oder Methoden aus dem therapeutischen Bereich.

Die primär an der Struktur ansetzenden Netzwerkinterventionen wirken sich auch unmittelbar auf die ablaufenden Interaktionen im Netzwerk aus. Sie werden durch Methoden ergänzt, die direkt an den Beziehungen ansetzen und auf die wechselseitigen Unterstützungsleistungen der Mitglieder Einfluss nehmen. Ziel ist es dabei, die Qualität der Interaktionen zu erhöhen. Dazu kann es notwendig sein, verschiedene Kontakte zu intensivieren, andere wiederum abzuschwächen (*network coaching*).

Zur Verbesserung von Unterstützungsprozessen trägt auch die Arbeit mit den Unterstützern bei. Diese benötigen möglicherweise selbst Unterstützung oder Entlastung oder aber eine Schulung für ihre Tätigkeit (z.B. bekamen in Amerika Frisöre eine beraterische Ausbildung!) und eine Anerkennung ihrer Leistungen. Eine Variante, das zu erreichen, stellen Selbsthilfegruppen für Angehörige dar. Bezogen auf das gesamte Netzwerk fasst Feineis (1998, S. 137) zusammen, „ [...] dass alle von den Folgen der Abhängigkeit betroffenen Personen und Institutionen im Umfeld des Klienten lernen sollten, so viel Engagement, aber auch Distanz zum Problem zu halten, dass sie nicht im Sog einer tendenziell co-abhängigen bzw. überengagierten Helferproblematik aufgrund von eigener Überforderung mit Ausstoßung, Abwendung oder ‚burn out' reagieren müssen".

Auf den Kontext gerichtete Interventionen

Die sozialökologischen Rahmenbedingungen bilden die Grundlage für soziale Netzwerke. Deshalb sollte die Förderung von sozialen Netzwerken auch die Umgebungsvariablen einbeziehen. Das sind zum einen Einstellungen und Klima in der Gemeinde, die sich förderlich oder hemmend auf soziale Netzwerke auswirken können. Kontextbezogene Interventionen tragen zur Entwicklung eines netzwerkförderlichen Klimas bei, indem z.b. *settings* gefördert werden, die alltägliche Kontakte und den Aufbau sozialer Beziehungen ermöglichen. Die Förderung von Netzwerkorientierung schließt auch Institutionen wie Schule, Krankenhaus/Arztpraxis und Kirche ein. Netzwerkkonferenzen können umfeldorientiert angelegt werden und auf diese Weise Teile der Gemeinde mit einschließen. So entstand z.b. an der Drogenberatungsstelle Baselland ein Projekt, das über die Zusammenarbeit mit dem Rotary-Club Klienten auf den Arbeitsmarkt vermittelt (vgl. Feineis, S. 133).

Die Schulung von Multiplikatoren und Mediatoren und die Sensibilisierung von Schlüsselpersonen in der Gemeinde für die Netzwerkperspektive kann eine Strategie von Primärprävention sein. Netzwerkorientierung wird außerdem durch das Anstoßen von Empowermentprozessen gefördert: Einzelne, Gruppen und ganze Gemeinden beginnen ihre Ressourcen wahrzunehmen und zu nutzen. Indem sie aktiv werden, sich zu Interessengruppen zusammenschließen und z.b. in Planungsprozesse einmischen, erleben sie zunehmend ihre eigene Wirksamkeit (siehe auch Blum, Drogenprävention im Gemeinwesen, i.d.B.).

Literatur

Badura, B.: Sozialpolitik und Selbsthilfe aus traditioneller und aus epidemiologischer Sicht. In: Badura, B./von Ferber, C. (Hrsg.): Selbsthilfe und Selbstorganisation im Gesundheitswesen. München, Wien, Oldenburg 1981

Bullinger, H./Nowak, J.: Soziale Netzwerkarbeit. Eine Einführung für soziale Berufe. Freiburg im Breisgau 1998

Diewald, M.: Soziale Beziehungen: Verlust oder Liberalisierung? Berlin 1991

Feineis, B.: Soziale Netzwerkarbeit mit Drogenabhängigen. In: Röhrle, B./Sommer, G./Nestmann, F. (Hrsg.): Netzwerkinterventionen. Tübingen 1998

Gottlieb, B.: Social support strategies – Guidelines for mental health practice. London 1983

Keupp, H./Röhrle, B. (Hrsg.): Soziale Netzwerke. Frankfurt am Main 1987

Nestmann, F.: Förderung sozialer Netzwerke – eine Perspektive pädagogischer Handlungskompetenz? In: neue praxis, 2/1989

Nestmann, F.: Soziale Netzwerke und Soziale Unterstützung. In: Dewe, B./Wohlfahrt, N. (Hrsg.): Netzwerkförderung und soziale Arbeit. Bielefeld 1991

Nestmann, F.: Soziale Netzwerke und Gesundheitsförderung. In: Wissenschaftliche Zeitung der TU Dresden, 47/1998

Ningel, R./Funke, W.: Soziale Netze in der Praxis. Göttingen 1995

Röhrle, B./Sommer, G./Nestmann, F. (Hrsg.): Netzwerkinterventionen. Tübingen 1998

Röhrle, B.: Soziale Netzwerke und Soziale Unterstützung. Weinheim 1994

Cornelia Blum

Drogenprävention im Gemeinwesen

Das Gemeinwesen

Das Gemeinwesen ist der alltägliche Lebens- und Erfahrungsraum von Menschen. Es ist der Ort, wo Menschen wohnen, miteinander kommunizieren und sich erholen, aber auch ihre Existenz sichern. In einer Zeit, in der die sozialen Risiken für die Durchschnittsbevölkerung gestiegen sind und heute noch Selbstverständliches morgen schon in Frage steht, werden soziale Haltepunkte immer wichtiger. Die Wohnumgebung ist ein solcher Haltepunkt, der den Menschen Identität und Geborgenheit vermitteln und sie unterstützen kann, sich in der Vielfalt gesellschaftlicher Anforderungen nicht selbst zu verlieren.

Gemeinwesen ist als strukturell begrenztes Wohnumfeld von Menschen durch seine sozialen, baulichen und ökonomischen Gegebenheiten bestimmt. Diese nehmen als Ressourcen und Risiken auf die Entwicklungsmöglichkeiten der Menschen Einfluss. Besonders die Entwicklung von Kindern und Jugendlichen wird durch den sozialen Nahraum bestimmt. Kinder und Jugendliche setzen sich zu den sozialen und materiellen Kontexten ihrer Lebenspraxis als selbstständig handelnde Akteure in Beziehung. Sie erschließen ihre Umwelt durch Tätigsein. Dieser Prozess wird als sozialräumliche Aneignung bezeichnet (vgl. Deinet 1999, S. 28). Veränderungen städtischer Räume haben so immer auch Auswirkungen auf die Entwicklung von Kindern und Jugendlichen. Entscheidend sind dabei nicht unbedingt objektiv messbare Umweltparameter, sondern die Art des Erlebens von Umwelt durch die Kinder und Jugendlichen.

Auch sozial benachteiligte Familien und ältere Menschen sind besonders auf den sozialen Nahraum angewiesen. Sie verfügen jedoch in der Regel über wenig Möglichkeiten, an den Ressourcen außerhalb ihres Stadtteils teilzuhaben, da ihnen die materielle Basis für einen mobilen Lebensstil fehlt. Beteiligungskonzepte, die kommunal praktiziert werden (Bürgersprechstunden, Runde Tische, Eingaben) gehen oft an eben diesen Personengruppen vorbei und erreichen eher Mittelschichtsangehörige.

Möglichkeiten präventiver Arbeit im Gemeinwesen

Der Stadtteil als ökologischer Rahmen für die menschliche Entwicklung bietet vielfältige Ansatzmöglichkeiten sowohl für die Primär- als auch für die Sekundär- und Tertiärprävention. Die Leitfrage ist dabei: Wie kann ein

Stadtteil so gestaltet werden, dass er für seine Bewohner eine gesundheits-
förderliche Umgebung im Sinne der Suchtprävention darstellt?

Empowerment

Das Empowermentkonzept wurde in den USA durch die Gemeindepsychologie und Sozialpädagogik entwickelt und wird seit Beginn der 90er-Jahre
auch verstärkt in Deutschland aufgenommen. Es bündelt verschiedene
Grundeinsichten der letzten Jahre, die aus den Erfahrungen der neuen sozialen Bewegungen und der Selbsthilfebewegung, aus der Debatte um die
Stärkung gemeinschaftlicher Potentiale sowie aus den Forschungen zu sozialen Netzwerken und sozialer Unterstützung gewonnen werden konnten
(vgl. Galuske 1999, S. 229). Das Empowermentkonzept hat vor allem zu
einem neuen Selbstverständnis von HelferInnen und Hilfeinstitutionen geführt. Es gilt zunehmend als Leitprinzip und Grundhaltung in der sozialen
Arbeit und steht in engem Zusammenhang mit dem Prinzip der Stadtteilori-
entierung.

Empowerment betont die aktiven, selbständigen und gestaltenden Anteile
der Menschen, die im Zuge zunehmender Auflösung traditioneller sozialer
Bezüge zunehmende Bedeutung erlangen. So kommt es immer weniger
darauf an, Menschen in vorhandene soziale Bezüge einzupassen, als vielmehr darauf, Subjekte zu befähigen, sich selbst solche Zusammenhänge zu
schaffen. Empowerment ist ein Prozess der Ermutigung von Menschen, ihre
eigenen Kompetenzen zu entdecken und schätzen zu lernen, ihre Angelegenheiten selbst in die Hand zu nehmen und selbsterarbeitete Lösungen
auch wertzuschätzen. Dieser Prozess umschließt auch die Befähigung von
Menschen, Ressourcen – besonders im sozialen Nahraum – aktivieren zu
können (vgl. Keupp 1996, S. 164). Empowermentprozesse können einzelne
Menschen, Menschengruppen und Institutionen, aber auch das gesamte
Gemeinwesen erfassen und verstärken sich auf diesen Ebenen wechselseitig. So kann die aktive Mitwirkung in sozialen Gruppen und an Aktionen in
der Gemeinde zu einer höheren Einschätzung der eigenen sozialen Fähigkeiten und zu größerem Selbstbewusstsein führen. Außerdem werden durch
eine sozial konstruktive Einbindung in die Umwelt soziale Anerkennung
vermittelt und neue Unterstützungsbeziehungen geschaffen. Empowermentprozesse bedürfen des Rückhalts von Milieu- und Netzwerkbezügen
(vgl. Böhnisch 1999, S. 275).

Für die soziale Arbeit im Stadtteil ergeben sich daraus folgende Orientierungen:

Der Blick richtet sich weniger auf Defizite, sondern eher auf Ressourcen im
Gemeinwesen. Das erfordert insbesondere in Situationen der Knappheit ei-
ne besondere Sensibilität in der Wahrnehmung von – oftmals verschütteten
– Ressourcen und Möglichkeiten Einzelner, von Gruppen oder des ganzen
Gemeinwesens. Vorgefertigte professionelle Standardlösungen verbieten

sich damit von selbst. Es gilt, an die vorhandenen Potenziale anzuknüpfen und eigene kreative Problemlösungen zu fördern. Das verhindert, dass sich Menschen als bloße Konsumenten von Versorgungsleistungen erfahren und ihre eigenen Ressourcen ungenutzt bleiben.

Um in Kontakt mit den täglich praktizierten Problemlösungen der Menschen im Gemeinwesen zu kommen, ist es wichtig, ihnen im Alltag zu begegnen und sie in ihrer konkreten Lebenswelt zu unterstützen. Unterstützung heißt dabei weniger direkte Intervention, sondern vielmehr die Eröffnung von Möglichkeiten und Spielräumen. Die Förderung von Netzwerken und Selbstorganisation ermöglicht den Klienten den Zugang zu weiteren Ressourcen. Hier erhält die Vernetzung von gleich Betroffenen einen besonderen Stellenwert.

Professionelle Hilfe ist umso wirksamer, je mehr das Gefühl der eigenen Wirksamkeit von Betroffenen gefördert werden kann. Das setzt ein Abrücken von der Expertenallmacht und ein partnerschaftliches Verständnis in der Hilfebeziehung zwischen Betroffenen und Fachleuten voraus. Diese Beziehung ist nicht frei von Widersprüchen, Interessenkonflikten und unterschiedlichen Bedürfnissen. Genannt sei an dieser Stelle beispielsweise der Konflikt von Hilfe und Kontrolle, der jeder Form psychosozialen Handelns innewohnt. Mit welchem Auftrag handelt eine Hilfe-Institution und welche Konsequenzen hat die Hilfe für den Betreffenden? Wo bestehen Abhängigkeiten und wie ist die Macht verteilt? Diese Konflikte und Gegensätze müssen transparent gemacht und thematisiert werden (vgl. Keupp 1996, S. 165f.).

Empowermentprozesse betreffen auch das eigene professionelle Selbstverständnis von sozialer Arbeit: Die Entwicklung von Vertrauen in eigene Ressourcen zur Bewältigung schwieriger Aufgaben macht soziale Arbeit überhaupt erst möglich und führt zur Weiterentwicklung der in ihr Tätigen sowohl in professioneller als auch persönlicher Hinsicht.

Stadtteilarbeit

Der Arbeitsansatz Stadtteilarbeit hat seine Wurzeln im Konzept der Gemeinwesenarbeit, das – aus den USA, England und den Niederlanden kommend – in den 60er-Jahren Deutschland erreichte und besonders in den 70er-Jahren breit diskutiert wurde. Dieses Konzept war stark auf die Arbeit mit benachteiligten Gruppen ausgerichtet und transportierte Hoffnungen auf gesellschaftspolitische Veränderungen über die Mobilisierung von Randgruppen. Ziel war es, Menschen über aktivierende Arbeit anzuregen, sich für ihre Belange einzusetzen und Widerstand zu entwickeln, um schließlich Machtverhältnisse zu verändern (vgl. Hinte 1998, S. 154). Die Möglichkeiten von Gemeinwesenarbeit, durch Randgruppenmobilisierung zum gesellschaftsverändernden Königsweg zu werden, wurden allerdings stark überschätzt. In der Praxis fristete Gemeinwesenarbeit entgegen aller Euphorie in der fachlichen Diskussion eher ein Randgruppendasein. Auch die Erwartungen hinsichtlich einer breiten gesellschaftspolitischen Mobilisierung erfüllten sich nicht.

Stadtteilarbeit knüpft an die verschiedenen Erfahrungen und Diskussionslinien aus der Tradition der Gemeinwesenarbeit an wie z.B.: Organisation kollektiver und individueller Betroffenheit, Parteilichkeit für unter den Folgen einer repressiven Sozialpolitik leidenden Bevölkerungsgruppen, kleinräumiger Lebensweltbezug, Stärkung von Selbsthilfepotentialen und Aktivierung statt Betreuung (vgl. Hinte/Karas 1989, S. 33). Aktuelle Ansätze der Stadtteilarbeit sehen sich der Verbesserung der Lebensbedingungen des gesamten Gemeinwesens verpflichtet, ohne ausschließlich auf die Probleme von Randgruppen fixiert zu sein.

Die Entwicklung in der sozialen Arbeit hin zu Lebenswelt- und Bedürfnisorientierung hat dazu geführt, dass Stadtteilarbeit inzwischen als ein zentrales Arbeitsprinzip der sozialen Arbeit gilt. Ihre institutionelle Verortung findet Stadtteilarbeit deshalb in der Regel in Einrichtungen herkömmlicher sozialer Arbeit. Durch diese Verknüpfung wird sowohl die Arbeit in den sozialen Einrichtungen effektiviert, da die Mitarbeiter auch im Stadtteil bekannt und mit den Problemen im Stadtteil vertraut sind, als auch die Stadtteilarbeit selbst, da Ressourcen der sozialen Einrichtungen auch dem Stadtteil zugute kommen.

Eine neue Qualität erhält Stadtteilarbeit auch dadurch, dass sie keine vorab formulierten Ziele verfolgt und nur noch nach einer geeigneten Methode sucht, um diese Ziele zu erreichen. Vielmehr geht es darum, Kommunikationsprozesse zwischen den Bewohnern, zwischen Bewohnern und Institutionen und innerhalb der Institutionen anzuregen und zu begleiten. In diesem Zusammenhang wird auch von Stadtteilmanagement oder *social agency* gesprochen.

Ausgangspunkt für Aktivitäten im Stadtteil sind die verschiedenen Interessen, Bedürfnisse und bereits vorhandenen Aktivitäten der Bewohner. Um diese kennen zu lernen, ist neben der Präsenz im Stadtteil eine sensible Annäherung an den Alltag der Bewohner nötig. Das kann z.B. über Haustürgespräche, Versammlungen zu bestimmten Problemen oder eine aktivierende Befragung erfolgen. Haben sich die Themen im Stadtteil herauskristallisiert, kann versucht werden, die Menschen an einen Tisch zu bringen und bei der Artikulation ihrer Interessen und der Gestaltung ihres Alltags zu unterstützen, Nachbarschaften zu stärken, lokale Ressourcen zu mobilisieren und kollektive Aspekte individueller Betroffenheit zu organisieren. Indem benachteiligten Bevölkerungsgruppen Teilhabe und Mitbestimmung ermöglicht wird, wirkt Stadtteilarbeit zugleich integrierend auf diese Gruppen.

Stadtteilarbeit beschränkt sich nicht nur auf den sozialen Bereich, sondern versucht auch, den Bewohnerinnen und Bewohnern ökonomische Ressourcen besser zugänglich zu machen: Lokal ansässige Firmen werden in die

Strukturen eines Stadtteils einbezogen und neue ökonomische Initiativen gegründet. Diese Initiativen können eine Verknüpfung zwischen dem Bedarf an Produkten und Dienstleistungen im Gemeinwesen und den Defiziten im lokalen Arbeits- und Angebotsmarkt herstellen (vgl. Krebs 1997, S. 276). Das kann über eine Stärkung zahlreicher Formen individueller gegenseitiger Hilfe und Nachbarschaft oder über die Förderung von randständigen Marktsegmenten geschehen. In der Folge kommt es zu einer Erweiterung des Bereichs der gesellschaftlich anerkannten Formen von Arbeit. Hausaufgabenhilfe oder Babysitting könnte z.B. von Bürgern im Stadtteil übernommen werden, Sozialstunden bei einer im Stadtteil gelegenen Institution abgeleistet werden. Bildungsmaßnahmen richten sich mehr auf den Bedarf im eigenen Gemeinwesen.

Auch Formen wohlfahrtsproduzierender Leistungen, die nicht geldwert sind, aber ein wichtiges (Sozial-)Kapital für die Stadtteilentwicklung darstellen, sollten z.B. über eine Bereitstellung von Räumen und Material eine Förderung erhalten. Es geht also immer auch um die Wahrnehmung der ökonomischen Aspekte von auf den ersten Blick nicht ökonomischen Phänomenen. So stellen vernachlässigte Häuser und Wohnungen immer auch eine Ressource dar, wertschaffend tätig zu werden. Unter dieser Perspektive kann Stadtteilarbeit über den engen Horizont klassischer Sozialarbeit hinausgreifen und bei der Durchführung lokal passfähiger und sinnvoller Projekte zum entscheidenden Antriebsmotor – im Sinne von *social agency* – werden (vgl. Böhnisch/Arnold/Schröer 1999).

Um diese Arbeit leisten zu können, bedarf es einer breiten Vernetzung und Kooperation von Behörden, sozialen Einrichtungen und anderen Institutionen und lokalen Initiativen im Stadtteil. An dieser Schlüsselstelle ist Stadtteilarbeit in ihrer Funktion als Vermittlerin gefragt. Behörden und Institutionen werden dabei nicht als Gegner betrachtet, sondern es wird versucht, ihre Ressourcen für den Stadtteil nutzbar zu machen. Dazu muss sich Stadtteilarbeit an den Alltag dieser Einrichtungen annähern und sich Sachkenntnis über Abläufe in der Verwaltung und die Funktionsweisen von Behörden verschaffen. Nur auf dieser Grundlage kann es gelingen, nach und nach Ressourcen innerhalb der Verwaltung und anderer Institutionen zu akquirieren, zu bündeln und zu managen und für die spezifischen Bedürfnisse der Wohnbevölkerung nutzbar zu machen. Um eine Integration der Institutionen in den Stadtteil im Sinne eines Einpassens in die Bedürfnislagen und Eigenarten des Stadtteils zu erreichen, ist es Aufgabe von Stadtteilarbeit, Kommunikationsprozesse zwischen den staatlichen, sozialen und wirtschaftlichen Institutionen und der Lebenswelt der Bewohner anzustoßen. Neben die herkömmliche Frage: Wie kann Verwaltung die Bürger beteiligen? gesellt sich damit die Frage: Wie können Bürger die Verwaltung beteiligen an dem, was im Stadtteil geschieht? Die Konfrontation mit den Lebens- und Wohnbedingungen der Bevölkerung im Stadtteil kann z.B. über die sachliche Darstellung in Gremien, die Organisation von Foren oder skandalisierende Aktionen erfolgen. Stadtteilarbeit ist also eine Art Dialogmanagement (vgl. Hinte 1998, S. 157).

Stadtteilarbeit als Empowerment

Im folgenden Abschnitt soll aufgezeigt werden, welche verschiedenen Kompetenzen notwendig sind, um Stadtteilarbeit im Sinne von Empowerment entwickeln zu können. Dabei ist es wichtig, die Handlungskonzepte nicht als universell einsetzbare Strategien aufzufassen, sondern in der Praxis sensibel mit der jeweiligen Situation abzustimmen.

• *Beobachten und Verstehen*

Ein erster Schritt bei der Annäherung an ein Gemeinwesen ist die Beobachtung. Beobachtung in einem ganzheitlichen Sinne bezieht sich

- auf die baulichen Gegebenheiten im Stadtteil wie Häuser und Straßen und deren Funktionen: Wo gibt es Einkaufsmöglichkeiten, wo Gelegenheiten, sich zu treffen, zu spielen, sich zurückzuziehen ...?
- auf ökonomische Gegebenheiten: Welche ökonomischen Ressourcen bietet der Stadtteil? Welche Firmen sind ansässig? Was für Projekte bestehen?
- auf die soziale Infrastruktur: Was für Einrichtungen und Institutionen befinden sich im Stadtteil? Wie werden sie genutzt? Mit welchem Anspruch arbeiten sie?
- auf die informellen Beziehungen zwischen den BewohnerInnen: Wie viel und in welcher Qualität kommunizieren die BewohnerInnen miteinander?

Besonders die letztgenannte Ebene gibt wertvolle Hinweise auf das *Sozialklima* in einem Stadtteil. Neben den einzelnen Ebenen sollte sich Beobachtung auch auf Schnittstellen, bereits bestehende Kooperationen und mögliche Ansatzpunkte für die Vernetzung beziehen.

Ausgehend von und parallel zur Beobachtung entwickelt sich ein Prozess der sensiblen, verstehenden Annäherung an die Lebenswelt der BewohnerInnen. Verstehen bedeutet neben einem empathiegetragenen Einfühlen in die Befindlichkeiten Einzelner auch die Sicht auf den strukturellen Zusammenhang von individuellen Problemlagen mit den örtlichen und gesellschaftlichen Gegebenheiten. Verstehen erfordert also zum einen Nähe und Einfühlung, zum anderen aber auch Distanz und Bescheid wissen über den eigenen Handlungsspielraum und dessen Begrenzung. Diese Anteile in eine Balance zu bringen, gehört zu den schwierigsten Aufgaben bei der Herstellung von sozialen Beziehungen. Ein Zuviel an Nähe erschwert eine rationale Draufsicht auf die Problemlagen. Ein Zuviel an Distanz verhindert Kontakt zu den Betroffenen. Grundlage für das Verstehen ist eine akzeptierende Haltung gegenüber dem Bewohner oder der Bewohnerin, die von der Einsicht getragen ist, dass jegliches Verhalten eines Menschen für diesen subjektiv sinnvoll ist.

• *Aktivieren*

Wird von Aktivierung gesprochen, führt das leicht zu der Annahme, die Bürger eines Stadtteils seien passiv und unmotiviert und müssten erst aktiviert werden. Dieser Blickwinkel verstellt die Sicht auf die Tatsache, dass Menschen in der Regel bereits aktiv sind (vgl. Hinte 1998). Sie helfen sich bei Krankheiten, streiten sich mit ihren Nachbarn, treffen sich zum Fußball, zerstören Telefonzellen und konsumieren Drogen, um nur einige Beispiel zu nennen. Stadtteilarbeit versucht herauszufinden, wo Menschen bereits aktiv sind und welche Themen sie bewegen. Das kann über Haustürgespräche, Befragungen und den Kontakt zu bestehenden Gruppen erfolgen. Auf dieser Grundlage wird es möglich, individuelle Betroffenheiten in einen kollektiven Kontext zu heben, Interessen zu organisieren, unterschiedliche Bedürfnisse miteinander abzustimmen und zwischen Konfliktparteien zu vermitteln – immer mit dem Ziel, die Bewohner zu befähigen, von ihnen als unbefriedigend erlebte Lebensbedingungen im Stadtteil zu verbessern. Diese Prozesse können angestoßen werden, indem z.b. auf Zielgruppen oder Themen bezogene Versammlungen, Stadtteilfeste, Wettbewerbe, Unterschriftensammlungen oder Skandalisierungsaktionen organisiert, oder auch regelmäßig tagende Gruppen initiiert werden. Besonders Feste wirken integrativ innerhalb eines Stadtteils und über seine Grenzen hinaus. Die Bewohner erhalten die Gelegenheit, sich in einem anderen Rahmen zu begegnen. Einzelne können ihre Fähigkeiten bei der Vorbereitung entfalten und erfahren Anerkennung durch ihre Mitbewohner. Feste können die Identifikation der Bewohner mit ihrem Stadtteil und das Interesse, sich für ihren Stadtteil zu engagieren, erhöhen. Das Image eines bisher möglicherweise eher negativ in die Schlagzeilen geratenen Stadtteils verbessert sich, wenn in der Zeitung über ein Bürgerfest berichtet wird. Auf Versammlungen erleben Bewohner häufig, wie viele Menschen auch ihre Interessen, Bedürfnisse und Probleme teilen, mit denen sie sich bisher allein wähnten. Wichtig ist hier, für Versammlungen einen breit akzeptierten Versammlungsort zu finden. Der von vielen Bewohnern als problematisch angesehene Jugendklub ist dafür z.B. nicht unbedingt geeignet.

Eine besondere Stellung nimmt die Methode der aktivierenden Befragung ein: Sie ermöglicht zum einen, Themen im Stadtteil zu erfassen und stößt zum anderen die Auseinandersetzung der Bewohner mit ihren Befindlichkeiten und Lebensbedingungen im Stadtteil an und mündet in direkte Aktionen ein. Wichtig ist, dass sich Aktivierungs- und Beteiligungsstrukturen von unten entwickeln und dauerhaft etablieren. Dazu muss Stadtteilarbeit ihren Beitrag leisten, indem sie Entmutigungsphasen überbrückt, Verhaltensalternativen aufzeigt, Mittel und Informationen bereitstellt und immer wieder die Selbstorganisation stärkt. Die Paradoxie einer Organisation von Selbstorganisation kann nur durch eine Gratwanderung zwischen Aktivität und Passivität der StadtteilarbeiterInnen bewältigt werden. Zu viel Aktivität führt unweigerlich zur Lähmung der Eigeninitiative der BewohnerInnen. Zieht sich Stadtteilarbeit aber zu sehr zurück, schlafen Bewohnerinitiativen möglicherweise an Impulsmangel ein.

• *Kommunizieren*

Ihre organisierende und zwischen auseinander driftenden Welten im Stadtteil vermittelnde Rolle führt Stadtteilarbeit zum einen in die Lebenswelt des Wohnquartiers und zum anderen in die lokale Macht- und Einflussszene. Das erfordert ein hohes Maß an Kommunikationsfähigkeit nach vielen Seiten (vgl. Hinte 1997, S. 282f.). StadtteilarbeiterInnen müssen in den verschiedenen Situationen die Sprache derer sprechen können, mit denen sie gerade zu tun haben: Sie können im Ortsbeirat die Sprache der Politik und in Ämtern die Sprache der Behörden sprechen, sie können zwischen verstrittenen Nachbarn vermitteln und den angetrunkenen Bewohner in der Einwohnerversammlung beschwichtigen, sie können der Sanierungskommission die Probleme im Stadtteil darstellen und mit den Kindern im Stadtteil über deren Wünsche sprechen. In der Art des miteinander Sprechens wird eine Haltung transportiert, die grundlegend für alle weiteren Aktivitäten ist: Der Einzelne fühlt sich entweder ernst genommen und ermutigt oder als defizitäres Objekt behandelt und entmündigt. Ein weiteres Augenmerk gilt der Schwierigkeit, eine ausgewogene Balance zwischen Nähe und Distanz in der Kommunikation herzustellen. Es kommt darauf an, niemandem zu nahe zu treten, aber auch nicht in einer begegnungsscheuen Position zu verharren (vgl. Hinte 1998, S. 162). Eine direkte Kommunikation zeichnet sich dadurch aus, dass sie respektvoll, lebendig, klar, unmittelbar, unbefangen und selektiv authentisch ist.

Neben sporadischen und ungeregelten Formen bieten geregelte Formen des kommunikativen Austausches die Möglichkeit, kontinuierlich an einzelnen Themen zu arbeiten. Eine Möglichkeit des Kommunizierens in einer geregelten Form bietet die Stadtteilkonferenz bzw. Stadtteilrunde (vgl. Deinet 1999, S. 192f.). Ausgangspunkt für die Initiierung einer Stadtteilkonferenz können gemeinsame Betroffenheit bzw. gemeinsame Problemstellungen sein. In der Anfangsphase werden die unterschiedlichen Erwartungen artikuliert und gemeinsame Themen entwickelt. Im weiteren Verlauf können sich auch Untergruppen bilden, die an speziellen Themen arbeiten und konkrete Projekte entwickeln. Das können Feste, Tauschbörsen oder Unterschriftenaktionen sein. Die Leitung der Stadtteilkonferenz sollte eine weitgehend neutrale Person übernehmen. Die Einbettung der Stadtteilkonferenz in den Stadtteil wird zum einen über eine Anbindung an vorhandene soziale und administrative Strukturen im Stadtteil und zum anderen durch Öffentlichkeitsarbeit wie z.B. eine Stadtteilzeitung, Aushänge oder Flugblätter erreicht. Die Verbindung zu den bestehenden administrativen Strukturen im Stadtteil wie z.B. zu Ausschüssen, Ämtern, Beratungsstellen und der Sanierungskommission erfordert nicht unbedingt die Mitarbeit der Einrichtungen in der Stadtteilkonferenz als vielmehr eine Beziehungsklärung: Wo gibt es Berührungspunkte, gemeinsame oder gegenläufige Interessen? Welche Ressourcen können mobilisiert und gegenseitig genutzt werden?

Als günstig erweist sich auch die Einbeziehung von Schlüsselpersonen und bereits bestehenden Gruppen und Initiativen wie z.B. Selbsthilfegruppen in die Stadtteilkonferenz. Weitere Ressourcen können über eine stadtweite Vernetzung erschlossen werden. So können Informationen und gegenseitige Anregungen ausgetauscht und über eine Solidarisierung die Arbeit im Stadtteil bestärkt werden.

Als Resümee sollen die präventiven Effekte von Stadtteilarbeit noch einmal explizit herausgestellt werden:

• *Effekte auf der primärpräventiven Ebene*

Die Verbesserung der Lebensbedingungen im Stadtteil führt zu einer Freisetzung und Aktivierung von Ressourcen zur Bewältigung von Belastungen und zur Verringerung der im sozialen Nahraum lokalisierten Risiken. Über Empowermentprozesse im Stadtteil werden die Menschen gestärkt, erfahren ihre eigene Wirksamkeit und eine Erhöhung des Selbstwertgefühls.

• *Effekte auf der sekundärpräventiven Ebene*

Sekundärpräventive Effekte beziehen sich neben den oben genannten Faktoren, die sich natürlich auch günstig auf Drogengefährdete auswirken, vor allen auf die Integration dieser Personengruppe in den Stadtteil. Integration kann durch gegenseitiges Kennenlernen und gemeinsame Aktivitäten über eine Veränderung des Sozialklimas hin zu mehr Akzeptanz und Toleranz gefördert werden. Eine restriktive Drogenpolitik mit ihrer kriminalisierenden und damit ausgrenzenden Ausrichtung steht diesem Prozess entgegen (siehe Schille, Drogenpolitik und -prävention, i.d.B.). Über eine breite Vernetzung von sozialen Einrichtungen und Institutionen im Stadtteil können Angebote entwickelt werden, die sich an den Bedürfnissen der Menschen im Stadtteil orientieren. Zudem erzielen Projekte der Primär- und Sekundärprävention eine viel größere Wirksamkeit, wenn sie eng in die Strukturen im Stadtteil eingebunden und mit den Bedürfnissen im Stadtteil abgestimmt sind.

Die besondere Rolle von Jugendarbeit für die Stadtteilarbeit

Jugendarbeit wächst aus zwei Gründen eine besondere Rolle für die Stadtteilarbeit zu: Zum einen hat sie durch das KJHG das ausdrückliche Mandat, sich für die Erhaltung oder Schaffung einer kinderfreundlichen Umwelt und die Revitalisierung sozialer Lebensräume einzusetzen. Jugendarbeit wird damit zu einem wichtigen Handlungsfeld für die Primärprävention. Zum anderen verfügt Jugendarbeit neben dem Mandat auch über das Wissen und die Fähigkeiten, sich kooperativ in den Stadtteil einzubringen. Des Weiteren ist stadtteilbezogene Jugendarbeit auf vielfältige Weise mit drogenkonsumierenden Jugendlichen konfrontiert, da Jugendliche in der Regel zuerst in ihren sozialräumlichen Bezügen – dem Stadtteil – Drogen konsumieren. Dort kommt Jugendarbeit die Aufgabe zu, zugleich einer Ausgrenzung dieses Personenkreises wie auch der Verfestigung gesundheitsriskanter und entwicklungsschädigender Verhaltensweisen entgegenzuwirken – entsprechend KJHG §14. Damit übernimmt Jugendarbeit eine wichtige Rolle in der Sekundärprävention.

Der Bereich von Primärprävention, der sich als Verhaltensprävention direkt auf die Person des Jugendlichen bezieht, soll an dieser Stelle nur genannt sein, wird aber in diesem Kapitel nicht weiter ausgeführt (siehe dazu Röhm, Präventionsebenen und Handlungsstrategien, i.d.B.).

Integration und Vernetzung – Optionen der Jugendarbeit im Stadtteil

• Vernetzungsarbeit im Stadtteil

Die Nähe von Jugendarbeit zum Alltag und zur Lebenswelt von Jugendlichen auf der einen Seite und die Möglichkeiten der Mitarbeit in institutionellen Strukturen auf der anderen Seite macht Jugendarbeit besonders geeignet, eine Brückenfunktion zu übernehmen. In eben diesem Zusammenhang spricht man auch vom ‚doppelten Mandat' der Jugendarbeit bzw. der Sozialarbeit überhaupt. Diese Brückenfunktion bezieht sich auf die Schaffung von Verbindungen zum institutionellen Netzwerk als auch zu den informellen Strukturen im Stadtteil. Eine besondere Rolle kommt hier der stadtteilbezogenen offenen Jugendarbeit und Streetwork zu. Diese Bereiche von Jugendhilfe haben einen besonders engen Bezug zum Stadtteil.

Jugendarbeit kann sich offensiv in Stadtteilkonferenzen, Arbeitskreise oder andere Gremien einbringen oder diese selbst initiieren (§78 KJHG). Andere Einrichtungen und die Bewohner entdecken dann, dass Projekte der Jugendarbeit die gesamte Lebensqualität im Stadtteil verbessern können. Dadurch trägt Jugendarbeit dazu bei, dass neben der Verbesserung der sozialräumlichen Bedingungen auch negative Stereotype über Jugendliche im Stadtteil aufgeweicht und dadurch Ausgrenzungsprozesse entschärft werden. Durch gemeinsame Aktivitäten werden Berührungspunkte zwischen Jugendlichen und anderen Bewohnern im Stadtteil geschaffen, gegenseitiges Kennenlernen gefördert und der Aufbau einer Lobby für die Interessen von Jugendlichen ermöglicht. Jugendliche erfahren die Möglichkeit, selbst im Stadtteil tätig zu werden und Anerkennung zu bekommen. In diesem Prozess werden zunehmend Ressourcen freigesetzt, die es Jugendlichen ermöglichen, die vielfältigen Risiken ihrer Lebenslage zu bewältigen (vgl. Deinet 1999, S. 187f.).

Auf institutioneller Ebene kommt der Verbindung zum Suchthilfesystem eine besondere Bedeutung zu. Jugendarbeit fungiert dabei keineswegs als Schlepperinstanz in die Einrichtungen der Suchthilfe. Es kommt vielmehr darauf an, gemeinsame Projekte zu entwickeln, die im Stadtteil verortet sind und den Jugendlichen Perspektiven bieten (vgl. Eckert 1995, S. 47). Das können z.B. erlebnispädagogische Projekte, Präventionsveranstaltungen, stadtteilbezogene Elternkreise, Multiplikatorenschulungen, Kultur- und Sportveranstaltungen oder Beschäftigungsinitiativen sein, die zum einen sinnvolle und identitätsstiftende Arbeit ermöglichen und zum anderen die Wohn- und Lebenssituation im Stadtteil günstig beeinflussen.

Die Bildung einer Arbeitsgemeinschaft im Stadtteil zum Thema Sucht kann der Motor für die Entwicklung solcher Projekte sein. Wenn es gelingt, auch andere Institutionen in diese Arbeit einzubeziehen, ergeben sich zudem Effekte bezüglich einer stärker akzeptierenden Sicht von Institutionen und Ämtern auf die Drogenproblematik. Durch die Berichterstattung in den Medien, die restriktive Drogenpolitik und die Propagierung eines absoluten Clean-Anspruchs haben sich in den Institutionen oft Verunsicherung und Unwissenheit breit gemacht. Vernetzung und Kooperation erfordern jedoch eine differenzierte Sichtweise auf Drogengebrauch als jugendtypisches Risiko- und Bewältigungsverhalten. Eine gelungene Kooperation und Vernetzung führt zu einer Verbreiterung der Informationsmöglichkeiten, zu einem bedarfsgerechten sozialräumlichen Angebot, zur Erzielung von Öffentlichkeit für die Belange Jugendlicher und zur Bündelung von Energie. Sie erfordert eine Einbeziehung von Jugendlichen in diesen Prozess auf allen Ebenen.

• Integration versus Ausgrenzung von drogenkonsumierenden Jugendlichen innerhalb der Institutionen der Jugendhilfe

Einrichtungen der Jugendhilfe reproduzieren im Umgang mit drogenkonsumierenden Jugendlichen oft gesellschaftliche Bewertungsmuster: Sie reagieren entweder durch Wegschauen oder durch eine Überreaktion. Jugendhilfe mit ihrem Anspruch der Alltags- und Lebensweltorientierung heißt aber auch, sich dem Problem des Drogengebrauchs differenziert im alltäglichen Lebensumfeld der Jugendlichen zu stellen und drogenkonsumierende Jugendliche nicht in die Einrichtungen der Suchthilfe abzudelegieren oder in die Drogensubkultur auszugrenzen. Dazu müssen Modi innerhalb der Jugendhilfe gefunden werden, die einen Umgang mit diesen Jugendlichen ermöglichen. Die sozialpädagogische Reaktion auf Drogenkonsum kann sich entscheidend darauf auswirken, ob jugendliches Experimentierverhalten in eine Suchtkarriere umschlägt.

Die Reaktionsmöglichkeiten der offenen Jugendarbeit bewegen sich auf einem Kontinuum zwischen Integration und Ausgrenzung (vgl. Krauß/Zauter 1996, S. 254). Die Motivation für die verschiedenen Reaktionsformen ist oft nicht konzeptioneller Art, sondern entspringt eher Gefühlen wie Unsicherheit und Angst oder auch persönlichen Toleranzgrenzen der Sozialpädagogen. Dabei ist nicht zu übersehen, dass eine restriktive Drogenpolitik, die mit der Kriminalisierung von Drogenkonsumenten einhergeht, Jugendarbeit mit einem integrierenden Anspruch enge Grenzen setzt oder sie an den Rand der Legalität bringt.

Reaktionsformen der offenen Jugendarbeit

- *Kontaktabbruch oder -unterbrechung*: Diese Reaktionsform ist auf die Jugendlichen selbst gerichtet. Für Jugendliche, die ohne Drogen leben oder leben lernen wollen, ist diese Form in präventiver Hinsicht sinnvoll. Allerdings finden Jugendliche, die Drogen konsumieren, keinerlei Unterstützung mehr und werden damit auch präventiv nicht erreicht.

- *Verhaltensausgrenzung* ist nicht auf den Jugendlichen selbst, sondern auf das Verhalten – also den Drogenkonsum – gerichtet. In den Jugendtreffs dürfen keine Drogen konsumiert werden. Der präventive Effekt liegt darin, dass Bezüge, die jenseits von Drogenwelten liegen, gestärkt werden und für Nichtkonsumenten ein drogenfreier Raum geschaffen wird. Probleme können entstehen, wenn Drogenkonsum nicht erkannt wird. Kriterium für die Ausgrenzung kann auch auffälliges Verhalten sein.

- *Konsumpädagogik*: Aus strafrechtlichen Gründen wird diese Reaktionsform z.Z. nur im Hinblick auf Alkohol praktiziert. Der präventive Ansatz liegt in der sozialen Einbindung von Drogenkonsum und der Verhinderung von Exzessen.

- *Konsumfreiraum*: Diese Reaktionsform gibt es z.Z. nur in der niederschwelligen, akzeptierenden Drogenhilfe in Form von Fixerstuben. Präventive Funktionen liegen im gesundheitlichen Bereich und der Vermeidung von Ausgrenzung in die Straßenszene.

- *Nichtreaktion*: Infolge von Uninformiertheit, Überforderung oder Gleichgültigkeit wird Drogenkonsum nicht wahrgenommen bzw. verdrängt und deshalb auch nicht darauf reagiert.

Mit Ausnahme der letzten Form haben alle Reaktionsformen eine präventive Funktion. Entscheidend ist, dass die verschiedenen Angebote mit den unterschiedlichen Bedürfnislagen der Jugendlichen zusammenpassen. So kann es für die einen wichtig sein, drogenfreie Räume nutzen zu können, während für andere ein sozialer und Grenzen setzender Rahmen für ihre ersten Drogenexperimente sinnvoll sein kann. Aus diesem Grund ist eine Vereinheitlichung der Reaktionen im Umgang mit Drogenkonsumenten nicht angebracht. Handlungskonzepte sind situativ zu praktizieren, und dies gilt hier, wie in der Sozialen Arbeit überhaupt. Eine Vielfalt an Angeboten ermöglicht dem Jugendlichen, selbst zu entscheiden, welches Angebot am besten seinen Bedürfnissen entspricht. Die offene Jugendarbeit kann damit einen wichtigen Beitrag leisten, Jugendliche sozial zu integrieren und ein Abrutschen in die Drogensubkultur zu verhindern.

Literatur

Alisch, M. (Hrsg.): Stadtteilmanagement. Voraussetzungen und Chancen für die soziale Stadt. Opladen 1998

Becker, G./Simon, T. (Hrsg.): Handbuch aufsuchender Jugend- und Sozialarbeit. Weinheim und München 1995

Böhm, I./Faltermaier, T./Flick, U.u.a. (Hrsg.): Gemeindepsychologisches Handeln: Ein Werkstattbuch. Freiburg im Breisgau 1992

Böhnisch, L.: Sozialpädagogik der Lebensalter. Weinheim und München 1999

Böhnisch, L./Arnold, H./Schöer, W.: Sozialpolitik. Eine Einführung. Weinheim und München 1999

Dauscher, U.: Moderationsmethode und Zukunftswerkstatt. Neuwied, Kriftel, Berlin 1996

Deinet, U.: Sozialräumliche Jugendarbeit. Opladen 1999

Drygala, A./Bingel, I./Fritz, R.: Gemeinwesenarbeit in sozialen Brennpunkten. Weinheim und München 1992

Eckert, D./Bathen, R. (Hrsg.): Jugendhilfe und akzeptierende Drogenarbeit. Freiburg im Breisgau 1995

Eckert, D.: Notwendigkeit vernetzter Handlungsstrategien von Angeboten für drogenexperimentierende Jugendliche im kommunalen Bereich!? In: Eckert, D./Bathen, R. (Hrsg.): Jugendhilfe und akzeptierende Drogenarbeit. Freiburg im Breisgau 1995

Ehrlich, W.: Ich hatte einen Traum ... In: Stadtteilrunde Dresden-Johannstadt (Hrsg.): Dokumentation der Stadtteilkonferenz Dresden Johannstadt 1998. (Unveröffentlichte Broschüre 1999)

Elsen, S.: Gemeinwesenökonomie – eine Antwort auf Arbeitslosigkeit, Armut und soziale Ausgrenzung. Neuwied 1998

Galuske, M.: Methoden der Sozialen Arbeit. Weinheim und München 1999

Hinte, W./Karas, F.: Studienbuch Gruppen- und Gemeinwesenarbeit. Neuwied und Frankfurt am Main 1989

Hinte, W.: Management mit Charme – Kommunikation in der Gemeinwesenarbeit. In: Ries, H. u.a. (Hrsg.): Hoffnung Gemeinwesen. Neuwied, Kriftel, Berlin 1997

Hinte, W.: Bewohner ermutigen, aktivieren, organisieren. Methoden und Strukturen für ein effektives Stadtteilmanagement. In: Alisch, M. (Hrsg.): Stadtteilmanagement. Voraussetzungen und Chancen für die soziale Stadt. Opladen 1998

Keating, M. (Hrsg.): Erdgipfel 1992. Agenda für eine nachhaltige Entwicklung. Centre for our common future. Genf 1993

Kelling, I./Krampe, C./Matos, da Silva, I./Querfurth, A./Bortlik, U./Schönfelder, S./Mertenskötter, S./Nützenadel, W.: Was zu tun ist für Dresden. Konzept zur Erarbeitung einer LOKALEN AGENDA 21. Dresden 1996 (Manuskript)

Keupp, H.: Empowerment. In: Kreft, M. (Hrsg.): Wörterbuch Soziale Arbeit. Weinheim/Basel 1996

Klass, I.: Stadtteilarbeit in der Trabantenstadt. Straßensozialarbeit in Leipzig-Grünau. In: Becker, G./Simon, T. (Hrsg.): Handbuch aufsuchender Jugend- und Sozialarbeit. Weinheim und München 1995

Krauß, G./Zauter, S.: Integration oder Ausgrenzung? Zum Umgang mit Drogen und DrogenkonsumentInnen in der offenen Jugendarbeit. In: Wegehaupt, H./Wieland, N. (Hrsg.): Kinder – Drogen – Jugendliche – Pädagogen. Münster 1996

Krebs, W.: Zur Wiedergeburt einer Totgesagten – Neue Ansätze in der Gemeinwesenarbeit. In: Ries, H. u.a. (Hrsg.): Hoffnung Gemeinwesen. Neuwied, Kriftel, Berlin 1997

Ries, H. u.a. (Hrsg.): Hoffnung Gemeinwesen. Neuwied, Kriftel, Berlin 1997

Staubach, R.: Strategien zur integrierten Erneuerung benachteiligter Stadtteile. In: Ries, H. u.a. (Hrsg.): Hoffnung Gemeinwesen. Neuwied, Kriftel, Berlin 1997
Stark, W.: Empowerment. Freiburg im Breisgau 1996
Wegehaupt, H./Wieland, N. (Hrsg.): Kinder – Drogen – Jugendliche – Pädagogen. Münster 1996

Thomas Drößler

Drogenprävention in den Erzieherischen Hilfen

Erzieherische Hilfen oder, wie es im KJHG heißt, die Hilfen zur Erziehung (§§27-35, 35a KJHG) stellen eine breite Palette von Angeboten zur Verfügung, die eine „dem Wohl des Kindes oder des Jugendlichen entsprechende Erziehung" (§27 Abs. 1 KJHG) unterstützen, sichern bzw. wiederherstellen sollen. Insofern sind sie zum Kern der Jugendhilfeaufgaben nach dem KJHG zu zählen. Im Gegensatz zu den Regelungen im Jugendwohlfahrtsgesetz wurde das Angebotsspektrum der erzieherischen Hilfen im KJHG stark differenziert und ausgeweitet. Die entsprechenden Bestimmungen definieren und regeln erzieherische Unterstützungsleistungen, die verschiedenen Problemlagen und Aufwachsensbedingungen adäquat Rechnung tragen und mithin die bestehenden Erziehungsschwierigkeiten in fachlich abgesicherter Art und Weise bearbeiten können. Die unterschiedlichen Leistungen sollen Familien bei der Erziehung ihrer Kinder (§§28, 32 KJHG), Kinder und Jugendliche bei der Bewältigung von Entwicklungsaufgaben und damit verbundenen Schwierigkeiten (§§29, 30, 33, 35, 35a KJHG) unterstützen, bei der Sicherung und ggf. Wiederherstellung günstiger Aufwachsensbedingungen in der Familie helfen (§§31, 33 KJHG) bzw. bei besonders gravierenden Problemlagen seitens der Familie oder der Heranwachsenden Maßnahmen der Erziehung außerhalb der Familie anbieten (§§33, 34, 35, 35a KJHG). Das Kinder- und Jugendhilfegesetz hat damit entsprechende Entwicklungs- und Differenzierungsprozesse der sozialpädagogischen Praxis aufgenommen und der Ende der 80er-Jahre in Westdeutschland bestehenden konzeptionellen Breite in der Jugendhilfepraxis auf gesetzgeberischer Ebene Rechnung getragen.

Verkörpert die Erziehung außerhalb der Familie insbesondere in Form der Heimerziehung seit der Einführung des KJHG nur noch ein Angebot der Jugendhilfe neben anderen Formen, so ist die Frage nach dem Umgang mit der Drogenproblematik gerade in diesem Handlungsfeld von besonderer Bedeutung. „Anlass [für Suchtmittelgebrauch] kann z.B. eine subjektiv als stark belastend oder ausweglos empfundene Krise sein" (Müller-Teusler 1999, S. 1044f.). Hier kommt das setting der Heimerziehung selbst ins Blickfeld, denn: „Belastungen in den Beziehungen zu den Erziehern, Monotonie etc. können ursächlich für den Suchtmittelgebrauch sein" (ebd.). Dieser Beitrag stellt die Heimerziehung als das traditionelle Kernsegment der Jugendhilfe einschließlich ihrer modernen Angebotsvielfalt im stationären Bereich in den Mittelpunkt der Betrachtung.

Drogenprävention in der Heimerziehung

Präventive Arbeit im Zusammenhang von Heimerziehung zielt auf primäre, aber auch auf sekundäre Drogenprävention. Aufgrund der vielfältigen Problemlagen der Zielgruppe von Heimerziehung kann präventive Arbeit nicht (nur) unter dem Fokus spezieller, quasi drogenspezifischer Angebote betrachtet werden. Sie muss sich auf mehreren Ebenen bewegen, will sie die betreuten Kinder und Jugendlichen erreichen. Hierher gehört die umfassende Information über die Gefahren von (illegalen) Drogen, was die Kenntnis der Drogen, ihre Erscheinungsformen, Wirkungen und konkreten Risiken betrifft.

Heimerziehung muss aber vor allem bemüht sein, den Heranwachsenden ein gesichertes soziales Umfeld zur Verfügung zu stellen, in dem diese ihre Erfahrungen ver- und ihre Schwierigkeiten bearbeiten können. „Heimerziehung stellt die entlastenden Momente zur Verfügung, um in diesem Rahmen von Entlastung Kompetenzen zum Umgang mit Belastung zu entwickeln. Die Schaffung dieser Momente ist in der Institution selber und der Gruppe notwendig (‚social climate'), um darauf aufbauend Formen der Unterstützung zu entwickeln (‚social support'), was schließlich in der Entwicklung von individuellen (Handlungs-)Kompetenzen (‚social competence') mündet" (Müller-Teusler 1999, S. 1045, Hervorhebung im Original).

Dieser ‚entlastende Rahmen' konstituiert sich in den pädagogischen, therapeutischen und persönlichen Beziehungen der MitarbeiterInnen zu den einzelnen Heranwachsenden ebenso wie in den Bedingungen des Zusammenlebens in der Einrichtung. Denn nicht zuletzt bilden diese, vornehmlich unter konzeptionell-pädagogischen Gesichtspunkten zu betrachtenden Rahmenbedingungen das Fundament, auf dem Beziehungen erst entstehen und die Heranwachsenden Kompetenzen erlernen, ausbilden und entfalten können, und auf dem pädagogische Arbeit erst möglich und sinnvoll ist.

In Tabelle 1 sind diesbezüglich einige grundlegende Faktoren aufgeführt. Die Tabelle entstand in Anlehnung an familienbezogene Überlegungen zur Drogenprävention von Abt (1996, S. 118). Sie umfasst personen- und strukturbezogene Kriterien, die gleichermaßen als Anregung wie als Checkliste gelesen werden können.

Die genannten personen- und strukturorientierten Kriterien verdeutlichen, dass präventive Arbeit im Hinblick auf Konsum bzw. Missbrauch (illegaler) Drogen als integrativer Bestandteil alltäglicher professioneller Erziehungsbemühungen betrachtet werden muss. Drogenprävention lässt sich nicht aus dem Erziehungsalltag der MitarbeiterInnen sowie dem der Heranwachsenden ‚herausbrechen'. Zu tiefliegend sind die Probleme, die ursächlich für Drogenkonsum sein können, zu oberflächlich mitunter die Motive, (erstmals) zu Drogen zu greifen. Entscheidend sind in diesem Zusammenhang die individuellen Kompetenzen im Umgang mit persönlichen Krisensituationen genauso wie im Umgang mit Drogen und Drogenerfahrungen. „Präventi-

Tabelle 1:

Ansatz	*personenorientiert*	*strukturorientiert*
Allgemeine Gesundheitsförderung	Stärkung des Selbstwertgefühls, der allgemeinen Handlungs- und Kommunikationsfähigkeit (z.B.: Autonomie, Ich-Stärke, Solidarität, Hilfsbereitschaft) Umgang mit dem Körper, Förderung der allgemeinen Erlebnisfähigkeit, Wahrnehmungsschulung Umgang mit Frust, Trauer, Schmerz und Aggression, aber auch mit Freude, Lust und Rausch	Verbesserung der allgemeinen Lebensbedingungen (verbesserte Lebensqualität z.B. in den Bereichen Luft, Lärm, soziales Klima) Wohnen, Wohnumfeld, Wohneinrichtung, die Freiheit für Eltern und Kinder ermöglicht Ermöglichen von selbstgewählten Sozialkontakten für die Kinder
Prävention von Suchtverhalten	Erhöhung der speziellen Handlungskompetenz (z.B. Gruppendruck widerstehen können, Konfliktfähigkeit) Schaffung eines von vertrauen geprägten Klimas in der Einrichtung (Zuneigung, Geborgenheit, Parteilichkeit) Genussschulung, kritisches Konsumverhalten (z.B. Umgang mit TV, Süßigkeiten etc.)	Abbau suchtbegünstigender Strukturen Beteiligung der Heranwachsenden an wichtigen Entscheidungen (Partizipations- und Empowerment-Aspekt); Familien- bzw. Gruppenidentität mit eigenen Regeln, eigenen Grenzen, eigenen Ritualen – wichtig hier: regelmäßige Bekräftigung ggf. Neuaushandlung, insbes. bei Neuaufnahmen Klare Verantwortungsverteilung in der Gruppe, z.B. beim Geld; klare Definition der Bereiche, die mit dem regelmäßig zur Verfügung gestellten Geld in eigener Verantwortung geregelt werden müssen. Geld ist in unserer Gesellschaft Symbol von Anerkennung und Vertrauen
Prävention des Suchtmittelmissbrauchs	Information über Suchtmittel, transparente und glaubwürdige Vorbildrolle im eigenen Umgang mit Suchtmitteln und Medikamenten kein Konsum von Suchtmitteln gegen Frust und Unlust	Gesetzgebung (Suchtmittel) Klare Normen und Rituale im Zusammenhang mit Genussmittelkonsum eindeutige Grenzen (z.B. Regeln, wo Rauchen in der Wohnung erlaubt ist, ab welchem Alter) und konsistente Sanktionen bei Regelverletzung

(in Modifikation von Abt 1996, S. 118)

ves Handeln per se ist nicht eine spezifische Handlungs-/Interventionsform, die sonst nicht auch im beruflichen Handeln in der Heimerziehung aufgehoben ist, aber angesichts der besonderen Problem- und Lebenslagen und der Antizipation von Drogenkonsum als potenzielle Variante zur Problem- und Konfliktbewältigung eine erhöhte Sensibilität fordert" (Müller-Teusler 1999, S. 1048). Die in Tabelle 1 genannten Eckpunkte liefern einen breiten und offenen Bezugsrahmen für eine solche präventiv-professionelle Sensibilisierung.

Auf inhaltlich-konzeptioneller Ebene kann dieser Bezugsrahmen in ganz unterschiedlicher Art und Weise ausgestaltet werden. Müller-Teusler verweist in seinem Artikel auf das Empowerment-Konzept (vgl. hierzu Herriger 1991, Keupp 1992). Darüber hinaus können Impulse aus der akzeptierenden Drogenarbeit (vgl. Eckert/Bathen 1995) aufgegriffen und in die konzeptionelle Orientierung der Einrichtung einbezogen werden. Auch bieten Ansätze, die Risikokompetenzen oder so genannte ‚life-skills' (Lebenskompetenzen) in den Mittelpunkt präventiver Handlungsstrategien stellen, interessante Möglichkeiten einer entsprechenden Ausweitung der erzieherischen Arbeit. Vieles von dem, was in diesen Ansätzen an pädagogisch-konzeptuellen Überlegungen thematisiert wird, ist mehr oder weniger wichtiger Bestandteil der alltäglichen erzieherischen Arbeit in der Heimerziehung. Das Hinzuziehen dieser Praxiskonzepte ist daher nicht unbedingt im Sinne einer grundlegenden Neustrukturierung der Erziehungspraxis in den Einrichtungen zu sehen, sondern vielmehr als Sensibilisierung für die präventiven Anteile in der eigenen Tätigkeit. So lassen sich Anregungen finden, wie die tägliche Arbeit unter dem Aspekt der Drogenprävention umfassender und begründeter ausgestaltet werden kann. Auf programmatischer Ebene sollen abschließend noch einmal die zentralen (Ziel-) Punkte präventiver Erziehungsarbeit benannt werden:

1. Informationen über Drogen und ihre Risiken, über Möglichkeiten der Therapie und der Beratung;

2. Stärkung der persönlichen, psychosozialen Identität, Verbesserung der Ich-Kompetenzen, ‚Nein- Sagen' können, der Gruppe widerstehen, Frustrationen, Misserfolge aushalten und bewältigen;

3. Schulung der Selbstwahrnehmung, Befindlichkeiten aufspüren, annehmen und artikulieren;

4. Körpererfahrungen, Erlebnissuche und -wahrnehmung vermitteln und trainieren, Erlebnisse und Grenzerfahrungen gezielt und kontrolliert verschaffen.

Professionelle Sensibilität

Mit Blick auf häufig anzutreffende Auffälligkeiten der Kinder und Jugendlichen in der Heimerziehung, deren Ursachen oftmals in ihren bisher gemachten biografischen Erfahrungen gründen, ist zu betonen, dass der Beziehung der MitarbeiterInnen zu den Heranwachsenden auch und gerade hinsichtlich präventiver Bemühungen ein besonderer Stellenwert zukommt. Besteht eine der wesentlichsten Aufgaben von Heimerziehung in der Arbeit mit den Kindern und Jugendlichen an diesen Auffälligkeiten, dann ist es von besonderer Bedeutung, diese individuellen Problemlagen durch Stigmatisierungen bzw. ein vorurteilsvolles Gegenübertreten nicht weiter zu verstärken. Gerade Stigmatisierungen entlang individueller Schwierigkeiten und Auffälligkeiten führen, darauf hat die Labeling-Theorie hingewiesen (vgl. zusammenfassend Lamnek 1993), aufgrund ihrer sozialen Sichtbarkeit für die Umwelt und die stete negative Verstärkung für den Betreffenden zu einer Manifestierung der Schwierigkeiten bis hin zu entsprechenden abweichenden Karrieren. Sie konstituieren und untermauern die mitunter schon bestehenden Ausgrenzungs- und Ablehnungserfahrungen der betreffenden Menschen, so dass sie die ihnen zugewiesene Außenseiterrolle irgendwann tatsächlich als die ihre anerkennen, sich die negativen Orientierungs- und Handlungsmuster stabilisieren und verstärken.

Somit gewinnt die (pädagogische) Beziehung zwischen ErzieherInnen und Heranwachsenden einen hohen Stellenwert für den Erfolg der erzieherischen Bemühungen – eine pädagogische Binsenweisheit. Nun ist jedoch aus entsprechenden Untersuchungen bekannt (Freigang 1986, Niemeyer 1993), dass oftmals gerade die Jugendlichen aufgegeben werden, die besondere Probleme bereiten und eigentlich besonderer Zuwendung bedürften. Niemeyer hat nachgewiesen, dass derartigen Eskalationen Verschiebungen in der Wahrnehmung der betreffenden Heranwachsenden zu Grunde liegen. Diese Prozesse sind dadurch gekennzeichnet, dass die Schwierigkeiten (aufgrund ihrer Häufung) irgendwann den ‚Anlagen' des Heran- wachsenden zugeschrieben werden, Ursachen also nicht mehr im Umfeld oder in sozialen Bedingungen gesucht werden. Hieraus entwickeln sich schließlich (Vor-)Urteile, die den Betreffenden nur noch im Lichte der mit ihm assoziierten negativen Erfahrungen erscheinen lassen. Weitere Vorkommnisse sind also normal und wurden auch erwartet. Vorurteile jedoch, egal wo sie herrühren, oder ‚erfahrungsbasierte' routinierte Einschätzungen treffen selten den Kern des Problems. Sie treffen immer den Heranwachsenden, indem sie durch das schon gefällte Urteil ein fachlich gekonntes und persönlich kontrolliertes Einlassen auf ihn verhindern. Ein beredtes Zeugnis von der Wichtigkeit, Vorurteile in professionellen pädagogischen Zusammenhängen nicht zuzulassen, gibt der folgende Auszug aus einem Interview mit einer Heimerzieherin:

„Und dann hatte ich mal einen Jugendlichen, wo ich dann wirklich nicht mehr weitergekommen bin, wo ich unter Druck von meinen Kollegen geraten bin, weil die vieles nicht verstanden haben. Er war damals ein Grufty, der kam wirklich, der hatte in seinem Zimmer zu Hause sich Erde hingeschüttet – die Mutter hatte das Zimmer für ihn geräumt, dass er sein eigenes hat, dafür hat sie ihr Schlafzimmer aufgegeben. Und er hat dann in das Zimmer Erde reingeschleppt, hat dann Gras angepflanzt, hatte richtige Urnen geklaut, also so richtig wirklich böse schlimm. War dann auch teilweise nicht mehr zu Hause. Auch in Abbruchhäusern. Und es war dann hier kein Verständnis da, dass er nicht in die Schule geht. Ich meine, das ist ja logisch, aber es war ganz böse. Es war kein Verständnis da, dass er hier nachts nicht aufgetaucht ist, obwohl er uns, und ich musste dann, weil man alles auf mir abgeladen hat und ich dem Druck auch nicht widerstehen konnte, ich konnte den Druck auch von dem Jugendlichen nicht mehr abhalten. Für mich war das Wichtigste, Vertrauen aufzubauen, weil er auch Spezialkinderheimerfahrung hatte" (Drößler 1999, S. 180).

Dieser Bericht macht auf eindrucksvolle Weise deutlich, was das Sich-Einlassen auf schwierige Kinder oder Jugendliche bewirken kann. Obwohl dies genuine Aufgabe der Jugendhilfe und ihrer Fachkräfte ist, ist der Punkt „Verlegen und Abschieben" (Freigang 1986) schwieriger Heranwachsender nach wie vor ein wichtiges und viel diskutiertes Thema (z.B. Niemeyer 1993). In diesem konkreten Beispiel hatte der betreffende Jugendliche bereits weit reichende Erfahrungen mit Abschiebung und Ausgrenzung gemacht: er besuchte in zehn Jahren acht Schulen. Er lebte in einem Spezialkinderheim und erfuhr zusätzlich noch Aufenthalte in der Psychiatrie. Diese Stationen seiner ‚Karriere' waren scheinbar nicht in der Lage, dem Jugendlichen zu helfen oder ihn wenigstens zu verstehen. Hätte die Erzieherin in diesem Fall nicht so sensibel und engagiert – auch gegen ihre KollegInnen – gehandelt, wäre die Geschichte anders ausgegangen und es fällt nicht schwer, sich den weiteren Lebensweg dieses jungen Menschen auszumalen.

Das offene aber fachlich bewusste Einlassen auf schwierige Jugendliche, auch durch Zeiten der Krise hindurch, ist ein wesentlicher Schlüssel dafür, den Erfahrungszirkel von Ablehnung und Ausgrenzung bei diesen Heranwachsenden zu durchbrechen. Denn gerade in Krisensituationen beweist sich für die jungen Menschen die Beziehung zu den Erwachsenen, erfahren sie mehr über das in sie gesetzte Vertrauen. Mitunter führen junge Menschen, die bereits viele solcher Erfahrungen machen mussten, derartige Situation auch – bewusst oder unbewusst – herbei, um die neue heile Welt auf ihre Stabilität hin zu prüfen, an sie die Frage richtend, ob diese Welt den Heranwachsenden auch noch haben will, wenn es mal nicht so gut mit ihm läuft. Das unterstreicht den Stellenwert von vertrauensvollen und belastbaren Beziehungen innerhalb der Jugendhilfe.

Fazit: Die Grundsätzlichkeit der vorangegangenen Bemerkungen zur Erziehungs- und Betreuungspraxis in der Heimerziehung lässt auf den ersten Blick kaum eine Beziehung zum Thema Drogenprävention vermuten. Vergegenwärtigt man sich jedoch die aktuelle Diskussion um die Frage nach den Ursachen von Sucht und Abhängigkeit sowie um das Thema Drogenprävention, so definieren Probleme mit der Identität, dem Selbstbewusstsein, unstete und konflikthafte Beziehungserfahrungen, Orientierungs- und

Chancenlosigkeit, Ausgrenzung und Einsamkeit die wichtigsten Fragestellungen (vgl. Eckert/Bathen 1995, Wegehaupt/Wieland 1996, Quensel/Westphal 1996).

Derartige Problemlagen, mit denen sich alle Jugendlichen in unserer Gesellschaft konfrontiert sehen, haben ihre wesentliche Ursache auch in den gesellschaftlichen Bedingungen. Nicht alle Heranwachsenden sind in der Lage, sich Problemen zu stellen und Konflikte und Krisen in produktiver Weise zu bewältigen. Und diese Heranwachsenden benötigen die Unterstützung und das Vertrauen anderer Menschen, sollen sie einen Weg aus einer Situation finden, welche sie selbst am meisten belastet, bevor – und das ist das Anliegen präventiver Arbeit – abweichende Karrieren eingeschlagen werden und sich zu einem riskanten (Über-)Lebensmuster verdichten.

Drogenkonsum, Drogenabhängigkeit, Drogenkarrieren als einige dieser möglichen, abweichenden Bewältigungsstrategien müssen in ihrer Gewordenheit begriffen werden – gerade wenn präventive Arbeit geleistet werden soll. Es ist von immenser Bedeutung, die Faktoren, die zu derartigen Karrieren führen, zu kennen und zu erkennen, bevor sie ihre fatale Wirkung entfalten können. Daher sind die genannten ‚Grundsätzlichkeiten' professioneller pädagogischer Arbeit so bedeutsam, sollen und können sie doch die Bedingungen und Voraussetzungen für die Herausbildung und Festigung individueller Fähigkeiten und damit für die positive Entwicklung von Identität, Selbstbewusstsein und Selbstwert bei den Heranwachsenden schaffen. Dies zu verwirklichen muss erstes Anliegen von Drogenprävention sein. Im Falle der Heimerziehung bedeutet Drogenprävention also zunächst und in erster Linie: Beziehungen anbieten, Vertrauen schaffen, positive (Selbst-) Erlebnisse vermitteln, Kompetenzen entwickeln, aber auch Grenzen setzen, Konflikte austragen und Verantwortung überlassen.

Drogen und ihre Erlebnisdimension

Drogenkonsum – eine ‚erlebnispädagogische Maßnahme'?

Darüber hinaus muss Heimerziehung auf der Erlebnisebene tätig werden, was Selbsterfahrung unterstützen, Kompetenzen entdecken helfen und fördern sowie für Abwechslung und Spaß sorgen kann. Drogen besitzen zweifellos eine gewisse Erlebnisqualität, die jeder beispielsweise vom Alkoholgenuss her kennt. Diese Erlebnisqualität unterscheidet sich sehr grundlegend von den Erfahrungen und Erlebnissen, die junge wie erwachsene Menschen heutzutage in unserer Gesellschaft machen können. Rauscherfahrungen bieten vielfache Erlebnismöglichkeiten, die jedoch eines gemeinsam haben: sie katapultieren den oder die Konsumentin in eine andere Art der Selbst- und Weltsicht. Einerseits können Rauscherfahrungen, die durch Drogen hervorgerufen werden, Zustände der Ruhe, des Verweilens, des Aussteigens, des Abtauchens in eine andere Welt vermitteln und damit wenigstens zeitweilig das rasante Tempo unseres heutigen Lebens abbremsen oder außer Kraft setzen (Haschisch, Marihuana, Heroin). Andere Substanzen wiederum greifen die Geschwindigkeit unseres gesellschaftlichen Lebens gewissermaßen auf, verschaffen über ihre Wirkung gesteigerte Wahrnehmungsmöglichkeiten, führen zu einer zeitweiligen Erhöhung der körperlichen und psychischen Leistungsfähigkeit (Ecstasy, Kokain). Insofern kann der Konsum von Drogen in übertragenem Sinne als „erlebnispädagogische Maßnahme" (Weber 1995, S. 83) gesehen werden, insbesondere der illegaler Drogen, da ihre Wirkungsweisen eine ganz eigene Faszination ausstrahlen. ‚Erlebnispädagogische Maßnahme' bedeutet dabei nicht nur Flucht aus einem frustrierenden und belastenden Alltag, sondern auch, der Öde der Alltagswelt mit ihren einsilbigen Erfahrungsmustern eine andere Erlebnisdimension entgegenzusetzen. Die unterschiedlichen Dimensionen des (Rausch-)Erlebens können in entsprechenden erlebnisorientierten Angeboten zugänglich gemacht werden.

Prävention als Erlebnisarbeit

Das Bedürfnis nach Erlebnissen und neuen, aufregenden Erfahrungen aufzugreifen und zu ‚füttern' stellt eine wichtige und Erfolg versprechende Strategie der Drogenprävention dar – ohne dass derartige Aktivitäten immer in einen expliziten Zusammenhang mit Drogen gestellt werden müssen. Erlebnisse und Erlebnismöglichkeiten können dabei auf unterschiedlichen Ebenen geschaffen und angeboten werden. Im alltäglichen Leben sind dies die ‚kleinen Höhepunkte' und die ausgeflippten Aktivitäten der Jugendlichen am Wochenende bzw. deren Zulassung oder Ermöglichung (freilich nur, solange sie im Rahmen des Vertretbaren bleiben). Auf der ausgefallenen, nicht-alltäglichen Ebene bieten sich Anleihen aus der Erlebnispädagogik an, die ja bewusst und mit pädagogischer Intention auf persönlichkeitsfördernde Aspekte des Erlebens abhebt. Helmut Kuntz formuliert das hierbei angesprochene Problem folgendermaßen: „Wie lassen sich Selbst-Erfahrungen und Erlebnisweisen, die Rauschzustände zugänglich machen, mit anderen Mitteln annähernd erreichen?" (1998, S. 110). Dieses Zitat modifizierend, könnte man fragen: Wie lassen sich Selbst-Erfahrungen und Erlebnisweisen schaffen und zugänglich machen, so dass die Suche nach dem Kick nicht über Drogenkonsum zu befriedigen gesucht wird?

Erlebnisorientierte Angebote müssen im Hinblick auf ihren präventiven Nutzen vor allem unter drei Aspekten betrachtet werden. Welche Art von Erlebnis können sie anbieten? Welche sozialen Erfahrungen ermöglicht das Erlebnis? Und: Welche förderlichen Erfahrungen kann der Einzelne im Erleben machen? Aus (erlebnis-)pädagogischer Perspektive spielen insbesondere die Fragen nach den sozialen Erfahrungsmöglichkeiten und dem förderlichen Charakter eine bedeutsame Rolle. Erlebnispädagogische und erlebnisorientierte Angebote verfolgen vor allem identitäts- und kompetenzfördernde Zielstellungen. Es geht mithin um die Vermittlung und Förderung persönlicher, handwerklicher wie sozialer Fähigkeiten, was oftmals über pädagogische Settings erreicht werden soll, die Jugendliche und MitarbeiterInnen in fremde, mitunter extreme Situationen führen, die gemeinsam bewältigt und durchgestanden werden müssen. Je nach Konzeption geschieht dies als Einzelfall- oder Gruppenmaßnahme, wobei in letzterem Falle gruppendynamische Prozesse als wichtiges pädagogisches Instrument betrachtet werden. Insofern bieten sich erlebnisorientierte Angebote auch für die drogenpräventive Arbeit mit Kindern und Jugendlichen an. Sie schaffen bei kreativer und geschickter pädagogischer Planung und Durchführung Raum für Erfahrungen, die den Einzelnen fordern, neue Seiten an ihm zum Vorschein bringen, eine Gruppe in Bewährungssituationen zusammenführen und nicht zuletzt die individuellen Grenzen wahrnehmbar und zugänglich machen können. Sie eröffnen aber auch Chancen, im Erlebnis einen neuen Zugang zu sich selbst, den eigenen Vorlieben und Problemen, zu anderen Menschen und zu unbekannten Wahrnehmungsweisen der Umwelt zu finden.

Insofern repräsentieren erlebnisorientierte Angebote nicht nur Möglichkeiten identitäts- und sozialitätsfördernder pädagogischer Einflussnahme, sondern verschaffen über das Erlebnis selbst außergewöhnliche Erfahrungen. Hierbei muss wiederum der Charakter solcher Erlebnisse berücksichtigt werden. Unterscheiden kann man Erfahrungen, die einen ‚schnellen' oder einen ‚langsamen' Kick ermöglichen, und Erfahrungen, die den Menschen einmal an seine Grenzen, ein anderes Mal in sein Inneres führen (siehe Tabelle 2).

Die Vorschläge sind begrenzt, sowohl in ihrer Kreativität, als auch – natürlich – hinsichtlich ihrer Machbarkeit im Alltag einer stationären Jugendhilfeeinrichtung. Einige der vorgestellten Ideen können in alltägliche Zusammenhänge eingebettet werden. Wieder andere stellen tatsächliche Ausnahmeangebote, echte Highlights dar. Viele gerade dieser Vorschläge lassen sich durch die Einrichtung wahrscheinlich gar nicht umsetzen, aber es gibt externe sozialpädagogische und touristische Angebote, die möglicherweise genutzt werden können. Wahrscheinlich bietet sich ohnehin nur selten, vielleicht nur einmal im Jahr die Möglichkeit für derartige Aktivitäten. Aber dafür sind dies dann solche Höhepunkte, von denen jeder Mensch, so sie denn positiv erlebt werden, lange zehren kann.

Aus pädagogischem Blickwinkel verschaffen die meisten Vorschläge Gruppenerlebnisse, können damit die Identifizierung mit der Gruppe, der Einrichtung, dem Umfeld ermöglichen. Auch Bewährungssituationen sind vertreten, die den Einzelnen oder die Gruppe fordern, Erfolgserlebnisse ermöglichen oder den Umgang mit Misserfolgen erlernen helfen können. Hierin vereinen sich dann das Alltägliche und das Außergewöhnliche, denn man kann im Alltag oder in Ausnahmesituationen bestehen oder versagen. Beides wird auf beiden Ebenen Auswirkungen auf den jeweiligen Menschen haben.

Tabelle 1:

Für den ‚schnellen Kick'

- Klettern, Abseilen z.B. bei gemeinsamen Bergtouren auf Ferienreisen
- Kanu-, Wildwasserfahren, Segeln, Surfen
- Tanzen (bis zur Erschöpfung)
- Reiten
- aktivierende körperliche Tätigkeiten, die eine Herausforderung darstellen bzw. soziale Gratifikation in Aussicht stellen
- sportliche Aktivitäten bis hin zu Wettkämpfen (ohne Vereinsmitgliedschaft), Mannschaftswettbewerbe
- Angebote, die Grenzerfahrungen ermöglichen, beispielsweise beim Camping (Nachtwanderungen mit Orientierungsaufgaben, Cross-Läufe, Geländespiele)
- Computer-Turniere als Mannschafts- (Strategiespiele, Adventures) oder Einzelwettkämpfe (virtuelle Autorennen, Sportsimulationen; hier kann man ganze Olympiaden austragen – fragen Sie Ihre Jugendlichen, die wissen, was läuft und was man braucht.)

Für den ‚langsamen Kick'

- naturnahe Erlebnisse lassen sich mit Grenzerfahrungen verbinden
- meditative Angebote
- Traumreisen, Phantasiereisen
- künstlerisch-gestalterische Angebote
- Theater- und Rollenspiele
- gemeinsames Musikhören, Fernsehen
- gemeinsame Projekte, die Zeit und Konzentration erfordern (Raumgestaltung, Spielplatz renovieren, Modellbahn, die eigene Homepage oder die der Einrichtung im Internet usw.)
- gemeinsames, bewusstes Abhängen (schafft eine entspannte Atmosphäre, kann mit Phantasiereisen verbunden werden)

Für Umwelt- und Selbsterfahrung

- Stadt-(teil)Rallyes
- Fotoexpeditionen (Ungewöhnliches suchen und fotografieren; Fotomotive erklären lassen)
- Exkursionen, die von Jugendlichen geplant und gestaltet werden (Sehenswürdigkeiten, individuell wichtige Orte, Industrieanlagen etc.)
- lokalgeschichtliche Projekte (die Geschichte der Einrichtung kann spannend werden, wenn diese in einem alten Haus untergebracht ist. Man kann dann beispielsweise Fotos und Anekdoten über die Vormieter sammeln.)
- Zukunftsforschung für den eigenen Stadtteil, die Stadt betreiben (Kommunalverwaltung fragen, Investoren aufsuchen usw., Einmischen)

Es kommt dann darauf an, wie mit negativen Erfahrungen umgegangen wird, ob Hilfe da ist, die einen auffängt und wieder aufrichtet, dabei hilft, das eigene ‚Versagen' produktiv zu verarbeiten, die Sache durchzustehen und einen neuen Versuch zu wagen. Und nicht zuletzt ist da ja auch das Positive – vielleicht der Erfolg, in jedem Fall das begleitete und abgesicherte gemeinsame Erlebnis. „Vieles an ‚wirklicher', realitätsnaher Prävention ist nicht unbedingt neu, es sind keine Königswege, aber die Kunst besteht darin, aus dem unerschöpflichen Markt der Kreativität vor Ort das herauszufinden, was [...] als Angebot akzeptiert wird, denn viele Angebote scheitern auf der Beziehungsebene" (Kuntz 1998, S. 113).

Strategien im Umgang mit einem aktuell bestehenden Drogenproblem in der Einrichtung

In den vorangegangenen Abschnitten wurde versucht, Drogenprävention unter zwei zentralen Aspekten näher zu betrachten und Ansatzpunkte für eine präventive Arbeit in Jugendhilfeeinrichtungen herauszuarbeiten. Das zentrale Kriterium bildet hierbei die tägliche pädagogische Arbeit mit den Heranwachsenden. Die Befähigung zu einer gelingenden Alltags- und Lebensbewältigung (vgl. Thiersch 1986) legt den Grundstein für ein stabiles persönliches Selbstbild und schließt gleichzeitig Kompetenzen im Umgang mit Drogen ein. Denn Alltags- und Lebensbewältigung beginnen nicht erst außerhalb der Einrichtung, nach der Betreuung. Darin besteht m. E. die vornehmliche Aufgabe der Heimerziehung, ergänzt um Informationen über Drogen und deren Wirkungsweisen. Und hierher gehören auch die ‚erlebnispädagogischen' Maßnahmevorschläge, die, genauso wie in normalen Familienbeziehungen, Höhepunkte schaffen, die Flucht aus dem Alltag ganz legal und mit kalkulierbaren Risiken ermöglichen und noch dazu mit pädagogischen Intentionen unterfüttert werden können. Eingeschränkte Rahmenbedingungen spielen hierbei sicher eine sehr gewichtige Rolle, was jedoch nicht entmutigen sollte. Viele derartige Angebote lassen sich auch im pädagogischen Alltag realisieren, so lange ein Zugang zu den Heranwachsenden gefunden werden kann. Einige davon können sogar institutionalisiert, zu einer Tradition gemacht werden. Schließlich ist auch die Integration erlebnispädagogischer Ansätze in die pädagogische Konzeption der Einrichtung denkbar. Mittlerweile gibt es auch in Ostdeutschland Jugendhilfeeinrichtungen (ohne Drogenspezialisierung!), die in ihrer Arbeit ganz bewusst und sehr erfolgreich erlebnispädagogische Maßnahmen einsetzen. Das Spektrum reicht von Kennenlernphasen im Ausland über Verschnaufpausen in Krisensituationen bis hin zu erlebnispädagogisch gestalteten Ferienreisen.

Was tun, wenn es doch passiert ist?

Die Feststellung, dass von den betreuten Heranwachsenden Drogen konsumiert werden, konfrontiert die betreffenden PädagogInnen mit einer neuen und oftmals unerwarteten Situation. Es gehört nicht zur alltäglichen Routine, mit Jugendlichen zu arbeiten, die ein ‚Drogenproblem' haben. Entsprechend unsicher und hilflos stehen viele MitarbeiterInnen dann dieser ungewohnten Situation gegenüber, die noch dazu mit einem gesellschaftlich festgeschriebenen Tabu bricht und nicht zuletzt die eigene erzieherische Kompetenz zur Disposition stellt.

Zunächst bedeutet Drogenkonsum nicht automatisch (und sofort) unmittelbare Suchtgefährdung. Der oder die Jugendliche hat ihre Gründe und Motive, Drogen zu nehmen. Diese können sehr verschieden, ja unspektakulär sein. Bevor jedoch dieser Frage nachgegangen wird, stellt sich aufseiten der Pädagogin/ des Pädagogen die nach der (pädagogisch angemessenen) Reaktion auf das entdeckte Problem. Beides kann indes nicht getrennt voneinander betrachtet werden. Denn Drogenkonsum ist ein Problem, egal ob aus Spaß oder aus Frust zu Drogen gegriffen wurde. Und die Möglichkeiten, dieses Problem sinnvoll und mit den Jugendlichen herauszuarbeiten und anzugehen, verbessern oder verschlechtern sich mit der Art und Weise, wie PädagogInnen auf die Entdeckung des Problems reagieren.

Drogenkonsum kann auf unterschiedliche Art und Weise begriffen werden – als Defizit oder als Versuch, sein Leben irgendwie in den Griff zu bekommen. Stephan Quensel hat diese Spielarten in der Wahrnehmung drogenkonsumierender Jugendlicher in seinem Buch „Drogen in der Heimerziehung" (1996) eindrucksvoll herausgearbeitet: „Gewöhnlich gelten solche Jugendliche [gemeint sind DrogenkonsumentInnen, T. D.] – insbesondere bei Psychologen, Therapeuten und Sozialpädagogen – als zutiefst (Sozialisations-)*gestört*; was ja auch durch ihre chaotische Vorgeschichte, die dauerhaft ansteigenden fehlgeschlagenen Erziehungsversuche und durch ihr aktuelles Erscheinungsbild eindrucksvoll bestätigt wird. Sechs Momente definieren dieses Bild: die Dominanz des Negativen, des Minus, der Störung, des abgewerteten Verhaltens, das zumeist in einem negativen *Master-Status*, dem Grund-Stigma, gebündelt wird: Der Schläger, die linke Bazille, die sexuell Verwahrloste, der Drogensüchtige. Eine negativ orientierte Perspektive, die sich dann auch auf die Ursachen dieses Verhaltens bezieht, auf das gestörte Elternhaus, die Lernstörung, den Charakterfehler, die Aggressivität, Labilität, Suchtpersönlichkeit [...] Übersehen wird dabei fast immer der *eigenständige* Versuch dieser Jugendlichen, mit solchen Handicaps fertig zu werden, sie in einen eigenständigen Lebensentwurf einzubauen, Haltung zu bewahren und anerkannt zu werden – so sehr diese Versuche auch auf einem uns ungewohnten ‚niedrigeren' Niveau erfolgen, brüchiger ausfallen als sonst, aufgesetzt und von Zusammenbrüchen durchsetzt" (Quensel 1996, S. 12f., Hervorhebungen im Original).

Die defizitäre Wahrnehmung der Jugendlichen und die dadurch erfolgende Stigmatisierung kann also kaum dazu verhelfen, hilfreiche Perspektiven für den Heranwachsenden anzubieten. Und sie verstellt den Blick auf die dahinter liegenden Versuche der Lebensbewältigung, verbunden mit der Überzeugung, dass man die Ursachen kennt, was nur zu einer Verfestigung des Stigmas führt. Ingrid Konzack greift diese beiden Wahrnehmungsmuster auf und untersucht die Reaktionsweisen, die sich aus einer pathologisierenden oder bewältigungssensiblen Deutung des Drogenkonsums ergeben:

Pathologisierende Wahrnehmungen betrachten Drogenkonsum unter dem Aspekt des Destruktiven, egal, ob er in den Augen der PädagogInnen aus ‚Angst vor der Realität des Lebens' (Unfähigkeit) oder aus hedonistischen Motiven (Erlebnisqualität) geschieht. Insofern stellt dieser eine Bedrohung dar. Eine Bedrohung, die sich gegen die PädagogInnen selbst, ihre Fachlichkeit, ihre Vorstellung vom Leben richtet, die auf die bestehende erzieherische Ordnung in der Einrichtung und damit wieder auf die Fachlichkeit zielt und die den oder die Konsumentin selbst massiven Gefahren aussetzt – Kriminalität, Krankheit, Tod. Bedrohung auch deshalb, weil ein Tabu gebrochen wurde, in unmittelbarer Nähe und quasi unter den eigenen, professionell geschulten Augen. „Bedrohung [aber] kann Erschrecken auslösen und zu Distanzierung oder Panik führen. In beiden Fällen wird guter Kontakt unmöglich.

Mögliche Reaktionsmuster sind:

Kontaktvermeidung seitens des/r PädagogIn durch Distanzierung (innere Blockade, ‚Schreckstarre' oder aus dem Felde gehen, ‚Flucht') oder Grenzüberschreitung (panische Reaktion, ‚blinde Flucht nach vorne') – durch pädagogische Überreaktion, die häufig zur inneren Blockade oder zum aus dem Felde gehen beim Kind bzw. Jugendlichen führt (vgl. auch Quensel: Das Kind bzw. der /die Jugendliche erfährt eine selbstbildprägende Stigmatisierung als ‚wertlos, schlecht, krank')" (Konzack 1996, S. 163).

Eine *bewältigungssensible Wahrnehmung* ermittelt im Konsum von Drogen eine Botschaft, möglicherweise einen Hilferuf. Drogenkonsum hat aus diesem Blickwinkel seine positiven Seiten, da er als Versuch begriffen werden muss, mit den eigenen Schwierigkeiten irgendwie fertig zu werden, die Selbstachtung nicht zu verlieren. Konzack sieht hierin eine Strategie, bei der die Droge als kreatives Medium der Selbstmitteilung fungiert. „Wird ‚problematischer' Drogenkonsum unter dem ‚Botschafts-Aspekt' betrachtet, so enthält er eine pädagogische Herausforderung zur ‚Entschlüsselung', die nur durch vorsichtige Hinwendung zum Kind bzw. Jugendlichen, über guten Kontakt gelingen kann. Dies schließt eine Änderung der Blickrichtung – von der Droge zum Menschen – ein" (ebd. 1996, S. 164). Die „pädagogische Herausforderung" ist demnach nicht die, die eigene Fachlichkeit gegen den Angriff des Drogengebrauchs seitens der Heranwachsenden zu verteidigen. Sie liegt auch nicht darin, den Rest der Einrichtung zu schützen, die bestehende Ordnung wieder herzustellen bzw. zu bewahren und ein Tabu neu zu etablieren. Selbst wenn dies vornehmlich für, mit oder gegen den konsumierenden Jugendlichen, also in seinem ‚eigenen Interesse' geschehen würde, bliebe er bei derartigen Voraussetzungen auf der Strecke. Die pädagogische Herausforderung besteht zum einen darin, den Konsum von Drogen überhaupt als einen Versuch von Lebensbewältigung zu verstehen. Zum anderen stellt die ‚Entschlüsselung' dieses Versuches und der ihm zugrunde liegenden Schwierigkeiten eine pädagogische Herausforderung dar. Das eine gründet im anderen. Die Entschlüsselungsarbeit kann jedoch nur mit dem betreffenden Jugendlichen geleistet werden, ebenso wie die sich daran anschließende Arbeit am Problem. Denn nur wenn das Problem gelöst ist, entfällt auch der Grund oder das Motiv für die Benutzung von Drogen. Hierfür ist der Kontakt zum Jugendlichen nötig, wobei nur durch Herstellung von Nähe und Wahrung von Distanz – unter der Voraussetzung gegenseitiger Grenzwahrnehmung – pädagogische Arbeit sinnvoll geleistet werden kann.

‚Grenzüberschreitung ohne Grenzverhandlung bedeutet Grenzverletzung'

„Distanz bedeutet Respekt vor dem Gegenüber und seinen gegenwärtigen Lösungsmöglichkeiten (Ressourcen), nicht Blockade oder Flucht. (An-)Nähe(-rung) meint ‚frei schwebende Aufmerksamkeit' hier und jetzt mit allen Sinnen da und offen zu sein für die Signale des Gegenübers, im Sinne von empathischer Begleitung. (vgl. Quensel: Das Kind bzw. der/die Jugendliche erfährt eine selbstbildprägende Wertschätzung durch Achtung seiner Ressourcen und Respekt vor seinen ‚Eigenheiten')" (a.a.O.).

Die pädagogische Herausforderung besteht also darin, den Kontakt, den Draht zum Jugendlichen zu erhalten und ihn auch in der Arbeit mit ihm an seinem Problem, was nicht Drogenproblem heißt, nicht zu verlieren. Vor allem muss für den Heranwachsenden erkennbar sein, dass ihm geholfen werden soll und auch geholfen werden kann. Die Klärung der Ursache von Drogenkonsum spielt hierbei eine wichtige Rolle, aber allein dies zu bewerkstelligen setzt die Fähigkeit voraus, über den Schock der Drogenrealität den Jugendlichen nicht als Junkie abzustempeln.

Möglicherweise war es tatsächlich der erste Versuch. Möglicherweise ist beispielsweise das Rauchen von Marihuana auch ein sporadischer Freizeitspaß im Freundeskreis. Möglicherweise gibt es samstags im Technoladen hin und wieder bunte Pillen. Dann ist das Problem Drogenkonsum nicht unbedingt weniger schlimm, aber wie reagieren? Ein Verbieten des Freundeskreises setzt die Beziehung zum Jugendlichen aufs Spiel. Hat dieser eine wichtige Bedeutung, geht der Kontakt möglicherweise erst recht verloren. Also gilt es, beim Jugendlichen anzusetzen. Aufklärung, die Befähigung zur Selbstbeobachtung (Was macht die Droge mit mir? Wie fühle ich mich im

Rausch? Wie geht es mir hinterher? Will ich noch mehr?) und natürlich die offene Darlegung der eigenen Haltung zu Drogen im Allgemeinen wie zum Konsum des Jugendlichen speziell erscheinen als sinnvolle Strategie, mit dem Heranwachsenden ins Gespräch zu kommen. Vielleicht ist das Ganze ja nur eine Episode – und das ist es bei den meisten! –, die sich von ganz allein erledigt. Auf jeden Fall können so aber über die gemeinsame Arbeit und den ehrlichen Umgang miteinander Fähigkeiten eingeübt werden, die den Konsum kontrollieren und seine Risiken einschätzen helfen und die Gefahr einer Sucht zumindest minimieren (Sekundärprävention). Das wichtigste für den Jugendlichen ist, dass er wegen ein paar Joints oder einigen Trips nicht zum Junkie abgestempelt, er weiterhin ernst genommen wurde. Dass dieser ‚schwarze Punkt' eben nicht gleich dazu geführt hat, all seine anderen Eigenschaften und Bemühungen zu vergessen, auch und gerade wenn ihm mitgeteilt wurde, dass man das Ganze selbst (vielleicht) gar nicht gut findet.

Liegen die Gründe für den Drogengebrauch tiefer, das heißt, stehen tatsächlich schwerwiegende Probleme dahinter, so müssen diese mit dem Jugendlichen identifiziert und bearbeitet werden. Es ist dabei nicht vorrangig die Frage zu klären, warum derjenige mit seinen Schwierigkeiten nicht zum Erzieher, zur Erzieherin gekommen ist. Es geht auch nicht darum zu klären, ob vielleicht schon in der Familie ähnlich mit Schwierigkeiten verfahren wurde. Das würde den Jugendlichen überfordern und darüber hinaus das Stigma produzieren, dass der Betreffende offenbar prädestiniert für derartige Vorfälle ist. Aber vor allem hilft ihm dies in seiner derzeitigen Situation nicht weiter. Denn offensichtlich waren die Probleme so groß, dass er allein nicht mehr damit fertig werden konnte und sich auch nicht traute, mit ihnen zu einer Erzieherin, zu einem Erzieher zu gehen. Wir kennen das alle, wenn wir an unsere Jugend zurückdenken. Die Drogen erschienen dann vielleicht als Möglichkeit, in der aktuellen Situation die Kontrolle zu behalten, die Lage aushalten zu können. Die gemeinsame, mit pädagogischer Unterstützung zu lösende Aufgabe besteht darin, die Kontrolle über die Situation wieder herzustellen. Es gilt, gemeinsam einen Ausweg für den Jugendlichen zu finden, der Drogenkonsum als Bewältigungsstrategie überflüssig werden lässt. Die Bedeutung eben der aktuellen Handlungsfähigkeit hebt wiederum Quensel hervor: „Alltägliche Lebenspraxis besagt dreierlei: Jede ‚Behandlung' muss stets im Hier und Jetzt ansetzen, in der aktuellen Erfahrung, in der Auseinandersetzung, in der Krise wie im emotional positiv besetzten Erlebnis. Und nicht im künstlichen Als-Ob der inzwischen vielfach überarbeiteten frühen Traumata – so sehr diese auch in der Form früher gefundener Lösungen die aktuelle Situation mitgestalten können. [...] Und schließlich ergibt sich aus dieser alltäglichen Lebenspraxis auch der einzige mögliche Weg in die Zukunft" (Quensel 1996, S. 17). Diese Arbeit, dieses Einlassen erfordert besondere Fähigkeiten: das Aushalten von Nähe und Distanz, die Fähigkeit, Abwehrversuche des Jugendlichen zu verstehen, sich aber (behutsam) nicht abwehren zu lassen, das Einlassen auf immer neue Verhandlungen und Diskussionen und nicht zuletzt das Verkraften von Rückschlägen. Die Beziehung zum Jugendlichen, das Vertrauen in ihn wird möglicherweise auf eine harte Probe gestellt. Doch wird diese Probe nicht ,bestanden', schwindet auch die Hoffnung für den Jugendlichen, noch Hilfe zu bekommen.

Wie mit dem Problem selbst umgehen?

Die Konfrontation mit einem Drogenproblem und auch die sich daran anschließenden Strategien des Umgangs mit und der Arbeit an diesem Problem sind mit einer hohen pädagogischen Verantwortung verbunden. Die Verantwortung für die Heranwachsenden, die nicht nur pädagogisch, sondern auch rechtlich definiert ist, spielt hierbei eine ebenso gewichtige Rolle wie die (weiterhin bestehende) erzieherische Verantwortung für den Heranwachsenden.

Im vorangegangenen Abschnitt ist herausgearbeitet worden, welche Bedeutung eben dieser pädagogischen Verantwortung im Hinblick auf den weiteren Lebensweg des Konsumenten, der Konsumentin zukommt. Diese gebührend wahrzunehmen heißt nicht, rechtliche Vorschriften oder individuell vertretene Standpunkte im Hinblick auf illegale Drogen zu übergehen. Es bedeutet jedoch zu versuchen, den Jugendlichen weiterhin zu erreichen um mit ihm an der Lösung des Problems zu arbeiten. Dabei sollte der Drogenkonsum nicht zum Kardinalproblem gemacht werden, hinter dem die Person des Jugendlichen verschwindet. Dies würde beispielsweise auch dann geschehen, wenn er in ,spezialisierte Einrichtungen', vornehmlich die Psychiatrie überwiesen würde.

Die pädagogische Herausforderung anzunehmen bedeutet, den Kontakt aufrechtzuerhalten und gemeinsam über diesen Kontakt eine Lösung zu finden. Doch wie umgehen mit dieser massiven Enttäuschung, die ja nicht nur auf die Fachlichkeit zielt, sondern auch die eigene Person, ihr Engagement betrifft und die ein angstbesetztes Thema berührt? „Reaktionsmuster darauf (Drogenangst der ErzieherInnen, T.D.), wie z.B. ,Vorschieben' von Vorschriften und institutionellen Aufträgen oder ,Klugschwätzen' machten deutlich, dass die PädagogInnen nicht in Kontakt mit ihrem Gegenüber und dessen Nöten und Notwendigkeiten, sondern mit ihren eigenen Nöten (,Drogenangst', auch Angst vor der Institution, ,Hilflosigkeit') sind" schreibt Konzack (1996, S. 165) in Auswertung eines Workshops mit PädagogInnen. Für die Auseinandersetzung mit Drogenangst, Unsicherheit und Hilflosigkeit, aber auch mit der eigenen Wut und Enttäuschung schlägt Konzack erlebnisorientierte Ansätze wie z.B. Körper-Skulpturenarbeit vor (vgl. als Anregung Stevens: „Die Kunst der Wahrnehmung", München 1990). Es ist jedoch auch möglich und sinnvoll, dies in ,kleinerem Rahmen', z.B. in Teamgesprächen oder in Rollenspielen zu versuchen – auch in der Auswertung möglicherweise bereits gemachter ,Drogenerfahrungen'.

(Vom Verfasser wurde ein Rollenspiel zur Thematisierung von Drogenkonsum im Heim entwickelt, das über die Herausgeber angefordert werden kann.) Diese Auseinandersetzung ist unerlässlich, soll der Blick frei werden auf die Gründe und Motive für den Drogengebrauch und die möglicherweise dahinter liegenden Probleme. Und sie ist unerlässlich, um weiterhin das Gute und Positive im Jugendlichen zu sehen, die Person die man früher kannte. Denn nur allzu leicht verschwinden gerade junge Menschen für Erwachsene hinter den Problemen, die sie diesen bereiten. Plötzlich ist dieser Jugendliche, der vorher vielleicht unauffällig und nett war, ein Junkie oder Kiffer. Sieht man ihn oder sie aber nur noch als Junkie oder Kiffer, wird man in seinen Klärungsversuchen, auch was das eigene ‚Versagen' anbetrifft, kaum weiterkommen.

Literatur

Abt, U.: Suchtprävention – Voraussetzungen für eine neue und mutige Drogenpolitik. In: Wegehaupt, H./Wieland, N. (Hrsg.): In Kontakt bleiben. Kinder – Drogen – Jugendliche – Pädagogen. Münster 1996

Amendt, G.: Die Droge, der Staat, der Tod. Auf dem Weg in die Drogengesellschaft. Hamburg 1992

Bartsch, N./Knigge-Illner, H. (Hrsg.): Sucht und Erziehung. Ein Handbuch für Lehrer und Sozialpädagogen. 2 Bände. Weinheim und Basel 1988

Böhnisch, L./Rudolph, M./Wolf, B. (Hrsg.): Jugendarbeit als Lebensort. Jugendpädagogische Orientierungen zwischen Offenheit und Halt. Weinheim und München 1998

Degenhardt, F.: Drogenkonsum in der Jugendhilfe – Akzeptanz versus Ausgrenzung. In Wolf, K. (Hrsg.): Entwicklungen in der Heimerziehung. Münster 1993

Drößler, T.: Zwischen Offenheit und Halt. Einige Befunde neuerer Jugendstudien. In: Böhnisch, L./Rudolph, M./Wolf, B. (Hrsg.): Jugendarbeit als Lebensort. Jugendpädagogische Orientierungen zwischen Offenheit und Halt. Weinheim und München 1998

Drößler, T.: Beruf, Erfahrung, Biografie – Professionelle Selbstbilder in der Heimerziehung. Unveröffentlichter Forschungsbericht. Leipzig 1999

Eckert, D./Bathen, R. (Hrsg.): Jugendhilfe und akzeptierende Drogenarbeit. Freiburg im Breisgau 1995

Freigang, W.: Verlegen und Abschieben. Zur Erziehungspraxis im Heime. Weinheim und München 1986

Heitmeyer, W.: Rechtsextremistische Einstellungen bei Jugendlichen. Empirische Ergebnisse und Erklärungsmuster einer Untersuchung zur politischen Sozialisation.. Weinheim und München 1993

Kindermann, W.: Drogen. Abhängigkeit, Missbrauch, Therapie. München 1991

Kindermann, W.: Drogenabhängig. Lebenswelten zwischen Szene, Justiz, Therapie und Drogenfreiheit. Freiburg im Breisgau 1992

Konzack, I.: Welche Rolle spielen Drogen im Erleben von PädagogInnen? In: Wegehaupt, H./Wieland, N. (Hrsg.): In Kontakt bleiben. Kinder – Drogen – Jugendliche – Pädagogen. Münster 1996

Kuntz, H.: Wie wirklich ist die Prävention? In: Landesstelle gegen die Suchtgefahren in Baden-Württemberg: Auf der Suche nach dem Kick. Jugendliche im Spannungsfeld von Risikobereitschaft und Suchtgefährdung. Stuttgart 1998

Landesstelle gegen die Suchtgefahren in Baden-Württemberg: Auf der Suche nach dem Kick. Jugendliche im Spannungsfeld von Risikobereitschaft und Suchtgefährdung. Stuttgart 1998

Müller-Teusler, S.: Drogen – Empowerment in der Heimerziehung. In: Colla, H.E. u.a. (Hrsg.): Handbuch der Heimerziehung und des Pflegekinderwesens in Europa. Neuwied, Kriftel 1999

Niemeyer, C.: Marcus stört. Sozialpädagogische Kasuistik von Ausgrenzungsprozessen auf attributionstheoretischer Grundlage. In: Peters, F.: Professionalität im Alltag. Bielefeld 1993

Peters, F.: Professionalität im Alltag. Bielefeld 1993

Quensel, S./Westphal, H.: Drogen in der Heimerziehung. Grenzen sozialer Arbeit. Hamburg 1996

Scheerer, S./Vogt, I. (Hrsg.): Drogen und Drogenpolitik. Ein Handbuch. Frankfurt/New York 1989

Thiersch, H.: Die Erfahrung der Wirklichkeit. Perspektiven einer alltagsorientierten Sozialpädagogik. Weinheim und München 1986

Trede, W.: Drogengefährdete Jugendliche in Einrichtungen der Erziehungshilfe. In: Jugendhilfe, 2/1994

Weber, H.-J.: Kinder- und Jugendhilfegesetz (KJHG) und Drogenarbeit. Neue Möglichkeiten des Jugendamtes aus Sicht einer Jugendhilfeeinrichtung. In: Eckert, D./Bathen, R. (Hrsg.): Jugendhilfe und akzeptierende Drogenarbeit. Freiburg im Breisgau 1995

Wegehaupt, H./Wieland, N. (Hrsg.): In Kontakt bleiben. Kinder – Drogen – Jugendliche – Pädagogen. Münster 1996

Wolf, K. (Hrsg.): Entwicklungen in der Heimerziehung. Münster 1993

Heide Funk

Drogenprävention
im ländlichen und kleinstädtischen Raum

Jugend auf dem Lande – Besonderheiten des Zugangs

Die Dresdner Landjugendstudie (Böhnisch u.a. 1997) hat zeigt, dass Jugendliche und junge Erwachsene in ländlich-kleinstädtischen Räumen in den alten und neuen Bundesländern inzwischen ähnliche Lebenseinstellungen und Aspirationen haben, aber sehr unterschiedliche Lebensumstände bewältigen müssen. Während die Entwicklung der ländlichen Regionen Westdeutschlands in den 70er-Jahren durch eine breite Durchmischung der Bevölkerung und differenzierte funktionsräumliche Entwicklung der Lebens- und Arbeitsräume gekennzeichnet ist, das Land also modernisiert wurde, erlebte der ländliche Raum Ostdeutschlands nach der Wende eine Umbruchsituation, die bis heute ihre Spuren hinterlassen hat. Agrarindustrielle Komplexe wurden in dörfliche Gebiete „zurückverwandelt", die inzwischen globalisierte Wirtschaftsentwicklung ließ ganze Regionen im ökonomischen Schatten liegen und die in Westdeutschland zu anderen Zeiten erfolgreichen Instrumente der Regionalentwicklung greifen nicht mehr.

Für die Jugend des ländlichen Raumes brachte das einen hohen Abwanderungsdruck (trotz ausgeprägtem Bleibewunsch) mit sich. Aber nicht nur die Probleme der Berufsausbildung und Lehrstellenfindung machen hier den Jugendlichen stärker zu schaffen (siehe Arnold/Stein, Übergang in die Arbeitswelt und Drogengebrauch, i.d.B.). Sie sind auch viel stärker als die westdeutschen Jugendlichen davon betroffen, dass sich eine eigenständige Jugendkultur im ländlichen Raum entwickelte und dennoch Jugend auf wenig Anerkennung als eigenständige Sozialgruppe – sondern nur im erlaubten vorgezeichneten Rahmen rechnen kann. – Diese Problematik hat sich in den veränderten Generationen-Beziehungen unter den Brüchen und Belastungen des Modernisierungsdrucks und der Nach-Wende erneuert.

Was die westdeutschen Jugendlichen im ländlichen Raum anbelangt, so zeigt uns dagegen die Dresdner Jugendstudie, dass sich die Jugendkultur in den ländlichen Räumen sozial stabilisiert und kulturell ausdifferenziert hat. Die Mehrzahl der Jugendlichen hängt an ihrer Heimatregion und sieht auch für sich eigene jugendkulturelle Möglichkeiten im Kontrast zur Dorfgesellschaft. Was aber auch hier auffällt – und was auch die allgemeinen Jugendstudien der 90er-Jahre bestätigen – ist, dass sich Jugendliche und junge Erwachsene in ihrer Eigenständigkeit und Eigenwertigkeit als *Sozialgruppe* neben den anderen Sozialgruppen des ländlichen Raums nicht genug anerkannt und gewertet fühlen. Zwar ist ihnen inzwischen genug jugendkultureller Raum zugestanden oder wird sogar ausdrücklich gefördert – und als Beitrag zu sozialem Engagement gern genutzt. In den ökonomischen, sozialen und politischen Sphären der Gesellschaft des ländlichen Raums bleiben ihr Beitrag jedoch nicht gewürdigt, ihre Interessen und Ideen, die über die Jugendkultur hinaus gehen zu wenig beachtet. So ist es kein Wunder – auch wenn diese These gewagt klingt, hat sie doch ihre empirischen Bestätigungen – dass Jugendliche im ländlichen Raum über verstärktes *Risikoverhalten* (Verkehrsverhalten, Suchtverhalten) auf sich aufmerksam machen.

Jugend auf dem Lande

Die ländlich-kleinstädtischen Räume weisen Besonderheiten gegenüber den städtischen Räumen auf, welche sowohl die Richtung des Drogenkonsums als Bewältigungs- und Gesellungsform aber auch den öffentlichen Umgang damit beeinflussen. So finden wir auf dem Lande eine wesentlich deutlichere und sichtbare Überschneidung von Lebensbereichen als in städtischen Räumen. Bis in die Kleinstadt hinein weiß man, wo die Leute herkommen, wie sie leben, Nachbarschaft und Öffentlichkeit gehen ineinander über, es ist nicht so einfach, zwei oder drei Leben gleichzeitig zu führen, wie wir dies in den Szenen des großstädtischen Raums antreffen können. Dichte soziale Kontrolle gehörte schon immer zu den Kennzeichen des dörflich-kleinstädtischen Raumes. Sie war aber immer mit – auf Gegenseitigkeit hin regulierten – Verlässlichkeiten, und damit auch auf Schutz und Unterstützung für Jugendliche verbunden. Gerade Jugendliche gewannen demgegenüber eigene Experimentierräume und Unabhängigkeit über regionale Mobilität.

In dem Maße, in dem in den dörflichen Räumen die Generationenkonkurrenz über den Strukturwandel der Arbeitsgesellschaft zunimmt, die Generationen seelisch – nicht unbedingt in ihren von Konsum- und Leistungsdruck bestimmten Erfahrungswelten – stärker voneinander abgeschottet sind, sind solche Verlässlichkeiten brüchig geworden. Viele Jugendliche spüren also nur noch die Kontrolle, nicht aber mehr die gegenseitigen Bindungen an das dörfliche Sozialwesen. Sie sind also gleichzeitig gedrängt, sich dieser Kontrolle zu entziehen oder sie zu provozieren, und dabei doch nach einer sozialen Balance zu suchen.

Dennoch verlässt sich die Politik weiterhin darauf, dass im ländlichen Bereich sozial integrative Strukturen erhalten geblieben sind und übersieht die ambivalente Freisetzung der Jugend auf dem Lande: Zunehmend auf sich allein gestellt sein, wenig als eigene Sozialgruppe anerkannt und dennoch unter einer sozialen Kontrolle stehend, die sich mehr aus den sozialen Erhaltungsinteressen der Erwachsenenwelt, denn der Unterstützung der Jugendlichen speist.

Dies ist der Hintergrundkontext im ländlich-kleinstädtischen Raum, auf den sich die besonderen sozialräumlichen Bedingungen des Konsums illegaler

Drogen – als Medium der Bewältigung oder der jugendkulturellen Gesellung – beziehen lassen. Sie sind in Westdeutschland und Ostdeutschland – so wurde eingangs hergeleitet – unterschiedlich stark und folgenreich ausgeprägt. Die in ostdeutschen ländlichen Räumen aufgetretenen Brüche, die nach der Wende entstanden sind – die Auflösung der ländlichen Produktions- und Arbeitsstrukturen, die Entwertung vorgängiger Lebenszusammenhänge, das Auseinanderdriften der Generationen – wirken heute über das durchschnittliche Maß hinaus.

Spannungen und Brüche entstanden in den westlichen Bundesländern und heute auch in den ländlichen Regionen im Osten auch aus den Differenzen von Lebenschancen innerhalb von Regionen durch Zuzug neuer Bevölkerungsgruppen, die in ihrem Lebensstil auf die nahen Städte hin orientiert sind, aber auch durch die Trennungen zwischen Alteingesessenen, von denen nun einige neue Aspirationen entwickeln, andere in neuer Abhängigkeit von ABM-Zuteilungen leben. Schließlich gibt es innerregionale Gefälle an Wirtschaftskraft und Zukunftchancen. Diese Entwicklungen suggerieren auch für Jugendliche neue diffuse Ansprüche und Erreichbarkeiten, was gleichzeitig diffuse Ängste vor einem Scheitern mit sich bringt.

Die mit diesen Entwicklungen einhergehenden sozialen Probleme können in ländlichen Regionen noch weniger als in der Stadt angemessen benannt und öffentlich aufgenommen werden – denn hier fehlt eine eigene sozialpolitische Öffentlichkeit für eine ausreichend anonyme Bearbeitung. Öffentliche Verantwortung wird vor allen Dinge über starke Persönlichkeiten erwirkt. Das Selbstverständnis des Landes – noch der heile Ort zu sein, alles im Griff zu haben – tabuisiert und deckt zugleich zu, um dann schließlich die Probleme und die Personen umso stärker auszugrenzen. Die Drogenthematik muss also über das Generationenverhältnis, die Risiken der Jugendlichen zwischen ihrer Suche nach Eigenständigkeit/Anerkennung und Ausgrenzung und über die verdeckende bis ausgrenzende Verhandlung sozialer Probleme aufgeschlossen werden.

Spielräume und Abhängigkeiten ländlich-regionaler Jugendkultur – die besondere Balance zwischen Abhängigkeit und Integration

Das Jugendleben im ländlichen und kleinstädtischen Raum ist noch wesentlich stärker von der Vorstellung bestimmt, dass Jugend mehr eine Übergangsphase denn ein Bereich eigenständiger Sozialgruppen ist. Für die Jugendlichen bedeutet dies, dass sie es auf der einen Seite schwerer hatten, eigene Jugendkulturen aufzubauen, als dies im städtischen Bereich der Fall war, wo andere Anregungsräume aber auch mehr öffentliche Gelegenheitsstrukturen gegeben sind. Gleichzeitig sind sie aber stärker in das Sozialleben – sei es über Vereine oder über nachbarschaftliche Arbeitszusammenhänge – eingebunden. Es gehört ja generell zum Kennzeichen des Jugendlebens im ländlich-kleinstädtischen Raum, dass Jugendliche einerseits in die Dorfgemeinschaft integriert sein wollen, gleichzeitig und in Abgrenzung von der Erwachsenenwelt diese Lebensphase mit jugendkulturellen Mitteln durchleben möchten. Ob sie die Balance einhalten können, hängt deshalb davon ab, wie sich das Generationenverhältnis im ländlich-kleinstädtischen Raum gestaltet, welche Möglichkeiten der Entwicklung eigenständiger Jugendkulturen da sind und wie diese so auf Dauer gestellt sind, dass man von einem Netzwerk, einer Infrastruktur, sprechen kann, die es den Jugendgenerationen immer wieder neu ermöglicht, ihre Jugendkultur zu leben. Im weiteren Schritt hängt dieser Anspruch und seine Realisierung heute jedoch auch davon ab, welche grundsätzlichen Risiken die anschließende Integration in das Erwachsenenleben gefährden.

Indem die Vorstellung von Jugend im ländlich-kleinstädtischen Raum – im Osten stärker als im Westen – an das Bild der Jugend als Übergangsstatus, als unselbständige Gruppe gebunden ist, sind Abhängigkeiten und Spielräume, die Jugendliche haben, maßgeblich davon beeinflusst, was die Erwachsenen ihnen zur Verfügung stellen. Im Kontrast zum städtischen Raum, in dem Jugend und jugendliche Muster der Konflikt-Bearbeitung als soziales und kulturelles öffentliches Problem anerkannt waren, und Jugendarbeit dementsprechend als *öffentliche Kommunalaufgabe* gesehen wurde – auch hier gibt es heute eine neue Verdrängung und Kriminalisierung von Konflikten der Jugendphase – hängt das Schicksal der Jugendarbeit in den mittleren und kleineren Gemeinde sehr stark von den jeweiligen Interessenströmungen und den Haltungen von Personen der Erwachsenenwelt ab. Es ist das durch das jeweilige Generationenverhältnis bestimmte *soziale Klima*, welches die Jugendlichen zu spüren bekommen. Wenn regionale Verantwortung für Jugendliche allgemein brüchig wird oder die Erwachsenen das Interesse an der Jugend verlieren, wenn sie mehr auf sich selbst bezogen sind, dann hat es Folgen für die Entwicklungsmöglichkeiten einer ausbalancierten Jugendkultur im ländlichen Raum. Die Jugendlichen erhalten weniger Möglichkeiten sich jugendkulturell zu entfalten, stehen aber weiterhin unter einer regional differenziert ausgeprägten – in manchen Fällen gemäßigten oder stillschweigend ausgesetzten – hohen soziale Kontrolle.

Generell lässt sich – angesichts des Strukturwandels der Arbeitsgesellschaft, der allen im Ausbildungs- und Erwerbsleben stehenden Lebensaltern zu schaffen macht – eine stärkere Generationenkonkurrenz beobachten, welche die Distanz der Erwachsenenwelt zu den Jugendlichen erhöht hat (vgl. Böhnisch/Schröer 2001). Jugendliche im ländlichen Raum sind also stärker denn je auf öffentliche Leistungen und Unterstützungen zur Entwicklung einer eigenständigen Jugendkultur angewiesen. In Ostdeutschland ist diese Problematik für die Jugend wesentlich stärker und folgenreicher ausgeprägt als im westdeutschen ländlichen Raum, da hier nicht nur eine gewachsene Infrastruktur in vielen Bereichen verloren gegangen ist, sondern auch Traditionen von Ehrenamtlichkeit abgebrochen und nicht wieder entsprechend neu entwickelt sind. Vor allem aber die biografischen Entwertungsprozesse, die viele der damals mittleren Generationen nach der Wende durchlaufen haben, haben bis heute dazu geführt, dass sich gerade im ländlich-kleinstädtischen Raum viele Menschen zurückgezogen und das Interesse an aktiven Generationenbeziehungen verloren haben. Auch ist das Generationenverhältnis durch die ökonomisch verwehrte Möglichkeit der Weitergabe von Wissen und beruflichen Existenzmöglichkeiten von der alten auf die neue Generation von einer neuen Art der Abschottung und Enttäuschung geprägt

So nimmt es nicht Wunder, dass gerade aus kleineren Dörfern in Ostdeutschland berichtet wird, dass die Erwachsenen eher eine hohe Distanz zu dem haben, was Jugendliche für sich erleben, sie aber gleichzeitig in Abhängigkeit zu halten versuchen, wenn sie ihnen etwas „gewähren": Räume und Mittel für einen Jugendclub oder andere Projekte. Das, was sich in den ländlichen Gemeinden Westdeutschlands leidlich eingespielt hat, dass die Jugendlichen auf der einen Seite immer wieder etwas für das Dorf und die Region machen, dafür aber Spielräume und Mittel bekommen, ein jugendkulturelles Eigenleben zu führen, hat sich in Ostdeutschland noch nicht in eigenen Formen eingestellt. Wenn etwas geschaffen wurde, ein Jugendclub aufgebaut, ein Projekt eingerichtet wurde, dann ist es meist nicht auf Dauer gestellt. Wandelt sich das soziale Klima, sind Jugendliche zu problembelastet oder auch zu selbstbewusst, zu fordernd, dann gibt es plötzlich kein ABM-Kräfte mehr; hat die Gemeinde ein neues Investitionsvorhaben in Planung, dann wird das Jugendhaus neu in Frage gestellt oder ein Club zugemacht. Dass Jugendkultur Infrastruktur und sozialpädagogische Begleitung braucht, ist eben im ländlich-kleinstädtischen Raum, wo die Spielräume der Jugend weitgehend vom jeweiligen Generationsverhältnis und dem damit verbundenen sozialen Klima abhängen, öffentlich und regionalpolitisch kaum abgesichert und erst neu zu entwickeln.

Selbstverständliche Verantwortung übernahmen in dieser Entwicklung ältere Jugendliche, die noch das praktische und sich von politischer Vereinnahmung verselbständigende Engagement der Älteren in den Jugendclubs des Jugendverbandes, in den Freizeitaktivitäten der Schulen und Betriebe erfahren hatten und diese Erfahrungen unmittelbar an die Jüngeren weitergeben wollten. Dies kann mit Unterschieden verglichen werden mit den in den eigenständigen Experimentierräumen der Jugendverbände großgewordenen Ehrenamtlichen, die gerade in ländlichen Regionen eine wichtige vermittelnde Rolle spielen.

Traditionen einer Gleichaltrigen-Kultur: Differenzierung in Phasen und Szenen und die Rolle illegaler Drogen

Von daher ist die Gleichaltrigenkultur zu einem doppelt wichtigen Bezugspunkt für Jugendliche im ländlich-kleinstädtischen Raum geworden. In den kleineren Dörfern sind bis heute immer noch alle Jugendlichen zusammen.

Im kleinstädtischen Bereich differenzierte sich Jugendkultur nach sozialbiografischem Hintergrund und sich entwickelnden Anknüpfungspunkten für Szenen: kommerzielle Clubs, Diskotheken, alternative Jugendzentren, Motorradfanclubs. In vielen Fällen lässt sich verfolgen, wie aus ästhetischpolitischen Zielsetzungen subkulturelle Zusammenhänge entstanden, die auf besondere Qualitäten des Zusammenlebens und kulturellen Ausdruck achteten und zu Kristallisationspunkten für Szenen wurden. In diesen Szenen spielte Haschisch eine relativ klar umrissene Rolle für das kulturelle und emotionale Erleben. Von dieser zeitlich ersten Phase lässt sich eine zweite unterscheiden, in der das Experimentieren mit Haschisch zum Zeichen provokativer Abgrenzung wurde und eine jugendtypische Bedeutung annahm; diese wurde von einer dritten Variante oder Phase abgelöst, in der die Verortung die Jugendclique als eine besondere Form der Lebensbewältigung gesucht wurde. Heute existieren alle drei Varianten nebeneinander. Es ist nachvollziehbar, dass eine Gefährdung durch die Verknüpfung von Drogen mit der Suche nach Lebensbewältigung bei allen Suchtmitteln gegeben ist, die Ausgrenzungserfahrungen aber jeweils andere Formen annehmen.

Doch welcher Gruppe man sich zuordnet, hängt biografisch davon ab, wie und ob man mit der jeweiligen Szene mithalten kann und dies wiederum daran, wie man selbst mit sich zurechtkommt. Welche Rolle Drogengebrauch in jugendkulturellen Gruppierungen spielt, ist aber auch mit davon bestimmt, welche Gelegenheitsstrukturen die Gruppen vorfinden, durch welche Aktivitäten sie zusammengehalten werden, das heißt, wie stark sie darauf angewiesen sind, durch Drogengebrauch ein bestimmtes Gruppenklima und eine Spannung zu halten.

Die Art der Droge, die vorherrschend konsumiert wird, unterscheidet sich so eigentümlicherweise innerhalb der Regionen. Ecstasy wird vor allem in den Szenen um die Diskos herum genommen, dient der Steigerung des Selbsterlebens und damit der Spaßkultur, wird gebraucht, um den Level des „Gutdraufseins" zu halten. Haschischkonsum – ‚Kiffen' – ist dagegen eher dort anzutreffen, wo sich Jugendliche Subkulturen herausgebildet haben, die auch gemeinsame Lebensauffassungen und Lebensstile demonstrieren wollen. Heroingebrauch ist vielleicht eher da anzutreffen, wo man sich von der potentiellen Enge und „vom Spießertum" absetzen und gleichzeitig das „große Leben" nachahmen will. Man fühlt sich und ist über den Heroingebrauch mit den Treffpunkten und Szenen der Großstädte liiert und erlebt die Erreichbarkeit von Status, Mobilität und Grenzüberschreitung, die einen aus einer kleinstädtischen Enge heraushebt.

Dies alles sind jugendkulturelle Übergangsformen des Drogengebrauchs, die sich dann verfestigen können, wenn der Drogengebrauch zum alltäglichen Bewältigungsmittel oder auch zum Mittelpunkt des eigentlich emotional und sozial verunsicherten persönlichen Status geworden ist. Sich in der Drogenszene auszukennen, zu wissen, wo man etwas bekommt und wie es wirkt, wird dann zu einem Mittel, mit dem man sich von den Anderen abheben, Selbstwert und Anerkennung finden kann.

Generell aber überwiegt die Erfahrung, dass im ländlichen Raum Drogenkonsum immer etwas mit Abgrenzungsverhalten gegenüber der ländlichen Erwachsenenwelt zu tun hat; die Qualität und Bedeutung dieses Abgrenzungsverhaltens ändert sich, wird rigider. Diese Veränderungen werden auch durch ein prekärer gewordenes Generationenverhältnis und mangelnde soziale Integration- und Partizipationsangebote in die Arbeitswelt und ländlich-regionale Erwachsenenkultur bewirkt. Jugendkulturelles Abgrenzungsverhalten im ländlichen Raum ist somit für die Jugendlichen wichtiger aber auch riskanter geworden

Das Zusammenspiel von Experimentierdrang und Tabubruch bildet einen zentralen Kristallisationspunkt von jugendlichem Abgrenzungs- und Provokationsverhalten. Der Drogenkonsum ist dafür nicht das einzige, aber ein geeignetes Medium. Während die westdeutsche Jugendkultur im ländlich-kleinstädtischen Raum diesen Kristallisationspunkt in der öffentlichen Provokation eines zur Erwachsenenkultur konträren Lebensstils und sozialer Verkehrsformen in den Jugendzentren suchte, war dies für viele Jugendliche im Osten das Bekanntwerden mit Drogen. Nach der Wende verkörperten die bisher unbekannten Drogen den extremsten Reiz des Verbotenen. Dazu kam, dass es damals noch nicht klar war, wie die Öffentlichkeit darauf reagieren würde. Gemeinsamer Haschischkonsum an einem Treffpunkt bedeutete aber auch Zusammenhalt und „aus der Dorfwelt" sein. Es war das gemeinsame Geheimnis und wurde nicht nach außen stilisiert oder provoziert. Diese Treffpunkte waren etwas besonderes, sie führten Jugendliche aus der Region zusammen, die sich vorher kaum kannten. Zu dieser Zeit wusste man auch noch wenig darüber, welches Risiko der Drogenkonsum für die Gesundheit bedeutet. Man achtet zwar darauf, übernahm füreinander eine gewisse Verantwortung, aber man war noch nicht so „erfahren" wie in den westdeutschen Jugendszenen.

Heute haben auch die Jugendlichen im ländlich-kleinstädtischen Raum Ostdeutschlands ein höheres Wissen über Drogen als damals. Das bedeutet aber nicht nur, dass der Umgang damit verantwortungsvoller geworden ist, sondern auch, dass die Grenzen hinausgeschoben und von Fall zu Fall härtere Drogen ausprobiert werden. Cannabis ist heute eher alltäglich geworden, man kann schon damit auf die Straße gehen. Neu ist am heutigen Drogenkonsum Jugendlicher im ländlich-kleinstädtischen Raum, dass es sich vielfach nicht nur um jugendkulturelles Experimentier- und Risikoverhalten handelt, sondern dass die Drogen zur Bewältigung von frühen psychosozialen Belastungen dienen. Arbeitslose oder an der Schule gescheiterte Jugendliche suchen in alltäglichen Drogenszenen jenen sozialen Anschluss, mit dem sie sich von den „normalen" Jugendlichen abgrenzen, gleichzeitig aber einen eigenen Status erhalten können. Aus ländlichen Jugendhäusern wird aber auch berichtet, dass Drogen – vor allem Hasch – von manchen

Jugendlichen zur Alltagsbewältigung gebraucht werden. Jugendliche, die sehr schwere Arbeit verrichten müssen, suchen sich hier Kompensation und Selbstwertsteigerung, in dem sie sich anderen gegenüber als „etwas Besonderes" darstellen können. Diese Form des Doppellebens, das über den Haschkonsum geführt wird, wird auch von manchen Mädchen im ländlichen Raum gelebt. Denn gerade Mädchen, die stärker in häuslicher und dörflicher Abhängigkeit leben als Jungen, können ihr selbstständiges Lebensgefühl nicht ausleben, müssen es zurücknehmen, unterdrücken. Drogen öffnen hier nicht nur, sondern suggerieren auch die Möglichkeit und Erträglichkeit eines solchen Doppellebens.

Wenn Drogenkonsum vom jugendkulturellen Experimentierverhalten in das Bewältigungsverhalten rutscht (siehe dazu Schille, Der Umschwung von Drogengebrauch, i.d.B.), dann besteht die Gefahr, dass Drogen Vereinzelung bewirken, was im ländlichen Raum nach einiger Zeit dazu führt, dass die Jugendlichen versuchen, in Großstadtszenen zu kommen, um dort über den Drogenkonsum Anschluss zu finden. Dennoch sind sie rückgebunden zum Land, sind weiterhin von der Idee getragen, dass in ihrer Heimatregion Geborgenheit ist, dass man immer noch bei den Eltern wohnen kann, auch wenn man sonst viele Brücken abgebrochen hat. Diese „Geborgenheit" hat ihre ambivalenten Seiten. Im ländlichen Raum überlagern sich Tabus, Negierungen, Entdramatisierungen, Klatsch, bilden einen Verdeckungszusammenhang, hinter den man sich durchaus zurückziehen kann. Eltern helfen Jugendlichen und Drogenabhängen oft mehr gezwungen durch diese dörfliche Tabuisierungs- und Verdeckungsstruktur, immer mit der Angst, dass dies nicht mehr halten werde. Einige Familien stoßen Jugendliche aus Angst vor Statusverlust und wohl auch wegen Überforderung aus.

Ländliche Sozialbeziehungen bieten aber auch die Chance direkter persönlicher Intervention, der Aktivierung von personalen Beziehungen, die den Jugendlichen Perspektiven aufzeigen können. Hier liegt eine gute Chance der Sozialarbeit.

Pädagogische Zugänge zu drogengefährdeten Jugendlichen im ländlichen Raum: Das kleinstädtische Jugendzentrum und die ländliche Mobile Jugendarbeit

Insgesamt gesehen gibt es also zwei Zugangsbereiche, in denen die Jugend- und Sozialarbeit im ländlichen Raum jugendliche Drogenkonsumenten erreichen und ihnen helfen kann, dass sich das Suchtverhalten nicht verfestigt und dass sich alternative Möglichkeiten des Selbsterlebens und der sozialen Anerkennung aufbauen lassen. Das ist zum einen jene jugendkulturelle Szene, in der sich Jugendliche im ländlich-kleinstädtischen Raum finden, die soziale Integrations- und Anerkennungsprobleme haben und Drogen – vor allem Haschisch – als jugendkulturelles Ausdrucksmedium bevorzugen. Die zweite Gruppe – davon nicht eindeutig trennbar – sind Jugendliche und junge Erwachsene, bei denen der Drogenmissbrauch zum Bewältigungsverhalten geworden ist, die oft vereinzelt sind, aber auch in Gefahr laufen, in überregionale Szenen der Beschaffungskriminalität einzusteigen. Hier ist nicht nur Beratungsarbeit sondern auch Streetwork im ländlichen Raum gefragt, können über die Sozialarbeit wieder Beziehungen und Bindungen aufgebaut werden, in denen die jungen Leute Selbstwert und Anerkennung außerhalb der Drogenszene erfahren können. Beide Zugänge – der Jugendraum und die Bezugnahme über Streetwork – lassen sich in ihrer Bedeutung durch ExperteInnen-Interviews mit SozialpädagogInnen und StreetworkerInnen im ländlich-kleinstädtischen Raum belegen.

Die kleinstädtischen Jugendzentren sind immer wieder für viele der Jugendlichen ein Ort, an dem sie die Abgrenzung zur Erwachsenenwelt erleben und inszenieren können. Es sind Jugendliche mit unterschiedlichen Abgrenzungsbedürfnissen. Das Spektrum reicht hier von denen, die eine eigene Jugendkultur suchen, bis zu denen, die in ihren Familien und ihrer dörflichen Umwelt nicht mehr integriert sind, die sich von den Erwachsenen unter Druck gesetzt fühlen und ihre kleine Gegenwelt suchen. Das Jugendhaus bringt sie zusammen und moderiert und kann auch die Art und Weise, wie sie ihr Verhältnis zu Drogen gestalteten, mediatisieren. Das Haus bietet nämlich einen Rahmen, in dem die Jugendlichen reflektierter über Drogen reden können, wo sie nicht der Verhaltenskonkurrenz und Verhaltensbedrohung der offenen Szene ausgesetzt sind und Gefährlichkeit und Risikoproblematik des Drogenmissbrauchs aussprechen können, während sie sich es draußen auf Grund eines befürchteten Statusverlustes nicht trauen. Sie sind hier nicht an eine Szene gebunden, sondern treffen auch Jugendliche aus anderen Kreisen, Jugendliche mit unterschiedlicher Distanz zu ihren Eltern, mit unterschiedlichen sozialen Erfahrungen und erhalten damit Orientierungspunkte, ohne sich ausgeschlossen fühlen zu müssen.

In dem Maße, in dem sie das Haus als „ihren Ort" schätzen gelernt haben, das Haus also für ihre Aneignung der Region, für Gesellung, kulturelle und soziale Praxis zum Mittel der sicheren Verortung geworden ist, lernen sie auch – in der Auseinandersetzung mit den JugendarbeiterInnen – Grenzen zu akzeptieren und auf ihre Lebensformen zu beziehen. Vor allem wird berichtet, dass sich solche Jugendhauskulturen vom Gebrauch harter Drogen abgrenzen, dass Jugendliche untereinander diskutieren und dass sich auch eine gewisse Verantwortung füreinander, diese Grenzen einzuhalten, entwickelt. Solche Jugendzentren sind Orte der Aneignung und des Rückhalts für die „heimatlosen" Jugendlichen, die ausgestoßen wurden oder sich ganz vom dörflich-kleinstädtischen Umfeld gelöst haben. In solchen Jugendzentrums-Räumen wird auch gelernt, wie man „überleben" kann, wenn man gerade keine Lehrstelle hat oder arbeitslos ist (siehe dazu Arnold/Stein, Übrgang in die Arbeitswelt und Blum, Drogenprävention im Gemeinwesen, i.d.B.).

Ein Jugendzentrum kann also eine gefährdete Jugendkultur so stabilisieren und moderieren, dass der Drogenkonsum in Grenzen bleibt und nicht in

Abhängigkeitsstrukturen abdriftet. Dort wo Jugendliche abhängig geworden sind, wo die Droge zur alltäglichen Bewältigungsform geworden ist, kann dies die Jugendhauskultur nicht mehr auffangen. Hier sind gezielte personenbezogene Interventionen „von der Straße her" notwendig. Bisher wird „Streetwork" als sozialarbeiterische Interventionsform vor allem auf die städtischen Straßenkulturen Jugendlicher bezogen, im ländlichen Raum wird erst in den letzten Jahren Bedarf gesehen. Dabei ist es gerade hier wichtig, desintegrierte Jugendliche in einem offenen Beziehungsgefüge aufzufangen. Denn Jugendliche, die den Drogengebrauch als Bewältigungsmittel veralltäglicht haben, haben die Suche nach sozialen Beziehungen, in denen sie wer sind, in denen sie zeigen können, dass sie noch da sind, und in denen es Personen gibt, denen sie sich öffnen können, nicht aufgegeben. Es sind junge Leute, die zum Teil mit dem Elternhaus gebrochen haben, episodisch in die Großstadt abdriften aber immer wieder zurückkehren, die nicht ins Jugendzentrum kommen, die man aber treffen kann oder aufsuchen muss.

Inzwischen zeigen die Erfahrungsberichte von JugendarbeiterInnen, dass Streetwork im ländlichen Raum nicht nur möglich, sondern auch ein geeignetes Mittel ist, desintegrierte Jugendliche zu erreichen. Denn gerade hier gilt die Tradition der persönlichen Beziehungen, ist es für die SozialarbeiterInnen möglich aus dieser Tradition heraus Vertrauensverhältnisse aufzubauen. Gleichzeitig wirkt dem aber der dörfliche Verdeckungszusammenhang entgegen. Das Problem ist also weniger, dass die Jugendlichen die Sozialarbeiterin nicht aufsuchen, sondern dass Streetwork im ländlichen Raum deshalb so wenig akzeptiert ist, weil man Angst hat, dass dadurch etwas öffentlich wird, was tabuisiert bleiben soll. Nicht selten kann man deshalb von Kommunalpolitikern hören, Streetwork ziehe ja geradezu den Drogengebraucher an und legalisiere durch ihr „Augenzudrücken" den Drogenkonsum. Deshalb braucht es hier, um mal auf eine andere Ebene von fachlicher Anerkennung und Rückhalt zu gelangen, eigene Infrastrukturen, die sich dem kommunalpolitischen Argwohn entziehen und – z.B. über Landesprogramme – eine eigene regionale Legitimation erhalten können.

Insgesamt ist festzuhalten, dass es im ländlichen Raum – in Ostdeutschland mehr als in Westdeutschland – einen Mangel an sozialen und kulturellen Alternativen für Jugendliche gibt, die Experiment und Abgrenzung jenseits von Suchtabhängigkeit und ausschließlichem Risikoverhalten ermöglichen. Jugendliche im ländlichen Raum stehen immer vor der Frage, ob sie aufs Land gehören, ob sie weggehen sollen und wie sie für sie wichtige Rückbindungen an ihre Heimatregion halten können. Sie müssen also die Chance bekommen, in ihrer Heimatregion etwas aufzubauen – Beziehungen, Projekte – und Erfahrungen der Beteiligung und Mitwirkung sammeln.

Betrachtet man die Entwicklung in der jüngsten Zeit, so fällt auf, dass Jugendliche sich in ihrer Suche nach eigenständigen kulturellen Räumen und Ausdrucksformen immer weniger auf auffälliges, provokantes Szene-

Verhalten einlassen. Eher kann man feststellen, dass sie sich an den anerkannten Konsum-Stilen der Erwachsenen orientieren: Auto-Treffs, Alkohol oder Mainstream-Stilen, die Normalität signalisieren. Dies mag eine Antwort sein auf die für sie existenziell empfundene Gefährdung, keinen Anschluss an die Gesellschaft mehr zu finden, grundlegend von Ausgrenzung bedroht zu sein. Es mag also in Zukunft noch mehr darauf ankommen, Krisen und Konfliktsituationen, die ungelöst bleiben, hinter der äußerlich gewahrten Normalität zu suchen und in der Region eine (regionalpolitische) Kultur der offenen und gemeinsamen Problembewältigung und der Vermittlung zu den ganz ausgegrenzten Jugend-Szenen zu schaffen.

Literatur

Böhnisch, L./Funk, H./Marx, B./Rudolph, M: Jugendliche in ländlichen Regionen. Bonn 1997

Böhnisch, L./Schröer, W.: Pädagogik und Arbeitsgesellschaft. Historische Grundlagen und theoretische Ansätze für eine sozialpolitisch reflexive Pädagogik. Weinheim und München 2001

Funk, H.: Stadt – Land – Region. In: Otto, H.-U./Thiersch, H.: Handbuch Sozialpädagogik/Sozialarbeit. (Neuwied, Kriftel 2001)

Rudolph, M.: Bleibenkönnen. Jugendliche in ländlichen Regionen. In: Böhnisch, L./Rudolph, M./Wolf, B.(Hrsg.): Jugendarbeit als Lebensort. Jugendpädagogische Orientierungen zwischen Offenheit und Halt. Weinheim und München 1998

Cornelia Blum

Drogenprävention im Betrieb

Alkohol und Drogen im Betrieb

Der überwiegende Teil der Klientel von Suchtberatungsstellen hat bereits seinen Arbeitsplatz und damit eine wichtige soziale und materielle Ressource verloren. Das weist auf gravierende Defizite in der betrieblichen Suchtprävention hin. Probleme werden erst erkannt und Interventionen erfolgen erst dann, wenn es bereits zu spät ist.

„Hier zeigt es sich, dass Alkohol im Betrieb nicht das betriebliche Problem ist, sondern auf viele betriebliche Probleme hinweist" (Klinger 1997, S. 6). Dieses einführende Zitat weist darauf hin, dass Sucht im Betrieb nicht als isoliertes Problem von einzelnen MitarbeiterInnen zu betrachten ist. Entsteht Sucht immer in einem Wechselspiel von Person, Droge und Umwelt, so kommt dem Betrieb als einem wichtigen Teil der Umwelt seiner MitarbeiterInnen eine entscheidende Bedeutung sowohl für die Entstehung als auch für die Aufrechterhaltung von Sucht zu. Unklare Entscheidungsstrukturen, mangelnde Transparenz der Ablauforganisation, ungeklärte Loyalitätskonflikte und fehlende Anerkennung für die erbrachten Leistungen können dazu führen, dass sich Mitarbeiter gekränkt fühlen, Enttäuschungen erleben und Ängste entwickeln. Suchtmittelmissbrauch kann in solchen Situationen eine Möglichkeit darstellen, diese Belastungen zu bewältigen. Untersuchungen haben ergeben, dass 80% der Unzufriedenheit am Arbeitsplatz durch ungeklärte Strukturen und Beziehungsprobleme, während nur 20% durch Sachprobleme hervorgerufen werden (Urbaniak 1994). Das unterstreicht noch einmal die Bedeutung des Arbeitsklimas für die Gesundheit der MitarbeiterInnen.

Bei der Betrachtung betrieblicher Bedingungen für die Suchtentwicklung sind die Trinkkulturen im Betrieb nicht zu vernachlässigen. Nicht selten ist es möglich, Alkohol in betrieblichen Verkaufsstellen zu erwerben. Geradezu normal ist der Genuss von Alkohol während der Arbeitszeit bei Geburtstagen und Urlaubsantritten; normal ist ebenso die Würdigung besonderer Leistungen durch einen kleinen Umtrunk – alles Formen bezahlter Trinkzeit (Klinger 1997). Das erhöht nicht nur die Griffnähe von Alkohol, sondern verharmlost auch die möglichen Folgen von missbräuchlichem Suchtmittelkonsum und verdeckt die Probleme von MitarbeiterInnen, die auf diese bezahlten Trinkzeiten angewiesen sind.

Wie viele MitarbeiterInnen eines Betriebes entwickeln nun süchtige Konsummuster? Schätzungen gehen davon aus, dass 5-10% der MitarbeiterInnen alkoholsüchtig (Geishofer 2000) und 0,5% von illegalen Drogen abhängig sind (Kleinsorge/Bremmer 1997). Außerdem geschehen 25% aller und 40% der tödlichen Arbeitsunfälle unter Alkoholeinfluss. Neben der gesundheitlichen Belastung für die MitarbeiterInnen ergeben sich für den Betrieb immense ökonomische Verluste, da man davon ausgehen muss, dass alkoholabhängige MitarbeiterInnen nur ca. 75% der Normleistung erbringen (Geishofer 2000). Bei einer Abhängigkeit von illegalen Drogen stellt sich das Bild heterogener dar, da ein Teil der Substanzen durchaus zur Leistungssteigerung beitragen kann.

Wie wird im Betrieb mit MitarbeiterInnen umgegangen, die Suchtmittel in missbräuchlicher oder abhängiger Form konsumieren? Auffällig ist zuallererst das Nicht-Wahrnehmen, die Tabuisierung und Leugnung des Problems von Seiten der Mitarbeiter und Führungskräfte. „Es gibt keine unbekannten Alkoholprobleme im Betrieb. [...] Es gibt aber viele Vorgesetzte, die nicht handeln können, weil sie kein Handlungskonzept haben, isoliert sind und sich allein gelassen fühlen, weil ihnen keine Handlungs- und Gesprächskompetenz vermittelt wird" (Ziegler, S. 41). Gründe für das Wegsehen liegen also in der Hilflosigkeit von Vorgesetzten, aber auch in ihrer eigenen Betroffenheit.

Die Mitglieder eines Betriebes stellen ähnlich einer Familie ein System dar, das einen Gleichgewichtszustand anstrebt. Entwickelt nun ein Mitglied dieses Systems süchtige Verhaltensmuster, so hat das Auswirkungen auf die übrigen Mitglieder. Sie versuchen, das Verhalten des Abhängigen auszugleichen. Je länger die MitarbeiterInnen das stillschweigend tun, umso mehr werden sie selbst Teil des Geschehens und umso schwieriger sind Veränderungen möglich. Damit entspricht das Verhalten des/der Vorgesetzten und der Mitarbeiter in diesem System dem einer/eines Co-Abhängigen (siehe dazu Blum, Co-Abhängigkeit, i.d.B.). Sie werden dadurch ungewollt zu UnterstützerInnen des abhängigen Verhaltens.

In Anlehnung an Ziegler (1990) soll die Dynamik eines solchen Prozesses verdeutlicht werden:

• Anfangs werden Leistungsabfall und Suchtmittelkonsum entschuldigt und ausgeglichen, indem KollegInnen die nichterledigten Aufgaben übernehmen. Fehltage werden nachträglich in Urlaubstage umgewandelt. Niemand möchte handeln, aber alle ahnen, dass etwas nicht in Ordnung ist. Ziegler nennt diese Phase *Beschützer- und Erklärungsphase*. Typische Aussagen sind: „Ich habe ihn in der Personalabteilung gut beurteilt, er fehlt zwar oft, besonders montags. Aber wenn er da ist, arbeitet er gut." Oder: „Er ist kein Alkoholiker. Er muss Medikamente nehmen; deshalb hat er schon einen Rausch, wenn er nur einen Schluck Bier trinkt. Was soll ich machen? Vielleicht braucht er andere Medikamente?"(Ziegler 1990, S. 40).

• An diese Phase schließt sich die *Kontrollphase* an: Die MitarbeiterInnen versuchen das Trinkverhalten zu kontrollieren, indem sie z.B. das Suchtmittel rationieren. Der/die Abhängige erkauft sich durch besonders entgegenkommendes und freundliches Verhalten die Möglichkeit weiteren Suchtmittelkonsums. Typische Aussagen der MitarbeiterInnen/ Vorsetzten sind: „Ich habe ihm gesagt, wenn ich ihn noch einmal beim Trinken erwische, muss er zum Werksarzt." Oder: „Ich habe einen Arbeitskollegen beauftragt, auf ihn aufzupassen". Die Kontrollen führen in der Regeln nicht zu einer Abnahme des Suchtmittelkonsums, sondern eher zu kreativen Ausweich- und Versteckspielen des Abhängigen.

• Das führt dazu, dass die KollegInnen und Führungskräfte schließlich enttäuscht sind und das Gefühl bekommen, versagt zu haben. Wut und Enttäuschung kehren sich gegen den Abhängigen, der nun massiv mit Konsequenzen konfrontiert wird. In der *Anklagephase* drängen die MitarbeiterInnen/Führungskräfte auf eine massive Lösung, meist die Kündigung des/der Mitarbeiter/in/s. In dieser Phase fallen Sätze wie: „Ich habe ihn versprechen lassen, dass er nicht mehr trinkt. Er hat sein Versprechen nicht gehalten, also muss er entlassen werden." Oder: „Er hat jahrelang getrunken. Wir haben das bisher fairerweise immer gedeckt. Jetzt ist es mit ihm unerträglich geworden. Wir sollten uns von ihm trennen." (ebd.) Ist der Prozess einmal an diesem Punkt angekommen (in der Regel nach 10-15 Jahren), ist es kaum noch möglich, dem/der Betroffenen zu helfen.

Aufgaben und Rahmenbedingen der betrieblichen Suchtprävention

Die vorangegangenen Ausführungen lassen bereits vielfältige Ansatzpunkte für die Suchtprävention im Betrieb erkennen. Sie sollen im Folgenden unter den Aspekten der Primär-, Sekundär- und Tertiärprävention entwickelt werden. Maßnahmen der *Primärprävention* beziehen sich auf alle MitarbeiterInnen eines Betriebes. Sie erfolgen zum einen als Verhaltensprävention in Form von Information, Aufklärung und Weiterbildung der MitarbeiterInnen zum Thema Sucht (siehe auch Röhm, Präventionsebenen und Handlungsstrategien, i.d.B.). Eine weitaus größere Bedeutung kommt jedoch der Verhältnisprävention zu, die sich auf die Unternehmenskultur bezieht: Unter welchen Bedingungen arbeiten die Angehörigen des Betriebes? Wie gehen sie miteinander um? Welcher Führungsstil wird praktiziert? Wie sind Arbeitsabläufe organisiert? Sind Entscheidungsstrukturen klar und transparent? Gibt es Beteiligungsmöglichkeiten für die MitarbeiterInnen? Indem sich Suchtprävention mit Fragen der Gestaltung von Interaktions-, Informations- und Kooperationsstrukturen beschäftigt, wird sie Teil der Personal- und Organisationsentwicklung eines Betriebes. Die Praxis zeigt jedoch, dass viele Betriebe eher dazu tendieren, Probleme zu individualisieren und in Form des Problemmitarbeiters auszugrenzen (Lau-Villinger 1996).

Die *Sekundärprävention* richtet sich an MitarbeiterInnen, die bereits problematische Suchtmittelkonsummuster entwickelt haben. In vornehmlich größeren Betrieben (z.B. Deutsche Bahn AG) wurden Betriebsvereinbarungen geschlossen, die den Umgang mit MitarbeiterInnen, die durch Suchtmittelmissbrauch auffällig geworden sind, regeln. Zentraler Ansatzpunkt der Sekundärprävention im Betrieb ist die Früherkennung von Suchtproblemen und die Reaktion darauf. Kein anderer Lebensbereich ist so geeignet, Suchtprobleme frühzeitig zu erkennen, da Mitarbeiter einen Großteil ihrer Zeit in einem Betrieb verbringen und die Leistungsfähigkeit einen Indikator für Suchtprobleme darstellt. Damit kommt betrieblicher Suchtprävention eine Schlüsselstellung im Bereich der Suchthilfe zu.

Die Früherkennung von Suchtproblemen und die Reaktion darauf ist in erster Linie eine Führungsaufgabe. Deshalb wendet sich die Sekundärprävention vorrangig an diese Personengruppe. In Seminaren werden Führungskräfte so sensibilisiert und qualifiziert, dass sie Verhaltensänderungen ihrer MitarbeiterInnen frühzeitig wahrnehmen und angemessen darauf reagieren, indem sie Problemlösungen veranlassen und sich sinnvoll an ihnen beteiligen. Die Führungskraft muss lernen zu akzeptieren, dass Sucht nicht kontrollierbar ist und dass die Verantwortung für Veränderungen bei dem/der MitarbeiterIn selbst liegt. Dem/der Vorgesetzten kommt lediglich die Verantwortung zu, Weichen für eine Problemlösung zu stellen. Ein Aspekt der Schulung von Führungskräften liegt also im Kennenlernen der eigenen Möglichkeiten und Grenzen. Wichtiges Instrument dafür ist das klärende Gespräch: In ihm sollten die Arbeitsstörungen und der vermutete Zusammenhang mit dem Suchtmittelkonsum angesprochen werden. Dem/der MitarbeiterIn sollte die Lage verdeutlicht, realistische Forderungen gestellt und eigenverantwortliches Handeln eingefordert werden. Die Einhaltung der Arbeitsverpflichtungen steht dabei im Mittelpunkt. Hilfsangebote sollten aufgezeigt werden wie beispielsweise betriebsinterne oder externe Suchtberatungsangebote und mit Sanktionen gekoppelt werden. Wichtig ist es, das Vorgehen mit anderen Beteiligten wie z.B. dem Personalrat, der Personalabteilung und der Suchthilfe abzustimmen (vgl. Wiesner 1999). Anzumerken sei an dieser Stelle, dass Kündigungen wegen einer Suchterkrankungen nicht rechtmäßig sind.

Um Dynamiken wie die vorher beschriebenen zu vermeiden bzw. aufzulösen, sollten Führungskräfte eine möglichst klare Haltung an den Tag legen und über Kompetenzen der Gesprächsführung verfügen, wie in der Übersicht in Anlehnung an Ziegler 1990 zusammengestellt.

Sucht im Betrieb – einige Grundregeln für Führungskräfte

- Führungskräfte müssen ihre Rolle als Vorgesetzte klar spielen und dürfen sich keinesfalls auf eine Helferrolle einlassen.
- Führungskräfte sollten konsequent sein, indem sie verbindliche und kontrollierbare Absprachen treffen, Termine setzen und keine Versprechungen akzeptieren.
- Führungskräfte sollten sich nicht ablenken lassen (z.B. durch schlimme Geschichten), sondern verdeutlichen, dass es um die Erfüllung des Arbeitsvertrages geht und ihnen an einer Veränderung des/der Mitarbeiter/in/s liegt.
- Führungskräfte sollten sich abgrenzen können, indem sie Umarmungsversuche des/der Mitarbeiter/in/s zurückweisen und sich nicht durch Mitleid zu inkonsequentem Verhalten hinreißen lassen.
- Führungskräfte sollten im Gespräch Ruhe bewahren, auch wenn es dazu kommen sollte, dass der/die Mitarbeiter/in aufbrausend reagiert und Anschuldigungen hervorbringt.

Das klärende Gespräch und die konsequente Einhaltung der getroffenen Absprachen, die nicht nur Sanktionen sondern auch Hilfemöglichkeiten beinhalten, können einen Ausweg aus dem – häufig gut eingespielten – System von Abhängigkeit und Co-Abhängigkeit sein (siehe dazu Blum, Co-Abhängigkeit, i.d.B.). Für diesen Prozess sind sowohl ein Stück Persönlichkeitsentwicklung von den Vorsetzten als auch geeignete (klare!) Strukturen im Betrieb nötig, die ein konsequentes Zusammenspiel von Hilfe und Sanktionen ermöglichen.

Der Bereich der *Tertiärprävention* betrifft vor allem die Wiedereingliederung von suchtmittelabhängigen Menschen nach einer Therapie. Selbsthilfegruppen können diesen Prozess wirksam unterstützen.

Form und Rahmenbedingungen betrieblicher Suchtprävention

Seit Beginn der 70er-Jahre gibt es in größeren Betrieben betriebliche Sozialarbeit mit der Aufgabe, Alkoholmissbrauch einzudämmen und Hilfen für Suchtkranke mit dem Ziel des Arbeitsplatzerhaltes anzubieten. Die Rolle der MitarbeiterInnen in diesem Dienst war die eine/s/r professionellen Suchtberater/s/in. In den 80er-Jahren kam es zu einer Ausdehnung der Zuständigkeit auf alle psychosozialen Problemlagen. Neuere Trends in diesem Bereich gehen dahin, dass betriebliche Sozialarbeit (z.T. auch als Sozialberatung bezeichnet) neben der Einzelfallarbeit zunehmend die Schulung von Führungskräften übernimmt.

Von einer Beteiligung auf der Ebene der Personal- und Organisationsentwicklung ist betriebliche Sozialarbeit jedoch noch weit entfernt. Es wird eher von ihr erwartet, die Probleme am Einzelfall zu bearbeiten und damit aus der Welt zu schaffen. Präventionsarbeit auf der Verhältnisebene ist damit kaum möglich. Die Angebote betrieblicher Sozialarbeit sind so hochschwellig organisiert, dass sie von den MitarbeiterInnen nur selten aus eigenem Antrieb genutzt werden. In der Regel werden problematische MitarbeiterInnen von ihren Vorgesetzten zum betrieblichen Sozialdienst überwiesen. Die MitarbeiterInnen im betrieblichen Sozialdienst unterliegen der Schweigepflicht, was Vorgesetzte jedoch nicht daran hindert, Kontrollerwartungen zu entwickeln.

Im Jahr 1994 wurde der Berufsverband für betriebliche Sozialarbeit gegründet. In einer Rahmenkonzeption erhebt er die Forderung, die betriebliche Sozialarbeit als fachlich unabhängige Organisationseinheit hierarchisch hochrangig anzubinden, um eine Verknüpfung mit der Personal- und Organisationsentwicklung zu gewährleisten. Er wendet sich dagegen, betriebliche Sozialarbeit nur als Einzelfallhilfe zu gebrauchen und mit Kontrollfunktionen zu versehen. Die Ziele betrieblicher Sozialarbeit werden entsprechend der Rahmenkonzeption in der Förderung der Gesundheit und Leistungsfähigkeit der Beschäftigten und der Steigerung der Arbeitszufriedenheit, der Erhöhung der Konfliktfähigkeit Einzelner und von Gruppen und der Erhöhung sozialer und kommunikativer Kompetenzen bei Führungskräften gesehen. Zielgruppen sind damit nicht nur einzelne Beschäftigte und Führungskräfte, sondern auch ganze Organisationseinheiten (vgl. Gehlenborg 1994).

Betriebliche Sozialarbeit ist abhängig vom Wohlwollen der Arbeitgeber, da sie gesetzlich nicht vorgeschrieben ist. Weder in den Betriebsverfassungsgesetzen noch im Arbeitsschutzrahmengesetz ist betriebliche Sozialarbeit erwähnt. Das Arbeitssicherheitsgesetz bezieht sich lediglich auf die Arbeitsmedizin. Damit gerät betriebliche Sozialarbeit – wenn überhaupt vorhanden – unter einen erheblichen Legitimations- und Anpassungsdruck. Außerdem gibt es keine Festsetzungen, die regeln, für wie viele MitarbeiterInnen ein/e MitarbeiterIn des betrieblichen Sozialdienstes zuständig ist. So ist es in der Praxis üblich, für 5.000 bis 15.000 eine Fachkraft im betrieblichen Sozialdienst zu beschäftigen (vgl. ebd.).

Um eine effektive und adäquate betriebliche Suchtprävention zu praktizieren ist es also zum einen nötig, Sozialdienste in allen größeren Betrieben auf rechtlich gesicherter Grundlage zu installieren, und zum anderen die vorhandenen Sozialdienste mit unternehmensgestaltenden Kompetenzen auszustatten. Trotz der ökonomischen Effekte betrieblicher Suchtprävention wird ihre Umsetzung aus den oben genannten Gründen sicher immer auf Vorbehalte und Widerstände stoßen.

Literatur

Deutsche Hauptstelle gegen die Suchtgefahren (Hrsg.): Suchtprävention. Freiburg im Breisgau 1994

Engler, R.: Über den Profit hinaus. Geschichte, Aufgaben und Perspektiven betrieblicher Sozialarbeit in Deutschland. In: Blätter der Wohlfahrtspflege – Deutsche Zeitschrift für Sozialarbeit, 5/1996

Gehlenborg, H.: Was gibt es Neues in der betrieblichen Sozialarbeit? Eine Rahmenkonzeption. In: Sozialmagazin, 19 Jg., 11/1994

Geishofer, M. H.: Ein Konzept für die Einrichtung betrieblicher Suchtprävention. http://members.aon.at/geishofer/betrieb.htm. 2000

Kleinsorge, H./Bremmer, M.: 20 Jahre Suchtkrankenhilfe BASF AG Ludwigshafen – Vom Einzelfall zur Systemorientierung. In: bbs-forum, 7/1997

Klinger, I.-J.: Betriebliche Suchtprävention am Beispiel Alkohol als Aufgabe von Sozialarbeit. In: bbs-forum, 7/1997

Küng, M.: Primärprävention am Arbeitsplatz. In: Deutsche Hauptstelle gegen die Suchtgefahren (Hrsg.): Suchtprävention. Freiburg im Breisgau 1994

Landesstelle gegen die Suchtgefahren in Baden-Württemberg (Hrsg.): Sucht und Umwelt. Phänomene der (Innen-) Welt-Verschmutzung. Geesthacht

Lau-Villinger, D.: Die betriebliche Sozialberatung ist überholt! Die Machtlosigkeit der Sozialarbeiter und die Ratlosigkeit der Führungskräfte. In: Blätter der Wohlfahrtspflege – Deutsche Zeitschrift für Sozialarbeit, 5/1996

Urbaniak, H.: Arbeitswelten – süchtige Strukturen. In: Sucht und Umwelt. Phänomene der (Innen-) Welt-Verschmutzung. Geesthacht 1994

Wiesner, H.: Tagungsbericht 5. Bundesweite Arbeitstagung „Betriebliche Suchtkrankenhilfe und Suchtprävention an Universitäten, Hochschulen und Universitätskliniken" 29.9.-30.9.97 in Lüneburg. http://www.uni-lueneburg.de/fb1/zag/projekte/wiesner/5TGB97HW.html 1999

Ziegler, H.: Unter den Augen des Chefs. In: ZPT, 6/1990

Hans-Joachim Schille

Drogenpolitik und -prävention

Was ist Drogenpolitik?

In Deutschland ist im letzten Jahrzehnt Drogenpolitik immer wieder ein öffentlich heiß und andauernd diskutiertes Thema gewesen. Es fällt dabei auf, dass das Drogenthema immer dann aufgegriffen wird, wenn andere Politikthemen wenig Stoff bieten, so in der Sommer- und in der Weihnachtspause.

Ihrem Charakter nach ist Drogenpolitik weder Gesundheitspolitik noch Jugendpolitik noch Sozialpolitik. Sie ist eine ressortübergreifende staatliche Gesellschaftspolitik und in ihrer Wirkung daran zu messen, wie sie die historisch-sozialen Entwicklungen im Problemfeld Drogengebrauch aufgreift und welche Vorschläge sie zur Lösung unterbreitet. Was zur Drogenpolitik öffentlich verlautbart wurde, richtet sich in erster Linie auf die Vermeidung des Drogengebrauchs, weniger finden sich die Interessen und Bedürfnisse der Drogengebraucher wieder. Bisher kennzeichnete die deutsche Drogenpolitik, dass sie von einem Bedrohungstatbestand ausging. Drogengebrauch bedroht die Gesellschaft. Daraus ergab sich eine Politik gegen Drogen, die von einigen Fachwissenschaftlern aus dem Bereich der Soziologie, Psychologie, Medizin und Gesundheitswissenschaften immer wieder kritisiert wurde, aber auch immer wieder vehemente Verfechter im konservativen Parteienlager fand. Es lässt sich feststellen, dass der strafrechtliche Krieg gegen die Drogen gescheitert ist. Es entstehen Berührungsängste, kollektive Ängste, und die vermeintlichen Auswirkungen des Drogengebrauchs werden zumeist falsch dargestellt. Gegen die, die mit der Not der Drogengebraucher oder mit der Neugier von Erstgebrauchern Profit machen, hat die Drogenpolitik bisher weder in Deutschland noch in der Welt gegriffen.

Der Gegenstand der Drogenpolitik ist schwer zu bestimmen. Sicher muss es das Hauptziel von Drogenpolitik sein, steuernd auf die Produktion, die Verbreitung, den Konsum von legalen und illegalen Drogen, aber auch die Prävention und das Hilfesystem einzuwirken. Im Mittelpunkt müssen dabei strukturelle und qualitative Fragen der Begrenzung der Risiken durch Suchtmittelgebrauch im Hinblick auf das öffentliche Leben stehen. Die Förderung der individuellen Lebenskompetenz des Einzelnen und die Risiken, die sich aus dem Drogengebrauch für den Einzelnen und für die Gesellschaft ergeben, müssen der Schwerpunkt einer Drogenpolitik sein. Von da aus wird die Aufmerksamkeit, die die Drogenpolitik in den vergangen Jahren den illegalen Drogen zuwandte, zu hinterfragen sein. Sicher war das notwendig, weil durch die Verbreitung illegaler Drogen eine ganze Reihe von Problemen entstanden sind, die der politischen Lösung bedurften. Aber die legalen Drogen dürfen nicht ausgeklammert werden. Dazu kommt, dass in öffentlichen Verlautbarungen zur Drogenpolitik das eigentliche Suchtproblem und die dahinterstehenden biografischen Beschädigungen durch die Illegalisierung von Drogen verdeckt werden. Durch Gesetzgebung ist es bisher nicht gelungen, das Drogenrecht in den einzelnen Bundesländern einander anzupassen. Als Beispiel sei die Definition der nicht geringen Menge des Drogenbesitzes in einzelnen Ländern genannt, die z.b. bei Cannabis zwischen sechs und dreißig Gramm schwankt.

Welche Strategien gibt es generell in der Drogenpolitik?

In den verschiedenen Staaten der Welt wird Drogenpolitik auch nicht einheitlich betrieben. Betrachtet man die verschiedenen Strategien, so lässt sich eine erste Unterscheidung vornehmen. Entweder ist diese Politik pönalisierend, auch repressiv genannt, oder akzeptierend.

Eine pönalisierende Drogenpolitik stellt jeglichen Umgang mit gesetzlich nicht erlaubten Drogen unter Strafe. Bei der akzeptierenden Drogenpolitik ist eine weitere Unterscheidung zu machen. Die eine Strategie ist die Liberalisierung, d.h. durch Gesetzgebung wird die Lage der Drogengebraucher verbessert, vor allem indem entkriminalisiert wird. Die zweite Möglichkeit ist die Legalisierung, d.h. die Gesetzgebung sorgt dafür, dass aus dem Umgang mit Drogen keine negativen oder nachteiligen rechtlichen Folgen für den Einzelnen entstehen.

Das gültige deutsche Betäubungsmittelgesetz steht für eine pönalisierende Drogenpolitik mit akzeptierend-liberalisierenden Elementen. Würden bisher als illegal definierte Drogen in der gleichen Weise wie Alkohol behandelt, so wäre das ein Beispiel für eine legalisierende Drogenpolitik.

Im Folgenden sollen die verschiedenen Formen von Drogenpolitik näher charakterisiert werden. Eine pönalisierende Drogenpolitik, die ausschließlich ein Strafsystem für die Herstellung, den Besitz und den Konsum von illegalen Drogen durchsetzt, ist letztendlich eine Kriminalitätspolitik. Die immer wieder erhobenen Forderungen nach einer weiteren Erhöhung des Strafrahmens für die einzelnen Straftaten im Zusammenhang mit dem Drogengebrauch zeigen, dass Drohungen und Angst die Wirkprinzipien dieser Politik sind, dass am Symptom angesetzt wird und nicht an den Ursachen des Gebrauchs. Es dominieren strafrechtliche innen- und ordnungspolitische Regelungen.

In den aktuellen drogenpolitischen Diskursen finden sich vor allem Auseinandersetzungen um Akzeptieren, Liberalisieren, Heilen versus Strafen. Dabei geht es auch um das Ziel, mit Vorurteilen und Lügen zur Schädlichkeit des Drogengebrauches abzurechnen. Vorurteile zur Schädlichkeit von Drogen, pönalisierende Ideologien, aber auch Interessen verschärfen die Situation, schaffen neue Probleme und führen keinesfalls dazu, dass das eintritt, was dringend nötig ist: eine verzahnte Drogenpolitik im Rahmen der Gesamtpolitik.

Anfang der neunziger Jahre wurde in der deutschen Drogenpolitik deutlich, dass die pönalisierende Drogenpolitik nicht zu den angestrebten Zielen kam, dass sie auch ökonomisch nicht zu vertreten war. An der illegalen Distribution von Drogen hatte sich nichts geändert, und die Zahl der Konsumenten war nicht wesentlich zurückgegangen. Dagegen wird in einer akzeptierend-liberalisierenden Drogenpolitik das Prinzip der Straflosigkeit bei Selbstschädigung, der Entkriminalisierung des Besitzes und Erwerbs von Drogen sowie der Herabsetzung der Strafmaße bei immer noch bleibenden Straftatbeständen verfolgt. Es ist ja schließlich paradox, dass der Gesetzgeber im Betäubungsmittelgesetz den Konsum von Drogen straffrei gelassen hat, Erwerb und Besitz aber unter Strafe stellt. Bei der Liberalisierung der Drogenpolitik geht es also darum, das Legalitätsprinzip durch ein Opportunitätsprinzip zu ersetzen – so wie das in den Niederlanden geschehen ist. Zudem könnte eine Liberalisierung dazu beitragen, dass eine offenere Kommunikation in der Gesellschaft über Drogengebrauch stattfindet, da nicht mehr über eigentlich Verbotenes gesprochen wird.

Bei einer legalisierenden Drogenpolitik wären Rauschdrogen freizugeben und die rechtlichen Verfahren analog der Verfahren, die beim Alkohol angewandt werden, zu gestalten. Die Drogenfreigabe, die das Kernstück einer legalisierenden Drogenpolitik ist, ist zweifelsohne janusköpfig. Die möglichen Folgen der Legalisierung in Form der Ausweitung des Konsums, des Übergreifens auf bisher nicht betroffene Konsumenten und die dahinterstehende Bestätigung einer in Wirklichkeit nicht vorhandenen Unschädlichkeit der freigegebenen Drogen spricht dagegen. Es ist auch zweifelhaft, ob sich dadurch die illegale Verbreitung von Drogen, angesichts der Macht der Drogenkartelle, verringern lässt. Der Umsatz dieser Kartelle beträgt nach UN-Schätzungen jährlich 400 Milliarden Dollar. Das entspricht etwa acht Prozent des Welthandels eines Jahres.

Eine ganz andere Frage ist die damit im Zusammenhang stehende kontrollierte Drogenabgabe, entweder in Form von Originaldrogen oder als Substitution an wirklich Abhängige, deren Entwöhnung nicht gelungen ist. So würden diese Menschen, die quasi als Verbrecher ohne Opfer hingestellt werden, straffrei. Die Beschaffungskriminalität würde reduziert, die Abhängigen würden ihre Stigmatisierung als Kriminelle und Süchtige verlieren, unhygienische Lebensbedingungen würden beseitigt, der Gesundheitszustand der Abhängigen könnte gefördert werden, die Zahl der HIV-Infektionen würde sinken, das Problem der Co-Abhängigkeit würde gelindert, und sicher würde ein Teil des schwarzen Marktes ausgetrocknet. Würde lediglich die kontrollierte Abgabe von Drogen an die genannten Abhängigen rechtlich gesichert, bliebe ja auch dem größten Teil der Bevölkerung der Umgang mit diesen Drogen verboten. Es ist fraglich, ob durch die Legalisierung der Krieg gegen die Drogen verloren gehen würde.

Die Diskussion um die verschiedenen Strategien der Drogenpolitik ist eine
internationale Erscheinung (siehe dazu v. Wolffersdorff, Drogengebrauch
als interkulturelles Phänomen, i.d.B.). In den Vereinigten Staaten haben
Diskussionen um die Drogenpolitik schon viel früher eine Rolle gespielt als
in Deutschland. Das hängt mit dem Drogengebrauch und den damit verbundenen Entwicklungstendenzen zusammen. Der prominente amerikanische Psychiater Thomas Szasz hat in seinem Buch „Das Ritual der Drogen"
(Wien 1978) das Für und Wider von Pönalisierung und Akzeptanz abgewogen. Szasz geht davon aus, dass die Menschen immer in ihrer Geschichte
euphorisierende Stoffe zu sich genommen haben. Er findet es völlig uner-
findlich, warum einzelne dieser Stoffe legal bleiben und der Konsum anderer mit einem Riesenaufwand bekämpft und verfolgt wird. Er vertritt die
Auffassung, dass Alkohol in seiner Gesamtwirkung schädlicher als Haschisch sei. Er kritisiert von daher den Fanatismus der Drogenpolitik bei der
Verfolgung des Haschischgebrauchs. Szasz wiederholt die alte Position, jeder Mensch müsse das Recht haben, sich zu berauschen. Er charakterisiert
die bekannte Tatsache, dass Verbote keine Wirkung haben, sondern sich ins
Gegenteil verkehren, nämlich den Gebrauch fördern. Szasz führt aus, Verbote erzeugen Versuchung, und er fährt fort „dass ich hier nur meine Ver-
wunderung darüber ausdrücken kann, wie die Verantwortlichen vor diesem
Mechanismus die Augen verschließen können, wenn sie nach einer Lösung
für das ‚Drogenproblem' suchen (a.a.O., S. 203). Amendt (1984) und
Scheerer/Vogt (1989) vertreten analoge Positionen und weisen auf das Paradoxe hin, dass nach dem deutschen Strafrecht niemand, der sich selbst
schädigt, bestraft wird, es sei denn bei Drogengebrauch. Szasz macht insgesamt die traditionelle Herrschaftsideologie dafür verantwortlich, dass es
bisher in der Welt zu einer Dominanz der pönalisierenden Drogenpolitik
gekommen ist.

Welche Drogenpolitik wurde in der Vergangenheit in der Bundesrepublik Deutschland betrieben?

Die folgende Darstellung kann nur eine Überblicksskizze sein. Die Drogenpolitik in Deutschland in der Vergangenheit lässt sich als pönalisierend mit
Liberalisierungstendenzen charakterisieren. Ihr Grundgedanke war, das
Drogenangebot zu verkleinern und die Drogennachfrage durch Strafmaß-
nahmen und polizeiliche Mittel zu vermindern. Dazu sollten durch Prävention und Aufklärung die Nachfrage und der Gebrauch gesenkt werden. Dahinter steht die Auffassung, dass Repression die beste Prävention sei, dass
der Staat verpflichtet sei, seine Bürger vor Selbstschädigung zu schützen
und dass andere Bürger vor den Folgen des Drogengebrauchs geschützt
werden müssen. Diese Strategie impliziert, dass alle als illegale Rauschmittel deklarierten Substanzen eine schädigende Wirkung haben. Gisela Heinrich schätzt in ihrem Buch „Drogenpolitik aus Frauensicht" (1995) die Situation in Deutschland so ein: „Seit dem Bestehen expliziter drogenpoliti-

scher Strategien stehen Bestrafung und Heilung im Mittelpunkt sowie der Wunsch, den Kontakt mit Drogen durch informative Aufklärung der Bevölkerung – vor allem der Jugend und der Erziehungsberechtigten – zu verhindern. Das 1970 verabschiedete ‚Aktionsprogramm der Bundesregierung zur Bekämpfung des Drogen- und Rauschmittelkonsums' wird von Käthe Strobel, der damaligen Bundesministerin für Jugend, Familie und Gesundheit, im Vorwort angekündigt als ‚Beitrag zur Lösung eines der wichtigsten Probleme unserer Zeit'„ (S. 19). Drogenabhängigkeit wurde als Krankheit definiert und die Finanzierung der Heilung der vorrangigen Zuständigkeit der Krankenkassen zugeordnet. Die Kriterien für die Drogentherapie wurden dabei so gestaltet, dass der Betroffene erst ‚in der Gosse liegen muss', bevor er einen Therapieplatz erhielt. So war zum Beispiel die freie Wahl eines Therapieplatzes im Unterschied zu anderen medizinischen Behandlungen nicht vorgesehen. Das führte zu Recht zu vehementer Kritik aus Kreisen der Sozial-, aber auch der medizinischen Wissenschaften. Stefan Quensel hat die dadurch entstandene Situation als Gedankengefängnis bezeichnet (vgl. Quensel 1982, S. 10).

Im „Nationalen Rauschgiftbekämpfungsplan" (1990) wurde das drogenpolitische Programm der Bundesregierung fixiert. Der Name entspricht der dahinter stehenden Ideologie. Es geht um Kampf gegen die Drogen, um Bekämpfung des Suchtmittelgebrauchs und seiner Folgen. Neben den präventiven und therapeutischen Maßnahmen dieses Plans wird der Repression ein großer Stellenwert eingeräumt. Es wird von der abschreckenden Kraft des Strafrechts, von einer Verschärfung und Intensivierung der repressiven Maßnahmen durch die Gesetzgebung und vom Ausbau von Rauschgiftbekämpfungsbehörden gesprochen. In der Prävention und der Therapie soll das Ziel der Drogenfreiheit, der Verhinderung oder der Heilung von Sucht verfolgt werden, d.h. Drogenabhängige werden als Kranke begriffen. Der Plan war eine zugespitzte Fortsetzung der alten Politik und fand viel Kritik. Diese Kritik entzündete sich vor allem am Haschischgebrauch.

Als Ergebnis der öffentlichen Auseinandersetzungen wurden die rechtlichen Möglichkeiten der Reaktion auf den Umgang mit geringen Mengen illegaler Drogen zum Eigenkonsum in einem Beschluss des Bundesverfassungsgerichts vom 09.03.1994, der ausschließlich den Umgang mit Haschisch betraf, endlich definiert. Das Bundesverfassungsgericht hat sieben verschiedene Verfahren, die die Frage betrafen, ob Strafvorschriften des Betäubungsmittelgesetzes mit dem Grundgesetz vereinbar sind, zu einer gemeinsamen Entscheidung verbunden. Es kam zum Ergebnis, dass das geltende Betäubungsmittelgesetz mit seiner Strafandrohung für den unerlaubten Umgang mit Haschisch verfassungsgemäß sei, weil der Gesetzgeber es den Strafverfolgungsorganen ermögliche, in Einzelfällen durch das Absehen von Strafe oder Strafverfolgung dem Gebrauch Rechnung zu tragen. Die Strafverfolgungsorgane können über geringe und nicht geringe Menge entscheiden. Die Entscheidung liegt dabei bei den Ländern. Die meisten Oberlandesgerichte definieren die nicht geringe Menge am Augenblicksbedarf oder am Tagesbedarf eines nicht abhängigen Konsumenten. Sie können von einer Bestrafung absehen, wenn der Gebraucher die Betäubungsmittel lediglich zum Eigenverbrauch in geringer Menge anbaut, herstellt, einführt, ausführt, durchführt, erwirbt oder sich in sonstiger Weise verschafft. Außerdem haben die Strafverfolgungsorgane die Möglichkeit, von der Verfolgung abzusehen und das Verfahren einzustellen, wenn die Schuld des Täters gering erscheint oder wenn kein öffentliches Interesse besteht. Dazu kommen die allgemein gültigen Möglichkeiten, die die Strafprozessordnung bietet, ein Verfahren einzustellen, weil die Schuld als gering anzusehen ist (§153 der Strafprozessordnung). Das Verfahren kann dann nach Zahlung einer Geldbuße oder mit der Auflage anderer Formen der Schuldabtragung beendet werden. Die Richter haben sich damit den bestehenden Realitäten gebeugt. Paradox ist, dass dahinter steht, wer Haschisch raucht, tue das, weil er einen Rausch bekommen möchte. Wer Alkohol trinkt, trinkt wegen anderer Verwendungsmöglichkeiten. Beim Alkoholgebrauch stünde nach Auffassung der Richter der Rausch angeblich nicht im Vordergrund. Das Grundgesetz impliziere kein Recht auf Rausch. Alkohol muss dann als Kulturdroge verstanden werden. Und es wird auch verständlich, warum entgegen der Praxis bei der Verpackung von Zigaretten, wo auf die Gefahr des Konsums hingewiesen werden muss, es weiterhin unterbleibt, bei der Verpackung von Alkohol auf die Gefahren des Trinkens hinzuweisen.

Welche Drogenpolitik wird in der Gegenwart in der Bundesrepublik Deutschland betrieben?

Die Drogenpolitik, die die SPD/Grünen-Bundesregierung verfolgt, ist in der Koalitionsvereinbarung von 1998 klar umrissen: „Eine zukunftsweisende Politik zur Drogen- und Suchtbekämpfung umfasst die Elemente Aufklärung, Prävention und Hilfe für Drogenabhängige sowie Strafverfolgung des kriminellen Drogenhandels. Sucht ist Krankheit. Darum ist zusätzlich die Suchtkrankenhilfe (Behandlung der Abhängigkeiten von illegalen Drogen, Alkohol, Medikamenten usw.) weiterzuentwickeln mit dem Ziel, eine effektive und qualitätsorientierte Suchtbehandlung und gesundheitliche Versorgung sicherzustellen und zu finanzieren. Das Betäubungsmittelgesetz wird mit dem Ziel überarbeitet, Modelle wie in Hamburg oder Frankfurt rechtlich möglich zu machen. Zudem werden die Initiativen des Bundesrates (Modellversuche zur ärztlichen kontrollierten Originalstoffvergabe mit wissenschaftlicher Begleitung, ähnlich wie dies in der Schweiz durchgeführt wurde; Rechtssicherheit für staatlich anerkannte Drogenhilfestellen) aufgegriffen. Die Substitution durch Methadon oder Codein wird unterstützt. Damit wird zugleich dem Beschaffungsdruck und der Beschaffungskriminalität entgegengewirkt."

Die Bundesregierung geht also davon aus, dass es keinen Königsweg in der Drogenpolitik gibt. Die neuen Wege der Bundesregierung werden vor allem in der auf konkrete Überlebenshilfe orientierten, kontrollierten Heroinabgabe an Langzeitabhängige deutlich. Dazu werden die Initiativen deutscher Großstädte wie Hamburg, Hannover, Düsseldorf und Frankfurt zu einem Modellversuch in sieben Städten gefördert. Das hat sicher die Chance, den Teufelskreis zwischen Sucht und Kriminalität zu brechen. Grundlage dieses Versuchs ist ein entsprechender Versuch in der Schweiz, der vielfach diskutiert wurde und dessen Mängel durch eine sachkundige Expertenkommission vermieden werden sollen. Leider ist in der Schweiz bis heute nicht geklärt, was mit den Versuchspersonen, die an Heroin gewöhnt sind und dieses unter Kontrolle erhalten haben, geschieht, wenn die Regierung die Versuchspraxis nicht legalisiert.

Insgesamt setzt die Bundesregierung darauf, dass der durchzuführende Modellversuch den Vorgaben des Betäubungsmittelgesetzes und des Arzneimittelgesetzes genügt, die dann zwangsläufig novelliert werden müssen. Dieses Vorhaben hat in der öffentlichen Diskussion von der konservativen Seite her Kritik geerntet. Schlagzeilen wie „Als wollte man Alkoholiker mit Freibier therapieren" oder „Heroin auf Bezugsschein" kennzeichnen die Situation. Suchttherapeuten und in der Drogenarbeit der Polizei Tätige haben sich jedoch, aus verständlichen Gründen, positiv dazu geäußert. Der Versuch wird keinesfalls dazu führen, dass man den Staat als legitimierten Dealer bezeichnen kann, wie es in den Medien auch geschah.

Wie spiegelt sich die Drogenpolitik im Alltag wider?

Es ist offenkundig, dass es nicht gelungen ist, das Drogenangebot zu senken und die Zahl der Drogentoten kontinuierlich und merklich zu reduzieren. Das ist eine traurige Bilanz.

In der öffentlichen Diskussion muss zwischen drei Ebenen unterschieden werden. Da ist einmal die Ebene, die von Wissenschaftlern besetzt ist, die Liberalisierungs- und Legalisierungsforderungen in die Mediendiskussion transportieren und versuchen, Gründe für die Liberalisierung weicher Drogen in das Bewusstsein der Öffentlichkeit zu bringen. Außerdem tragen sie vehement dazu bei, negative Stigmatisierungen von den Gebrauchern zu nehmen und damit deren Lage in der Öffentlichkeit zu verbessern. Analog verhalten sich in praxi viele konfessionelle und in freier Trägerschaft befindliche Betreuungseinrichtungen.

Auf der Ebene der Jugendkultur lässt sich feststellen, dass Drogendiskussionen zwar keinen vorderen Platz in der Liste wichtiger Themen einnehmen, in der jugendlichen Subkultur aber doch im Zunehmen begriffen sind.

Aus den Ergebnissen der Dresdener Risikostudie (1994/95) wie auch aus der Modrus-Studie (1999) ist ableitbar, dass die Meinungen zur Liberalisierung der Drogenpolitik bei den jungen Menschen steigen, dass es aber immer noch einen großen Teil von Jugendlichen gibt, der auf das Abstinenzprinzip setzt.

Die Hauptebene der öffentlichen Drogendiskussion ist durch die Medien besetzt. Hier ist das Bild von Medium zu Medium sehr unterschiedlich. Das soll im Folgenden am Beispiel der Printmedien gezeigt werden:

Eine von uns durchgeführte Analyse der Wochenzeitung „Die Zeit" (Hamburg) bezüglich des Drogenthemas ergab für das Jahr 1995, dass ein breites Spektrum widergespiegelt wird, das mit folgenden Stichworten charakterisiert werden kann: Gebrauchszahlen, Gebrauchergruppen, Drogenszene, Drogenmarkt, Prävention, Substitution, Legalisierung, Drogenpolitik, Beratung, Drogenrecht, Drogenmafia, Aids und Drogen.

Die Analyse der Sächsischen Zeitung, Ausgabe Dresden, ergab sowohl 1995 als auch 1998, dass vor allem Drogenkriminalität, Drogenbeschaffung, Drogengebrauch und Sicherstellungszahlen den Inhalt der öffentlichen Diskussion ausmachen. Während in der Hamburger Wochenzeitung „Die Zeit" das Drogenthema über das Jahr hin behandelt wird, ist bei der Sächsischen Zeitung eindeutig feststellbar, dass das Thema nur als Lückenfüller in so genannten journalistischen ‚Saure Gurken-Zeiten' auftaucht. Dem Nachholbedarf an Belehrung und Aufklärung, den Menschen in den neuen Bundesländern zweifellos haben, wird in der Sächsischen Zeitung nicht entsprochen.

Wie ist die Drogenpolitik in den Niederlanden und in der Schweiz zu bewerten?

Wenn von Drogenpolitik in der Schweiz gesprochen wird, dann ist vor allem das im Zeitraum von 1994-1997 nach einer Volksabstimmung durchgeführte Modellprojekt zur staatlichen Abgabe von Heroin an Schwerstabhängige gemeint. In mehreren Städten wurde in eigens dafür geschaffenen Räumen an Schwerstabhängige gegen ein geringes Entgelt reines Heroin abgegeben. Die Abhängigen stehen während der Zeit der Abgabe unter andauernder ärztlicher und psychologischer Aufsicht. Das Projekt wurde vom Züricher Institut für Suchtforschung begleitet. In dieses Projekt waren nur Süchtige mit einem Mindestalter von 20 Jahren einbezogen, die mindestens zwei Jahre heroinabhängig waren und bei denen mehrere Behandlungsversuche mit herkömmlichen Entziehungskuren gescheitert sind. Das Züricher Institut für Suchtforschung hat insgesamt nach Beendigung des Versuchs eine positive Bilanz gezogen, die allerdings in Deutschland bestritten wird. Von den in das Projekt einbezogenen 1.146 Personen hatten 89% mehr als 6 Monate daran teilgenommen, 69% sogar mehr als 18 Monate. Diese Quote gilt im Vergleich zu anderen Behandlungsversuchen als außerordentlich hoch und ist positiv zu bewerten. Von den vorzeitig Aussteigenden ließ sich etwa die Hälfte anderweitig behandeln. Während des Versuches starben 36 kranke Abhängige. Insgesamt konnte eine positive Entwicklung des Gesundheitszustandes und der sozialen Integration als Ergebnis des Versuches festgestellt werden. Die Arbeitslosenquote und die Obdachlosenquote der Teilnehmer ging von 44% auf 20% zurück. Gesunken war auch die Verschuldung, heißt es im Untersuchungsbericht des Züricher Institutes für Suchtforschung. Es wurde auch kritisch oder besser selbstkritisch angemerkt, dass es nicht gelungen ist, den gleichzeitigen Konsum von Alkohol und Cannabis zu senken. Als Mangel wird bezeichnet, dass die Kontakte zu Menschen außerhalb der Drogenszene nicht gestiegen sind. Eine Vielzahl von Strafuntersuchungen und Haftaufenthalten entfiel. Die Zahl der Straftaten war insgesamt bis zu 60% gesunken. Das Ganze wird volkswirtschaftlich positiv und billiger als die üblichen Varianten bezeichnet. Sollte die Gesetzgebung in der Schweiz die Versuchspraxis nicht legalisieren, so würde das für die Versuchspersonen eine Rückfall in ihre Vergangenheit bedeuten und eine Reihe ethischer Fragen aufwerfen.

In den Niederlanden unterscheidet sich die Art der Drogengesetzgebung nicht grundsätzlich von der Gesetzgebung in der Bundesrepublik Deutschland (vgl. Reuband 1992, S. 15). Der Unterschied besteht darin, dass in den Niederlanden zwischen weichen und harten Drogen unterschieden wird. Der Umgang mit harten Drogen wie Heroin, Kokain und LSD wird verfolgt wie in Deutschland. Für den Umgang mit weichen Drogen gilt das Opportunitätsprinzip, d.h. dass die Strafverfolgungsorgane ohne richterliche Zustimmung Strafanträge einstellen können. Das kann sowohl für Einzelfälle als auch für Gruppen gelten. So wird von einer De-facto-Tolerierung des Haschischgebrauchs ausgegangen. In der Praxis bedeutet das, dass der Kleinhandel beispielsweise auch in Jugendhäusern und in so genannten Coffee-Shops toleriert wird. Es muss aber dabei beachtet werden, dass dieser Handel nicht offen betrieben werden darf und lokale Behörden – Polizei, Bürgermeister, Staatsanwaltschaft, aber auch Anwohner ein Einspruchsrecht haben. Mit diesem Vorgehen ist es möglich, eine weitgehende Trennung des Haschischmarktes vom übrigen Drogenmarkt zu erreichen und den Begleiterscheinungen von Drogenkonsum wie Beschaffungskriminalität und sozialem Abstieg der Gebraucher besser zu begegnen. Stigmatisierung und so genannte sekundäre Sanktionen wie „vorbestraft wegen Drogengebrauchs" reduzierten sich. Es reduziert sich das, was in der Soziologie ,sekundäre Devianz' genannt wird. Dazu führt Reuband einen treffenden Satz aus. „Die gesellschaftliche Reaktion schafft so erst das Problem, das sie zu verhindern trachtet" (Reuband, a.a.O., S. 19). Reuband kommt im Ergebnis seines Vergleichs Niederlande – Deutschland zur Aussage, dass es nicht *den* richtigen Weg der Drogenpolitik gibt, sondern dass eine Drogenpolitik mit einer Kombination von liberalen und repressiven Ansätzen nicht nur möglich, sondern auch Erfolg versprechend ist. Mit Erfolg sind gemeint: die Reduzierung negativer Erscheinungen wie Drogentod, Beschaffungskriminalität, Gewährleistung von Hilfe bei schwerer Abhängigkeit und öffentliche Entstigmatisierung der Gebraucher.

Wie könnte ein humane Drogenpolitik der Zukunft aussehen?

Abschließend soll ein Ausblick versucht werden, der sich an den deutschen Verhältnissen orientiert. Jede humane Drogenpolitik muss soziale Prävention sein, die sich auf gesundheitsschützende und förderliche materielle und soziale Lebensverhältnisse richtet, d.h. eine Prävention an den Bedürfnissen der Bürger. Nur eine solche Prävention kann dazu beitragen, Ziele der Arbeitsmarkt-, Bildungs-, Sozial-, Jugend- und Kommunalpolitik zu verwirklichen. Konkret geht es darum, die rechtlichen, strukturellen und im Rahmen der gesundheitlichen Versorgung die materiellen Ressourcen bereitzustellen, die Suchtwerdung verhüten, die Akuthilfe und Heilung sowie sozialmedizinische Rehabilitation garantieren. In diesem Zusammenhang erscheint es notwendig, ein eigenständiges Suchthilferecht zu schaffen, um die Zuständigkeitsabgrenzung zwischen den Leistungs- und Kostenträgern klarer zu definieren, um Rechtsklarheit und Eindeutigkeit für die freien Träger, für die Strafverfolgungsorgane, für die Betroffenen zu sichern und so auch dazu beizutragen, den Umgang mit Drogen zu entkriminalisieren. Das Strafrecht sollte in der Zukunft die Ultima Ratio der Drogenpolitik sein.

Klar definierte Drogengebrauchsmengen, die nicht der Strafverfolgung unterliegen, rechtliche Klarstellung über die Zulässigkeit so genannter Gesundheits- und Fixerräume tragen dazu bei, solche Einrichtungen und Gebrauchsformen aus der Grauzone der Strafbarkeit herauszuholen. Das ist aber nur sinnvoll, wenn die regionalen und länderübergreifenden Gesetzgebungen mit der Bundesregierung und untereinander abgestimmt sind. In der Widerspiegelung der Drogenpolitik in den Medien kommt es darauf an, die ambivalente Doppelnatur des Gebrauchs und des Risikos anzuerkennen. Es muss mehr getan dafür werden, dass in der Gesellschaft akzeptiert wird, dass Jugend notwendig mit riskantem Verhalten, das ist auch Drogengebrauch, einher geht. Jugend braucht ihre Freiräume, muss ihre Fähigkeit, Neues zu erwerben, erproben können. Den jungen Menschen ist aber auch zu vermitteln, dass dabei auch eine Absturzgefahr besteht. Und diese Absturzgefahr ist umso größer, je mehr dieser am Risikoverhalten interessierten Jugend die sozialen Ressourcen für dieses Verhalten entzogen werden. Für die neuen Bundesländer kommt speziell die notwendige Aufklärung über die Phänomenologie des Drogengebrauchs, über sein Ursachenspektrum und über Ambivalenzerleben dazu.

Literatur

Amendt, G.: Sucht – Profit – Sucht. Frankfurt am Main 1984

Behr, H. G./Juhnke, A. u.a.: Drogenpolitik in der Bundesrepublik. Reinbek 1985

Bericht über Ergebnisse der Dresdner Risikostudie 1994/95. Dresden 1996

Bossong, H./Mahrzahn, C./Scheerer, S. (Hrsg.): Sucht und Ordnung. Drogenpolitik für Helfer und Betroffene. Frankfurt am Main 1983

Bundesminister für Jugend, Familie, Frauen und Gesundheit/Bundesminister des Inneren (Hrsg.): Nationaler Rauschgiftbekämpfungsplan. Bonn 1990 (Der Titel ist kostenlos bei den genannten Ministerien zu beziehen)

Eberth, A.: Drogensucht. München 1981

Heinrich, G.: Drogenpolitik aus Frauensicht. Freiburg 1995

MODRUS – Moderne Drogen- und Suchtprävention. Soziologisch-empirische Studie, Sachsen-Anhalt. Ministerium für Arbeit, Frauen, Gesundheit und Soziales. Magdeburg 1999

Neumeyer, J./Schaich-Walch, G. (Hrsg.): Zwischen Legalisierung und Normalisierung. Ausstiegsszenarien aus der repressiven Drogenpolitik. Mit einem Vorwort von H. Voscherau. Marburg 1992

Quensel, S.: Drogenelend. Cannabis, Heroin, Methadon: Für eine neue Drogenpolitik. Frankfurt/New York 1982

Rausch, C.: Drogen und Drogenpolitik in Europa. Rheinfelden, Berlin 1995

Reuband, K. H.: Drogenkonsum und Drogenpolitik – Deutschland und die Niederlande im Vergleich. Opladen 1992

Sächsischer Suchtbericht. Dresden 1998

Scheerer, S./Vogt, I.: Drogen und Drogenpolitik – Ein Handbuch. Frankfurt am Main 1989. (Dieses Buch kann als Standardwerk zur Drogenpolitik gelten)

Szasz, T.: Das Ritual der Drogen. Wien 1978

Thamm, B.-G.: Drogenfreigabe – Kapitulation oder Ausweg. Hilden 1989 (Dieses Buch, das sich speziell an Polizisten wendet, war ein Ausgangswerk der Legalisierungsdiskussion)

Thamm, B. G.: Stichwort Drogen. München 1994

Teil VII

Beratung und Therapie Drogenabhängiger

Ohne Beratungsinstitutionen und Therapieangebote ist Drogenprävention undenkbar. Drogenberatung für die Bedürftigen ist eine in aller Regel öffentlich bereitgestellte Dienstleistung, die Wege zur Reintegration ebnet und Ratsuchende ggf. in die Therapie überführt.

In diesem Kapitel werden im Anschluss an die moderne Beratungstheorie Konzepte für die Drogenprävention und Drogenberatung vorgestellt und bezüglich ihrer zielgruppengerichteten Eignung diskutiert; hier wird auch ausgeführt, über welche beraterischen Kompetenzen Fachkräfte verfügen sollten. Im Anschluss daran wird das Versorgungssystem in Deutschland vom Erstzugang bis zur Vermittlung in eine Arbeitsstelle ausführlich dargestellt. Im letzten Beitrag werden eher kurzfristig angelegte Möglichkeiten des Eingreifen von Beratern und Therapeuten in Krisensituation der Klienten erörtert.

Frank Engel

Beratung

Dass Abhängigkeitsprobleme unser gesellschaftliches und kulturelles Leben kennzeichnen, ist ein Allgemeinplatz. Ähnlich wie Elmar Fleisch und andere (1997) ihr Lehrbuch zur Suchtkrankenhilfe einleiten, kann man hinsichtlich der Abhängigkeit sagen: Abhängigkeit geht uns alle an. Abhängigkeit betrifft uns alle. Abhängigkeit macht uns alle betroffen. Abhängigkeit erwischt uns alle. Abhängigkeit kann uns alle schädigen. Abhängigkeit kompromittiert uns alle. Abhängigkeit lässt uns alle nach dem Ausweg suchen und auf den Ausweg hoffen (vgl. S. 10). Abhängigkeiten machen krank. Abhängigkeiten können durch substanzgebundene Süchte (z.B. Drogen, Alkohol, Medikamente) wie auch durch nicht-substanzgebundene Süchte (z.B. Spielsucht) hervorgerufen werden. Die Abhängigkeit bedeutet dann die süchtige Bindung an das Suchtmittel, bedeutet Kontrollverlust, Abstinenzunfähigkeit, Entzugserscheinungen. Sie kann zum dominanten Problem nicht nur der betroffenen Person, sondern ihres sozialen Umfelds werden, das von der Suchtproblematik und ihren gesundheitlichen, psychischen, sozialen und materiellen Folgen berührt ist und ggf. als nahe Angehörige in Co-Abhängigkeit mitleidet.

Dass nicht jede Gewohnheit in eine Sucht mündet, ist selbstverständlich; die Übergänge sind fließend, die Ursachen, warum jemand süchtig wird, unterschiedlichst. Auch lassen sich Verlaufskurven und Phasen der jeweiligen Abhängigkeitsstadien beschreiben, insbesondere dann, wenn es zu körperlichen Reaktionen kommt, die man als Krankheit definieren kann – hier gibt es eine auffallende ‚Ähnlichkeit der Körper' und ihrer Reaktionen auf das Suchtmittel. Diese Ähnlichkeiten verwischen in ihren Konturen aber dann, wenn man sich mit der individuellen Abhängigkeitsproblematik sowie ihrer Entstehungsgeschichte beschäftigt. Diese sind immer individuell und ein Teil der Biographie. Beratung im Umfeld von Sucht- und Abhängigkeitsproblemen kann somit auf verallgemeinerbares Wissen zurückgreifen, muss sich aber dennoch sehr um die individuelle Spezifik der Adressaten bemühen und versuchen, diese im Kontext des jeweiligen lebensweltlichen Alltags und der bürgerlichen Entwicklung zu verstehen.

Sucht und Abhängigkeit werden manchmal mit einem weiten und einem engen Begriff gefasst. In der primären Prävention kann es sinnvoll sein, sehr behutsam mit einem eher weitergefassten Suchtbegriff zu arbeiten, da jedes süchtige Verhalten zum Anlass für eine Überprüfung der hiermit verbundenen Ursachen genommen werden kann. Hier gilt es, Grundphänomene der Abhängigkeit wie beispielsweise die Realitätsflucht zu berücksichtigen und darüber zu informieren. In der Beratung und Therapie wird aber zumeist mit einem engeren Suchtbegriff operiert, der nicht jedes Verhalten als mögliches Suchtverhalten interpretiert. Abhängigkeiten ändern sich, entwickeln sich nicht nur in, sondern auch mit den Gesellschaften und Kulturen und ihren sozialen oder technischen Errungenschaften. Aktuell kennen wir Stichworte wie „Internet addiction disorder" oder „net related stress" als Probleme übermäßiger Internetnutzung. Dieser übermäßige Konsum muss nicht, kann aber eine Sucht sein und kann zu Abhängigkeitssymptomen führen. Wir kennen auch den gesamten Komplex der Esssucht sowie der Magersucht und die hiermit verbundenen Abhängigkeiten. Wenn man eine allgemeine Definition versuchen will, ist süchtiges Verhalten Ausdruck des Verlustes menschlicher Interessen, menschlicher Neugier und menschlicher Talente. Dieser Verlust kann stoffgebunden und stoffungebunden sein. Er geht einher mit einer auch individuell als zu hoch erlebten Dosis dieses Verhaltens. Es entwickelt sich letztlich zum Organisator des Alltags und führt zu einer Uniformität alltäglicher Lebensvollzüge. Sucht ist dann der Zustand der Behandlungsbedürftigkeit süchtigen Verhaltens (vgl. Heckmann 1997, S. 97).

Beratung und Therapie sind Möglichkeiten, Süchte und Abhängigkeiten zu vermeiden, mit ihnen zu leben, sie zu ‚akzeptieren' oder sich von ihnen loszusagen. Die Literatur hierzu ist nahezu unüberschaubar und es wäre verfehlt und verkürzt, im Folgenden *die* Beratung bei Abhängigkeitsproblemen zu entwerfen. Zu unterschiedlich sind die theoretischen Erklärungsansätze abhängigen Verhaltens, die individuellen Formen abhängigen Verhaltens sowie die Beratungs- und Therapieansätze, als dass sie hier in einem Überblick sinnvoll, handlungsorientiert und über eine schlagwortartige Skizzierung hinausgehend angesprochen werden könnten. Schon allein die im Folgenden vorgenommene Verallgemeinerung des Abhängigkeitsbegriffs ist nicht unproblematisch und kann nur mit der Pragmatik der Darstellung begründet werden, denn Abhängigkeiten sind äußerst unterschiedlich. Sie sind eingebunden in die individuellen Biographieverläufe und können in unterschiedlichen Lebensabschnitten auftreten. Ebenso unterschiedlich können die Substanzen sein, die Abhängigkeit auslösen, ebenso unterschiedlich die Situationen, die zu substanzungebunder Abhängigkeit führen. Allein Drogenkonsum, Alkoholabhängigkeit, Ess- oder Magersucht, Spielsucht etc. verlangen eine ausführliche und grundlegende Thematisierung, die sich keinesfalls auf den gemeinsamen Aspekt der Abhängigkeit reduzieren lässt. Eine derartige Verkürzung wäre oberflächlich und falsch. Sie würde weder der jeweiligen Abhängigkeitsproblematik gerecht noch den jeweiligen Kontexten und Lebenslagen, in denen diese Abhängigkeiten entstehen und in denen sie aufrecht erhalten werden. Abhängigkeiten sind komplexe Phänomene, die eine sehr genaue und kontextuelle oder auch alltags- und lebensweltorientierte Sichtweise verlangen. Verallgemeinerungen verbieten sich nicht nur hinsichtlich des theoretischen und beratungskonzeptuellen Zugangs, sondern auch in der konkreten Beratung.

Somit wird im Folgenden zwar von Abhängigkeitsberatung gesprochen, auch werden die zentralen mit Abhängigkeiten verbundenen Probleme in der Beratung angesprochen (bspw. Motivation, Inaktivität, Co-Abhängigkeit), im Mittelpunkt soll aber Beratung stehen, und zwar Beratung als ein gestalteter Kommunikations- und Interaktionsprozess zwischen Berater/Beraterin und Ratsuchenden oder Klienten. Beratung bei Abhängigkeitsproblemen – so die hier verfolgte Perspektive – ist zuerst eingebunden in die Konzepte und Theorien der Beratung sowie in die allgemeinen Gestaltungsprinzipien von Beratung. Das heißt, Beratung bei Sucht- und Abhängigkeitsproblemen ist aktive Gestaltung eines gemeinsamen Interaktionsrahmens und die Führung eines gemeinsamen Kommunikationsprozesses auf der Basis von Wissen und Handlungskompetenzen zur Beratung und mit Kenntnissen über Sucht und den damit verbundenen Problemen.

Professionelle Beratung erfordert – anders als im Alltag –, die Art und Weise der Gestaltung der Interaktion bewusst begründen und reflektieren zu können. Denn Beratungen sind immer auf eine ganz besondere Art ‚individuell': Sie sind ein nicht schematisierbarer Prozess, voller kleiner Nuancen, Unwägbarkeiten und Risiken, die in ihrem Zusammenwirken über Gelingen oder Misslingen der Beratung entscheiden und in der Folge zu einem gelingenderen – nicht unbedingt zum gelingenden – Umgang mit dem Problem führen können. Berater/Beraterinnen stehen immer vor der Aufgabe, Wissen für den Beratungsprozess anwendungsfähig zu machen. Das gilt für das Faktenwissen wie für das *Prozesswissen*. Und aufgrund der schon angesprochenen Faktendichte im Themenbereich von Sucht und Abhängigkeit liegt das Hauptaugenmerk im Folgenden auf dem Prozesswissen, das für die Gestaltung von Beratung bei Abhängigkeitsproblemen grundlegend ist. Es ist Wissen, das immer der Konkretisierung in der Beratungssituation bedarf; somit ist es *Orientierungswissen* – aber kein *Regelwissen* und auch nicht die direkte Aufforderung, so oder so zu handeln, sondern das eigene Beratungshandeln entlang der thematisierten Inhalte zu reflektieren.

Der Berater oder die Beraterin muss sich in der Abhängigkeits- oder Suchtthematik auskennen – letztlich legitimieren eben diese Kenntnisse die Professionsbezeichnung Berater oder Beraterin. Er oder sie ist Fachmann oder Fachfrau für Drogen oder Alkoholprobleme, kennt sich mit Spielsucht oder anderen Süchten aus, ist informiert über Verlaufsformen, weiß um Hilfeangebote und kann die gesellschaftlichen und kulturellen Aspekte von Abhängigkeit und Sucht sowie sein oder ihr professionelles Handeln einschätzen.

Aber spezifische Sachkenntnisse allein sind keinesfalls ausreichend, da Beratung ein kommunikatives und interaktives Geschehen ist, das gestaltet werden muss und gestaltet werden kann. Und eben dieses wird in diesem Beitrag im Zentrum stehen. Angesprochen werden grundsätzliche Fragen der Beratungsdefinition:

• Was grenzt Beratung von Therapie ab?

• Welchen Kriterien muss sich eine lebenswelt- oder alltagsorientierte Beratung stellen?

- Was bedeuten Übertragungs- und Gegenübertragungsphänomene in der Beratung mit Abhängigkeit?
- Wie zentral ist die Beratungsbeziehung?
- Wie lassen sich die Voraussetzungen für eine gelingende Beratung herstellen?

Beratung bedarf, wie schon betont, detaillierter Fachkenntnis sowie begründbar geplanter Beziehungsgestaltung. Beraten ist somit kommunikatives Handeln, das sich nicht allein anlesen lässt, sondern erfahren werden muss. Auf dem Weg zu eigenen Erfahrungen als Berater oder Beraterin bei Abhängigkeitsproblemen können diese Fragen hilfreich sein. Im Folgenden wird zunächst ein knapper Überblick über die konzeptuelle Entwicklung der Beratung in sozialberuflichen Arbeitsfeldern gegeben. Selbst wenn nicht an jeder Stelle auf den beraterischen Umgang mit Abhängigkeitsproblemen eingegangen wird, wird deutlich werden, dass das, was für Beratung allgemein gilt, auch für Beratung bei Abhängigkeitsproblemen Gültigkeit beanspruchen kann.

Entwicklungen und theoretische Positionen des Arbeitsfelds Beratung

Wirft man einen Blick auf die Beratungsentwicklung der letzten Jahrzehnte, dann findet man eine Vielzahl theoretischer Konkretisierungen von Beratung, die zeigen, wie stark Beratung in die jeweiligen theoretischen und handlungspraktischen Entwicklungen der Disziplinen Pädagogik, Sozialpädagogik/Sozialarbeit und Psychologie eingebunden ist. Beratung wird als pädagogische Bildungschance interpretiert, sie ist als eine Form alltags- und lebensweltorientierten Handelns in der sozialen Arbeit beschreibbar oder als therapienahe Vorgehensweise in psychologischen Handlungsfeldern.

Im Rahmen emanzipatorischer und kritischer Erziehungswissenschaft betonte Klaus Mollenhauer (1965) den mit Beratung potenziell immer verbundenen Bildungsaspekt als eine Chance zur kritischen Aufklärung. Beratung wird bei ihm zu einer eigenständigen pädagogischen Handlungsform mit der Intention, sowohl zu einer kritisch-reflexiven Sichtweise anzuregen als auch problemlösend zu wirken. Beratung auf interaktionistischer und alltagstheoretischer Basis (vgl. Thiersch 1991) übt Kritik an klinischen Orientierungen klassisch-psychologischer Beratungseinrichtungen einerseits und an den Kontrollorientierungen klassisch-sozialarbeiterischer Beratungsdienste andererseits. Sozialberufliche Beratung wird – verbunden mit der Abkehr von der Expertenrolle eines „Sozialingenieurs" (Dewe u.a. 1993) – in ein Konzept von „lebenslagen- und lebensweltorientierter Professionalisierung" (S. 36) integriert und zu einem alltagssensiblen Deutungsangebot, gekennzeichnet vom Respekt vor der Autonomie der Ratsuchenden.

Einen weiteren Schwerpunkt der Diskussionen in den 90er-Jahren stellt die sowohl in der sozialen Arbeit diskutierte als auch im Rahmen der gemeindepsychologischen Orientierung favorisierte *sozialökologische Perspektive* dar. Beratung als kontext- und ressourcenorientiertes Handeln (Nestmann 1997) dient hier vorrangig dem Erkennen, aber auch der Aktivierung und Unterstützung vorhandener Ressourcen, so dass sie auf weitestgehend selbständige und durch soziale Netzwerke mitgetragene Hilfe im alltäglichen sozialräumlichen Kontext orientiert ist. Eine derartige lebensweltsensible Herangehensweise liefert sowohl eine Grundlage für Einzelfall-Beratung wie auch für die Arbeit mit und in größeren Kontexten (Institutionen, Stadtteilen, Kommunen etc.).

Trotz dieser Lebensweltorientierung sozialpädagogischer Beratung dominierte in weiten Bereichen der Beratungspraxis und -diskussion über Jahrzehnte hinweg eine Vielzahl unterschiedlicher psychotherapeutischer Beratungsausrichtungen. Nach anfänglich tiefenpsychologischer Beratung gewannen in den 60er-Jahren *testdiagnostische Verfahren* eine große Bedeutung in der psychologischen Beratungspraxis. Berater oder Beraterinnen führten Tests durch und informierten die Klienten über die Testergebnisse, die dann wiederum die Basis für weitere Planungsschritte boten. Die *therapeutische Phase* psychologischer Beratung löste anschließend diese testdiagnostische Phase ab und durchdrang als zentrale Beratungsorientierung grundlegend sämtliche sozialberufliche Beratungsfelder. Beratung war im Rahmen dieses psychotherapeutischen Leitkonzepts nicht eigenständig definierbar, sondern wurde nur als kleine Therapie gesehen, war der quasidefizitäre Ableger eines den Psychologen und Ärzten vorbehaltenen therapeutischen Handelns. Diese verstanden sich aufgrund ihrer Therapieausbildung als besser ausgebildet und waren zuständig für die schwereren Probleme und führten länger dauernde Behandlungen durch – Beratung wurde die ‚light-Version' dieses Handelns. In Anlehnung an die sich in den 70er-Jahren inflationär entwickelnden Therapieschulen konkurrierten auf einem zunehmend unübersichtlich werdenden Angebotsmarkt tiefenpsychologisch ausgerichtete, lerntheoretisch-verhaltensorientierte, humanistische und erlebnisaktivierende Beratungsformen. In der Alltagspraxis der Beraterinnen und Berater wurden diese oft schulenübergreifend und pragmatisch-eklektisch gehandhabt (vgl. Gerstenmaier/Nestmann 1984). Diese eklektische Orientierung überstand auch die psychotherapeutische ‚Wende' hin zu *systemischen Ansätzen*, die das ‚System Familie' ins Zentrum des psychologischen Beratungsinteresses rückten und diese Arbeit mit Familien zu einer Normalform der Beratungsarbeit in vielen Einrichtungen werden ließen. Systemisches Denken in unterschiedlichen Formen hielt somit Einzug in die Beratungsarbeit und wurde zu einer selbstverständlichen Perspektive, die jedoch unterschiedlich interpretiert wird.

Auch im Umgang mit Sucht und Abhängigkeit existieren unterschiedliche Theorien und Vorgehensweisen. Verschiedene tiefenpsychologische Konzepte, individualpsychologische Beratungs- und Therapiekonzepte, existenzanalytische Erklärungen, lern- und verhaltenstherapeutische Konzepte wie auch systemische Perspektiven verdeutlichen eine ähnliche Bandbreite der Beratungs- und Therapieansätze wie oben allgemein für das gesamte Handlungsfeld skizziert. In jüngster Zeit finden sich neben den systemischen Ansätzen auch lösungsorientierte Vorgehensweisen in der Beratung bei Abhängigkeitsproblemen, die, wie der Name schon nahe legt, weniger ursachen- denn lösungsorientiert ausgerichtet sind (vgl. Fleisch u.a. 1997).

Als kritische Reflexion der psychotherapeutischen Beratungspraxis entwickelte sich in den 70er-Jahren, getragen von einer Minderheit psychologischer Forscherinnen und Forscher wie auch Praktiker und Praktikerinnen, eine *gemeindepsychologische Perspektive* psychosozialer Versorgung. Diese psychosoziale Ausrichtung ermöglichte die konzeptionelle Anschlussfähigkeit der psychologischen Beratungsdiskussion an sozialwissenschaftliche Debatten und an die sozialpädagogische Praxis und weist deutliche Parallelen zur Alltags- und Lebensweltorientierung auf. Es lässt sich konstatieren, dass aus dieser Orientierung der inzwischen ebenso alltägliche wie allgemeine Begriff ,psychosozial' hervorgegangen und zu einem zentralen programmatischen Begriff geworden ist. Diese Perspektive ist selbstverständlicher Bestandteil der Ausrichtung von Beratung geworden und in der Drogen- und Suchtberatung von großer Bedeutung.

Die psychosoziale Perspektive der Beratung

Basierend auf einer grundlegenden Kritik der damals vorherrschenden Versorgung wie an den ihr zugrunde liegenden psychiatrischen und psychotherapeutischen Konzepten wurde in den späten 70er-Jahren eine Abkehr von einer ausschließlich individuumzentrierten Sichtweise psychischer Probleme vollzogen. In Abgrenzung dazu favorisierte die Gemeindepsychologie eben die ,Gemeinde', sei es ein Stadtteil oder eine kulturelle Gemeinschaft – wobei Gemeinde die unglückliche Übersetzung des US-amerikanischen Begriffs ,Community' ist, der dort ein viel weiteres Bedeutungsfeld umfasst. Mit dieser Ausrichtung psychosozialer Arbeit ergab sich ebenfalls die konzeptionelle Anschlussfähigkeit psychologischer Tätigkeit an sozialwissenschaftliche theoretische Debatten sowie an die sozialpädagogische Praxis und somit eine erste integrative Sichtweise psychosozialer Phänomene, die in der Folge eine konzeptionelle Beratungsalternative formulierte. Kritisiert wurde und wird weiterhin das medizinische Krankheitsmodell – das psychische Problemlagen gemäß einer naturwissenschaftlich-medizinischen Logik definiert und behandelt –, die Fixierung auf therapeutische Orientierungen und der mangelnde Lebensweltbezug ebenso wie die soziale Ungleichheit psychosozialer Versorgung und die damit einhergehende Mittelschichtorientierung. Bevorzugt werden demgegenüber Perspektiven psychosozialer Praxis, die lebenswelt- und alltagssensibel organisiert sind, Handlungskonzepte wie Empowerment (Stark 1991), Partizipation als ,Teilhabe-Strategie' im Sinne der Unterstützung von ,bottom-up'-Strategien, Netzwerkarbeit als Arbeit mit intermediären Instanzen und informellen Netzwerken sowie Prävention als eine Chance, Handlungsfreiräume zu formulieren oder dort, wo sie bedroht sind, sie aufrechtzuerhalten.

Die gemeindepsychologische Perspektive erreichte ihr kritisches Potenzial dadurch, dass sie die ‚Grenzmarken' der Disziplin Psychologie verlassen hatte und sich gegenüber den Ergebnissen und Theorien von Nachbardisziplinen wie der Soziologie, der Sozialpädagogik, der Sozialpsychiatrie, der Sozialepidemiologie und auch der Devianzforschung öffnete. So konnte sie einen neuen, erweiterten Bezugsrahmen für zentrale theoriebezogene wie auch handlungsorientierte Fragestellungen entwickeln (vgl. Keupp u.a. 1989, S. 170).

Keupp resümierte die Kritik am bestehenden System psychosozialer Versorgung folgendermaßen: „Zusammenfassend lässt sich sagen, dass das bestehende System psychosozialer und psychotherapeutischer Versorgung charakterisierbar ist durch eine mangelnde Integration in den sozialen Lebenszusammenhang derer, die Hilfeleistungen brauchen, durch die Dominanz professioneller Interessen über die Bedürfnisse der Klienten und durch die Zergliederung der alltäglichen Problemlagen durch parzellierte Zuständigkeiten und Kompetenzen der unkoordinierten intervenierenden Institutionen. Ein problemsensibler Zugang in die Lebenswelt der Betroffenen ist dadurch weitgehend verstellt" (S. 187). Vor dem Hintergrund dieser Mängelanalyse wurde versucht, die Grundprinzipien einer psychosozialen und „gemeindepsychologischen Orientierung" (vgl. Keupp 1990) neu zu fassen.

Grundprinzipien psychosozialer Beratung in gemeindepsychologischer Perspektive

• Psychosoziale Probleme werden nicht nur als individuelle intrapsychische Probleme gesehen, sondern primär als individuelle Lösungsversuche, die sich im Spannungsfeld zwischen subjektiven Bedürfnissen und den gesellschaftlichen Widersprüchen und Belastungen in der alltäglichen Lebenswelt ergeben. Der im Deutschen missverständliche Begriff der ‚Gemeinde' konkretisiert sich hier in den alltäglichen Lebenswelten und korrespondiert mit der räumlichen Verortung der Problemursachen wie auch mit der hiermit verbundenen Perspektive, zu einer Problemlösung innerhalb eben dieser räumlich-sozialen Kontexte und Ressourcen zu gelangen.

• Professionelle Hilfe definiert sich nicht entlang einer paternalistischen therapeutisch-technizistischen Orientierung, in deren Folge die Klientelisierung nicht selten in Infantilisierung münden kann. Sie ist stattdessen darauf gerichtet, in den Klienten Subjekte ihrer Situation zu sehen und Hilfen und Unterstützung zur Förderung, Wahrnehmung, Schaffung und Nutzung vorhandener lebensweltlicher Ressourcen und Potentiale bereitzustellen. Die Klienten sind im Grundsatz mündige und mit Recht auf Selbstbestimmung ausgestattete Personen, denen angesichts benachteiligender Bedingungen und psychischer Belastungen zeitweise oder situationsgebunden Kompetenzen der eigenständigen Problembewältigung abhanden gekommen sind. Eine derartige Sichtweise hat immer – auch bei Abhängigkeitsproblemen – Respekt vor den Bewältigungsversuchen der Klienten.

• Aus einer solchen konzeptionellen Orientierung ergibt sich auch eine veränderte ‚Angebotsorientierung', eine neue ‚Haltung des Zugehens' in Richtung einer alltagsorientierten und lebensweltbezogenen psychosozialen Arbeit, die auch Bevölkerungsgruppen erreicht, die von den traditionellen Formen therapeutischer Arbeit nicht erreicht werden.

• Da die Ursachen psychosozialer Probleme multikausal gesehen werden, also ihre Ursachen in einer Vielzahl unterschiedlicher Problemkonstellationen haben können, ist eine professionelle Organisierung psychosozialer Arbeit anhand multiprofessioneller, kooperativ arbeitender und vernetzter Teams notwendig.

• Eine derartig ausgerichtete psychosoziale Arbeit versteht sich als Gegenpol zur Tendenz zunehmender Individualisierungen. Hierbei wird aber nicht darauf abgezielt, durch die Unterstützung traditioneller Vergesellschaftungsmuster wie Nachbarschaft und Familie tradierte alltagsweltliche Sozialformen um jeden Preis aufrecht zu halten. Sondern es geht vielmehr darum, durch „gezielte Initiierung und Unterstützung von Gelegenheitsstrukturen für die Entstehung selbstorganisierter Projekte und Gruppen [zu sorgen, auch] dort, wo sich psychosoziale und gesundheitliche Probleme als Ausdruck sozioökonomischer Unterprivilegierung begreifen lassen" (Keupp 1990, S. 175) und somit alternative alltägliche Handlungsmuster zuzulassen, sie zu erproben und zu fördern.

• Die Gesamtorientierung psychosozialer Versorgung geschieht aus einer explizit definierten Werteposition. Diese basiert auf der Einsicht, „dass viele Belastungen und Lebensprobleme auf die ungerechte Verteilung gesellschaftlicher Ressourcen zurückgehen" und dass ein „tief greifender, gesellschaftlicher Wandel, der zu mehr Chancengleichheit im Zugang zu materiellen und ideellen Ressourcen führt" (ebd.), als konkret utopische Orientierungsfolie das Handeln mit bestimmen sollte.

Somit versteht sich Gemeindepsychologie insgesamt als eine Alternative zu einer „unkritischen Partizipation an einer individualistischen Psychokultur" (ebd.). Diese Orientierung psychosozialen Handelns fand in unterschiedlichen Projekten Eingang in die Praxis, konnte aber nicht das therapeutische Modell ersetzen.

Die oben aufgezeigten Prozesse der Entwicklung unterschiedlicher Beratungskonzepte lassen sich auch für die Suchtberatung nachzeichnen. Hier werden die oben skizzierten Tendenzen konkret. Das expertenorientierte Modell, das sich an dem medizinischen Modell der Sucht orientierte, war auch hier bis in die 80er-Jahre die zentrale professionelle Ausrichtung. Sucht ließ sich zwar ab einem gewissen Stadium als Krankheit fassen, galt aber als selbst verursacht und wurde moralisch sanktioniert. Abstinenz war das alleinige Ziel, und wer hierzu nicht die notwendige Bereitschaft mitbrachte, gehörte nicht zur Klientel, sondern galt eher als willensschwach und nicht therapiefähig – „Hör erst mal auf zu trinken/zu drücken, dann tun wir was für dich". Abstinenzziel und Therapievorbereitung kennzeichneten die Arbeit der Suchtberatung. Die klassische Drogenberatung sah ihre Aufgabe darin, Suchtabhängige zielorientiert für Abstinenztherapien zu motivieren.

Vorherrschend war hier, wie oben schon erwähnt, die therapeutische Orientierung der Arbeit. Häufig liefen die von Beratern oder Beraterinnen vorgeschlagenen Lösungen auf Therapien hinaus, denn die sachlichen Probleme des Suchtalltags (Existenzsicherung, Wohnungs- und Arbeitsprobleme etc.) galten als Symptom der Drogenabhängigkeit, die wiederum als ein Ausdruck der Persönlichkeitsstörung zu interpretieren war. Die Bearbeitung alltäglicher Detailprobleme erschien sinnlos, wenn nicht die Persönlichkeitsstörung und die Familiengeschichte thematisiert und therapeutisiert wurden (vgl. Loviscach 1996). Wie in anderen sozialberuflichen Bereichen auch dominierte das therapeutische Paradigma die Beratung (siehe dazu Bader, Therapie Drogenabhängiger, i.d.B.).

In den folgenden Jahren gewann die Alltags- und Lebensweltorientierung zunehmend an Bedeutung. Die Arbeit konnte ‚problemaufsuchend' stattfinden, sie war zunehmend auch an sachlichen Problemen und Informationen (wie bekomme ich Sozialhilfe? etc.) orientiert, statt einer therapeutischen rückte die suchtbegleitende Arbeit in den Vordergrund. Die Beratungssettings änderten sich, sie wurden offener und niederschwellig konzipiert. Damals wie heute gilt aus dieser Perspektive, dass akzeptierende Beratung den Adressaten ‚entgegenkommen' muss, und dass sie idealerweise dort zu lokalisieren ist, wo die Zielgruppen sich ihre lebensweltlichen Bezüge schaffen, d.h. dort, wo sie leben.

Suchtberatungsstellen sind heutzutage zu wohnortnahen Anlaufstellen bei Suchtfragen geworden, unabhängig davon, ob sie als klassische Drogenberatungsstelle oder auch als moderne Suchtambulanz organisiert sind. Basierend auf dem Konzept der Suchtakzeptanz und Suchtbegleitung bieten sie Diagnose, Beratung und Therapievermittlung, Betreuung und Versorgung sowie Präventionsangebote, Behandlungen und Nachsorge.

Deutlich wird in diesem groben Überblick über Beratungskonzepte, dass Beratung sich mit psychologischen, pädagogischen und sozialpädagogischen Leitkonzepten veränderte. Hier einen Überblick über alle Konzepte zu behalten, fällt schwer, noch unübersichtlicher wird aber Beratung, wenn wir sie in ihren unterschiedlichen Handlungsfeldern oder Handlungsspezifiken betrachten. So hat auch die Beratung bei Abhängigkeits- und Suchtproblemen obige Entwicklungsphasen oder auch -moden durchlaufen. Auch hier waren in der Vergangenheit expertenorientierte Handlungsmodelle, orientiert am medizinischen Modell, zu finden sowie eine Tendenz zu lebenswelt- und alltagsnahen Konzepten zu beobachten. So gesehen ist Beratung bei Abhängigkeitsproblemen zwar in eine spezielle Problematik eingebunden, aber dennoch von der Entwicklung allgemeiner Beratungskonzepte durchzogen.

Eine erste Annäherung an den Beratungsbegriff

Beratung zu definieren ist ebenso einfach wie kompliziert. Es ist einfach, da Beraten uns allen aus dem täglichen Leben bekannt ist; wir beraten uns mit Freunden oder Freundinnen, mit unserer Familie, mit den Kollegen und Kolleginnen oder auch nur mit uns selbst. Beraten ist hier so selbstverständlich wie Fragen, Erzählen, Kritisieren, Zuhören etc. Beraten gehört somit zu unserem alltäglichen Kommunikationsrepertoire, ist uns vertraut, ja derart vertraut, dass wir uns meist keine Gedanken darüber machen – man berät sich eben.

Beratung zu definieren wird kompliziert, wenn wir beginnen, diese Selbstverständlichkeit des Alltags in Frage zu stellen und nach präzisen Definitionen suchen. Um nur eine Frage zu nehmen: Ist Beratung gleichzusetzen mit Ratgeben? Wohl nicht, aber wie verhalten sich Ratgeben und Beraten zueinander? Enthält nicht jede Beratung auch mehr oder weniger deutlich ein Ratgeben? Wir könnten weiter fragen: Was sind die Merkmale einer guten Beratung? Lassen sich diese überhaupt allgemein fassen oder ergeben sie sich nur kontextuell? Mit Anne Frommann (1990) ließe sich überlegen, ob man so etwas wie das Beraten überhaupt erlernen kann, ob Beraten methodisierbar ist oder ob Beraten gar eine ‚Kunst' oder eine ‚Gabe' ist, über die man aufgrund von Begabung oder Lebenserfahrung verfügt oder eben nicht.

Schon mit der Frage nach der Methodisierbarkeit der Beratung haben wir ihre Verortung im Alltag verlassen und uns auf das Feld professioneller Beratung begeben. Denn ebenso selbstverständlich wie Beratung alltäglicher und selbstverständlicher Bestandteil aller Professionen ist, ist sie ein besonderer Bestandteil aller sozialberuflichen Professionen und wird dann sogar zum eigentlichen Professionsinhalt, wenn man als Berater oder Beraterin arbeitet. Insbesondere hier wird der Versuch, Beratung zu definieren, kompliziert, denn *die* professionelle Beratung gibt es nicht; vielmehr gibt es eine Vielzahl unterschiedlicher Beratungsorientierungen und Beratungskonzepte. Berater und Beraterinnen entwickeln meist ihr eigenes Beratungshandeln aus der Kombination unterschiedlicher Konzepte – also eine eklektische Vorgehensweise. So kann trotz gleicher Problematik – bspw. einer Suchtproblematik – das Beratungshandeln je nach Berater oder Beraterin, je nach Ausrichtung einer Beratungsstelle äußerst unterschiedlich ausfallen.

Zu definieren was Beratung ist, wird noch komplizierter, wenn wir all das als Beratung bezeichnen, was Berater oder Beraterinnen, die in Beratungsstellen oder Beratungskontexten arbeiten, in ihrem Berufsalltag machen. Denn unter einer derart weitgefassten Perspektive lässt sich der gesamte Prozess einer Problembearbeitung als Beratung bezeichnen – und dann gehört zur Beratung nicht nur das Beratungsgespräch, das landläufig mit Beratung gleichgesetzt wird, sondern dann ist Beratung auch – hier mit Blick auf die Beratung bei Abhängigkeitsproblemen – die Weitergabe von Informationen, das Herstellen niederschwelliger Beratungsangebote, das Ringen um Beratungsakzeptanz, der gemeinsame Behördenbesuch, die Konzipierung lebensweltnaher Beratungsprojekte, Öffentlichkeits- und Präventionsarbeit etc. – Beratung so betrachtet wird zu einer facettenreichen Tätigkeit.

Diese ließe sich mit den Handlungsformen beschreiben, die Hermann Giesecke (1987) für das pädagogische Handeln allgemein aufgestellt hat: Unterrichten, Informieren, (Beraten), Arrangieren und Animieren. Und diese Aufzählung ist keinesfalls vollständig. Schon mit diesen wenigen Sätzen dürfte deutlich geworden sein, dass Beratung als alltägliche Kommunikationsform wie auch als professionelle Handlungsform ein erheblich komplexeres Phänomen ist, als es auf den ersten Blick erscheint. Die umfangreiche Alltäglichkeit der Beratung suggeriert somit zu schnell und zu leicht, dass man beraten könne, und macht vergessen, dass eine gelingende Beratung der Übung, Erfahrung und Reflexivität bedarf. Man kann es auch auf die Kurzformel bringen: „Beraten will gelernt sein". Aber es ist kein bloßes Lernen im Sinne des Erlernens von Methoden und Techniken, wie es Beratungs-Lehrbücher allzu oft nahe legen. Vielmehr geht es darum, methodisch und handlungsreflexiv (im Sinne bewusster und begründeter Auswahl der einzelnen Handlungsschritte) das eigene Beratungshandeln zu planen, zu hinterfragen und es zu einem begründbaren Vorgang zu machen. Wie beim pädagogischen Handeln allgemein, so ist auch in der Beratung die Begründbarkeit der einzelnen Handlungsschritte ein zentrales Kriterium der Professionalität – oder alltäglich gesprochen: Ein Berater oder eine Beraterin muss wissen, was er/sie tut und warum er/sie es tut. Selbst dann bleibt Beratung noch immer ein Wagnis und ist riskant, verfügt über keine Technik, die den Erfolg garantiert. Luhmann und Schorr (1988) sprachen mit Blick auf die Professionen, die sich mit der Veränderung von Verhalten befassen, somit zurecht von einem Technologiedefizit, hier zu verstehen als ein Technikdefizit.

Nicht das ‚unpersönliche' Handhaben einer Technik oder Methode steht also im Zentrum des Beratungshandelns, sondern die ‚persönliche' Handhabung von Handlungs-, Wissenschafts- und letztlich auch Erfahrungswissen. Denn einer der wichtigsten Wirkfaktoren in Beratungen ist und bleibt die Beziehung zwischen Ratsuchenden und Berater oder Beraterin. Wie hier beratend kommuniziert wird, wie Kontakt aufgebaut und aufrechterhalten wird, Systematisierungen angeboten und Möglichkeitsräume eröffnet werden, ist entscheidend für das Gelingen der Beratung – nicht das entpersonifizierte Anwenden von Techniken oder angelesenem Wissen (vgl. Sicken-diek/Engel/Nestmann 1999). Das gilt für Beratung allgemein und insbesondere für Beratung bei Abhängigkeitsproblemen. Abhängigkeitsprobleme sind nicht kurzfristig und schnell zu lösen, sie bedürfen eines längeren Prozesses, und hier wird die Beziehung zwischen Ratsuchendem und Berater oder Beraterin zum zentralen Wirkfaktor.

Unter diesen technikkritischen sowie alltags- und lebensweltorientierten Perspektiven wird uns im Folgenden die Gestaltung von Beratungsprozessen allgemein und die spezielle Gestaltung von Beratungsprozessen bei Abhängigkeitsproblemen beschäftigen. Nicht Beratungsrezepte werden im Zentrum stehen, sondern begründbare Gestaltungsvorschläge, die befähigen sollen, Beratungshandeln reflexiver und professioneller auszurichten.

Der Beratungsprozess als Orientierungs-, Planungs- und Handlungshilfe

Beratung ist wie einleitend aufgezeigt ein Begriff, mit dem unterschiedliche Professionen, unterschiedliche Berater und Beraterinnen Unterschiedliches verbinden. Nun wird der Versuch unternommen, konzept- und schulenübergreifende grundlegende Aspekte von Beratung zu erfassen. Neben der inhaltlichen Information dienen sie insbesondere der eigenen Positionsfindung. Wenn Beratung ein kommunikativer Prozess ist, der in entscheidendem Maß von der Person des Beraters oder der Beraterin abhängig ist, dann ist eine reflexive Verortung innerhalb unterschiedlicher Semantiken, die mit dem Begriff der Beratung verbunden sind, unabdingbar. Einige der zentralen Bedeutungsinhalte werden auf den folgenden Seiten diskutiert.

Eine allgemeine und weiterhin zutreffende Definition von Beratung lieferte Bäuerle (1969), der Beratung als Orientierungs-, Planungs- und Entscheidungshilfe fasste. Beratung ist für ihn immer in die Trias von Orientierung, Planung, Entscheidung und darüber hinaus auch Handlung (Nestmann 1988) eingebunden. Mit dieser sehr allgemeinen Definition ist noch nichts über die Art und Weise der jeweiligen Orientierungs-, Planungs-, Entscheidungs- und Handlungshilfe gesagt. Wir wissen nicht, wie Hilfen gegeben werden, aber wir haben hiermit drei den Beratungsprozess grundlegend strukturierende Elemente, die es lohnt genauer und mit Blick auf Abhängigkeitsprobleme zu betrachten.

Beratung als Orientierungshilfe

Der Begriff der Orientierungshilfe ist sehr weit gefasst zu verstehen. Er setzt voraus, dass Ratsuchende im Hinblick auf eine Fragestellung oder Problematik nicht über das Orientierungswissen verfügen, das hilfreich bei der Behebung der Problematik sein kann. Der Berater oder die Beraterin muss also über Mehr-Wissen verfügen – sowohl inhaltlich oder feldspezifisch wie auch mit Blick auf den Beratungsverlauf gestaltungsspezifisch.

Eine Beratung bei Alkoholabhängigkeit kann beispielsweise damit beginnen, dass der Ratsuchende seine Problemgeschichte erzählt. Häufig kommen auch Ehepartner in die Beratung und ein Erstgespräch kann folgendermaßen verlaufen:

„Ein 42-jähriger Bankangestellter kommt mit seiner Gattin zu einem ersten Kontakt in die Beratungsstelle. Die beiden Klienten werden vom Berater freundlich begrüßt und nach dem Grund ihres Kommens gefragt. Die Partnerin des Klienten berichtet ausführlich über dessen exzessive Alkoholräusche und darüber, dass sie an eine Scheidung denke, wenn sich sein Verhalten nicht ändere. Sie besteht darauf, dass er sich behandeln lasse und seinen Alkoholkonsum einschränke. Der Gatte erklärt dem Berater, dass er damit durchaus einverstanden sei und gerne versuchen würde, seinen bisherigen Alkoholkonsum zu reduzieren. Der Berater befragt die beiden, ob sie der Meinung seien, dass eine Abhängigkeit vorliege, was beide verneinen. Der Berater hält daraufhin einen kurzen Vortrag über die Merkmale einer Alkoholabhängigkeit und beendet sein Gespräch damit, dass er ihnen nur dann helfen könne, wenn der Gatte bereit sei, auf den Alkohol völlig zu verzichten. Zudem glaube er, dass dieser noch nicht den entscheidenden Tiefpunkt seiner Alkoholkarriere erreicht habe. Er möge dann wiederkommen, wenn er zu einer endgültigen Abstinenz bereit sei. Bei allen Beteiligten verbleibt der Eindruck, dass es ein wenig hilfreiches Gespräch war und dass sie nicht verstanden worden sind" (Zingerle 1997, S. 239).

Zu großes Engagement seitens des Beraters, der keine Beratungsbeziehung aufgebaut hat, die eine Konfrontation erträgt, führt zu einem schnellen Abbruch des Kontakts. Eine Orientierungshilfe wird nicht gegeben. Der Berater, der hier eine zu hohe Erwartung hat, wird in dieser Situation möglicherweise eine ‚mangelhafte Beratungsmotivation' des Klienten erkennen und diese für den Abbruch der Beratung verantwortlich machen. Die Gestaltung der Kommunikation bedarf somit unbedingt einer sehr differenzierten Wahrnehmung, die eben nicht den expertenorientierten Blick ‚von oben' verfolgt, sondern die lebensweltnah und ressourcenorientiert ausgerichtet ist. Der Klient ist der Experte für seine Lebenssituation, er kennt die zentralen Aspekte seiner Problematik, er erlebt diese tagtäglich. Diesen Kenntnissen und Perspektiven ist somit Raum zu geben, sie sind nicht nur die ‚Version' des Klienten, sie sind auch für den Berater oder die Beraterin Ansatzpunkte mehr oder weniger gelingender Veränderungsbemühungen. Wichtig wird hier in der Eingangsphase eines Beratungsprozesses, sich auf die Eigentümlichkeit des Alltags oder der Lebenswelt einzulassen und den Motivationsaufbau als einen gemeinsamen Prozess zu betrachten.

Die Geschichte, die erzählt wird, ist immer eine subjektive und konstruierte Geschichte. Wie alle anderen Geschichten, die wir uns erzählen, ist sie eine

Geschichte über etwas – beispielsweise die Entstehung der Abhängigkeit oder über den Umgang mit der Sucht. Sie ist meist eine Geschichte, die in einer Aufforderung an den Berater oder die Beraterin mündet. Eine Problem-Geschichte, dargestellt aus der eigenen Problem-Perspektive mit der Aufforderung, eben dieser Perspektive eine andere und neue hinzuzufügen, eine Lösungs-Perspektive aufzuzeigen oder der Geschichte ein neue Rahmung (Einordnung) zu verpassen. Explizit oder implizit schwingt also die Orientierungssuche in der präsentierten Geschichte immer mit. Wäre das nicht der Fall, würde eine Beratung nicht zustande kommen können, das Gespräch wäre dann ein netter Plausch oder eine Plauderei.

Berater und Beraterinnen können beispielweise die Ratsuchenden dazu anregen, unterschiedliche Aspekte ihrer Situation zu erörtern, bislang nicht erkannte Bedingungen oder Sachverhalte in ihre Problemsicht einzubeziehen und sich unterschiedlicher Dimensionen ihrer Problematik bewusst zu werden. Je nach beraterischer Haltung, institutionellem Auftrag und Gegenstandsbezug können Berater auch ihre Sichtweise der Problematik, die sich vielleicht mehr oder minder von derjenigen der Ratsuchenden unterscheiden kann, entwickeln und zur Diskussion stellen. Ihre Auffassung resultiert im Wesentlichen aus ihrer Profession und Zuständigkeit, ihrer Ausbildung und beraterischen Qualifikation, ihren fachlichen Kenntnissen, ihrer persönlichen Lebenserfahrung etc. Beratende Professionelle bilden im Zuge ihrer Erfahrungen „Alltagstheorien" (Gerstenmaier/Nestmann 1984), die ihre Wahrnehmung der Ratsuchenden und deren Problemlagen wie auch ihre beraterische Haltung und Handlung vorstrukturieren und Interpretationshintergründe für Problemverständnisse liefern.

Orientierung kann auch bedeuten, dass eine Definition des ‚eigentlichen Problems' stattfindet, d.h. eine gemeinsame Klärung und Festlegung dessen, was im Mittelpunkt der Beratung stehen soll. Die Klärung trägt dazu bei, in dem von Ratsuchenden häufig verspürten ‚Wust von Problemen' Wichtigeres und Unwichtigeres zu trennen, eigene Motive und Interessen von denen anderer unterscheiden zu können, Vermutungen und Fakten zu differenzieren, persönliche Haltungen und Handlungsweisen und äußere Bedingungen und Belastungen als Problemfaktoren wahrzunehmen und sich ggf. mit Realitäten zu konfrontieren.

Beratung als Entscheidungshilfe

Entscheidung ist ein weiterer zentraler Aspekt der Beratung. Von den Entscheidungen, die notwendig sind, ein Problem zu balancieren oder zu lösen, bis hin zur Entscheidung, die Beratung abzubrechen, ist Beratung immer in Entscheidungssituationen eingebunden, ja man kann sagen, dass Entscheidungssituationen für Beratung konstitutiv sind. Existiert keine Wahlmöglichkeit, sind keine Alternativen vorhanden, dann findet auch keine Beratung statt. Beratung benötigt also immer Variation – und wenn es nur zwei Sichtweisen auf ein und dieselbe Sache sind. Entscheidungshilfe bedeutet somit nicht nur in einer konkreten Alternativsituation, A oder B zu wählen, sondern auch die Entscheidung zwischen der eigenen und der anderen, vom Berater vorgetragenen Perspektive vorzunehmen.

Berater wie Beraterin unterstützen mit Hilfe ihrer Kenntnisse, ihres Interpretationsvermögens, ihrer Fähigkeit zur Anteilnahme bei gleichzeitiger Distanz, wie Frommann (1990) es formuliert, die Ratsuchenden beim Entwickeln und Erkennen von Alternativen, beim Antizipieren von möglichen Folgen der Entscheidungen für die Ratsuchenden selbst und ggf. für weitere betroffene Personen, Gruppen etc. Bei eher sachbezogenen Entscheidungen können Informationen eine Entscheidung einleiten, bei emotional bedeutungsvollen Entscheidungen werden sich Berater oder Beraterin bemühen, je nach Bereitschaft der Ratsuchenden die damit verbundenen Wünsche, Hoffnungen, Ängste oder Verlustgefühle zu thematisieren.

Wichtig ist festzuhalten, dass in der Beratung die Zielsetzung und Entscheidung bei den Ratsuchenden liegt; sie sind es, die über ihre Situation und deren Verlauf weiterentscheiden. Sie erhalten dabei zwar Hilfe, aber da es weiterhin ihre Entscheidungen sind, die sie treffen, verbleiben diese innerhalb ihrer Verantwortung. Wie bei allen anderen Entscheidungen auch, ist es mit Blick auf Abhängigkeitsproblematiken bedeutsam, keine Entscheidungen zu forcieren, nicht zu Entscheidungen zu drängen und Raum zur Findung eigener Entscheidungen zu lassen. Es gilt, Entscheidungsräume zu öffnen, d.h. die kommunikativen und inhaltlich-informativen Rahmenbedingungen zu schaffen, in denen dann von den Ratsuchenden Entscheidungen getroffen werden können.

Beratung als Planungshilfe

Hier ist auch die Frage der Motivation einzuordnen, einem zentralen Problem in der Beratung bei Abhängigkeit, denn „in kaum einem anderen Bereich psychischer Probleme wird das Konstrukt Motivation so häufig bemüht wie im Suchtbereich" (Zingerle 1997, S. 237). Motivation ist aber keine statische Größe, sondern kann als ein Prozess verstanden werden, an dem auch der Berater oder die Beraterin beteiligt ist.

Zur Bewältigung bzw. Lösung von Problemen und zum Erreichen gesetzter Ziele werden in Beratungsprozessen i. d. R. Überlegungen über entsprechende Handlungs- und Verhaltensweisen angestellt. Planung besteht in der Entwicklung von aufeinander abgestimmten Einzelschritten, die der Realisierung des angestrebten Zustands dienen. Zum Teil suchen Ratsuchende, die bereits wissen, was sie anstreben, auch keine Entscheidungshilfe mehr, sondern Beratung beim Planen von Wegen und Strategien. Das kann beispielsweise die Suche nach einem geeigneten Therapieplatz sein. Berater oder Beraterin unterstützen Ratsuchende bei der Klärung darüber, welche Aktivitäten in welcher Folge angebracht sind, welche günstigen oder hinderlichen (Rahmen-)Faktoren zu berücksichtigen sind. Gleichzeitig wird auch durchdacht, welche Handlungsschritte den Fähigkeiten der Ratsuchenden entsprechen oder welche Hilfen und Ressourcen z.B. des sozialen Umfeldes oder formell-materieller Art in Anspruch genommen werden können. Rat Suchende setzen sich mit den Bedingungen zielgerichteten Handelns auseinander und antizipieren Vor- und Nachteile unterschiedlicher Strategien im Hinblick auf ihre persönlichen Fähigkeiten und Haltungen und/oder im Hinblick auf weitere von ihren Handlungen betroffene Personen oder Sachverhalte.

Planen kann aber trotz aller Planung der Berater auch sehr ‚chaotisch' verlaufen, kann auch Formen des ‚Sich-Durchwurstelns' annehmen. Rückschläge sind auszuhalten, Neuversuche zu unternehmen und auch Unterbrechungen der Beratung sind nicht zu vermeiden. Berater wie Beraterin können hier nur planungsorientierte Rahmenbedingungen schaffen, die aber keinesfalls das sichere Verfolgen der Planung garantieren. Hier sei nochmals auf das Technologiedefizit der verhaltensändernden Berufe verwiesen, wie es einleitend zitiert wurde.

Beratung als Orientierungs-, Entscheidungs- und Planungshilfe suggeriert einen einfachen und linearen Ablaufprozess. Zweifelsohne gibt es Fragestellungen, die sich derart behandeln lassen, aber umfangreichere Problemlagen – und der beratende Umgang mit Abhängigkeit oder Suchtproblemen gehört hierzu – lassen sich nicht in ein enges Beratungskorsett pressen. Vielmehr entwickeln sie ihre eigene Dynamik und brechen mit festen Ablaufstrukturen. Aber es lassen sich auch andere Gründe anführen, die uns davor bewahren, Entscheidungs- und Planungshandeln allzu einfach zu betrachten, denn auch im alltäglichen Handeln finden sich immer wieder Entscheidungs- und Planungssituationen – und auch dort verlaufen sie nicht immer nach den gleichen Mustern ab.

Beratung als Handlungshilfe

Auf der Basis getroffener Zielentscheidungen kann die praktische Umsetzung der in den anderen Beratungsphasen geplanten Schritte stattfinden. Beratung wird hier zur ‚Realisierungsberatung'. Berater oder Beraterin handeln nicht stellvertretend für die Rat Suchenden, sondern sie stehen ihnen zu Seite, wenn es um die Bewertung von Handlungsversuchen und ihren Folgen geht, wenn persönliche, soziale oder praktische Hindernisse auftauchen, Misserfolge zu verkraften sind, Erwartungen enttäuscht werden oder Ziele und Strategien grundlegend revidiert werden müssen. Alternatives Handeln wird erprobt. Rat Suchende haben dabei die Möglichkeit, mit Hilfe der Kenntnisse, Erfahrungen und Interpretationsfähigkeiten der Berater ihre Handlungen zu reflektieren oder z.B. Reaktionen des sozialen Umfeldes besser zu verstehen.

Beratung unter der Perspektive der Handlungshilfe ist somit auch immer Teil der Orientierungs-, Planungs- und Entscheidungshilfe, da diese sich auf Handlungen, insbesondere auf das Verändern von problematischem Handeln beziehen.

Diese vier Elemente von Beratungsverläufen sind modellhaft zu verstehen. Sie laufen nicht unbedingt in der beschriebenen Reihenfolge ab, liegen teilweise parallel oder geschehen eher schleifenförmig, z.B. wenn auf eine Entscheidung oder auf Handlungsversuche neue Orientierungsphasen folgen. Zudem können einzelne Phasen wegfallen, wenn z.B. keine Orientierung mehr erforderlich ist, Entscheidungen bereits getroffen sind und nur noch Umsetzungshilfe gesucht wird oder wenn Ratsuchende keine Unterstützung in Bezug auf Planung oder Handlung benötigen.

Beratung als Behandlungshilfe

Zweifelsohne sind die Grenzen zwischen Beratung und Behandlung fließend – sowohl in der Literatur wie auch in der Praxis. Wie eingangs erwähnt wird Beratung häufig als die einfache Version eines therapeutischen Vorgehens oder der Behandlung gesehen. Dem ist jedoch nicht nur wie schon aufgezeigt aus konzeptionellen Gründen zu widersprechen, sondern ebenso aus der Praxisperspektive der Drogenberatung. So hat die Drogenberatung häufig mit einem Klientel zu tun, dem die Therapie nicht helfen konnte. Auch ist das Beratungssetting um vieles flexibler als das Therapie- oder gar das stationäre Behandlungssetting, so dass es nicht angeraten erscheint, beide Bereiche gegeneinander zu diskutieren. Auch verfügen heutzutage Drogenberatungsstellen über eigenständige ambulante Behandlungsangebote, die noch Anfang der 80er-Jahre verpönt waren: Entwöhnungsbehandlung, ggf. in Kombination mit stationären Aufenthalten, Krisenintervention als Stabilisierungsbehandlung im Rahmen der Nachsorge sowie als Behandlung im Rahmen psychosozialer Begleitung der Substitution (vgl. Loviscach 1996, S. 229).

Die Bedeutung von Setting und Kontext für den Beratungsprozess

Beratung findet im Alltag überall statt und bedarf beispielsweise im Vergleich zu Therapie nicht eines speziell definierten Settings. Zwar gibt es mehr oder weniger günstige Rahmenbedingungen, die sich auf Beratungsabläufe auswirken, aber grundsätzlich ist Beratung überall dort möglich, wo Kommunikation und Handlung stattfindet. Mit dem Begriff des Beratungssettings werden sowohl die strukturellen wie auch die räumlichen Rahmenbedingungen der Beratung bezeichnet. Beratung kann wie einleitend skizziert im Alltag stattfinden, eine Beratungssituation kann geplant sein oder sich zufällig ergeben. Zweifelsohne gibt es spezifisch ausgewiesene Beratungs-Orte, jedoch ist Beratung – im Sinne sozialpädagogischer Beratung – im Unterschied zu Therapie nicht an spezifische institutionelle Arrangements oder situative Settings gebunden. Sie kann auch in offenen Kommunikationssituationen – Jugend- und Freizeitzentren – stattfinden, ja sogar auf der Straße – wie es der Begriff und das Konzept des Streetwork nahe legt. Als so genannte ‚Alltagsberatung' ist Beratung in unterschiedliche alltägliche Settings und Kontexte eingebunden. Beratung, die bei Problemen im Alltag helfen kann, findet an der Theke, beim Friseur, bei der Massage oder auch im Taxi statt (Nestmann 1988). Hier sind es kurze Gespräche, es ist das Zuhören, im Taxi auch die Anonymität, die hier helfende Gesprächssituationen hervorbringt, oder es ist die Vertrautheit mit einem Setting (z.B. Kneipe) und den dort anzutreffenden Personen, die es ermöglichen, über Privates und über Probleme mit Dritten zu sprechen und Hilfen zu erhalten. Dass an alltäglichen Stellen, die nicht als Beratungsorte ausgewiesen sind, Beratung stattfinden kann, hat sich die Drogenarbeit zunutze gemacht. Niederschwellige Beratungsarbeit bei Drogenproblemen oder im Streetwork findet gerade und bewusst geplant innerhalb alltäglicher Settings statt, die von den Beratern oder Beraterinnen aufgesucht werden. ‚Niederschwellig' verweist darauf, dass das Aufsuchen von Beratung seitens der Ratsuchenden Energie erfordert und mit Schwellen verbunden ist. Diese Schwellen können hoch sein, können sogar stigmatisieren, und das nicht nur aus räumlicher Perspektive. Dennoch gibt es das Klischee vom Beratungszimmer: „Zur Beratung gibt es ein Bild, das immer und bei allen Menschen auftaucht, die sich über ‚gute' Beratung unterhalten: Das ist das Bild des ruhigen Zimmers mit hellgrünen Gardinen, wegen der Filterung des Lichts; mit einem Klienten oder Patienten, der kommt, natürlich freiwillig, wenn auch unter Leidensdruck. Er kommt dorthin in das Zimmer, zum aufmerksamen, liebevollen Berater, um sich beraten zu lassen in Lebensschwierigkeiten von mittlerer Art [...]. Es herrscht Vertrauen im Raum [...] Im Rahmen von Sozialarbeit und Sozialpädagogik ist dieses Bild höchstens eine Karikatur" (Frommann 1990, S. 30f.). Beratung, ausschließlich so betrachtet, würde zu einer „puristischen Übung" (Frommann et al. 1976, S. 733), die Gefahr laufen kann, die Lebenswelt auszublenden, und lässt sich als ‚geschlossen' bezeichnen.

Demgegenüber hat eine Öffnung des Beratungssettings folgendes zu berücksichtigen (vgl. Thiersch 1989, S. 189f.):

• Die Öffnung der Beratung ist gegen die Selektion von Adressaten und für diejenigen, die in Nöten stecken.

• Sie ist eine Öffnung nicht nur mit Blick auf methodische Vielfalt, sondern auch für Strukturierungsansätze bezüglich lebenspraktischer, instrumenteller wie auch gesellschaftlich-politischer Probleme.

• Sie ist gegen die enge Rekonstruktion von Lebensproblemen auf psychisch-kommunikative Vorgänge oder private begrenzte Räume, sondern ist offen für die darüber hinausgehenden Lebens- wie Gesellschaftszusammenhänge, die allerdings oft schwerer fassbar sind.

- Sie ist ebenfalls die Öffnung zu einer „gegebenen Lebensschwierigkeiten und Zugangsmöglichkeiten nachgehenden Bescheidenheit, also auch nur zu begleiten, nur da zu sein" (ebd. S. 190).

- Sie ist gegen die Beratungsarbeit in einem abgegrenzten, institutionell geprägten Raum, somit eine Hinwendung „ins offene Feld der lokalen, regionalen Umgebung" (ebd.).

- Sie kann auch das parteiliche Agieren in anderen Institutionen für das Klientel einschließen.

- Sie ist des Weiteren eine Öffnung zu einer Arbeit, die „immer riskant ausgehandelt werden muss" (ebd.) sowie eine Haltung der Kollegialität auch Nicht-Professionellen und deren Erfahrungen und Problemlösestrategien gegenüber.

Die Lebenswelt- wie Alltagsorientierung von Beratung stellt sich für Thiersch primär durch eine Öffnung des institutionellen Rahmens von Beratung her, einhergehend mit einer zunehmenden Reflexion der Rolle des Beraters oder der Beraterin.

Die Niederschwelligkeit sowie die Akzeptanz der Sucht in Beratungskonzepten kann als eine Öffnung der Beratung im obigen Sinne verstanden werden. Zentral ist, dass der Kontakt hergestellt und aufrechterhalten wird. Während die Aufrechterhaltung des Beratungskontakts in anderen Beratungsstellen von nachrangiger Bedeutung ist, kommt ihr in der Suchtberatung besondere Bedeutung zu. Denn die Ratsuchenden müssen die Chance haben, unter geringst möglichen Anforderungen oder Voraussetzungen Kontakt mit einer Beratungsstelle sowie den Beratern oder Beraterinnen aufnehmen zu können. Als geringst mögliche Anforderungen gelten: keine Gewalt, kein Handeln mit Drogen sowie kein Konsum von Drogen.

Öffnung der Beratung bedeutet auch eine aufsuchende Arbeitsweise in der Drogenberatung (Streetwork). Ein Aufgabe, für die häufig die Zeit nicht ausreicht und die schwierig ist, da „der Streetworker damit die schützende Umgebung des Büros aufgibt und sich mit Klientinnen und Klienten in deren Lebenswelt unter deren Regeln trifft. Keinesfalls darf er sich als ‚Schlepper' für die Suchtberatungsstelle verstehen oder meinen, er müsste sich das Vertrauen und die Nähe zu den Klienten durch Kumpanei erkaufen" (Loviscach 1996, S. 218). Vielmehr kann es bedeutsam sein, sich als vertrauenswürdig und als nützlich zu erweisen. Öffnung der Beratungsarbeit heißt hier zentral Vertrauensarbeit als der Versuch verständliche Vorbehalte gegenüber Institutionen abzubauen und einer Stigmatisierung entgegenzuwirken. Dennoch darf die Freiwilligkeit der Beratung ebenso wenig in Frage gestellt werden wie die Möglichkeit zur Anonymität in diesen Kontakten.

Netzwerke und Ressourcen in der Beratungsarbeit

Das Eingebettet-Sein in ein potentiell unterstützendes Netzwerk kann den möglichen Einfluss von Belastungen, extremen Anforderungssituationen und Lebenskrisen abpolstern und allgemein zu besserer Gesundheit und Wohlbefinden beitragen (siehe dazu Blum, Soziale Netzwerke, i.d.B.). Der Begriff des Netzwerks ist in der Beratung eng mit der Lebenswelt- und Alltagsorientierung verbunden. So liegt der grundlegende Unterschied zu den individuumsbezogenen Beratungskonzepten darin, dass die sozialen Beziehungen von Betroffenen berücksichtigt werden. Sie werden als die entscheidenden Hilfequellen, als alltäglicher Rückhalt und als Stütze für individuelle und gemeinsame Problembearbeitung und -bewältigung gesehen.

Soziale Netzwerke verhindern Belastungen, die aus Isolation und Einsamkeit entstehen, entwickeln und stabilisieren das Selbstbild und Selbstwertgefühl und helfen beim Umgang mit Stress. Aber es sind auch Hindernisse auszumachen, die dazu führen, dass Netzwerke nicht zustande kommen oder nur unzureichend funktionieren. Hindernisse können in den Betroffenen liegen, z.B. in niedrigem Selbstwertgefühl, der Angst vor Abhängigkeit, in generellem Misstrauen, der Vermeidung von Kontakten, aber auch dem maßlosen Ausnutzen von Hilfsangeboten. Hindernisse können aber ebenso bei den Netzwerkmitgliedern wie auch in den Netzwerkstrukturen und den Netzwerkkontexten liegen. Sie können beispielsweise nicht die erwünschte und notwendige Form der Unterstützung bereithalten, sind so gesehen dann keine hilfreichen Ressourcen. Auch mit Blick auf Abhängigkeitsprobleme lässt sich nicht generell sagen, ob und wie die sozialen Netzwerke als Ressourcen bei der Problembearbeitung dienen können. Hier spielt auch das Phänomen der Co-Abhängigkeit eine Rolle. Hierunter ist nicht die Alkohol- oder Drogensucht von Familienmitgliedern oder Freunden und Freundinnen zu verstehen, sondern ihr Involviert-Sein in die Abhängigkeitsproblematik (siehe auch Blum, Co-Abhängigkeit, i.d.B.). Welche Personen hier eine hilfreiche Ressource sein können, lässt sich nur im Einzelfall klären. So bedarf es seitens des Beraters oder der Beraterin der besonderen Aufmerksamkeit gegenüber Netzwerkressourcen, die möglicherweise zu aktivieren, aber nicht zu überfordern sind. Gerade aus der lebensweltorientierten Perspektive kann die Beratungsarbeit in und mit diesen Netzwerken bedeutsam sein. So fehlt beispielsweise Angehörigen häufig die notwendige Distanz zum Problem und sie können ggf. nicht die Komplexität der Problematik überblicken. Hier kann kooperative Arbeit mit dem Netzwerk oder den Angehörigen sinnvoll sein. Berater oder Beraterinnen – die sicherlich ebenfalls nicht die Komplexität der Situation überblicken – können aber dennoch als ,Außenstehende' ihre Sichtweise vermitteln, Wissen zur Verfügung stellen und die Voraussetzung für einen gemeinsamen Beratungsprozess mit dem oder der Abhängigen schaffen.

Auch finden erste Versuche des Umgangs mit Problemlagen innerhalb der alltäglichen Kontexte und ohne Beteiligung von externen Experten statt.

Jeder und jede weiß aus dem Alltag, dass die meisten Probleme im Gespräch mit Ehepartnern, in der Familie oder Freunden, Freundinnen bewältigt werden. Der erste Versuch, eine Alltagssituation zu bewältigen, ist die Suche nach Lösungsmöglichkeiten innerhalb dieses vertrauten Reflexions- und Interaktionsrepertoires der Lebenswelt. Misslingt der Versuch der Problemlösung innerhalb dieser Netze oder existieren weder Freunde oder Freundinnen noch Familienmitglieder als AnsprechpartnerInnen, dann besteht gegebenenfalls die Möglichkeit, dass Dritte bezüglich der Problemlage angesprochen werden. Diese Dritten können ‚alltägliche' oder ‚natürliche' Helfer und Helferinnen sein: Nachbarn, Bekannte, aber auch Personen, die in Dienstleistungsberufen tätig sind, und zu deren Profession ‚Beratung' als quasi ‚informelles Rahmenprogramm' dazugehört wie bei Taxifahrern, Friseuren, Masseuren und Wirten wie Wirtinnen (Nestmann 1988). Es können aber auch ebenso anonyme oder auch zufällige Kontakte sein, die sich im Alltag ergeben oder auch speziell in Anspruch genommen werden. In ihrer Gesamtheit lassen sie sich als ein ‚sekundäres Ressourcen-Netzwerk' sehen, das Informations-, Reflexions- und Interaktionsangebote enthält und somit problemlösend wirken kann. Dass hier Ansatzpunkte für die Präventionsarbeit der Abhängigkeitsberatung liegen, ist bekannt.

Empowerment- und Ressourcenorientierung in der Beratung

Mit dem Begriff ‚Empowerment' verbindet sich in der Beratungsarbeit eine Grundorientierung, die Ratsuchende befähigen soll, wieder über ihre eigenen ‚Kräfte' (power – wiewohl der Begriff im angloamerikanischen auch synonym zum Begriff der Emanzipation benutzt wird) zu verfügen. Aus einer Situation der Handlungsunfähigkeit wieder zur Handlungsfähigkeit zurückzufinden, ist das zentrale Ziel, das mit diesem Begriff auf unterschiedlichen Ebenen – individuellen wie gruppenbezogenen – verbunden ist. Das Hauptaugenmerk liegt hierbei ebenso auf verschütteten oder auch nicht erkannten Ressourcen wie auch auf Kompetenzen der Rat suchenden Person und ihres Umfeldes (siehe auch Blum, Drogenprävention im Gemeinwesen, i.d.B.). Unter dieser Perspektive werden Ratsuchende als aktive Subjekte in den Beratungsprozess integriert. Es ist somit der Versuch einerseits, ‚Kraft (zurückzu-)geben', andererseits nicht nur ‚teilnehmen', sondern ‚teilhaben' zu lassen. Seitens des professionellen Handelns erfordern derartige Vorgehensweisen, dass eben nicht die Defizite und die mangelnden Fähigkeiten der Betroffenen im Zentrum der professionellen Perspektive stehen, sondern dass der Blick auf die vorhandenen Kompetenzen wie auch auf die vorhandenen Fähigkeiten zur Mitgestaltung gelegt werden. Das ist ein in der Beratung bei Abhängigkeitsproblemen zentraler Faktor, denn diese Perspektive ermöglicht den Aufbau eines aktivierenden Prozesses, der die Voraussetzung für eine gelingende Beratung ist. Auch die Aufrechterhaltung des Beratungskontakts und des Beratungsprozesses profitieren davon, dass eine Perspektive verfolgt wird, die nicht nur Defizite, sondern auch Kompetenzen und Erfolge betont. So lässt sich in der Beratung mit Blick auf die lebensweltliche Einbindung der Abhängigkeitsproblematik herausarbeiten, welche kleinen oder großen Erfolge in der Problembearbeitung vorliegen.

Die Empowerment-Orientierung ist eine grundlegende und wichtige Handlungsperspektive in der Abhängigkeitsberatung. Jede Form der Beratung bei Abhängigkeit, die in dem Abhängigen eine Person sieht, die trotz ihrer Abhängigkeit über Kompetenzen verfügt, aus der Abhängigkeit heraus zu kommen, ist letztlich Empowerment. Denn gerade hier absorbiert die Abhängigkeit psychische Kraft der abhängigen Person und ihres sozialen Umfeldes und führt gleichzeitig aufgrund der Abhängigkeit in eine Situation der Kraftlosigkeit.

Empowerment bedeutet nicht Selbsthilfe, wiewohl Selbsthilfe auch Teil der Empowermentperspektive sein kann. Auch hier steht eine Perspektive der Beratungsarbeit im Zentrum, die nur so viel Hilfe anbietet wie nötig ist, um Prozesse der Selbsthilfe in Gang zu bringen oder aufrecht zu erhalten. Zweifelsohne bedarf es hierzu der Motivation, Kraft wiedergewinnen zu wollen und sich aus der suchtbedingten Hilflosigkeit herausbegeben zu wollen. Wenn wir Motivation nicht als Voraussetzung, sondern als Gestaltung in einem gemeinsamen Prozess zwischen dem Ratsuchenden und Berater oder Beraterin auffassen, dann liegt hierin ein ganz entscheidender Faktor der Beratungsarbeit mit Abhängigen – auch und insbesondere hinsichtlich des Erfolgs, denn schon in den 80er-Jahren verwies Christiane Schmerl (1984) mit Blick auf die sozialwissenschaftliche Suchtforschung darauf, dass „selbstinitiierte Abstinenzen wesentlich dauerhafter und rückfallsicherer sind, als die üblichen, mit mehr oder weniger Zwang verordneten und ungeheurem finanziellen Aufwand betriebenen Behandlungen klinischer und therapeutischer Art" (S. 136). Auch selbst organisierter oder autonomer Ausstieg, den es in begrenztem Maß gibt (Loviscach 1996, S. 78), wird aus dieser Perspektive gefördert. Auch den vielen Selbsthilfegruppen, Elternkreisen, Angehörigengruppen etc. kann unter der Empowermentperspektive große Bedeutung zukommen.

Die Beratungsbeziehung

Da Kommunikationsabläufen und der Entwicklung der Beziehung zwischen Ratsuchenden und Berater oder Beraterin – wie oben schon dargestellt – besondere Bedeutung zukommt, werden beide im Folgenden ausführlicher diskutiert.

Strukturelle Asymmetrie der Beratungskommunikation

Professionelle Beratung – verstanden als gestaltete Kommunikationsform – ist immer eingebunden in strukturelle Asymmetrien, die sich auf die Art und Weise der Kommunikation zwischen Berater oder Beraterin und Ratsuchenden auswirken. Unterscheiden lassen sich drei inhaltlich unterschiedliche Asymmetrien:

Die Wissens-Asymmetrie

Sie definiert grundlegend die Kommunikation und die Beziehung zwischen Berater oder Beraterin und Ratsuchenden. Die Wissens-Asymmetrie ist Voraussetzung für das Zustandekommen der Beratung; man vermutet, dass der Berater oder die Beraterin über ein ‚Mehrwissen' verfügen, das mit Blick auf die Fragestellung oder Problematik bedeutsam sein kann, ansonsten würde man sich nicht an ihn oder sie wenden. Hierbei bleibt Beratung, wie Mader (1976) sehr treffend formulierte, „hinreichend ungenau" und „hinreichend genau" (S. 701) und verfügt über einen „Überschuss an Bedeutungen" wie über eine „unaufhebbare Vagheit" (ebd.), die Beratung attraktiv erscheinen lassen. Rat Suchende entscheiden sich somit mehr oder weniger freiwillig (weil unter Problemdruck) für eine Beratung oder unterwerfen sich einer angeordneten Beratung, ohne dass sie über deren Verlauf informiert sein können. Auch das konkrete Ergebnis der Beratung ist offen, selbst dann, wenn bestimmte Absichten verfolgt und Ziele anvisiert werden. Die Aufhebung einiger Aspekte dieser Vagheit geschieht zwar im Verlauf des Beratungsprozesses, aber sie bleibt dennoch grundlegend bestehen, verändert ihre Inhalte und Akzente.

Die Wissens-Asymmetrie, die für das Zustandekommen von Beratung konstitutiv ist und den Beratungsprozess aufrechterhält, bedarf der Gestaltung. Der Berater, der von Ratsuchenden aufgesucht wird, ist ein Professioneller, der sich Gedanken über den Umgang mit diesen Asymmetrien machen muss. Zwar finden wir Wissensasymmetrien auch im Alltag und ‚beraten' uns mit Freunden oder Freundinnen. Hier sind die Asymmetrien meist nur vorübergehend, denn schnell können diese Rollen wechseln und aus dem Alltags-Berater wird ein Alltags-Ratsuchender und umgekehrt. Diese Rollen sind immer wieder kontextuell zu definieren, sie ergeben sich im kommunikativen Spiel des Alltags.

Mit Blick auf professionelle Beratung liegt hier jedoch eine andere Akzentuierung vor. Zwar kann der Berater mit seiner Rolle reflexiv und ggf. auch individuell umgehen, sich ggf. sogar von ihr vorübergehend distanzieren, sie bleibt aber dennoch grundlegend für das Zustandekommen und den Ablauf der Beratung. Verschwimmen die Grenzen zwischen Berater und Ratsuchenden vollends, dann löst sich Beratung – zumindest in diesem Sinne – auf. Somit ergibt sich eine grundlegend andere Gesprächssituation als im Gespräch mit Freunden oder Freundinnen im Alltag.

Diese Asymmetrie bezieht sich aber nur auf das Fachwissen des Beraters oder der Beraterin. Dieses Wissen ist wissenschaftliches wie durch Berufserfahrung abgesichertes Wissen, das eine sinnvolle und helfende Ergänzung des Wissens des Ratsuchenden sein kann. Denn hier ist der Klient der Experte und verfügt über Mehr-Wissen. Er kennt seine Lebenssituation und weiß – teils mehr, teils weniger reflektiert – um das konkrete Erleben des Problems, das im Mittelpunkt der Beratung steht. Ihm oder ihr ist bekannt, wie ein bestimmter Sachverhalt ,sich anfühlt', welche Bewältigungsversuche erfolgreich oder erfolglos waren usw. Möglicherweise weiß er aus eigener, früherer Erfahrung oder von anderen Betroffenen auch einiges über die Institutionen, die ihnen Hilfe anbieten oder Kontrolle ausüben.

Die Rollen-Beziehungs-Asymmetrie

Diese Asymmetrie ist definiert durch die Profession und die hiermit verbundene institutionelle Einbindung. Der Berater/die Beraterin als Repräsentanten der Institution sind damit potenziell in einer Machtrolle, mit der ein Umgang zu suchen ist. Dieser Umgang kann innerhalb der bestehenden Gestaltungsräume reflexiv sein. Der Berater oder die Beraterin können sich kritisch mit ihren Rollen auseinander setzen. Sie können diese Rollen selbst zum Thema machen und sich positionieren, d.h. für den Ratsuchenden transparent verorten, z.B. ihre Einstellungen zu beratungsrelevanten Themen kundtun, ihre institutionelle Einbindung erklären etc. Sie können das aber auch unterlassen und sich nicht positionieren. Positionierung ist ggf. bei extern veranlassten Beratungsgesprächen notwendig.

Die Thematisierungs-Asymmetrie

Sie ist dadurch definiert, dass nur die Themen des Ratsuchenden angesprochen werden. Die Thematisierungs-Asymmetrie drückt sich darin aus, dass das Leben des Klienten thematisiert wird, während der Lebenszusammenhang des Beraters im Dunkeln bleibt. Der Klient ist dem Berater für die Dauer der Beratung verhältnismäßig stark ausgeliefert, jedenfalls stärker als bei den meisten anderen förmlichen Sozialkontakten oder andern Beratungen; er muss sich bei selbstinitiierten Beratungskontakten sogar als hilfebedürftig darstellen, um die angestrebte Unterstützung zu bekommen. Bei fremdinitiierten Kontakten ist er damit konfrontiert, dass der Berater ihn als hilfebedürftig definiert.

Zur Beratung gehört ein reflexiver und gestaltender Umgang mit diesen Asymmetrien. Auch sind alle drei Asymmetrien miteinander verwoben. In sozialberuflichen Arbeitsfeldern ist insbesondere die Thematisierungs-Asymmetrie bedeutsam. Mit ihr sind spezifische Probleme verbunden, die sich auch auf die anderen Asymmetrien auswirken und für die Beziehungsgestaltung von besonderer Bedeutung sind.

Spezifische Aspekte der Beziehungsgestaltung

Die Beziehung zwischen Berater und Klient oder Rat suchender Person ist eine wesentliche, wenn nicht gar die bedeutendste Dimension innerhalb des Beratungsprozesses. Ein erfolgversprechender Beratungsprozess ohne eine vertrauensvolle und offene Berater-Klient Beziehung ist nicht möglich, denn der Beratungserfolg, die Kontinuität von Beratungsprozessen oder die Verbindlichkeit gemeinsamer Absprachen werden ganz entscheidend von der Qualität der Berater-Klient-Beziehung beeinflusst. Sie hat sich als die zentrale Wirkgröße eines erfolgreichen Beratungsprozesses erwiesen, wichtiger als die Beratungsmethoden, die Charakteristika der Berater oder Beraterinnen oder die Beratungssettings.

Die zentrale Bedeutung der Beziehungsdimension wurde insbesondere mit dem Konzept der klientenzentrierten Beratung und Psychotherapie von Carl Rogers (1972 [1942]) zu einer generellen Grundlage helfender Beziehungen: „Wirksame Beratung besteht aus einer eindeutig strukturierten, gewährenden Beziehung, die es dem Klienten ermöglicht, zu einem Verständnis seiner selbst in einem Ausmaß zu gelangen, das ihn befähigt, aufgrund dieser neuen Orientierung positive Schritte zu unternehmen" (S. 28). Rogers postulierte und erforschte drei zentrale Merkmale einer helfenden Beraterbeziehung:

Echtheit oder Kongruenz

ist laut Rogers eine grundlegende Bedingung, die eine authentische und unverfälschte Kommunikation und damit auch eine ebenso glaubwürdige Hilfebeziehung ermöglicht. Zu ihr gehört der direkte und offene kommunikative Umgang jenseits von Maskierungen und Verstellungen. Berater wie Beraterin sind aufgefordert, sich ihrer eigenen Gefühle und damit auch möglicher Wahrnehmungsverzerrungen bewusst zu sein. Echtheit oder Kongruenz ist nicht eine Methode, sondern kann eher als eine grundlegende Einstellung gefasst werden, die sich durch persönliche Weiterentwicklung und ein Sich-selbst-Kennenlernen erwerben lässt. „In einer Beziehung zu einer anderen Person echt und offen zu sein, erfordert wirkliches Interesse am anderen, es erfordert genug Sicherheit, die oftmals beschützende berufliche Rolle aufzugeben, und es erfordert zuallererst ein wirkliches Offensein für das eigene Erleben bzw. die Bereitschaft, sich um dieses Offensein zu bemühen" (Weinberger 1998, S. 40). Versteht man diese zentrale Variable Rogers' nicht nur psychologisierend und selbsterfahrungsorientiert, sondern allgemeiner als eine reflexive Einstellung der eigenen Person, der eigenen Biographie und dem jeweiligen kulturellen Kontext gegenüber, so muss man ihr zweifelsohne eine hohe Bedeutung für den Beratungsprozess beimessen.

Positive Wertschätzung

ist laut Rogers eine zweite notwendige und hinreichende Bedingung eines klientenzentrierten Beratungsprozesses. Die Wertschätzung der Klienten wird nicht an bestimmte Bedingungen geknüpft, sondern diese werden so akzeptiert und respektiert, ,wie sie sind'. Das bedeutet keinesfalls, dass der Berater oder die Beraterin nicht auch inhaltlich anderer Meinung sein kann und dieses nicht auch zum Ausdruck bringen sollte. Wichtig ist jedoch, dass diese andere Meinung nicht die Beziehung negativ beeinflusst. Eine derartige aufgebaute Beziehung kann das Entstehen von Ängsten verhindern, macht übermäßige Vorsicht unnötig und ermöglicht demgegenüber Offenheit sowie die Bereitschaft, neues Denken, Fühlen und Handeln auszuprobieren. Wichtig ist, dass Berater wie Beraterinnen diese positive Wertschätzung nicht nur verbal, sondern auch nonverbal signalisieren, um somit eine vertrauensvolle Beratungsatmosphäre zu ermöglichen.

Empathie oder einfühlendes Verstehen

beschreibt die Fähigkeit der beratenden Person, sich in die Gefühle und Gedanken einer anderen Person hineinversetzen zu können. Mit dem Begriff verbunden ist der Versuch, eine Person in ihrem Lebenskontext zu verstehen und ihr Handeln, Denken und Fühlen möglichst genau nachvollziehen zu können. Ziel ist ein möglichst umfassendes und tief gehendes Verständnis zu entwickeln und insbesondere die emotionalen Aspekte des Erlebens zu betonen. Inhaltlich weiter gefasst als bei Rogers kann laut Mader (1976) Empathie auch bedeuten: „ich markiere (identifiziere) den Ort, an dem ich in meiner Haut den Beratenen eingeordnet habe, und stelle diese Einordnung dem Betroffenen zur Disposition" (S. 711).

Idealtypisch betrachtet verbleibt der Berater in der Rolle einer den Veränderungsprozess des Klienten begleitenden Person. Beurteilt man die Variablen innerhalb des klientenzentrierten Konzeptes nicht eng, sondern eher weitgefasst als eine kontextuelle und inhaltlich jeweils neu zu erfüllende Grundhaltung, dann kommt ihr in der Beratung zweifelsohne eine große Bedeutung zu. So betont Carkhuff (1969) in seiner Weiterentwicklung des klientenzentrierten Konzepts die Unmittelbarkeit, das ‚Hier und Jetzt' der aktuellen Beratungsbeziehung und räumt ihr Priorität und somit neben den Erfahrungen des Klienten in der Vergangenheit zentrale Bedeutung ein. Das gegenwärtige primär emotionale (Nach-)Erleben zurückliegender Erlebnisse wird hier zentral. Auch die Konkretheit der Beziehung wird betont, eine verschwommene, allgemeine und undeutliche oder unklare Beziehungsgestaltung ist problematisch, so dass Berater oder Beraterin bemüht sein sollten, eine klare, transparente, unmissverständliche und eindeutige Beziehung zu gestalten. Auch müssen gelungene Beratungsbeziehungen, die den oben genannten drei Variablen entsprechen, Konfrontationen ertragen können. Konfrontative Kommunikation erlaubt die gegenüberstellende Thematisierung von Einstellung und Handeln des Klienten, von Wunsch und Wirklichkeit sowie Selbst- und Fremdbild. Aber sie bedarf einer Beziehung zwischen Berater und Klient, um nicht zu Irritationen oder dem Abbruch der Beratung zu führen.

Wichtig ist also eine aufmerksame und reflektierte Kommunikationsgestaltung, die dennoch ‚natürlich' und quasi selbstverständlich bleibt und sich nicht künstlich, technizistisch oder expertokratisch versteht. Eine derartige

Gesprächsgestaltung setzt voraus, dass zwar Methoden gelernt, Handlungs-
und Theoriewissen erworben und reflektiert werden, dass sie aber niemals
‚unpersönlich' eingesetzt werden. Deutlich wird hier nochmals, dass mit
Beratungsmethoden kein Technikverständnis, wie teilweise in der Psychotherapie zu finden, verbunden ist. Fragebögen, Manuale oder ein standardi-
siertes Methodenrepertoire sind hier kontraproduktiv, da sie sich quasi zwischen die Kommunikation von Berater und Klienten schieben.

Die ‚nichtreale' Beziehung in der Beratung

Übertragungsphänomene

Die Beratungsbeziehung wird aber nicht nur vom aktuellen Gesprächsge-
schehen zwischen Berater, Beraterin und Ratsuchenden bestimmt, sondern
auch von einer Anzahl anderer Einflussgrößen, die im kommunikativen Geschehen zwar präsent sind, die aber nicht bewusst registriert werden. Gelso
und Carter (1985) unterscheiden im Rahmen der US-amerikanischen Counselling Psychology ebenso bildhaft wie deutlich zwischen der real existierenden Beziehung und der nichtrealen Beziehung. Die real existierende Beziehung bezieht sich auf die wirkliche Interaktion im eigentlichen Beratungsprozess, wie sie bisher beschrieben worden ist. Demgegenüber verweist die Ebene der nichtrealen Beratungsbeziehung auf die vor allem von
der Psychoanalyse thematisierten unbewussten Dimensionen der Beziehung. Diese sind nichtreal, da sie nicht bewusst und offen Anteil der Beratungsbeziehung sind, sie wirken jedoch als Wahrnehmungsfilter und beeinflussen als Verzerrungen oder Fehlinterpretationen die Beziehung zwischen
Klienten und Berater oder Beraterin.

Thematisiert man derartige Beziehungsphänomene, dann rücken die so genannte Übertragungsphänomene in den Vordergrund. In der psychoanalytischen Theorie bezeichnet der Begriff Übertragung abstrakt formuliert den
„Vorgang, wodurch die unbewussten Wünsche an bestimmten Objekten im
Rahmen eines bestimmten Beziehungstypus, der sich mit diesen Objekten
ergeben hat, aktualisiert werden" (Laplanche/Pontalis 1975, S. 550), und
„dies ist in höchstem Maße im Rahmen der psychoanalytischen Beziehung
der Fall. Es handelt sich um die Wiederholung infantiler Vorbilder, die mit
einem besonderen Gefühl von Aktualität erlebt werden. Was die Psychoanalytiker ‚Übertragung' nennen, ist meistens die Übertragung in der Behandlung, ohne nähere Bestimmung. Die Übertragung wird klassisch als
das Feld angesehen, auf dem sich die Problematik einer psychoanalytischen
Behandlung abspielt, deren Beginn, deren Modalitäten, die gegebenen Deutungen und die sich daraus ableitenden Folgerungen" (ebd). Aber schon
Laplanche und Pontalis, die sich ausführlich mit der Psychoanalyse und ihrem Vokabular auseinander setzten, konstatieren, dass es eine besondere
Schwierigkeit darstellt, den Begriff der Übertragung zu definieren, denn

zahlreiche Autoren haben den Begriff derart weit ausgedehnt, dass er „alle Phänomene, die die Beziehung des Patienten zum Analytiker konstituieren, bezeichnet" (ebd.). Laut Freud ist die Übertragung sowohl das Signal eines unbewussten Konflikts wie auch der Ausdruck eines Widerstandes. Und als ein Ausdruck des Widerstands wird die Übertragung in der psychoanalytischen Behandlung zentral: „Diese Übertragung, welche sowohl in ihrer positiven wie in ihrer negativen Form in den Dienst des Widerstands tritt, wird in den Händen des Arztes zum mächtigsten Hilfsmittel der Behandlung und spielt in der Dynamik des Heilvorgangs eine kaum zu überschätzende Rolle" (Freud: Psychoanalyse und Libidotheorie, zit. nach Laplanche/Pontalis 1975, S. 554). Mit Widerstand bezeichnet die Psychoanalyse allgemein all dass, „was in den Handlungen und Worten des Analysierten sich dem Zugang zu seinem Unbewussten entgegenstellt" (Laplanche/Pontalis 1975, S. 622).

Kehren wir aber nach diesem kleinen Exkurs in das Vokabular des Psychoanalyse zurück zur Beratung. Wenn in der Beratungsliteratur von Übertragungsphänomenen und von Widerstand gesprochen wird, dann werden beide Begriff meist, wie schon von Laplanche und Pontalis betont, in ihrer weitgefassten Bedeutung verwendet. Während die Psychoanalyse in der Bearbeitung beider Phänomene eine zentrale Heilwirkung erkennt, werden sie in der Beratung meist als den Beratungsprozess und die Beratungsbeziehung beeinflussende Variablen gefasst. Sie sind, wie auch Gelso und Carter (1985) betonen, „nichtreale" Beziehungsphänomene. Übertragung lässt somit all das nennen, was der Klient oder die Klientin an Gefühlen und Gedanken aus früheren Beziehungserlebnissen und Beziehungserfahrungen in die Beratungsbeziehung projiziert oder eben ‚überträgt'. Ähnlich wie oben für die Psychoanalyse beschrieben kann hier der Eltern-Kind-Beziehung besondere Bedeutung zukommen. D.h. in der Beziehung zum Berater können – so die hier verfolgte Denkfigur – biographisch tradierte Beziehungsmuster der Klienten zum Tragen kommen, ohne dass das seitens des Ratsuchenden bewusst geplant bzw. beabsichtigt ist. Eine Beratungssituation kann zudem einige Anzeichen von Intimität aufweisen: die relative Abgeschlossenheit gegen Störungen von außen, das Eingehen auf Gefühlsäußerungen des Klienten; die relative Nähe, in der der Andere auch in seiner körperlichen Präsenz wahrgenommen wird; die wechselseitig aufeinander gerichtete Aufmerksamkeit. Klienten können diese Beratungssituation mit ganz anderen Gefühlsaspekten verknüpfen, dieser Situation einen anderen Akzent geben als vom Berater oder der Beraterin erwartet. So können Gefühle, die ursprünglich einer anderen Person galten, etwa dem Vater, in die Beratung eingebracht und auf den Berater übertragen werden. Der Berater oder die Beraterin kann dann als die Person erlebt werden, die Vorschriften macht, die über Autorität verfügt, die Mehrwissen hat usw., also als eine Person, wie sie ggf. einst der Vater oder die Mutter war. Biographisch erlebte Beziehungsmuster, die hier reproduziert werden, überlagern dann die eigentliche real existierende Beratungsbeziehung und problematisieren und verunmöglichen ggf. den weiteren Beratungsprozess.

Man muss aber nicht nur die Elternrollen bemühen, um auf Übertragungen zu verweisen, denn jede Biographie bringt Positionen, Einstellungen und kommunikative Umgangsformen hervor, die auch auf die Beratungsinteraktionen übertragen werden. Beratung fängt also niemals bei Null an, ist keine Tabula rasa, sondern ein kommunikatives und interaktives Geschehen in der Gegenwart, das immer durch die Vergangenheit (wie auch die Zukunft) mitbestimmt wird. Hier können auf den Berater oder die Beraterin Interaktions- und Kommunikationsmuster übertragen werden, deren Ursächlichkeit außerhalb der Beratung liegt. Die so aus lebensgeschichtlich früheren Erfahrungen auf die aktuelle Beziehung übertragenen Gefühle können dann zu einem entsprechenden Verhalten des Klienten in der Beratungssituation führen, z.B. zu Protesthaltungen oder zu überzogenen Forderungen an den Berater als Unterstützer und Problemlöser.

Gegenübertragung

Es ist selbstverständlich, dass oben Gesagtes auch für den Berater oder die Beraterin gilt. Auch sie verfügen über biographisch geprägte Beziehungsmuster, auch sie sind als Person und in diesem Sinne auch als ‚Biografie' in der Beratungsbeziehung anwesend. Hier nun spricht man wiederum in Anlehnung an die Psychoanalyse von Gegenübertragung, wiewohl Freud, der diesen Begriff prägte, ihn nur an wenigen Stellen benutzt. Knapp und präzise ist hier dennoch die psychoanalytische Definition, die in der Gegenübertragung die „Gesamtheit der unbewussten Reaktionen des Analytikers auf die Person des Analysanden und ganz besonders auf dessen Übertragung' (Laplanche/Pontalis 1975, S. 164) sieht. Dieser Begriff hat nicht nur in der Psychoanalyse, sondern auch darüber hinaus wachsende Aufmerksamkeit erfahren und wird im Allgemeinen für all die Gefühle und Gedanken benutzt, die ein Klient oder eine Klientin beim Berater oder der Beraterin auslösen. So kann beispielsweise ein sich ggf. immer hilflos und gleichzeitig dankbar darstellender Klient auf einen Berater treffen, der sich darüber freut, gebraucht zu werden und der deshalb die Unselbständigkeit des Klienten unbewusst unterstützt. Der Wunsch nach professioneller Anerkennung wirkt hier dem Beratungsziel – die Autonomie wieder herzustellen – entgegen. Die Gegenübertragung liegt dann darin, dass der Berater/die Beraterin die Übertragung des Klienten annimmt und versucht, ihr gerecht zu werden.

Selbst wenn es banal klingt, sollten Berater und Beraterinnen dennoch nicht vergessen, dass Sympathien oder Antipathien, die wir gegenüber anderen hegen, immer etwas mit unseren eigenen Einstellungen zu tun haben und dass wir somit schnell Gefahr laufen, uns in den anderen zu ‚spiegeln' oder sie nach unserer Wahrnehmung und Einstellung zu ‚konstruieren'.

Die verschiedensten Formen von Widerstand können auch in der Beratung, die nicht die Implikationen der Psychoanalyse hinsichtlich dieser Begriffe teilt (z.b. Zusammenhang zur Verdrängung), sowohl dem unerfahrenen als auch dem erfahrenen Berater immer wieder Schwierigkeiten bereiten. Klienten können z.b. Ausflüchte suchen, Geschichten erfinden, wichtige Sachverhalte bewusst verschweigen usw. Dieses Verhalten mag unterschiedliche Funktionen haben. So kann es sein, dass Klienten sich selbst belügen, weil sie die ganze Wahrheit nicht ertragen können. Es mag auch sein, dass aus taktischen Gründen die Wahrheit korrigiert wird, weil er oder sie glaubt, so leichter zu der von ihm gewünschten Unterstützung zu kommen. So ist für manche auch das Fabulieren bereits zu einer gewohnten Überlebensstrategie geworden, weil sie sich dadurch schwierige Anforderungen im Alltag entziehen und Verbindlichkeit in Beziehungen vermeiden können. Auch sollten Berater und Beraterinnen gerade im Umgang mit einem ‚abhängigen' Klientel darauf vorbereitet sein, mit Personen konfrontiert werden, die einen Rückzieher machen oder die Angst vor Veränderung haben und sich wie auch andere belügen oder gar aggressiv reagieren. Ohne das Wissen um Übertragungsphänomene besteht die Gefahr, dass Berater oder Beraterinnen diese Manöver der Klienten als persönliche Angriffe wahrnehmen und entsprechend reagieren. Es kann sich aber eher um Ausweichversuche handeln oder es ist möglicherweise die einzige Form der ‚Kooperation', die den Klienten derzeit möglich ist. Sehr handlungsorientiert schlägt Pantucek (1998) bei derartigen Situation vor: „Neben der Konfrontation ist es auch möglich, die Täuschungsmanöver der Klienten vorerst zu ignorieren und nicht explizit auf sie einzugehen – vor allem wenn sie nicht die zentrale Agenda berühren, oder trotz der eigenen Zweifel die Erzählung der Klienten als wahr anzunehmen und auf ihrer Grundlage weiter zu arbeiten. (‚Nehmen wir an, es ist so, wie Sie sagen. Was hat das für Konsequenzen, was müssen Sie dann tun, wie können wir feststellen, ob sie Recht haben?'). Im letzteren Fall weicht man ihnen nicht eben aus und arbeitet auf eine sanfte Form der Konfrontation hin" (S. 174).

Wie im konkreten Einzelfall zu entscheiden ist, müssen Berater oder Beraterin festlegen und begründen können. Dass hierbei das Wissen um (Gegen-)Übertragungsphänomene und Widerstand bedeutsam ist, steht außer Zweifel und muss noch lange nicht zu einer psychoanalytisch orientierten Beratung führen. Auch bedarf es zusätzlicher und nicht nur in der Psychoanalyse verwurzelter Perspektiven, um (selbst-)kritisch die Beziehung einzuschätzen. Das psychoanalytische Vokabular macht es beispielsweise für den Berater oder die Beraterin sehr einfach, auch berechtigte Widerstände seitens der Klienten als ‚pathologisch' zu klassifizieren und sich somit schadlos zu halten – das wäre ebenso falsch wie unprofessionell.

Auch entkommen wir keinesfalls der kulturellen oder gesellschaftlichen Konstruiertheit unserer Beziehungsmuster; wir können aber einen reflektierten und bewussten Umgang mit ihnen anstreben, um nicht einer unbewussten, weil unreflektierten Gegenübertragung zu erliegen. Diese Reflexion sollte ,Außenkriterien' einbeziehen, die sich eben nicht aus der Psychoanalyse oder einem engen Theorieverständnis ableiten. Biographische Beziehungsmuster sind eben nicht nur Ausdruck infantiler oder autoritärer Eltern-Kind-Beziehungen, sie sind auch der Ausdruck gesellschaftlich-kultureller Verhältnisse. Es wäre somit falsch, einseitig psychologische oder psychotherapeutische Aspekte zu betonen, ohne gesellschaftlich-kulturelle Aspekte mit zu berücksichtigen. Beratung, die lebensweltorientiert versucht, die unterschiedlichen Alltage ihrer Klienten zu erfassen und Hilfen in Richtung eines gelingenderen Alltags zu ermöglichen, wäre hier gefangen in einem Beziehungsvokabular – wie es die Psychoanalyse bereithält –, das zwar den Widerstand, aber keinen Widerspruch kennt.

Gerade in der Abhängigkeitsberatung spielen Übertragungs- und Gegenübertragungsphänomene ein große Rolle. Blane (1977) zeigt auf, dass diese Prozesse nirgends deutlicher als im Umgang mit alkoholabhängigen Klienten werden. Beschreibbar sind auch charakteristische Muster von Übertragungsangeboten: Es wird bagatellisiert, Symptome werden verleugnet, es wird verschwiegen und ausgewichen, die ,Schuld' wird auf die Umwelt projiziert, der Klient/die Klientin fühlt sich verkannt, verfolgt sowie missverstanden. Typische unkontrollierte Gegenübertragungen seitens des Beraters oder der Beraterin wären hier, dass die beratenden Person sich täuschen lässt, sich mit dem Klienten verbündet oder identifiziert – eine Reaktion des Beraters oder der Beraterin also im Sinne des *Helfersyndroms*: Nicht die Verantwortlichkeit des Klienten oder der Klientin wird mobilisiert, sondern er oder sie wird unmündig und unverantwortlich belassen (vgl. Jenner 1997). Überfürsorglichkeit tritt anstelle des Versuchs, in Richtung Empowerment eine Basis für eine Veränderungsprozess zu schaffen. Da Übertragungsphänomene in der Beratung mit Abhängigen häufig auftreten, sollten den Beratern und Beraterinnen eigene Erfahrungen mit vergleichbaren Handlungsmustern bewusst werden. Dazu bedarf es angeleiteter oder kollegialer Supervision.

Haltungen des Beraters

Wenn man nach allgemeinen und konzeptunabhängigen Begriffen sucht, mit denen sich die gröbsten Fehler der Beziehungsgestaltung in der Abhängigkeitsberatung vermeiden lassen, dann lässt sich auf den Begriff der „interessierten Distanz", den Pantucek (1998) zur Beschreibung des Beziehungsverhältnisses in der Sozialarbeit nutzt, zurückgreifen. Vier Einstellungsaspekte – Interesse, Solidarität, Kritik und Distanziertheit – des Beraters oder der Beraterin dem Ratsuchenden gegenüber werden hier bedeutsam:

Interessiert:

verweist auf den professionellen Aspekt des Beziehungsverhältnisses. Es ist die Aufgabe des Beraters oder der Beraterin, an den vorgetragenen Problemen der Ratsuchenden Interesse zu haben – es versteht sich von selbst, dass gezeigtes Desinteresse nicht mit der Profession der Beratung vereinbar ist.

Solidarisch:

weil der Berater oder die Beraterin das Ziel hat, die Entwicklungsmöglichkeiten der Ratsuchenden nicht einzuschränken, sondern zu erweitern (Empowerment); solidarisch bedeutet auch eine glaubhafte – nicht künstliche – Akzeptanz des Klienten

Kritisch:

da es grundlegend kontraproduktiv ist, die Klienten in ihren Illusionen, die sie sich über ihre Lebenswirklichkeit machen, zu bestärken; kritisch bedeutet ebenfalls, vorsichtig konfrontierend zu argumentieren

Distanziert:

um sich die Chance eines Außenblicks auf die Situation offen zu halten, um sich trotz aller Nähe zur Lebenswelt nicht in die Netze des Klienten verstricken zu lassen

Will man „interessierte Distanz" zeigen, so Pantucek (S. 191f.), darf man die (Problem-)Erzählungen der Klienten nicht für Tatsachendarstellungen halten, sondern als Darstellung von Sachverhalten aus einer Perspektive. Eine Perspektive, die zweifelsohne ihre Berechtigung haben mag, die aber eben eine perspektivische Konstruktion darstellt. Sie ist somit subjektiv gestaltet, unterliegt bestimmten Gestaltungs- und Ablaufregeln und wird in dem Gespräch vom Klienten präsentiert. Es sollte hierbei jedoch immer durchklingen, dass man Klienten auch in dem respektiert, wo sie sich selbst etwas vormachen, ohne dass der Berater deswegen diese (möglicherweise verzerrte) Sichtweise teilt.

Zu Gestaltung dieser Kommunikation gehört es auch, zwischen Argumentationen und Beratung zu unterscheiden. Insbesondere, wenn seitens der Ratsuchenden ‚allgemeine Themen' angesprochen werden, die eine Positionierung des Beraters verlangen, etwa: „Sie wissen doch auch, dass die gesellschaftlichen Verhältnisse so sind, dass man gar nicht ohne Alkohol den Alltag ertragen kann". Empathie kann beispielsweise nicht bedeuten, hier akzeptierend zuzustimmen, sondern derartigen Äußerungen ggf. Raum zu lassen und sie dann mit Blick auf die persönliche Problemsituation zu konkretisieren. Eine allgemeine Debatte über gesellschaftliche und kulturelle Verhältnisse – so wichtig sie immer wieder ist – ist keine Beratung, sondern bedarf der Argumentation innerhalb einer Diskussion. Ob und wann der Raum für Diskussionen innerhalb von Beratungsprozessen ist, lässt sich nicht allgemein festlegen. Die Gesprächsform der Beratung kann hier jedoch schnell ihr Ende haben.

‚Interessierte Distanz' bedeutet somit aus der eigenen Position heraus einen ‚Verstehensversuch' zu unternehmen. Der Begriff ‚Versuch' ist hier wichtig, da ein Verstehen nicht möglich ist. Gerade mit Blick auf die Komplexität einer Suchtproblematik wäre es eine falsche und wenig hilfreiche Verkürzung, ein ‚Verstehen' des Abhängigen durch den Berater oder die Beraterin anzunehmen. ‚Verstehen' kann nur als ein Versuch angesehen werden, aus der eigenen Position heraus den anderen zu verorten und diese Verortung ihm oder ihr zurückzuspiegeln.

Inaktivität und Motivationsarbeit

Wie schon erwähnt kommt der Motivation in der Abhängigkeitsberatung besondere Bedeutung zu, denn Willensschwäche gilt allgemein als das Kardinalmerkmal einer Abhängigkeit. Der Mangel an Motivation auf der Klientenseite wird zumeist mit einem ausbleibenden Therapieerfolg ursächlich in Beziehung gesetzt. Hiermit wird Motivation zu einer Eigenschaft der Betroffenen umfunktioniert, die diese haben oder eben nicht, und sie kann als das entscheidende Kriterium für die Indikation einer Therapie oder Behandlung benutzt werden. Zingerle (1997) spricht von der Notwendigkeit der Motivationsarbeit und geht davon aus, „dass es sich beim Konstrukt Motivation um ein multidimensionales Phänomen handelt, das nicht direkt beobachtbar ist, sondern jeweils aus bestimmten Verhaltens- und Denkweisen erschlossen wird, und akzeptieren wir weiter den Umstand, dass es sich dabei um ein zeitlich äußerst instabiles und situationsspezifisches Merkmal handelt, dann ergibt sich daraus die Notwendigkeit für den Therapeuten oder Berater, sich zu jeder Zeit des Therapie- oder Beratungsprozesses aufs Neue zu vergewissern, wie sehr und wozu der Klient gerade jetzt motiviert ist. Motivation wird somit als Prozess verstanden, an den der Klient, sein engeres und sein weiteres soziales Umfeld, der Berater und das Beratungssetting beteiligt sind" (S. 238). Aus dieser Perspektive gibt es nicht den grundsätzlich unmotivierten Klienten; vielmehr wird es zur Aufgabe der Beratung zu klären, wozu der Klient oder die Klientin motiviert sind. Da Motivation als die Summe der Beweggründe (lat. movere = bewegen) zu bezeichnen ist, gilt es, die unterschiedlichen Beweggründe zu betrachten und zu bearbeiten. Unterscheiden lässt sich zwischen Beratungsmotivation, Änderungsmotivation und Abstinenzmotivation. Jeder dieser Motivationsbereiche kann durch Fragen abgeklärt werden, die auch das soziale Umfeld, insbesondere die vorhandenen Ressourcen zur Aufrechterhaltung der Motivation einbeziehen. Hierbei können Motivationshindernisse erkannt und thematisiert werden. Aber auch Erwartungshaltungen und Befürchtungen des Klienten oder der Klientin werden transparent und lassen sich in die Planung der Beratung einbeziehen.

Inaktivität kann als eine Phase mangelnder Motivation interpretiert werden. Sie kann eine sinnvolle Pause im Beratungsprozess sein, sie enthält aber die Gefahr, dass Beratungen abgebrochen oder gar nicht erst zustande kommen.

Da Beratung immer die Freiheit zum Abbruch beinhaltet, müssen Berater oder Beraterinnen immer hiermit rechnen. Inaktivität selbst kann zum Gegenstand der Beratung werden. Ihre Ursachen und die sie verstärkenden Faktoren lassen sich gemeinsam ermitteln. Wiederum bleibt auch hier der Klient der Experte für seine Inaktivität. In Betracht zu ziehen ist auch der Kontext, in dem die Beratung stattfindet, der gegebenenfalls verändert werden kann, so dass der Kontakt wieder hergestellt wird. Wo jedoch Inaktivität zu einer grundlegenden ‚kommunikativen Inaktivität' führt und der Klient oder die Klientin nicht mehr bereit ist, mit dem Berater oder der Beraterin zu kommunizieren und zu interagieren, findet auch Beratung ihr vorläufiges oder endgültiges Ende.

Auch hier kann nur nochmals wiederholt werden, dass sich eine verallgemeinernde Perspektive auf die Motivation verbietet, dass Motivation ein Prozessgeschehen ist, das zirkulär und mit Rückkopplungsschleifen mit der Lebenswelt des oder der Betroffenen verbunden ist.

Schlussbetrachtung

Beratung bleibt im Feld der Sucht- und Drogenarbeit eine zentrale Handlungsweise, die sich auf Theorie- und Methodenmodelle berufen kann und immer wieder kontextuell, d.h. mit Blick auf den konkreten Fall und die hiermit verbundenen Umstände zu präzisieren ist. Sie ist bewusst gestaltete Kommunikation in unterschiedlichen Settings. Sie kann kompetente Informierung und Planung von Hilfemaßnahmen sein, Gespräche über die Biographie und die persönliche Geschichte der Abhängigkeit zum Gegenstand haben. Sie kann und sollte aber immer einer grundsätzlichen Perspektive der „Lösung" verpflichtet bleiben und das durchaus in einem mehrdeutigen Sinne: Lösungsorientierung kann wie in der lösungsorientierten Beratung bedeuten, Lösungswege zu entwickeln, neue Umgangsformen mit problematisch erscheinenden und erlebten Situationen zu suchen; Lösungsorientierung kann auch bedeuten, sich vom Berater oder der Beraterin zu lösen und selbständig (wieder) Entscheidungen zu treffen. Lösungsorientiert kann aber auch drittens bedeuten, eine Lösung von den einschränkenden Bedingungen der Abhängigkeit zu finden, um mit ihr gelingender umzugehen. Beratung ist Begleitung dieses Prozesses – nicht mehr und nicht weniger.

Literatur

Bäuerle, W.: Der Begriff der „Beratung" in der Jugendhilfe. In: Neues Beginnen 1969

Blane, H.T.: Psychotherapeutic Approaches. In: Kissin, B./Begleiter, H. (Hrsg.): Treatment and Rehabilitation of the Chronic Alcoholic. New York 1977

Brunner, E. J./Schönig, W. (Hrsg.): Theorie und Praxis von Beratung. Freiburg 1990

Carkhuff, R. R.: Helping and Human Relations. New York 1969

Dembach, B.: Zwischen Selbsthilfe und Expertenorientierung. Angehörigenarbeit im Drogenbereich. Wiesbaden 1990

Dewe, B./Ferchhoff, W./Scherr, A./Stüwe, G.: Professionelles soziales Handeln. Soziale Arbeit im Spannungsfeld zwischen Theorie und Praxis. Weinheim und München 1993

Fleisch, E./Haller, R./Heckmann, W.: Suchtkrankenhilfe. Weinheim 1997

Frommann, A.: Was geschieht eigentlich in Beratungen? Beratung zwischen Kunst und Methode. In: Brunner, E. J./Schönig, W. (Hrsg.) 1990

Frommann, A./Schramm, D./Thiersch, H.: Sozialpädagogische Beratung. In: Zeitschrift für Pädagogik, 5/1976

Gelso, C. J./Carter, J. A.: The relationship in counselling and psychotherapy. The counselling psychologist, 13/1985

Gerstenmaier, J./Nestmann F.: Alltagstheorien von Beratung. Opladen 1984

Giesecke, H.: Pädagogik als Beruf. Grundformen pädagogischen Handelns. Weinheim und München 1987

Heckmann, W.: Ursachen und Folgen süchtigen Verhaltens. In: Fleisch, E./Haller, R./Heckmann, W.: Suchtkrankenhilfe. Weinheim 1997

Jenner, C.: Tiefenpsychologische Aspekte der Sucht. In: Fleisch, E./Haller, R./Heckmann, W.: Suchtkrankenhilfe. Weinheim 1997

Keupp, H.: Gemeindepsychologie. Alternative zum Psychokult? In: neue praxis, 2/1990

Keupp, H./Zaumseil, M. (Hrsg.): Die gesellschaftliche Organisierung psychischen Leidens. Zum Arbeitsfeld klinischer Psychologen. Frankfurt 1978

Keupp, H./Straus, F./Gmür, W.: Verwissenschaftlichung und Professionalisierung. In: Beck, U./Bonß, W. (Hrsg.): Weder Sozialtechnologie noch Aufklärung? Frankfurt 1989

Klein, H.: Beratungsgespräche mit Angehörigen von Alkoholabhängigen. Wuppertal 1993

Lapanche, J./Pontalis, J. B.: Das Vokabular der Psychoanalyse. Frankfurt 1975

Loviscach, P.: Soziale Arbeit im Arbeitsfeld Sucht. Freiburg 1996

Luhmann, N./Schorr, E.: Reflexionsprobleme im Erziehungssystem. Frankfurt 1988

Mader, W.: Alltagswissen, Diagnose, Deutung. In: Zeitschrift für Pädagogik 1976

Mollenhauer, K.: Das pädagogische Phänomen Beratung. In: Mollenhauer, K./Müller, C. W.: „Führung" und „Beratung" in pädagogischer Sicht. Heidelberg 1965

Nestmann, F.: Die alltäglichen Helfer. Theorien sozialer Unterstützung und eine Untersuchung alltäglicher Helfer aus vier Dienstleistungsbereichen. Berlin 1988

Nestmann, F.: Beratung als Ressourcenförderung. In: Ders.: Beratung. Tübingen 1997

Pantucek; P.: Lebensweltorientierte Individualhilfe. Freiburg im Breisgau 1998

Rogers, C. R.: Die Klientenzentrierte Gesprächspsychotherapie. München 1972

Schmerl, C.: Drogenabhängigkeit. Opladen 1984

Schmitz, E./Bude, H./Otto, C.: Beratung als Praxisform „angewandter Aufklärung". In: Beck U./Bonß, W. (Hrsg.): Weder Sozialtechnologie noch Aufklärung? Frankfurt 1989

Schönig, W./Brunner E. J.: Beratung in pädagogischen, sozialpädagogischen und psychologischen Praxisfeldern – Rahmenbedingungen und Probleme. In: Brunner, E.J./Schönig, W. (Hrsg.) 1990

Sickendiek, U./Engel, F./Nestmann, F.: Beratung. Eine Einführung in sozialpädagogische und psychosoziale Beratungsansätze. Weinheim 1999

Stark, W.: Prävention und Empowerment. In: Hörmann, G./Körner, W. (Hrsg.): Klinische Psychologie – Ein kritisches Handbuch. Reinbek 1991

Thiersch, H.: Homo Consultabilis: Zur Moral institutionalisierter Beratung. In: Böllert, K./Otto, H.-U. (Hrsg.): Soziale Arbeit auf der Suche nach der Zukunft. Bielefeld 1989

Thiersch, H.: Zur geheimen Moral der Beratung. In: Brunner, E. J./Schönig, W. (Hrsg.): Theorie und Praxis von Beratung. Freiburg 1990

Thiersch, H.: Schon wieder – und noch einmal – alltagsorientierte Sozialpädagogik. In: H.-U. Otto et al. (Hrsg.): Zeit-Zeichen sozialer Arbeit. In: neue praxis 1991

Tretter, F.: Ökologie der Sucht. Göttingen 1998

Velleman, R.: Counselling people with alcohol and drug problems. In: Palmer, S./McMahan, G. (Eds.): Handbook of Counselling. London, New York 1997

Weinberger, S.: Klientenzentrierte Gesprächsführung. Weinheim 1998

Zingerle, H.: Motivation und Gesprächsführung. In: Fleisch, E./Haller, R./Heckmann, W.: Suchtkrankenhilfe. Weinheim 1997

Thomas Bader

Therapie Drogenabhängiger

Historische Entwicklungslinien – Die drogentherapeutische Versorgung in Deutschland

Die aktuelle Situation der deutschen Drogenhilfe und ihre therapeutischen Angebote unterscheiden sich wesentlich von anderen europäischen und außereuropäischen Ländern. Das psychotherapeutische Angebot an stationärer und ambulanter Therapie ist in keinem anderen Land so umfangreich und dicht wie in Deutschland. Die Gründe dafür liegen zum einen in der weitreichenden deutschen Sozialgesetzgebung, über die die Behandlungsmaßnahmen für die Betroffenen sichergestellt sind. Zum anderen ist die stationäre Behandlung Drogenabhängiger in das medizinische Rehabilitationssystem eingebettet und dient damit der gesundheitlichen Versorgung der Bevölkerung. Mit der Kenntnis dieser wesentlichen Merkmale deutscher Drogenhilfe können die Stärken und Defizite verstanden werden. Vor allem aber eine Kritik am bestehenden Hilfesystem und der Verweis auf fehlende Hilfeangebote sollte die spezifische deutsche Entwicklung reflektieren, wenn sie weiterführen will.

Als Ende der 60er-Jahre die ersten jungen Drogenkonsumenten behandlungsauffällig wurden, erwiesen sich die traditionellen Behandlungsangebote als überfordert. Es gab kein auf diese Personengruppe abgestimmtes Behandlungsangebot. Psychiatrische Kliniken empfanden Drogenabhängige als störend. Drogenabhängigen wurde unterstellt, psychisch kranke Patienten auszunutzen und den therapeutischen Angeboten in der Regel nur widerwillig zu folgen. Für psychotherapeutisch orientierte Behandlungsverfahren schienen Drogenabhängige ebenfalls nicht geeignet: Sie galten als unzuverlässig, voller Widerstand, therapieuninteressiert und wenig mitwirkungsbereit. Diese Drogenabhängigen gegenüber entwickelte tiefe Skepsis hat sich in manchen Behandlungsbereichen bis in die späten 90er-Jahre erhalten. So wurden auf Alkoholentzugsstationen Drogenabhängige meist nur vereinzelt behandelt. Mehr als zwei oder drei galten als störend und das Stationssetting gefährdend. Entsprechend wurden sie auf Stationen für Alkoholabhängige mitbehandelt. Die Ausgrenzung führte nicht selten zur Bestätigung der Vorurteile: Die Drogenabhängigen fühlten sich ausgegrenzt, nicht willkommen, abgelehnt und taten, was von ihnen erwartet wurde. Sie ließen sich Drogen auf die Station kommen, versuchten Medikamente im Stationszimmer zu organisieren und brachen die Behandlung nach wenigen Tagen erfolglos ab. Das völlig fehlende Angebot einer qualifizierten Behandlung basierte auf Unkenntnis und Desinteresse an der Klientel. In der

Konsequenz hieß das, dass Drogenabhängige lediglich eine Akutbehandlung im Sinne der Notfallmedizin erhielten. Sobald der lebensbedrohliche Zustand im Falle einer Überdosierung abgewendet war, erfolgte die Entlassung. Motivierende Behandlungen zu einem Drogenausstieg erfolgten auf der Grundlage gängiger psychotherapeutischer Verfahren. Das die Therapie einbindende spezifische Setting für Drogenabhängige fehlte fast völlig, so dass es nur selten zu erfolgreichen Therapieabschlüssen kam. Die klinische Versorgung Drogenabhängiger blieb aber auch deshalb erfolglos, weil sie ihr stationäres Behandlungsangebot praktisch ohne Einbindung in weiterführende Beratungs- und Betreuungsangebote isoliert entwickelte. Weiterführende Hilfen konnten nicht genutzt oder nur unzureichend vermittelt werden. In der Regel wurden Klienten nach abgeschlossener Therapie in gleiche soziale Verhältnisse entlassen.

Die Therapeutische Gemeinschaft als Grundlage des deutschen Behandlungssystems

Die Ende der 60er-Jahre zunehmende Auffälligkeit und Behandlungsbedürftigkeit von Drogenkonsumenten und das Fehlen eines diesen Menschen entsprechenden Behandlungsangebots löste Initiativen vor allem bei Studenten der Pädagogik, Psychologie und Theologie aus. Inspiriert durch die Anti-Psychiatriebewegung und die darin praktizierten Ansätze einer therapeutischen Gemeinschaft (Laing, Cooper, Basaglia) sollten die Kernideen, die Solidarität und ein akzeptierender Umgang mit den Betroffenen, als Grundlage für die ersten therapeutischen Gemeinschaften in Deutschland dienen. Vorbild waren aber besonders die für Drogenabhängige bereits in den USA bestehenden Therapeutischen Gemeinschaften wie Synanon, Daytop (1964 gegründet), Phoenixhouse (1967) und in England Release (1967). Besonders die Release-Bewegung, die aus einer politischen Grundhaltung in Solidarität mit den Drogenabhängigen eine justizielle Verfolgung bekämpfte und für einen differenzierten Drogengebrauch eintrat, bestimmte die Anfänge der deutschen Drogenarbeit. Die Erfolglosigkeit der wenigen bestehenden Therapieangebote und die schlechten Erfahrungen psychiatrischer Institutionen begründeten eine oppositionelle Gegenbewegung in der Drogenarbeit. Die therapeutischen Einrichtungen waren aber im Wesentlichen von den individuellen Erfahrungen und Vorstellungen der dort Handelnden geprägt. Dabei spielten Selbsterfahrung eine ebenso große Rolle wie der Wunsch, aus allgemeiner menschlicher oder sozialpädagogischer Absicht helfen zu wollen (Heckmann 1990). Die von Heckmann als Laientherapie-Entwicklung bezeichnete Aufbaustruktur der therapeutischen Gemeinschaften zeigten mit ihrer liberalen und gesellschaftskritischen Haltung Parallelen zu Bürgerinitiativen in anderen Bereichen. Die auch heute noch existierenden großen Therapeutischen Gemeinschaften wurden bis 1975 gegründet. Dazu gehören heute noch u.a. Synanon, die Therapeutischen Gemeinschaften der Therapiekette Hannover, Drogenhilfe Tübingen, Do-it-

Häuser in Hamburg, antroposophische Therapiegemeinschaften und Christliche Gemeinschaften.

Finanzierungsstrukturen in der Drogenarbeit

Ein weiterer Grund für die unentwickelte Behandlungsstruktur für Drogenabhängige lag in der ungeklärten Zuständigkeit für die Behandlungskosten. Sucht ist in Deutschland erst seit 1967 als Krankheit im Sinne der damaligen Reichsversicherungsordnung anerkannt. Damit wurde festgeschrieben, dass Sucht in einem bestimmten Stadium behandlungsbedürftig ist und die Behandlung im Rahmen der Sozialgesetzgebung sichergestellt sein muss. Die bis dahin bestimmende Vorstellung, Sucht sei eher das Ergebnis von Willensschwäche und psychischer Selbstaufgabe, wurde revidiert zu Gunsten der Erkenntnis, dass Sucht nicht nur körperliche Symptome in Form von Abhängigkeitsmerkmalen auslöst, sondern auch eine sehr viel schwerer zugängliche Seite, nämlich die der psychischen Abhängigkeit impliziert. Die Mehrzahl der Behandlungen bezog sich aber auch zu dieser Zeit primär auf die Behandlung der Entzugssymptomatik und weniger auf die sich in der psychischen Symptomatik widerspiegelnden Ursachen für die Abhängigkeit. Mit den professionellen therapeutischen Gemeinschaften, die sich nicht der Selbsthilfebewegung zuordneten, wurde die Übernahme der Behandlungskosten mit den Sozialleistungsträgern im Einzelfall ausgehandelt. Nur in wenigen Bundesländern (z.B. Berlin) wurden schon früh Vereinbarungen getroffen, die die Behandlung auf eine sichere finanzielle Grundlage für die in der Regel als gemeinnützige Vereine organisierten Träger stellte. Die Terminologie wurde sehr unterschiedlich benutzt, so dass zusätzliche Probleme bei der Beschreibung des Behandlungsansatzes entstanden. Viele Gemeinschaften wollten den Begriff Krankheit für Drogenabhängige vermeiden, um damit einer möglichen Stigmatisierung vorzubeugen. Sie ordneten sich nicht selten lieber den Einrichtungen der Betreuungshilfen zu, die über das Bundessozialhilfegesetz (§39 und §72) finanziert werden. Andere therapeutische Gemeinschaften wiederum wurden aus Mitteln der Jugendhilfe finanziert. Das Ergebnis war eine sehr unterschiedliche Finanzierungsstruktur bei undurchsichtigen Leistungsangeboten der Einrichtungsträger und erhebliche Schwierigkeiten bei der Zuordnung zu den gesetzlich definierten Leistungsansprüchen. Erst 1978 wurde mit der zwischen den Rentenversicherungsträgern und den Krankenkassen vereinbarten Empfehlungsvereinbarung Sucht (EVS) eine allgemein gültige Regelung zur Kostenzuständigkeit eingeführt. Danach fallen Entzugsbehandlungen in den Zuständigkeitsbereich der Krankenkassen, weil es sich um Krankenhausbehandlungen handelt. Die Kosten werden gemäß Sozialgesetzbuch (SGB V) von den Krankenkassen übernommen. Die psychische Abhängigkeit dagegen wird in einer Entwöhnungsbehandlung durchgeführt, die auf der Grundlage der §§10, 11 SBG VI bzw. nachrangig §11 Abs. 2, 27 und 43 Nr. 2, SBG V begründet sind. Die genannten Vorschriften regeln u.a., dass

der Rentenversicherungsträger Leistungsträger einer Rehabilitationsmaßnahme ist, um die es sich hier handelt, sofern bestimmte versicherungsrechtliche und persönliche Voraussetzungen erfüllt sind. Versicherungsrechtliche Voraussetzung ist eine festgelegte Vorversicherungszeit, die für
medizinische Rehabilitationsmaßnahmen wie für die Behandlung der Drogenabhängigkeit relativ kurz ist (in den letzten 2 Jahren vor der Antragstellung 6 Kalendermonate).

Versicherungsrechtliche Voraussetzungen zur Behandlung der Drogenabhängigkeit

Sozialgesetzbuch VI, §11

(1) Für Leistungen zur Rehabilitation haben Versicherte die versicherungsrechtlichen Voraussetzungen erfüllt, die bei Antragstellung

1. die Wartezeit von 15 Jahren erfüllt haben oder

2. eine Rente wegen verminderter Erwerbsfähigkeit beziehen.

(2) Für die medizinischen Leistungen zur Rehabilitation haben Versicherte die versicherungsrechtliche Voraussetzung auch erfüllt, die

1. in den letzten zwei Jahren vor der Antragstellung sechs Kalendermonate mit Pflichtbeitragszeiten haben,

2. innerhalb von zwei Jahren nach Beendigung einer Ausbildung eine
versicherte Beschäftigung oder selbständige Tätigkeit ausgeübt haben
oder bis zum Antrag arbeitsunfähig oder arbeitslos gewesen sind oder

3. vermindert erwerbsfähig sind oder bei denen dies in absehbarer
Zeit zu erwarten ist, wenn sie die allgemeine Wartezeit erfüllt haben.

Persönliche Voraussetzungen sind „eine bereits eingetretene oder drohende
Minderung der Erwerbsfähigkeit [...], verbunden mit einer Aussicht darauf,
dass durch die Leistungen zur Rehabilitation die Erwerbsfähigkeit wieder
hergestellt oder zumindest wesentlich gebessert wird" (Krasney 1992). Sind
die rechtmäßigen Voraussetzungen für eine Kostenübernahme durch den
Rentenversicherungsträger nicht gegeben, so tritt die Krankenkasse als
nachrangiger Kostenträger für die Leistungen ein. Besteht keine Krankenversicherung für den Drogenabhängigen, so tritt der zuständige Sozialhilfeträger für die Übernahme der Behandlungskosten ein. Für die Ablehnung
von ‚Reha'-Anträgen durch den Rentenversicherer ist häufig ausschlaggebend, dass die Gefährdung der Erwerbsfähigkeit bezweifelt wird, z.B. weil
der Antragsteller bereits seit längerem abstinent lebt, oder weil nicht nachvollzogen werden kann, inwiefern eine Suchtkrankheit in einem spezifischen Fall die Erwerbsfähigkeit gefährden soll. Auf der anderen Seite ist
der Hinweis auf die ungünstige Erwerbsprognose ein häufig auftretender
Ablehnungsgrund, z.B. bei chronisch mehrfachgeschädigten Abhängigkeitskranken.

Damit eine medizinische Rehabilitationsmaßnahme zu Lasten der Krankenversicherung durchgeführt werden kann, bedarf es keiner positiven Erwerbsprognose. Die Ziele der Krankenversicherung sind nicht die Wiederherstellung der Erwerbsfähigkeit, sondern die Heilung von Krankheiten bzw. die Verhütung ihrer Verschlimmerung.

Die Zuständigkeit für die Kostenübernahme ambulanter ‚Reha'-Maßnahmen haben Rentenversicherungs- und Krankenversicherungsträger in der Vereinbarung Abhängigkeitserkrankungen zum 1.7.2001 gemeinsam neu geregelt. Die Vereinbarung legt sowohl die Voraussetzungen fest, die der Abhängigkeitskranke erfüllen muss, damit medizinische Leistungen zur Rehabilitation ambulant erbracht werden können, als auch die Bedingungen, die eine Beratungsstelle erfüllen muss, damit sie ambulante Behandlungen durchführen kann. Konkretisiert werden die Anforderungen in der Anlage 3 zur „Vereinbarung Abhängigkeitserkrankungen" (vgl. Bader/Heise 2000).

Damit sind die Zuständigkeiten für die Behandlung Drogenabhängiger weitgehend geregelt. Wenn auch die Klärung im Einzelfall in den Institutionen unangemessen viel Zeit erfordert, so kann doch gesagt werden, dass Drogenabhängigen in Deutschland die Behandlung nicht aus finanziellen Gründen versagt bleibt. Unter dem Druck der Ausgabenkürzungen wird zwar eine Wiederholungsbehandlung nicht immer sofort und im gewünschten zeitlichen Umfang genehmigt. Die Tatsache des Anspruchs auf eine therapeutische Behandlung für jeden Drogenabhängigen muss aber als eine im europäischen Vergleich herausragende soziale Errungenschaft betrachtet werden.

Betäubungsmittelgesetz und Drogentherapie

1981 wurde das Betäubungsmittelgesetz (BtmG) dahingehend novelliert, dass Drogenabhängige unter dem Stichwort „Therapie statt Strafe" unter bestimmten Umständen eine Strafaussetzung gemäß der §§35f. BtmG erreichen können. Das Gesetz geht dabei davon aus, dass straffällige Drogenabhängige nur in einer externen und freigewählten Therapieeinrichtung umfassend behandelt werden können (Borkenstein 1991). In den therapeutischen Gemeinschaften hat die Einführung dieser Erweiterung des Strafvollzugs auf das Verbundsystem der Drogenhilfe heftige Diskussionen ausgelöst. Kernfragen waren dabei, ob eine therapeutische Behandlung unter justizieller Auflage mit der Möglichkeit der Re-Inhaftierung überhaupt möglich ist. Darüber hinaus wurde die grundsätzliche Frage gestellt, ob eine therapeutische Gemeinschaft eines freien Trägers mit der staatlichen Justiz als Verfolgungsbehörde Absprachen treffen darf und zusammenarbeiten kann, ohne dabei das Vertrauen der Klienten zu verlieren. Die Zusammenarbeit der Justiz und damit verbunden die Anerkennung der Therapieeinrichtungen nach dem BtmG setzt die Bereitschaft voraus, Klienten mit The rapieauflage bei vorzeitigem Abbruch der Therapie unmittelbar an die Justizbehörden zu melden. Fast alle Drogentherapieeinrichtungen haben sich im Laufe der Jahre den Rahmenbedingungen des BtmG gefügt und sind auf eine Zusammenarbeit mit der Justiz eingegangen. Maßgebend dafür ist die Anerkennung bzw. Akzeptanz oder Tolerierung der gesellschaftlich vorgegebenen Rahmenbedingungen im Umgang mit Drogenabhängigen. Da der größte Teil der Drogenabhängigen infolge der Illegalität im Laufe der Zeit straffällig wird, muss sich das Hilfesystem so lange auf eine Zusammenarbeit mit der Justiz einstellen, wie sich Drogenabhängige mehrheitlich in Haftanstalten befinden. Im Laufe der Jahre haben sich die Rahmenbedingungen für die therapeutischen Behandlungen nach §35f. geändert. Ambulante Maßnahmen werden inzwischen ebenso anerkannt, wenn eine schlüssige Begründung für eine zu erwartende positive Entwicklung für den Klienten abgegeben wird. Aus der Zusammenarbeit mit der Justiz kann aber nicht die grundsätzliche Akzeptanz der Einrichtungen zur Strafverfolgung Drogenabhängiger abgeleitet werden.

Die Professionalisierung der Therapeutischen Gemeinschaften

Die Therapeutischen Gemeinschaften der frühen 70er-Jahre – mit eher durch Selbsthilfe geprägtem Stil – veränderten sich zu einer Gemeinschaft mit strukturierten therapeutischen Programmen, mit arbeits- und psychotherapeutischem Konzept, in der die therapeutische Begegnung im Mittelpunkt steht. Der aus den USA nach Deutschland übergeschwappte ‚Therapieboom' erfasste auch Pädagogen und Psychologen in den therapeutischen Gemeinschaften. Gestalttherapie, Psychodrama, Verhaltenstherapie und in wenigen Einrichtungen tiefenpsychologisch orientierte Konzepte nahmen Raum in der Gestaltung und Definition der Therapeutischen Gemeinschaften. Die therapeutische Erfahrung der Mitarbeiter führte zu einer Neubestimmung der Therapieziele, des Umgangs mit den Drogenabhängigen, der gegenseitigen Erwartungen und einer schließlich durchgängigen Professionalisierung. Parallel dazu formulierten die Kosten- und Leistungsträger, hier insbesondere die Rentenversicherungsträger, ihre Anforderungen an eine für sie qualitativ akzeptable Therapie. Mit dieser grundsätzlichen Neuorientierung im Sinne eines therapeutischen Therapieangebots begann eine Diskussion, die bis heute die Praxis der Drogenarbeit bestimmt.

Die Aids-Problematik seit Mitte der 80er-Jahre und die bis dahin einseitige Ausrichtung auf stationäre Langzeittherapien und eine starke Gewichtung der Psychotherapie hat die Drogenhilfe in den letzten Jahren in eine extrem zugespitzte Situation gebracht. Die Diskussion wurde in den eigen Reihen kontrovers geführt und erzeugte einen Legitimationsdruck, der schließlich zu beliebigen Interpretationen der Ergebnisse verleitete (Bader 1995).

Epidemiologie und Versorgung

Über fast zwei Jahrzehnte hin wird in Deutschland von einer gleich bleibenden Zahl Drogenabhängiger ausgegangen, die sich auf etwa 100.000 bis 120.000 Drogenabhängige bezieht. Demnach bleibt die Zahl der Aussteiger bzw. Drogentoten und die Zahl der Neueinsteiger etwa gleich groß. Da es bei Drogenabhängigen stets um illegal handelnde Personen geht, muss von einer großen Dunkelziffer ausgegangen werden. Neuere Untersuchungen offenbaren, dass tatsächlich mehr Personen Drogen konsumieren als allgemein angenommen wird. Die Schätzverfahren und Schätzungen zum Umfang der Drogenproblematik in Deutschland wurden neu definiert. Die Erhebungen basieren (vgl. Holz/Leune 1998):

• auf der Grundlage der repräsentativen Bevölkerungsumfrage zum Drogenmissbrauch von 1995 und einer Bewertung des Dunkelfeldes durch das Institut für Therapieforschung München (IFT)

• aus der Registrierung erstauffälliger Rauschgiftkonsumenten und im Verhältnis von Polizei bekannten und Polizei unbekannten Drogentoten

• aus einer repräsentativen Stichprobe niedergelassener Ärzte in Deutschland (West) und Berlin

• aus den Basisdatendokumentationssystemen der Suchtkrankenhilfe EBIS und SEDOS

• aus der Zahl der Drogennotfälle

• aus dem Verhältnis von Drogentoten zur Gesamtzahl der Drogenkonsumenten.

Berechnungen auf dieser Grundlage ergeben 250.000 bis 300.000 harte Drogen (d.h. illegale Substanzen mit Ausnahme von Cannabis) konsumierende Menschen. Diese Gruppe impliziert etwa 100.000 bis 150.000 Menschen, die mindestens hundertmal in den letzten zwölf Monaten harte Drogen konsumiert haben und deshalb als Drogenabhängige betrachtet werden müssen. Die Gesamtzahl drogenkonsumierender Menschen beträgt in Deutschland demnach etwa 0,4% der Bevölkerung (ohne Cannabis und Ecstasy). 0,2% der Bevölkerung dagegen sind als Abhängige im engeren Sinne zu betrachten.

Die sehr weite Verbreitung von Cannabis macht eine genaue Schätzung der Konsumentenzahl noch schwieriger. Traditionelle Berechnungen ergeben, dass 2,1 Millionen Menschen innerhalb der letzten zwölf Monate Cannabis konsumiert haben. Eine Teilgruppe von 270.000 Personen hat es in den letzten 30 Tagen 20 bis 30 Mal benutzt. Andere Untersuchungen, vor allem Feldumfragen, gehen von einer weitaus größeren Zahl der Cannabiskonsumenten aus. Die Angaben beziehen sich zum Teil auf mehr als die doppelte Menge.

Für Drogenabhängige stehen in Deutschland etwa 5.250 stationäre Rehabilitationsplätze in ca. 130 Therapieeinrichtungen zur Verfügung. Mit diesem

Behandlungsangebot nimmt Deutschland weltweit eine Spitzenstellung ein. Darüber hinaus bieten etwa 150 Drogenberatungsstellen eine fachspezifische Beratung und zum Teil auch ambulante Behandlung an. Insgesamt gibt es in Deutschland etwa 1.250 Beratungsstellen für Suchtkranke, die neben der Beratung für Alkoholabhängige zum Teil auch für Drogenabhängige ansprechbar sind. Im Bereich des betreuten Wohnens, eines Angebots ohne engeren therapeutischen Anspruch, werden ca. 1.450 Plätze angeboten. Für die qualifizierte Entzugsbehandlung Drogenabhängiger, d.h. einer konzeptionell und fachlich auf den Drogenentzug spezialisierten Behandlungseinheit, werden 1.200 Behandlungsplätze in Krankenhäusern angeboten.

Versorgungsangebote für Drogenabhängige in Deutschland	
Drogenberatungsstellen:	ca. 150
Stationäre Therapieplätze Entwöhnungsbehandlung:	ca. 5.250
Behandlungsplätze im qualifizierten Entzug:	ca. 1.200
Betreutes Wohnen:	ca. 1.450
Substitution durch niedergelassene Ärzte	ca. 40.000

Quelle: Jahrbuch Sucht 1999

1997 wurden etwa 10.000 stationäre Rehabilitationsmaßnahmen für Drogenabhängige durch die Rentenversicherungsträger finanziert, daneben wurden 700 ambulante ‚Reha'-Maßnahmen für Drogenabhängige übernommen.

Das in den letzten Jahren formulierte Ziel, dass Drogenabhängigen eine ihrem Zustand entsprechende Behandlung jederzeit ermöglicht werden muss, ist mit der Einführung qualifizierter Entzugsbehandlungen weitgehend erfüllt. Noch zu Beginn der 90er-Jahre wurden Entzugsbehandlungen nicht selten davon abhängig gemacht, dass der Klient seine Einwilligung zu einer anschließenden Entwöhnungstherapie vorab zu geben hatte. Damit fielen alle Drogenabhängigen aus einer Entzugsbehandlung, die sich zu solchen weitreichenden Maßnahmen noch nicht entscheiden konnten. Erst die Erkenntnis, dass eine Entzugsbehandlung immer gegenüber dem durchgängigen Drogenkonsum vorzuziehen ist, dass eine solche Behandlung den Körper stärkt und einer Chronifizierung entgegenwirkt, ermöglichte auch den Einsatz motivationaler Strategien zum Ausstieg aus der Drogenszene bzw. zur Weiterbehandlung.

Eine der umfangreichsten Studien zur Bedeutung des qualifizierten Entzugs Drogenabhängiger wurde mit der Baden-Württemberg-Studie von 1993 bis 1997 durchgeführt. In dieser Studie mit 1.341 untersuchten Patienten werden Stärken und Defizite des gesamten Behandlungssettings für Drogenabhängige deutlich. Vor allem fällt auf, dass 80% der Drogenabhängigen bereits vorher bei einem Hausarzt in Behandlung waren, aber nur 20% der Hausärzte eine Entzugsbehandlung eingeleitet haben. Es wird auch deutlich, dass eine große Zahl der Abhängigen zusätzlicher medizinischer Behandlung bedarf und dass positive Behandlungseffekte nur im Rahmen einer Vernetzung und eines Gesamtbehandlungsverbundes der professionellen Behandler zu erwarten sind.

Drogenentzug
Baden-Württemberg-Studie
Niedrigschwelliger und qualifizierter Entzug
Drogenabhängiger in Baden Württemberg 1993-1997
(Mann, Kapp, Kühnel, Bader)

- 1.341 behandelte Entzugspatienten

- 40% der Patienten werden von Suchtberatungsstellen vermittelt, 30% melden sich selbständig

- Vor der Entzugsbehandlung werden 80% vom Hausarzt behandelt, nur 20% der Hausärzte nutzen den Vermittlungsweg zur Entzugsbehandlung.

- 76% der Patienten mit körperlichen und psychischen Begleiterkrankungen zeigen die Notwendigkeit für medizinische Zusatzbehandlung zur gesundheitlichen Teilstabilisierung

- 47% der Behandelten schließen die Behandlung regulär ab

- 70% der Behandelten planen weiterführende ambulante oder

- stationäre suchtspezifische Anschlussbehandlungen

Studienergebnisse

→ Mit ca. 2.600 durchgeführten Entzugsbehandlungen pro Jahr in sechs niedrigschwelligen und qualifizierten Entzugsstationen wird das landesweite Behandlungsvolumen für Drogenabhängige deutlich gesteigert.

→ Anschlussbehandlungsangebote wie ambulante und stationäre Rehabilitation werden verstärkt nach der Entzugsbehandlung wahrgenommen. Von 70% geplanten Weiterbehandlungen werden 50% tatsächlich angetreten.

→ Die Behandlungsmöglichkeit hin zur Motivierung einer Gesund-Entwicklung spricht abhängige Konsumenten illegaler Drogen zu früheren Zeitpunkten ihrer Suchtkarrieren an.

→ Niederschwelliger und qualifizierter Entzug kann als isoliertes Binnensystem nicht wirksam sein; das Angebot wirkt flexibilisierend auf das Gesamtversorgungssystem von Suchtkranken.

→ Zur Erhaltung der Behandlungseffekte müssen anschließende Behandlungsprogramme die Behandlungsmotivation der Entlassenen möglichst nahtlos übernehmen können. Dazu sind Vernetzung, Kompetenz und Organisationstalent im Gesamtbehandlungsverbund von den professionellen Behandlern gefordert.

Das Behandlungssystem in der Drogenhilfe

Das deutsche Drogenhilfesystem hat sich zu einem hoch qualifizierten, auf die Gruppe der Drogenabhängigen spezialisierten Behandlungssystem entwickelt. Dies liegt vor allem im Schwerpunkt der stationären Arbeit und dem gesetzlich geregelten Finanzierungssystem dieses Behandlungsbereiches begründet. Die zwischen den Kosten- und Leistungsträgern auf der einen Seite und Trägern der therapeutischen Behandlungseinrichtungen auf der anderen Seite ausgehandelten Qualitätsmerkmale und Konzeptionsschwerpunkte haben ein hohes qualitatives Niveau in die Einrichtungen gebracht. 10.000 stationären Rehabilitationsbehandlungen stehen 1997 etwa 40.000 substituierten Drogenabhängigen gegenüber. Von 120.000 Drogenabhängigen erhalten zu einem Zeitpunkt X 10.000 das qualifizierteste und hochrangigste Behandlungsangebot. Unterstellt, dass ein großer Teil der Drogenabhängigen zu einer solchen Therapie motiviert ist, bleibt dennoch die Frage, ob die an solche Therapien geknüpften Anforderungen und Voraussetzungen nicht einen anderen, möglicherweise größeren Teil der Drogenabhängigen vom Beginn einer solchen Maßnahme ganz abhält. Wienberg (1992) hat darauf verwiesen, dass bei Alkoholabhängigen lediglich 5,5% von den Fachkliniken und Fachberatungsstellen erreicht werden.

Für die Fachdienste der Drogenhilfe sind diese dramatischen Zahlen so nicht übertragbar. Infolge der Illegalität werden sehr viel mehr Drogenabhängige in den Beratungsstellen gesehen, ein anderer Teil nimmt Hilfen im niedrigschwelligen Bereich wahr. In manchen Regionen, vor allem Kleinstädten, sind fast alle Drogenabhängigen bekannt. Grob gerechnet kann davon ausgegangen werden, dass die Drogenhilfe zwischen 30% und 50% der Drogenabhängigen kennt und erreicht. Das Ziel jeglicher Drogenpolitik sollte jedoch sein, Drogenabhängige möglichst zahlreich und möglichst früh zu erreichen. Aus Wienbergs Drei-Sektoren-Modell (Sektor 1: Randzone mit den Fachdiensten, Beratungsstellen und Fachkrankenhäusern sowie Selbsthilfegruppen; Sektor 2: Kernzone mit den Bereichen psychosoziale-psychiatrische Basisversorgung, betriebliche Suchtkrankenhilfe, betreutes Wohnen, Kontaktstellen, Pflegeheime, Obdachlosenhilfe, Straffälligenhilfe, Bewährungshilfe, Polizei, Psychiatrisches Krankenhaus etc. und Sektor 3: Dunkelzone mit der medizinischen Basisversorgung, bestehend aus niedergelassenen Ärzten, vor allem Allgemeinmediziner, Internisten und Nervenärzte, Allgemeinkrankenhäusern, vor allem Innere und Chirurgische Abteilungen) geht hervor, dass Abhängige in allen anderen Bereichen als in den Fachdiensten (Sektor 1) häufiger, zahlenmäßiger und hilfsbedürftiger in Erscheinung treten. Die in diesem Modell beschriebenen Verhältnisse zeigen die Versorgungslage Drogenabhängiger in Deutschland deutlicher auf, als die zahlenmäßig beeindruckenden Behandlungsplätze in Rehabilitationskliniken. Anhand der Darstellung der Leistungsmerkmale zwischen psychiatrischen Kliniken und drogentherapeutischen Facheinrichtungen wird der jeweilige Stellenwert aus dem Blickwinkel einer Versorgung der Abhängigen deutlich. Die Psychiatrischen Kliniken sind niedrigschwelliger, haben eine höhere Aufnahmekapazität infolge ihrer Versorgungsverpflichtung und sind stärker eingebunden in die regionalen Kooperationsstrukturen. Psychiatrische Kliniken verfügen über eine hohe Kontaktdichte und betreuen einen hohen Anteil chronisch Abhängiger.

Leistungsmerkmale bei der Versorgung Drogenabhängiger

Merkmale	Psychiatrische Kliniken	Drogentherapeutische Facheinrichtungen
Schwelle (Motivation)	niedrig	hoch
Kapazität	gering – hoch	gering
Qualifikation	bedingt	sehr hoch
Stellenwert für Früherkennung und Primärversorgung	gering	gering
Kontaktdichte	hoch	gering
Anteil chronisch Kranker	hoch	gering
Einbindung in regionale Kooperationsstrukturen	sehr stark	gering
Hauptfinanzierungsquelle	KV, Sozialhilfe	RV, KV, Sozialhilfe

Es muss davon ausgegangen werden, dass einer kleineren Gruppe von Drogenabhängigen die umfangreichere und qualifiziertere Hilfe zu Teil wird, einer größeren Gruppe der Zugang zu diesem Hilfebereich aber nicht möglich ist, sei es wegen der Nichterfüllung vorgegebener Kriterien oder dem Gefühl, die Erwartungen nicht erfüllen zu können. Umso bedeutender ist für diese Gruppe der Bereich der komplementären Hilfen. Komplementäre Hilfen stellen für die Behandlung Abhängigkeitskranker eine unabdingbare Ergänzung dar. Diese Hilfsangebote haben sich in den letzten Jahren selbständig entwickelt und damit oft ihre unmittelbare Zuordnung zur stationären Hilfe verloren. Komplementäre Hilfen werden nicht nur in Form einer Therapiekette, also aufeinander aufbauend und in festgelegter Chronologie genutzt, sondern auch für ‚Quereinsteiger' je nach Indikation angeboten. Voraussetzung dafür ist jedoch die Vernetzung der Angebote. Einer solchen bedarfsgerechten Nutzung steht das Problem des bedarfsgerechten Angebots gegenüber.

Je kürzer die stationären Behandlungszeiten und je besser die Kriseninterventionsangebote sind, desto größer wird der Bedarf an Plätzen des betreuten Wohnens sein. Die von den Leistungsträgern 1996 umgesetzte Therapiezeitverkürzung auf in der Regel neun bis zehn Monate Behandlungszeit wird zwangsläufig zur verstärkten Inanspruchnahme weiterführender Hilfen wie betreutes Wohnen führen. Da die Prognosen bei Teilnahme im betreuten Wohnen deutlich besser sind als ohne, kommt diesem Betreuungsbereich besondere Bedeutung zu.

Die Kostenregelung für betreutes Wohnen Abhängiger ist in den Bundesländern unterschiedlich geregelt. Vielfach besteht eine Mischfinanzierung zwischen örtlichem und überörtlichem Sozialhilfeträger und Rentenversicherungsträger. Der Betreuungsschlüssel wird in der Regel mit 1 zu 12 empfohlen. Dabei wird von einer normalen Betreuung ausgegangen, eine Differenzierung nach Betreuungsindikation besteht nicht, erscheint aber dringend erforderlich, um individuellen Unterschieden mehr gerecht zu werden.

Inzwischen gibt es auch eine Reihe von Drogenabhängigen, die mehr als zwanzig Jahre Drogen konsumieren und chronisch geschädigt sind. Auch wenn ein Ausstieg nie unmöglich ist, so ist den meisten älteren Drogenabhängigen gemein, dass sie an einer Langzeittherapie kein Interesse finden können. Immer mehr von ihnen können sich auf Dauer nicht völlig selbständig strukturieren und verantwortlich so handeln, dass sie gesund weiterleben. Diese zur Gruppe der chronisch mehrfach geschädigten Abhängigen zählenden Klienten finden ebenfalls eine angemessene Betreuungsform im betreuten Wohnen. Es gibt zurzeit noch sehr wenige Wohngruppen für chronisch mehrfach geschädigte Abhängige. Ein entsprechender Aufbau ist aber zu beobachten.

Die Vielfalt der therapeutischen Angebote für Drogenabhängige kommt eher einer Aneinanderreihung diverser Hilfemöglichkeiten gleich als einem in sich schlüssigen Gesamtkonzept, das miteinander verzahnt und vernetzt einen Hilfeverbund darstellt. Die Expertenkommission der Bundesregierung zur Lage der psychiatrischen Versorgung stellte bereits 1980 fest, „dass schwer wiegende Defizite in der Versorgung Abhängigkeitskranker primär nicht in zahlenmäßig unzureichenden Behandlungsangeboten zu suchen sind, sondern ihre Ursache in strukturellen Defiziten des Versorgungssystems haben, dass sich noch immer durch fehlende Orientierung am Prinzip der Gemeindenähe, Mangel an Koordination und Kooperation sowie durch Zuständigkeits- und Finanzierungsprobleme auszeichnet" (BMJFFG 1988). Das gegliederte Finanzierungssystem zwischen Krankenkassen (Entgiftungsbehandlungen) und Rentenversicherungsträgern (Entwöhnungsbehandlungen) trug zwar zu einem qualifizierten Ausbau von Rehabilitationskliniken bei, verhinderte aber eine unkomplizierte, zweckmäßige und an den Behandlungsnotwendigkeiten der Mehrzahl der Abhängigen orientierte Nutzung der verschiedenen Angebote. Die therapeutischen Hilfen entwickelten sich vielmehr parallel. Bei einer genaueren Bewertung der Hilfeangebote wird deutlich, wie wenig die hoch qualifizierten Hilfen mit den ‚Basishilfen' verbunden sind.

In wenigen Regionen ist es Trägern der Suchtkrankenhilfe gelungen, ein mit anderen Hilfeträgern aufeinander abgestimmtes Netz aufzubauen. Wenn auch hier die den heutigen Versorgungsansprüchen nicht genügenden Finanzierungsstrukturen oftmals Nutzungseinschränkungen darstellen, zeigt sich an der Inanspruchnahme der Einrichtungen allein deren Relevanz.

Besondere Bedeutung kommt der Vernetzung medizinischer Hilfen mit der Suchtkrankenversorgung bei. Auf die quantitative Bedeutung der medizinischen Primärversorgung wird in jüngster Zeit immer häufiger hingewiesen (Kremer u.a. 1997). Danach haben mindestens 70% bis 80% aller Abhängigen einmal während eines Jahres Kontakt zu einem niedergelassenen Arzt. Die zunehmende Substitution Drogenabhängiger erfordert aus einem ganzheitlichen Behandlungsverständnis heraus eine unmittelbare Zusammenarbeit zwischen Medizinern und sozialtherapeutischen Berufsgruppen. Gerade hier geht es um die gemeinsame Betrachtung des Geschehens, um die Perspektive, um das Ziel des Ausstiegs.

Es gibt nicht den idealen Entwurf des Verbundsystems. Maßgebend ist die jeweilige regionale Situation, die unterschiedlichen Aufträge der Einrichtungen und die bestehenden Strukturdefizite. Einrichtungen werden nicht selten in verschiedenen Verbünden integriert sein. Der Fokus ihrer Arbeit bestimmt die Zuordnung zum Verbundsystem. Ein Krankenhaus mit einem hohen Anteil an Entgiftungsbehandlungen für Drogenabhängige muss einen Teil der Arbeitskapazität dem Suchthilfeverbund widmen. Nur darüber wird eine schnelle und bedarfsgerechte Weitervermittlung möglich sein, der Kontakt zu weiterführenden Einrichtungen frühzeitig hergestellt und der sozialen Situation der Betroffenen entsprochen werden.

Das Verbundsystem der Suchtkrankenhilfe muss sich daran messen lassen, inwieweit es ihm gelingt, die Klientel zu erreichen, die gesundheitliche Versorgung der Risikogruppen zu verbessern und die für die Klienten notwendigen Maßnahmen umzusetzen. Abhängigkeitserkrankungen verlaufen längerfristig und bedürfen einer differenzierten Hilfeplanung über verschiedene Stufen. Innerhalb eines Verbundsystems, welches diese Bezeichnung verdient, weil alle Hilfeangebote integriert und aufeinander bezogen sind, ist eine ganzheitliche Betrachtung der Erkrankung mit einer optimalen Nutzung der einzelnen Hilfeangebote am ehesten realisierbar.

Behandlungskonzepte in der Drogentherapie

Definition von Drogenabhängigkeit

Neben dem tiefenpsychologischen Ansatz haben in der Therapie Drogenabhängiger vor allen Dingen lerntheoretische Ansätze, hierbei insbesondere aus der Verhaltenstherapie, eine herausragende Bedeutung. Die Theorie basiert auf der Annahme, dass ein Verhalten am ehesten wiederholt wird, wenn es durch eine positive Verstärkung bekräftigt wird, d.h. wenn durch die Droge ein unangenehmes Gefühl beseitigt wurde (operantes Konditionieren). Auch das klassische Konditionieren dient als Erklärungsmodell für Drogenkonsum. Ein beliebiger neutraler Reiz kann allein eine Reaktion auslösen, wenn er über einen längeren Zeitraum mit einem anderen Reiz verknüpft war, der diese Reaktion schon immer hervorrufen konnte. Wird

Diagnostische Kriterien der Abhängigkeit von Psychotropen Substanzen
nach DSM III

Wenigstens drei der folgenden Kriterien müssen zutreffen, um eine Abhängigkeit zu diagnostizieren:

1. Die Substanz wird häufig in größeren Mengen oder länger als beabsichtigt eingenommen.

2. Anhaltender Wunsch oder ein oder mehrere erfolglose Versuche, den Substanzgebrauch zu verringern oder zu kontrollieren.

3. Viel Zeit für Aktivität, um die Substanz zu beschaffen (z.B. Diebstahl), sie zu sich zu nehmen (z.B. Kettenrauchen) oder sich von ihren Wirkungen zu erholen.

4. Häufiges Auftreten von Intoxikations- oder Entzugssymptomen, wenn eigentlich die Erfüllung wichtiger Verpflichtungen bei der Arbeit, in der Schule und zu Hause erwartet wird (geht nicht zur Arbeit wegen eines Katers, erscheint „high" in der Schule oder bei der Arbeit, ist intoxikiert, während er auf seine Kinder aufpasst) oder wenn die Einnahme einer Substanz zur körperlichen Gefährdung führt (z.B. Alkohol am Steuer).

5. Wichtige soziale, berufliche oder Freizeitaktivitäten werden aufgrund des Substanzmissbrauchs aufgegeben oder eingeschränkt.

6. Fortgesetzter Substanzmissbrauch trotz Kenntnis eines anhaltenden oder wiederkehrenden sozialen, psychischen oder körperlichen Problems, das durch den Substanzmissbrauch verursacht oder verstärkt wurde (z.B. fortgesetzter Heroinmissbrauch trotz Vorwürfe seitens der Familie, kokaininduzierte Depressionen oder ein Magenulcus, der sich durch Alkoholkonsum verschlechtert).

7. Ausgeprägte Toleranzentwicklung: Verlangen nach ausgeprägter Dosissteigerung (d.h. wenigstens 50% Dosissteigerung), um einen Intoxikationszustand oder erwünschten Effekt herbeizuführen oder eine deutlich verminderte Wirkung bei fortgesetzter Einnahme derselben Dosis.

Beachte: Die folgenden Kriterien sind nicht unbedingt auf Cannabis, Halluzinogene oder Phencyclidin (PCP) anwendbar:

8. Charakterliche Entzugssymptome (siehe spezifische Entzugssyndrome unter durch psychotrope Substanzen induzierte organisch bedingte psychische Störungen).

9. Häufige Einnahmen der Substanz, um Entzugssymptome zu bekämpfen oder zu vermeiden.

10. Einige Symptome der Störungen bestehen seit mindestens einem Monat oder sind über längere Zeit hinweg wiederholt aufgetreten.

beispielsweise in einer bestimmten Umgebung eine Droge eingenommen, so kann nach wiederholtem Konsum die Sehnsucht nach der Droge bereits durch diese Umgebung ausgelöst werden. Eine dritte lerntheoretische Variante ist das Lernen am Modell, nach dem Verhalten imitiert wird, das bei anderen als erfolgreiches Verhalten, d.h. hier befriedigendes Verhalten, erkannt wird.

Grundsätzlich kann gesagt werden, dass der theoretische Ansatz der abstinenzorientierten Therapien eklektizistisch ist. Es gibt nach wie vor keine allgemein gültige Erklärung für die Entstehung der Drogenabhängigkeit. Allgemeine Einigkeit besteht darin, dass es keinen spezifischen Persönlichkeitstyp des Drogenabhängigen gibt. Die immer wieder zu beobachtende Versuchung, Drogenabhängige einem bestimmten Persönlichkeitstypus zuzuordnen, resultiert wohl eher aus der lapidaren Erfahrung, dass Drogenkonsumenten während des Drogengebrauchs gewisse Charaktereigenschaften zuzuschreiben sind.

Die Definition von Drogenabhängigkeit hat sich im Laufe der Jahre verändert und ist den zunehmenden Erfahrungen entsprechend erweitert worden. Das diagnostische und statistische Manual psychischer Störungen (DSM III) geht von einer Abhängigkeit von psychotropen Substanzen aus, wenn wenigstens drei von neun Kriterien erfüllt sind. Es sieht darüber hinaus die Beschreibung eines Schweregrades der Abhängigkeit in den Kategorien leicht, mittel, schwer, partiell remittiert und voll remittiert vor.

Kriterien für den Schweregrad der Abhängigkeit von Psychotropen Substanzen:

Leicht: Wenn überhaupt, dann nur wenige Symptome zusätzlich zu denen, die erforderlich sind, um eine Diagnose zu stellen; die Symptomatik führt lediglich zu leichter Beeinträchtigung im beruflichen Bereich, bei den üblichen sozialen Aktivitäten oder bei Beziehungen zu anderen Menschen.

Mittel: Symptome oder funktionelle Beeinträchtigung zwischen „leichter" und „schwerer" Ausprägung.

Schwer: Viele Symptome zusätzlich zu denen, die zur Diagnosestellung erforderlich sind, wobei die Symptome die berufliche Leistungsfähigkeit, die üblichen sozialen Aktivitäten oder die Beziehung zu anderen deutlich beeinträchtigen.

Partiell remittiert: Gelegentlicher Gebrauch der Substanz und einige Abhängigkeitssymptome während der letzten sechs Monate.

Voll remittiert: Kein Gebrauch der Substanz oder Gebrauch der Substanz ohne Symptome einer Abhängigkeit während der letzten sechs Monate.

Das Konzept der Therapeutischen Gemeinschaft

Bei den stationären Therapien Drogenabhängiger hat sich das Prinzip der Therapeutischen Gemeinschaft weitgehend durchgesetzt. Auch wenn in jüngster Zeit besonders von den Leistungsträgern eine kritische Diskussion zur Effizienz und optimalen Umsetzung vorgegebener Ziele entfacht wird, so zeigt sich, dass das mehr klinisch ausgerichtete Behandlungsangebot Drogenabhängige in der Regel nicht genügend einbindet und die Therapie eher passiv erleben lässt. Therapeutische Gemeinschaften wurden insbesondere im Bereich der Psychiatrie erprobt und methodisch konsequent durch Maxwell Jones in der Arbeit mit herzneurotischen Kriegsteilnehmern in den USA verwirklicht. Laing, Cooper und Basaglia haben in ihren Schriften zur Reformpsychiatrie theoretische Grundlagen für die Therapeutische Gemeinschaft beschrieben. Für den deutschsprachigen Raum werden federführend Flegel (1966), Hackstein (1966), Veltin (1968) und Ploger (1972) genannt. Für die Arbeit mit Drogenabhängigen ist insbesondere L. Yablonsky mit seinem 1989 erschienenen Werk „The Therapeutic Community", deutsch übersetzt von Wolfgang Heckmann unter dem Titel „Die Therapeutische Gemeinschaft" (1990) hervorzuheben.

Es gibt kein einheitliches Prinzip der Therapeutischen Gemeinschaft. „Jede Therapeutische Gemeinschaft hat ihre eigene Entwicklung, die von den Initiatoren, den regionalen Umständen und den Mitgliedern geprägt wird" (Junge 1991). Kern der Therapeutischen Gemeinschaft ist, dass sich alle in einer Institution, z.B. einer Reha-Klinik, als Partner im therapeutischen Prozess verstehen. Hierarchien sind weitgehend aufgelöst, die Klienten sollen in einem demokratischen Gefüge ihre Lebenssituation mitbestimmen können. In der Praxis der Drogenarbeit sieht gerade dieser Bereich oft diametral anders aus. Es werden lediglich Elemente der Therapeutischen Gemeinschaft, nämlich Transparenz und eine offene Auseinandersetzung sichergestellt, die Bewohner bzw. Klienten sind nicht selten in einem je nach Aufenthaltsdauer abhängigen hierarchischen Verhältnis mit unterschiedlichen Rechten gegliedert. Therapeutisch wirksam sind vor allem die dynamischen Gruppenprozesse. Lange Zeit galt Einzeltherapie deshalb als kontraindiziert.

Teilweise synonym mit ‚Therapeutischer Gemeinschaft' wird die ‚Therapeutische Wohngemeinschaft' beschrieben, bei der es sich insbesondere um eine Gruppe betroffener Menschen mit einem gleichen Symptom- und Aufgabenkreis (Sucht, körperliche und geistige Behinderungen, Kindererziehung etc.) handelt. Die Lebensgruppen in der Therapeutischen Wohngemeinschaft bilden ein Kollektiv mit zeitlicher Begrenzung des Zusammenlebens (vgl. Brömer 1991). In der Praxis werden diese Feindifferenzierungen allerdings eher vernachlässigt.

Traditionell handelt es sich bei der stationären Therapie Drogenabhängiger um eine Langzeittherapie. Langzeittherapien dauerten Anfang der 70er-Jahre noch 24 Monate, dann 18 Monate, gegen Ende der 80er-Jahre 15 Monate, dann 12 Monate und seit 1996 maximal 10 Monate. Die Einschränkungen der Behandlungszeiten wurden einseitig von den Leistungs- und Kostenträgern festgesetzt. Für Alkoholabhängige beträgt die Behandlungszeit in der Regel zwischen 3 und 6 Monaten. Dieser große Unterschied der Behandlungszeiten zwischen Alkoholabhängigen und Drogenabhängigen begründet sich in der frühen Störung, die einer Drogenabhängigkeit immanent ist. Die meisten Klienten haben ihren Drogenkonsum während der Spätpubertät/Adoleszenz begonnen und haben damit wesentliche Reifungsprozesse unter Drogen erlebt. Eine solche tief greifende Beeinträchtigung braucht nicht nur die therapeutische Zuwendung, sondern auch das dafür notwendige Vertrauen in die therapeutische Beziehung, und diese kann nur mit genügend Zeit entwickelt werden. Alkoholabhängige dagegen kommen in der Regel zwischen dem 30. und 45. Lebensjahr in die Therapie und verfügen bereits über eine soziale Basis. In solchen Fällen kann die Therapie sich auf zentrale Punkte des Konsums und ihre maßgeblichen Motive beziehen, kann aber auch langfristig mit ambulanter Fortsetzung angelegt sein und in einer gegenüber der Drogentherapie deutlich kürzeren Zeit initiiert werden. Bis heute gibt es keine hinreichenden wissenschaftlichen Untersuchungen, wie lange eine optimale Behandlungszeit dauern muss. Katamnesen wurden lange Zeit gar nicht erhoben, die aus den letzten Jahren vorliegenden Ergebnisse lassen ebenfalls keinen eindeutigen Zusammenhang zwischen Therapiezeit und Erfolg erkennen. Es muss dennoch davon ausgegangen werden, dass ein Zeitfaktor X für die Wirksamkeit der Langzeittherapien und hierbei insbesondere der Therapeutischen Gemeinschaft existiert. Die Therapeutische Gemeinschaft lebt von der aktiven Mitgestaltung der Klienten, die ihre Erfahrungen einander weitergeben. Bei zu kurzer Therapiedauer können Werte einer Gemeinschaft nicht sicher tradiert werden. Die Gefahr des Zerfalls der Therapeutischen Gemeinschaft ist nicht unerheblich. In jüngster Zeit wird aus Therapeutischen Gemeinschaften allgemein berichtet, dass eine zu hohe Fluktuation infolge der verkürzten Therapiezeit Inhalt und Umgang innerhalb der Therapeutischen Gemeinschaft stark beeinflusst.

Mit Beginn der 90er-Jahre wurden über Bundesmodellprogramme Kurzzeittherapien im Drogenbereich eingeführt. Das Bundesmodellprogramm Kompakttherapie wandte sich beispielsweise an so genannte Altfixer, die zum Ausstieg eine therapeutische Unterstützung benötigen, aber keine vertiefte psychotherapeutische Behandlung suchen. In Verbindung mit einer qualifizierten Entzugsbehandlung sollte ihnen ein Kompaktangebot von Entgiftung und kurzer Stabilisierungsphase in Form einer Entwöhnungsbehandlung gemacht werden. Der gesamte Zeitraum sollte 90 Tage nicht überschreiten. Die Erfahrungen mit einer solchen Kurzzeittherapie waren sehr unterschiedlich, je nach Eingebundenheit der Einrichtung in der jeweiligen Region und in Abhängigkeit von anderen Therapieangeboten wurde die Kurzzeittherapie angenommen. Gedacht ist aber auch an junge Drogenabhängige, die noch nicht so lange der Szene verhaftet sind und früher als gewöhnlich erreicht werden, so dass mit einer kurzen stationären Intervention eine Stabilisierung erreicht werden kann. Kurzzeittherapien werden auch über einen Zeitraum von fünf bis sechs Monaten angeboten, insbesondere für Therapie-Wiederholer.

Ein Hauptproblem einer klaren Indikation der Kurzzeittherapie sind mangelnde diagnostische Kriterien. Hinzu kommt, dass Drogenabhängige eine Kurzzeittherapie bevorzugen, bevor sie sich auf eine lange Therapiezeit einlassen. Dieser zwar verständliche Wunsch führt aber immer wieder zu Fehlbelegungen und erschwert eine konsequente konzeptionelle Umsetzung.

Die stationäre Behandlung im Rahmen einer therapeutischen Gemeinschaft soll Drogenabhängigen u.a. einen Nachreifungsprozess ermöglichen. Ausgangspunkt dieser Annahme ist aus psychoanalytischer Sicht, dass es sich in der kindlichen Entwicklung um einen universell zu vollziehenden Entwicklungsschritt handelt. C.G. Jung bezeichnet diesen Prozess der „Selbstwerdung", der „Vereinigung mit dem eigenen Wesen", als Individuation.

„Der Begriff des Selbst ist für das Verständnis dessen, was Jung unter dem Individuationsprozess versteht, von zentraler Bedeutung, es ist ein Bild des vollständigen Potentials des Menschen und der Einheit der Persönlichkeit, als solches ist das Selbst, das Körper und Geist, Bewusstsein und Unbewusstes, Destruktivität und Kreativität, Ererbtes und Erworbenes des Individuums umfasst, zugleich Basis und Ausgangspunkt, wie auch Ziel des Individuationsprozesses. Individuation kann vom Ich nicht gemacht werden, sondern sie ist ein Prozess, der vom Selbst gesteuert, sich dem Bewusstsein aufdrängt. Wo das Individuum den Botschaften des unbewussten Selbst, das sich in Träumen, Körpersymptomen, Unglücksfällen und Misserfolgen artikuliert, keine Beachtung schenkt, hat es den Kontakt zu seiner ,Lebenskraft' verloren, es entwickelt egozentrische, antisoziale Verhaltensweisen oder findet sich mit schweren somatischen und psychischen Leiden konfrontiert." (Still 1997)

In der Psychotherapie besteht die Chance, den Individuationsprozess erneut in Gang zu setzen. In seinem Dialog mit einem Therapeuten kann der Patient lernen, „mit seiner Lebenskraft, seiner Spontaneität oder seinem Selbst in Kontakt zu treten" (Still a.a.O.). Dazu braucht der Patient einen geschützten Raum, in dem er sich erfahren und erproben kann, das Tempo seines Prozesses selbst bestimmend. Eine Zeitvorgabe, in der ein Entwicklungsschritt zu absolvieren ist, ist in diesem Sinne nicht möglich. Das heißt andererseits nicht, dass eine Zeitvorgabe für eine stationäre Entwöhnungsbehandlung nicht möglich wäre, nur wird sie eher verwaltungstechnisch begründbar als der psychischen Entwicklung des Patienten zuzuordnen sein. Der hier beschriebene Prozess ist ein längerer, oft auf Jahre angelegter Reifungsprozess, der in sehr unterschiedlicher Form verläuft und entsprechend unterschiedliche Unterstützung erfordert. Zu prüfen ist jeweils, welche Phase innerhalb dieses Prozesses eines stationären und damit sehr umfangreichen Schutzes bedarf.

Wie ist ein optimales Setting für einen solchen Entwicklungsprozess zu arrangieren? Zurück zur Ausgangshypothese. Wenn Drogenkonsum dazu dient, „die wirkliche, schmerzliche Trennung und Überwindung der kindlich- abhängigen Lebensweise zu vermeiden und [...] sich in selbstdestruktiver Pseudoindividuation erschöpft" (Still a.a.O.), kann Drogenkonsum als Versuch verstanden werden, Entwicklung unter entwicklungshemmenden Bedingungen doch noch zustande bringen zu wollen. Der schwierige Prozess einer ‚gelungenen' Individuation kann konsequent nur unter drogenfreien Bedingungen erfolgen. Rückfälle bedeuten dabei keinesfalls ein generelles Scheitern.

Die therapeutische Unterstützung kann sowohl ambulant als auch stationär organisiert sein. Therapeutische Begleitung ist in dieser Phase unabdingbar, gerade weil vorangegangene Individuationsversuche im Drogenkonsum mündeten. Der Zeitraum der therapeutischen Begleitung wird davon abhängig sein, wie es gelingt, eine dem Entwicklungsprozess des Patienten dienende tragfähige Beziehung zu erhalten. Es wird dafür in der Regel ein längerer kontinuierlicher Therapieverlauf notwendig sein.

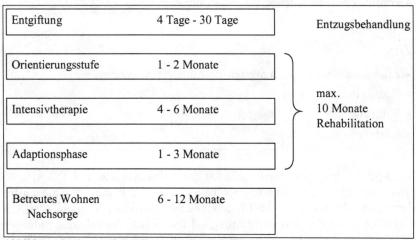

Abbildung: Stationäre Behandlung von Drogenabhängigen – Behandlungsverlauf

Zur Drogentherapie gehören neben der Psychotherapie gleichwertig die Bereiche Arbeits- und Sozialtherapie und Freizeitgestaltung. Die verschiedenen Einrichtungen umschreiben diese Bereiche unterschiedlich, inhaltlich sind sie aber weitgehend deckungsgleich.

- *Arbeitstherapie*

Umfasst zum einen die Selbstversorgungsbereiche in einer Einrichtung, die sich i.d.R. auf Küche, Garten, Renovierung und Bauabteilung beziehen, und zum anderen Trainingsbereiche zur Einübung von Arbeitsabläufen und Aus-

---

Sozial- und Psychotherapie in stationärer Behandlung
bei Drogenabhängigen

1. *Arbeitstherapie/Soziotherapie*

Ziele:

• Verantwortung übernehmen
• Regelmäßigkeit einüben
• Pünktlichkeit entwickeln
• Handlungsorientiert wirken
• Klärung der persönlichen sozialen Verhältnisse wie Schulden, Kran-kenversicherung, Wohnung etc.

2. *Psychotherapie*

Ziele:

• Aufarbeitung des Leidensdrucks
• kausale Gründe der persönlichen Suchtentwicklung erkennen
• Traumatisierungen aufarbeiten
• konflikt- und ursachenorientiertes Vorgehen

3. *Freizeitgestaltung*

Ziele:

• Erlebnisorientierte pädagogisch strukturierte Angebote
• Kreativitätsförderung
• Sinneswahrnehmungsübungen
• Körpereinsatz

---

bau von Fertigkeiten. Dazu gehören oft Schreinereien und PC-Arbeits-plätze, darüber hinaus diverse Arbeitsmöglichkeiten in den verschiedensten Bereichen, abhängig von der Eingebundenheit der Einrichtung in einer Re-gion. Die Ziele der Arbeitstherapie sind individuell festzulegen. Manchen fehlt jegliche Erfahrung einer regelmäßigen Beschäftigung und damit die Belastbarkeit, die es zu üben gilt. Andere sind bereits sehr erfahren, haben verantwortliche Positionen innegehabt und können schnell an ihre alten Fä-higkeiten anknüpfen. In den Bereich der Arbeitstherapie fallen die Aufga-ben der Wiedereingliederung in das Erwerbsleben, einer der zentralen Gründe der Behandlung.

• *Freizeitgestaltung*

bedeutet nicht Urlaub und Vergnügen organisieren, sondern umfasst ver-schiedene Bereiche der Körperarbeit, aber auch kulturelle Arbeit und die Kontaktanbahnung zum gesellschaftlichen Leben.

Drogenabhängige haben die meiste Zeit mit der Beschaffung der Drogen verbracht und wissen bereits in der Therapie oft nichts mit sich anzufangen. Deshalb gilt es, Erfahrungen der Freizeitgestaltung zu sammeln. Die Therapieeinrichtung muss diese Erfahrungen ermöglichen. Üblicherweise wird zu Beginn der Therapie die Teilnahme an mehr Freizeitmaßnahmen erwartet als gegen Therapieende. Die Anleitung weicht sukzessive der Selbstgestaltung der Freizeit.

Im Sport werden Interessen geweckt, aber auch Spannungen deutlich, polarisiert oder abgebaut. Nicht selten tragen Sportunternehmungen zum Abbau festgefahrener Blockierungen bei. Kajakausfahrt und Bergtour fordern und verbinden. Gruppendynamisch werden dabei die herrschenden Strukturen i.d.R. schneller erkennbar als in Therapiesitzungen, in denen Abwehrmechanismen oftmals Entwicklungsprozesse behindern.

Rückfall im therapeutischen Prozess

Rückfälligkeit während einer Therapie kann im therapeutischen Sinn Verschiedenes ausdrücken. Rückfall kann als Verweigerung, als Rückzug, als Flucht, als Überforderung und vor allem als Entscheidung, einen laufenden Prozess zu unterbrechen, gewertet werden. So betrachtet ist der Rückfall ein wichtiger Indikator für den psychischen Zustand des Klienten. Es gilt ihn aufzunehmen, zu verstehen, zu hinterfragen und für den weiteren Weg dem Klienten nutzbar zu machen. Eine solche Bearbeitung wird nur auf der Basis einer guten therapeutischen Beziehung möglich sein. Gerade in einer Rückfallkrise wird der Klient auf Verständnis angewiesen sein und nicht auf Ablehnung und Verachtung. Es steht therapeutisch nicht an, den Rückfall zu bewerten, als Versagen zu verurteilen oder gar als Ausdruck des Therapieversagens einzustufen. Es geht in erster Linie um das Verstehen und die Zuordnung zum therapeutischen Prozess. Im Rückfall liegt eine Chance der Neubewertung des erreichten Zustands. Nicht selten wirkt der Rückfall wie ein plötzlicher Rückschlag, überraschend und störend. Dies ist dann Ausdruck einer Fehleinschätzung, sowohl des Therapeuten als auch des Klienten. Auch die Therapie kann eine Neubewertung erfahren.

Ein Fallbeispiel:

Die 26-jährige Klientin befindet sich im 5. Therapiemonat. An den Therapiesitzungen hat sie sich bis dahin nur auf Ansprache beteiligt. Von sich aus bringt sie sich kaum ein. Sie nimmt an den Therapiesitzungen eher beobachtend teil. Es ist deutlich, dass sie es nicht wagt, ihren Ängsten nachzugeben und sich einer inneren Auseinandersetzung zu stellen. Die Klientin hat sich in der Therapie mit einem Mitklienten befreundet, der sie nicht selten bevormundet und maßregelt. Die Klientin bricht die Therapie ab, fährt in die nächste große Stadt, besorgt sich Heroin und wird damit rückfällig. Wenige Stunden später ruft sie in der Therapieeinrichtung an und fragt, ob sie wieder zurück kommen kann. Der Klientin wird nach kurzer Klärung, wie viele Drogen sie wann genommen hat, eine unmittelbare Rückkehr in die Therapieeinrichtung angeboten mit dem Hinweis, dass über ihren weiteren Verbleib erst verhandelt wird, nachdem ein weiteres persönliches Gespräch stattgefunden hat. Die Klientin nimmt das Angebot an und erscheint kurze Zeit später wieder in der Therapieeinrichtung.

Therapeutisch gilt es zu klären, was der unmittelbare Anlass des Abbruchs und in der Folge des Rückfalls war. Der Stellenwert des Rückfalls muss dem therapeutischen Prozess der Klientin zugeordnet werden. Was ist bisher gelaufen? Wo befindet sich die Klientin? Was steht für sie an? Was vermeidet sie? Was vermag sie in der Therapie zu leisten? Was kann die Therapie ihr dabei bieten? Sind die Strukturen der Therapieeinrichtung für den weiteren Prozess nützlich? Wird die Klientin von der Therapeutischen Gemeinschaft noch getragen, erlebt sie Akzeptanz?

Die Klientin berichtet, dass sie mit dem Gefühl lebe, nicht von der Stelle zu kommen. Die Beziehung zu dem Mitklienten gebe ihr nichts, es sei eine Beziehung wie sie sie fast immer erlebt habe, voll zu ihren Lasten, sie könne sich so nicht entfalten. Der Wunsch nach der Droge war vor allem mit dem Wunsch nach Ruhe und Rückzug verbunden, sie habe einfach nicht mehr weiter gewusst. Nun aber weiß sie nach dem Drogenrückfall, dass sie mit Heroin auch nicht wieder anfangen wolle. Es habe ihr nicht mal das gegeben, was sie sich erhofft habe. Sie wisse aber genauso, dass sie die Beziehung so nicht weiter leben will. Sie müsse sich trennen, wovor sie aber Angst habe.

Das Gespräch hat gezeigt, dass die Klientin an einem entscheidenden Weg steht. Sie ist bereit zu dem Versuch, ohne Drogen und ohne die vermeintliche Sicherheit einer Beziehung ihr eigenes Leben zu finden. Eine optimale Voraussetzung für eine Therapie. Mit der Klientin wurde die für sie notwendige Form der Unterstützung bei ihrem neuen Versuch besprochen. Sie wünschte sich eine Mitklientin als Unterstützerin, besonders in der Beziehungsfrage. Klar war, dass sie die Beziehung in der Therapie sofort beenden würde. Allen zu erwartenden Anträgen und Versuchungen sollte sie widerstehen können. Dazu wollte sie die Hilfe der Mitklientin und der Therapeuten nutzen. Die Klientin begann eine gute Therapie und schloss die Therapie nach 10 Monaten erfolgreich ab.

An diesem Beispiel ist erkennbar, dass Rückfälligkeit eine sehr positive Wende einleiten kann. Vor allem aber wird deutlich, dass Therapieeinrichtungen Rückfälle als therapeutischen Prozess verstehen müssen. Noch während der 70er-Jahre und Anfang der 80er-Jahre reagierten Therapeutische Einrichtungen auf Rückfall durchweg mit Entlassung. Oberster Grundsatz war die Einhaltung der Hausordnung und des Regelwerks. Diskussionen um Rückfälligkeit waren gefürchtet, weil sie die Gefahr der ungleichen Behandlung beinhalteten. Wie sollte unterschieden werden bei unterschiedlichen Stoffen? Kann Alkohol mit Heroin gleichgesetzt werden? Die größte

Befürchtung der Mitarbeiter aber war, mit der Akzeptanz des Rückfalls missverstanden zu werden und eine Welle von Rückfälligkeit auszulösen.

Auch heute gelten Regelwerke und Hausordnungen, in denen festgeschrieben steht, dass der Konsum jeglicher Drogen strengstens verboten ist. Klienten neigen auch jetzt dazu, Gewohnheiten und Rechte aus dem in einer Einrichtung praktizierten Umgang mit Rückfall abzuleiten. Das führt mitunter zu realitätsverzerrenden Beschreibungen von Therapieeinrichtungen. „Drei Rückfälle hast du hier frei" wird nicht selten kolportiert, wenn ein Klient tatsächlich im Verlauf seiner Therapie dreimal rückfällig war, aber nicht entlassen wurde. Die differenzierten und kaum übertragbaren Gründe dafür werden aber nicht genannt.

Die Erfahrung zeigt, dass langjährig in der Therapie Drogenabhängiger tätige Mitarbeiter gelassener und therapeutisch differenzierter mit Rückfällen umgehen als unerfahrene Mitarbeiter. Dahinter kann die latente Bedrohung durch den Rückfall vermutet werden. Ziel der Therapie ist ja die Abstinenz und gerade nicht die Einnahme von Drogen. Jede noch so begründete therapeutische Interpretation wird aber von diesem das Ziel vordergründig torpedierenden Akt überdeckt sein. Dieser für die Drogenarbeit typischen Situation eines scheinbaren Widerspruchs ist durch regelmäßige Reflexion im Team zu begegnen.

Die zunehmende Verfügbarkeit von Drogen jeglicher Art hat in den letzten Jahren zu einer Senkung der Hemmschwelle gegenüber dem Drogenkonsum auch in Therapieeinrichtungen geführt. Immer häufiger und offener nehmen Klienten für sich in Anspruch, auch nach einer Therapie Alkohol zu trinken oder Haschisch zu rauchen. Während früher bereits solche Aussagen als therapieunmotiviert abqualifiziert wurden, wird heute die Auseinandersetzung mit den formulierten Zielen als therapeutische Aufgabe angesehen. Auch wenn die Begründung „Alkohol war nie mein Problem, deshalb kann ich auch trinken" die Dynamik des Suchtverhaltens verkennt und deshalb so nicht akzeptiert werden kann, so muss andererseits konstatiert werden, dass nicht wenige Drogenabhängige trotz gelegentlichen Alkohol- oder Haschischkonsums über lange Zeiträume durchaus unauffällig bleiben und sozial integriert sind. Lerntheoretisch sind solche Phänomene durchaus erklärbar: Bei genügender psychosozialer Stabilität und Zufriedenheit wird auf das Hauptsuchtmittel, in der Regel Heroin, nicht zurückgegriffen. Die Erfahrung mit anderen Suchtmitteln war zeitlich vorgeschaltet und stand bei der Bewältigung psychischer Befindlichkeiten in keinem so engen Verhältnis wie später Heroin. Zu bedenken ist in solchen Fällen, dass psychische Krisen unterschiedlichen Ausmaßes zum Lebensalltag gehören und mit dem regelmäßigen Suchtmittelkonsum die Hemmschwellen bereits gesenkt sind. Ein ‚Umsteigen' auf die Hauptdroge ist jeder Zeit möglich.

Therapieeinrichtungen, aber auch andere Einrichtungen zur Betreuung junger Menschen müssen sich mit den veränderten Verhältnissen auseinander setzen. Erforderlich ist die differenzierte Betrachtung des Suchtmittelkonsums. Es muss erfasst werden, was der Konsum für den Einzelnen bedeutet, in welchem Zusammenhang er mit der aktuellen Lebensproblematik steht, was der Rückfall innerhalb der Gemeinschaft auslöst, in wieweit Werte verschoben werden und vor allem ob Abhängigkeitsentwicklungen Vorschub geleistet wird. Für therapeutische Einrichtungen kann es keine Freigabe von Suchtmitteln geben, sie würden dem Ziel der therapeutischen Arbeit entgegenstehen. Andererseits sind auch hier in eingeschränkter Weise Auflösungstendenzen gegenüber den frühen Jahren in der Therapie zu beobachten. In vielen Einrichtungen war Rauchen verboten, Kaffee ebenso oder stark rationiert. In diesen Bereichen herrscht inzwischen weitgehende Freiheit. Auch wenn es sich um qualitativ andere Suchtstoffe handelt, so ist doch interessant zu sehen, wie ein Wertewandel Einzug hält.

Rückfallvariablen

Klientenvariablen bei stationärer Rückfälligkeit

• Rückfalldimension

• Therapeutische Zugänglichkeit

• Betroffenheit

• Bedeutung des Rückfalls für die Dynamik des Klienten

Therapeutenvariablen

• Einstellung zu Rückfällen

• Berufserfahrung

• Umgang mit Spaltungsprozessen

• Entscheidungshierarchien

• Angemessene Dosierung von Zuwendung und Sanktion

Auswirkungen auf die Patienten/Klientengruppe

• Ausreichende Dokumentation

Bereitstellung eins Entgiftungs- oder Rückfallraumes

---

nach Lauer und Richter (1995)

Das Abstinenzparadigma

Die stationäre Therapie Drogenabhängiger wird in der Regel mit Abstinenztherapie assoziiert, weil das Ziel der Therapie die Aufgabe des Drogenkonsums und nicht die Akzeptanz eines weiterführenden Konsums ist. Auch die Tatsache, dass während der Therapie Abstinenz gefordert ist, unterstreicht das Image der Abstinenztherapie. Der Begriff Abstinenztherapie bekam eine neue Prägung mit der Erweiterung drogentherapeutischer Angebote in Form substituierender Hilfen und diente dabei als Abgrenzung. Zu Beginn der 90er-Jahre wurde die Frage nach einem Paradigmenwechsel in der bundesdeutschen Drogenarbeit aufgeworfen. Auf dem Bundesdrogenkongress 1992 in Braunschweig wurde ausführlich ein Paradigmenwechsel mit den inzwischen etablierten und anerkannten niedrigchwelligen Angeboten begründet, die sich akzeptierend bezeichneten, während Vertreter der traditionellen Drogenarbeit allenfalls eine Erweiterung und Neugewichtung der Hilfeangebote im Rahmen eines vernetzten Systems ausmachten. Akzeptanz versus Abstinenz sollte zwei Richtungen unterschiedlicher Theorie und gesellschaftlicher Einschätzung skizzieren. Die Vertreter der ‚akzeptierenden Drogenarbeit' beschäftigen sich vorwiegend mit niedrigschwelligen Hilfen und entstammen oft der Aidshilfe. Ihr Handlungsansatz geht deshalb auch primär von der Verhinderung gesundheitlicher Risiken wie Aids aus. Die mit dem Konsum von Drogen verbundenen originären gesundheitlichen Risiken und den Krankheitswert von Sucht sehen sie erst in zweiter Linie oder gar nicht.

Die ‚abstinenzorientierte Drogenarbeit' dagegen hat sich inzwischen weitgehend von den dogmatisch anmutenden Regeln losgesagt. Sie akzeptiert Drogenabhängige wie sie sind und setzt sich für eine jeder Zeit verfügbare Hilfe ein. Allerdings fordert sie eine ständige Überprüfung der therapeutischen Ziele und akzeptiert z.b. keine ununterbrochene Substitution. Sie hält den Ausstieg aus der Abhängigkeit für das höchste Ziel, das nicht jeder gleichermaßen erreichen kann. Die Chance dazu muss aber jedem geboten werden. Ihr Handeln basiert auf der Annahme von Sucht als Krankheit. Nur wer krank ist, soll die entsprechenden stationären Maßnahmen in Anspruch nehmen können.

Es gibt heute noch immer den Streit um den richtigen Weg in der Drogentherapie, obwohl Einvernehmen darin besteht, dass es den Königsweg nicht gibt. Die Drogenarbeit ist wie eh und je ein von Ideologie und Emotionen geprägtes Feld, das schnell neue Strömungen, Ideen und Erkenntnisse aufnimmt – und sich dabei nicht selten übernimmt.

Die Absicherung der Behandlung – Nachsorge

Unbestritten ist, dass es nach der Behandlung weiterer Maßnahmen bedarf, um den Behandlungserfolg zu sichern. Auch die Kosten- und Leistungsträger sind vom ergänzenden Wert der Nachsorge überzeugt. Die ‚Reha'-Kommission der Rentenversicherungsträger fordert, auch ambulante ‚Reha'-Leistungen im Rahmen der Nachsorge zu erweitern und bei speziellen Indikationsgruppen länger als bisher üblich anzubieten. Fachleute fragen auch, ob nicht die Entwöhnungsbehandlung in ihrem überhöhten Anspruch und ihrer überhöhten Wertschätzung zu Gunsten der Verbesserung der Nachsorge etwas reduziert werden müsse (vgl. Bader/Heise 2000). In der Praxis jedoch wird die Nachsorge von verantwortlicher Seite nicht hinreichend unterstützt und ist deshalb nicht so leistungsfähig wie sie eigentlich sein könnte.

Nicht alle Klienten bedürfen nach einer Entwöhnungsbehandlung einer Nachsorge. Sie ist für diejenigen angezeigt, die nicht genügend sozial und/oder beruflich integriert und/oder im besonderen Maße rückfallgefährdet sind und/oder nicht über eine ausreichende soziale und berufliche Kompetenz verfügen, um eine noch nicht ausreichende soziale und berufliche Integration ohne Hilfe zu bewerkstelligen.

Die Inanspruchnahme poststationärer Unterstützungsangebote ist allerdings aus unterschiedlichen Gründen unzureichend. Es gibt eine Recht große Gruppe von Klienten, die für sich schlicht keine Notwendigkeit ergänzender Unterstützungen sieht. Ein Teil der Klienten wird damit auch Recht haben, bei einem anderen Teil dürfte diese Einstellung Ausdruck der begrenzten Reichweite der Suchtkrankentherapie sein. Es mag zwar in der gegebenen Zeit und unter den gegebenen Umständen gelingen, die psychischen Grundlagen für eine abstinenzorientierte Lebensführung zu entwickeln, aber die zugrunde liegenden Störungen werden häufig nicht befriedigend behandelt werden können. Darüber hinaus ist eine gewisse ‚Therapiemüdigkeit', deren Herkunft auch daraufhin zu überprüfen wäre, ob sie Ausdruck eines Widerstandes oder einer Abwehr ist oder einfach eine angemessene Reaktion auf eine lange produktive therapeutische Phase darstellt, bei vielen Klienten zu konstatieren.

Außerdem stellt sich die Frage, ob die Nachsorge-Angebote genügend flexibel und noch zeitgemäß sind. Gerade jüngere Klienten finden häufig nicht den Weg in die von Älteren dominierten Gruppen, die zudem eher skeptisch auf neue Interessenten reagieren. In vielen Fällen sind die Nachsorgehäuser direkt einer Therapeutischen Gemeinschaft angeschlossen und werden ausnahmslos durch sie belegt. Vorteil dabei ist, dass die Betreuung von meist bereits vertrauten Mitarbeitern fortgesetzt wird, die auch die spezifischen Schwierigkeiten der Klienten kennen und dass die Klienten ihre Mitbewohner aus der Therapie kennen. Als Nachteil kann gewertet werden, dass der Kontakt zu unbekannten Personen weiter hinaus geschoben wird und sich ein ‚Ingroup-Verhalten' ausprägt.

Die wesentlichen Inhalte der Nachsorge beziehen sich auf Arbeit, auf Wohnen und auf Freizeitgestaltung. Der Zusammenhang von Suchterkrankung und Arbeitslosigkeit ist oftmals untersucht worden, ebenfalls der Zusammenhang zwischen Arbeitslosigkeit und Rückfall: „Es gibt keinen statistischen Zusammenhang, der auch nur ähnliche Bedeutung hätte, wie der zwischen Arbeitslosigkeit und erwarteter Arbeitslosigkeit einerseits und Rückfall andererseits" (Bönner 1995 – siehe dazu auch Arnold/Stein, Übergang in die Arbeitswelt und Drogengebrauch, i.d.B.).

Das Betreute Wohnen dient nicht in erster Linie der Abhilfe bei Wohnungsnot, sondern einer intensiveren Betreuung des Klienten, als sie bei Kontakten mit der Beratungsstelle möglich wäre. Eine genaue Zielbestimmung und Indikationsklärung für das Betreute Wohnen ist unabdingbar.

Substitution

Seit Mitte der 80er Jahre die Aidsproblematik ein Umdenken in der Erwartungshaltung gegenüber den Klienten einleitete, wird der Stellenwert von Substitution und ihre Bedeutung in der Behandlung Drogenabhängiger kontrovers diskutiert. Die Substitutionsbefürworter gehen von einem in der Drogenarbeit neuen Hilfeverständnis aus, indem sie die Ziele für die Therapie neu festsetzen. Es geht ihnen primär um die Vermeidung weiterer Infektionen und damit um Maßnahmen gegen eine gesundheitliche Verelendung. Dem müssen höhere Ziele wie Abstinenz, wenn sie denn nicht erreicht werden können, weichen. Umstritten ist vor allem, wer Zugang zur Substitution erhalten soll. Es gibt Befürworter für einen fast freien Zugang und Vorschläge für altersgebundene und drogenerfahrene Einschränkungen. Schließlich werden die körperliche Symptomatik und bereits entwickelte Begleiterkrankungen als maßgebliche Indikatoren für die Substitution benannt.

Die Kritiker befürchten eine falsche Signalwirkung gegenüber den Drogenabhängigen. Substitution bedeutet für Abhängige immer eine Ausweichmöglichkeit, die Auseinandersetzung um den Ausstieg zu vermeiden. In der Ambivalenz zwischen Drogenkonsum und Ausstieg, in der sich Drogenabhängige sehr oft befinden, wird bei einer breiten und leicht zugänglichen Substitution i.d.R. die weitere Drogeneinnahme – zwar in Form eines Substituts – gewinnen. Substitution wird so die unersetzbare schwierige Diskussion, das Ringen um die weitere Lebensführung verhindern. Die zweifellos mit Substitution auch zu verbindende Abnahme der Kriminalität und Prostitution und Risikominderung wollten Substitutionsgegner über andere Wege geregelt wissen.

Inzwischen werden in Deutschland ca. 40.000 Drogenabhängige mit Methadon substituiert. Keine therapeutische Hilfe wird von mehr Abhängigen in Anspruch genommen. Methadon und Substitution haben ihren Platz in der Versorgung Drogenabhängiger gewonnen. Einer Vielzahl konnte darüber geholfen werden, einer Arbeit auch substituiert nachzugehen. Ein größerer Teil aber kommt mit der Substitution nicht weiter, er hält sich in den Kontaktläden auf oder ist Szenebesucher. Fast keiner kommt ohne Beikonsum irgendwelcher weiterer Drogen aus, in der Regel wird Kokain konsumiert, aber auch Haschisch und vor allem Alkohol. Was diesen Menschen fehlt, ist eine angemessene Beschäftigung, stundenweise oder im Anspruch steigend. Obwohl allgemeine Übereinstimmung darüber herrscht, dass Beschäftigungsmaßnahmen genauso zur Substitution gehören wie eine geregelte psychosoziale Begleitung, ist deren Finanzierung und Bereitstellung völlig ungesichert und in der Regel nicht gegeben. Krankenkassen sehen sich dafür nicht zuständig, weil es sich nicht um medizinische Behandlung im eigentlichen Sinne handelt (obwohl in anderen medizinischen Bereichen die psychosozialen Anteile der medizinischen Behandlung unumstritten sind). Finanziert wird die psychosoziale Begleitung deshalb nur anteilmäßig von Kommunen, Ländern oder durch den Sozialhilfeträger. Die notwendige enge Abstimmung zwischen medizinischer und psychosozialer Behandlung findet nur vereinzelt statt; damit wird dem Behandlungsansatz seine Wirksamkeit genommen.

Methadon wird nach den Richtlinien der Allgemeinen Untersuchungs- und Behandlungsmethoden (AUB) abgegeben. Die Praktikabilität der Richtlinien wird von vielen Ärzten bezweifelt. Auch wenn seit der Novellierung 1999 der Zugang zur Substitution leichter ist, so ist die praktische Durchführung doch von vielen Vorschriften eingeengt. Als besonders praxisfern wird kritisiert, dass eine Substitution vom Arzt erst nach Antragstellung in der Methadonkommission und deren Genehmigung erfolgen kann.

In der stationären Rehabilitationsbehandlung war Substitution bisher nicht möglich. Ende 1999 beginnen einzelne Rentenversicherungsträger über ein entsprechendes Behandlungskonzept nachzudenken. Favorisiert werden separate Behandlungseinrichtungen für diese Gruppe. Das Substitut soll während der Therapie ausgeschlichen werden, so dass bei der Entlassung Drogenfreiheit besteht. In wenigen Kliniken gibt es bereits Erfahrung, eine Einrichtung hat Methadonklienten im Rahmen eines Modellversuchs unter anderen Klienten mitbehandelt. Dabei hat es keine nennenswerten Probleme gegeben, weder in der Weise, dass Nicht-Substituierte nach Substitution verlangten noch dass die Substituierten sich nicht integrieren konnten.

Mit der Möglichkeit für Substituierte, auch an stationärer Rehabilitation teilzunehmen, wird eine Ungleichbehandlung abgebaut. Wenn auch die meisten Substituierten für diese Behandlung nicht in Frage kommen, so muss doch konstatiert werden, dass einige Substituierte keine schlechtere Prognose für eine ‚Reha'-Behandlung haben als viele andere ‚Reha'-Klienten. Allein die Tatsache der Einnahme eines Substituts darf nicht solche grundlegenden Ausschlüsse von Behandlungsmaßnahmen nach sich ziehen.

Von erfahrenen Ärzten in der Substitutionsbehandlung wird die Möglichkeit einer vorübergehenden stationären Unterbringung substituierter Klienten gefordert. Es handelt sich dabei insbesondere um Klienten, die ständig erhöhten Beikonsum haben und die nicht in der ärztlichen Praxis ‚zu führen' sind. Diese Klienten brauchen einen geregelten Lebensrahmen. Den zu finden ist manchmal erst über eine Neuorientierung in einer therapeutischen Einrichtung möglich. Eine Rehabilitationsbehandlung wird dafür nicht in Frage kommen. Es müsste sich um eine durch Krankenkassen finanzierte, dem Substitutionsziel zugeordnete stationäre Behandlung handeln, die im drogentherapeutischen Setting stattfindet. Unter den gegebenen Finanzierungsstrukturen ist die mittelfristige Realisierung eines solchen Ansatzes nicht zu erwarten. Zusammenfassend kann in Anlehnung an Naber (1995) gesagt werden, dass

- Nutzen und Risiken der Methadonsubstitution vom jeweiligen soziokulturellen Hintergrund und den lokalen Besonderheiten in Bezug auf Epidemiologie, Therapiemöglichkeiten etc. abhängen,
- nur eine Teilgruppe der Opiatabhängigen für Methadonsubstitution geeignet ist,
- die Verabreichung von Methadon bei einer hinsichtlich Alter, Motivation und Zuverlässigkeit oft erheblich selektierten Population unter Berücksichtigung der Erfolgskriterien durchaus zu mehr als 50% positiven Veränderungen führt (Reduktion von Heroinkonsum, HIV-Infektion, Prostitution, Kriminalität etc.),
- die Wirksamkeit des Methadons von der konsequenten Einhaltung der Ein- und Ausschlusskriterien, einer ausreichenden Dosierung und insbesondere einer intensiven und individuell angepassten psychosozialen Betreuung abhängt,
- die Rehabilitation während einer Substitution ein langwieriger Prozess ist, eine Reduktion des Methadons bzw. ein Absetzen bei den meisten Klienten erst nach 2-5 Jahren möglich ist.

Die Abgabe von Heroin an Schwerstabhängige wird ab Mitte 2002 in sieben Städten modellhaft durchgeführt werden. Das Ziel dabei ist, Drogenabhängige, die mit Methadonsubstitution nicht befriedigend behandelt werden konnten, weil sie i.d.R. zu viel Beikonsum betrieben und sich damit stets gefährdeten, zu erreichen und ihre gesundheitliche Situation zu verbessern. Mit der Abgabe des so genannten Originalstoffes soll der Beikonsum wegfallen. Erfahrungen in der Schweiz weisen auf eine Verbesserung der sozialen Integration und einen Rückgang der Strafdelinquenz hin. Es wird aber auch deutlich, dass die Anforderungen an die Teilnehmer relativ hoch sind, indem sie sich zwei bis drei Mal täglich ihre Dosis in der Abgabestelle abholen müssen. Nicht wenige Teilnehmer haben verstärkt Kokain konsumiert und fallen aus dem Modell heraus.

Aus dem Grundsatz heraus, dass jede Hilfsmöglichkeit genutzt werden muss, wenn sie Verelendung und gesundheitliche und soziale Risiken verringert, muss auch die Abgabe von Heroin als ein weiteres Hilfsmittel begrüßt werden. Es muss aber auch darauf hingewiesen werden, dass dieses Behandlungsangebot nur für wenige Drogenabhängige in Frage kommen wird. Insofern wird sich die Gesamtsituation der Drogenabhängigen in Deutschland mit der Abgabe von Heroin nicht nennenswert verändern.

Zugang zum Hilfesystem

Motivation

Mehr als die Hälfte der Drogenabhängigen ist strafauffällig und unter den Auflagen des Betäubungsmittelgesetzes in Therapie. Die Therapiemotivation ist dabei vom Wunsch der Strafvermeidung durchsetzt. Die mehr extrinsisch geprägte Motivation muss also im Therapieprozess in eine intrinsische Motivation übergehen. Aber auch ohne gerichtliche Auflagen sind Klienten zu Beginn der Therapie eher extrinsisch motiviert, allenfalls kann von einer ambivalenten Motivation ausgegangen werden. Es ist deshalb eine der wichtigsten Aufgaben in der Therapie, motivationsbildend zu arbeiten. Die oft aus Unkenntnis und angstbesetzten Vorstellungen resultierende Abwehr gegen Therapie lässt sich auflösen, sobald die realen Erfahrungen in der Therapie positiv sind. Zur Förderung dieses Prozesses werden in manchen Einrichtungen Aufnahmegruppen gebildet, die sich vor allem auch mit Therapieerwartungen, Ängsten und Ambivalenzen befassen. Untersuchungen über Therapieerfolge zeigen bereits seit langem, dass es keine Unterschiede zwischen Klienten mit Auflagen und Klienten ohne Auflagen gibt. Die ursprüngliche Annahme, dass die Wirksamkeit der Therapie von der Eigenmotivation des Klienten abhängt und die Eigenmotivation durch Auflagen und Erfüllung von Vorbedingungen erhöht werden kann, lässt sich nicht aufrecht erhalten. Ohne Frage ist die Motivation für den möglichen Grad der Auseinandersetzung maßgebend. Dies bei Abhängigen jedoch bereits im Vorfeld der Therapie für eine Therapieentscheidung zu prüfen, verkennt die spezifische Situation der Drogenabhängigen. Sie neigen in solchen Situationen eher dazu, die formalen Voraussetzungen angepasst zu erfüllen und werden ihre wahren Zweifel nicht thematisieren. In der Folge kommt es nicht selten zu Fehlentscheidungen bei der Wahl der Therapie und der Therapieeinrichtung. Nur frühe Offenheit und angstfreie Beratung kann eine tragfähige Grundlage zur Motivationsförderung sein. Sinnvoll ist deshalb eine die Motivationsentwicklung beinhaltende Therapie, die bestenfalls bereits mit der Entzugsbehandlung beginnt und sukzessive in eine Entwöhnungsbehandlung übergeht. Die gegliederte Zuständigkeit der Kostenträger verhindert aber eine ganzheitliche Behandlung.

Bedeutung des sozialen Umfelds

Lange Zeit galt der Grundsatz in der Suchtkrankenbehandlung, die Betroffenen weit entfernt von ihrem Wohnsitz zu behandeln, um Distanz zum Milieu zu schaffen. Für Drogenabhängige galt dies in besonderem Maße wegen ihrer kriminellen Verstrickungen und Abhängigkeiten. Die Erfahrungen der Sozialpsychiatrie mit gemeindenaher Behandlung Suchtkranker zeigen, dass eine Integration im heimatlichen Umfeld besser gelingt, wenn die Behandlung von Anfang an die sozialen Strukturen aufnimmt und den Klienten in seiner zwar angstbesetzten, aber vertrauten Umgebung stärkt. Der Klient muss sich stellen, er kann nicht vor sich weglaufen, um sich und seinem Umfeld eine Scheinwelt aufzubauen. Diese zum Teil von schwierigen Phasen geprägte, der realen Situation aber relativ nahe Therapie stärkt die Integrationskraft des Klienten. Der drogenabhängige Klient muss lernen, die heute in jeder Stadt existierende Szene zu meiden. Er kann seine Drogenfreiheit nicht von einer drogenfreien Umgebung abhängig machen (siehe auch Blum, Soziale Netzwerke von Drogengebrauchern und Blum, Drogenprävention im Gemeinwesen, i.d.B.).

Kostenträger haben in den letzten Jahren darauf hingewirkt, die Behandlung im Umfeld des Klienten durchzuführen, wenn auch nicht selten in einem Radius von mehr als 100 km. Bei Drogenentwöhnungsbehandlungen mag eine solche Distanz weniger bedeutend sein. Wichtig ist, dass der spätere Lebensraum bereits von der Therapie aus besucht werden kann. Optimal ist eine ebenfalls von der Therapie ausgehende Arbeitsaufnahme, um die Integration sozial abzusichern. Eine psychische Betreuung ist in einer individuell festzulegenden Frequenz eine wichtige Unterstützung.

Drogenabhängige nehmen in der Regel im Laufe ihres Ausstiegsprozesses an mehreren therapeutischen Maßnahmen teil. Diese Tatsache des bei Drogenabhängigen besonderen Therapieverlaufs spricht ebenfalls für ein regionales, gemeindenahes Behandlungsnetzwerk. Es soll dem Abhängigen vertraut sein, Ansprechpartner müssen erkennbar sein und die unterschiedlichen Behandlungsphasen aufeinander abgestimmt sein. Nur so können Behandlungsmaßnahmen für den Klienten sinnvoll aufeinander bezogen werden und im Bedarfsfall kann auf die Vorbehandlungen aufgebaut werden.

Literatur

Bader, T.: Die stationäre Behandlung Drogenabhängiger in der Psychiatrie. In: Cording, C./Fleischmann, H./Klein, H. E.: Qualitätssicherung in der Suchttherapie. Freiburg im Breisgau 1995

Bader, T./Heise, C.: Behandlungsangebote für Suchtkranke im Verbundsystem der Suchthilfe. In: Thomasius, R.: Psychotherapie der Suchterkrankungen – Krankheitsmodelle und Therapiepraxis. Stuttgart 2000

Basaglia, F.: Die negierte Institution oder die Gemeinschaft der Ausgeschlossenen. Frankfurt a.M. 1973

BMJFFG (Hrsg.): Empfehlungen der Expertenkommission der Bundesregierung zur Reform im psychiatrischen und psychotherapeutisch/psychosomatischen Bereich. Bonn 1988

Bönner, K. H.: Arbeit – notwendige Bedingung seelischer Gesundheit. In: Sucht aktuell. Geesthacht 1995

Borkenstein, C.: Zum Umgang mit Drogenabhängigen im Strafvollzug. In: Heckmann, W.: Drogentherapie in der Praxis. Weinheim 1991

Brömer, H.: Therapeutische Gemeinschaft als pädagogisch-therapeutisches Lern- und Lebensmodell. In: Heckmann, W.: Drogentherapie in der Praxis. Weinheim 1991

Deutsche Hauptstelle gegen die Suchtgefahren: Jahrbuch Sucht 1999. Geesthacht 1998

DSM III: Diagnostisches und Statistisches Manual Psychischer Störungen DSM-III-R. Weinheim 1991

Heckmann, W.: Geschichte der Therapeutischen Gemeinschaft in Europa. In: Yablonski, L.: Die Therapeutische Gemeinschaft. Basel 1990

Holz, A./Leune, J.: Versorgung Suchtkranker in Deutschland. In: DHS Jahrbuch Sucht 1999. Geesthacht 1998

Junge, S.: Die klinische Entwöhnungsbehandlung. In: Heckmann, W.: Drogentherapie in der Praxis. Weinheim 1991

Krasney, O. E.: Sozialrechtliche Vorschriften bei der Betreuung Suchtkranker. Kassel 1992

Kremer, G./Dormann, S./Pörksen, N./Wessel, T./Wienberg, G.: Die Umsetzung sekundärpräventiver Strategien bei Patientinnen und Patienten mit Alkoholproblemen in Arztpraxen und Allgemeinkrankenhäusern. In: Aktion Psychisch Kranke, ed. Innovative Behandlungsstrategien bei Alkoholproblemen. Freiburg im Breisgau 1997

Mann, K./Knapp, B.: Die Baden-Württemberg-Studie Drogenentzug. In: Sozialministerium Baden Württemberg (Hrsg.) Sucht 14. Stuttgart

Still, G.: Das wahre zweite Mal. Skripten zum Psychodrama Bd. 13. Moreno-Institut. Stuttgart 1997

Wienberg, G.: Die vergessene Mehrheit. Köln 1992

Yablonski, L.: Die therapeutische Gemeinschaft. Weinheim 1990

Thomas Enke

Krisenintervention bei Drogenabhängigen

Eine Krise hat wie die Waage immer zwei Seiten. Sie stellt einerseits eine Gefahr dar, bietet aber andererseits die Chance, gestärkt aus ihr hervorzugehen. Zu welcher Seite sich die Waage neigt, hängt nicht nur von den Betroffenen selbst ab, sondern auch von den Interventionen, die sie Grenzen setzend und unterstützend in kritischen Situationen erfahren.

Drogen, Interventionen und der Umgang mit dem Interventionsparadox

Viele Erwachsene, die aus unterschiedlichen sozialen und institutionellen Bezügen heraus mit dem Drogenkonsum von jungen Menschen konfrontiert werden, sind überfordert oder sogar völlig hilflos, wenn es um die Angemessenheit des ‚Eingreifens' geht. Daher ist es nicht verwunderlich, dass zumeist entweder dramatisierend oder ausweichend darauf reagiert wird.

Ein Grund für diese Hilflosigkeit ist offenbar, dass sich die Intervention nach wie vor nur aus dem Gefahrenaspekt legitimiert, der vom unkontrollierten Konsum von Drogen nachweislich ausgeht. Dieser defizitorientierte Blick (vgl. Wieland 1997) versperrt quasi den pädagogischen Zugang zum ‚Drogenverhalten', weil er es von vornherein von seiner psychosozialen Bedeutung isoliert. Er ‚unterstellt' den Betroffenen gewollt-selbstschädigendes Verhalten und missachtet die ubiquitäre Bedeutung und den Nutzen des ‚Stoffes' als Genuss- oder Bewältigungsmittel. Solch eine einseitige Sichtweise schmälert die Interventionschancen drastisch bis hin zur völligen Nutzlosigkeit, weil damit kaum Einsichten und schon gar keine Veränderungen ‚erzeugt' werden können. Gerade dann, wenn sich der ‚Stoff' auf die eine oder andere Art als unentbehrlicher Faktor für die Regulation des psychosozialen Gleichgewichtes erweist (nicht die körperliche Abhängigkeit) und noch kein zwingender Grund besteht, nach Alternativen oder Strategien zur längerfristigen Gefahrenminderung zu suchen, entwickelt sich das Risikoklientel.

Das ist aber, und das muss ausdrücklich betont werden, zunächst nur die Expertensicht. Für die Betroffenen existiert ja gerade eine konträre Konstellation zur Sicht des Experten. Sie bezieht sich viel eher auf den Moment als auf die unbekannten langfristigen sozialen und gesundheitlichen Konsequenzen. Drogen unterstützen subjektiv das Befinden und die Handlungsfähigkeit (vgl. Enke 1998 b). Aber gerade durch diese Ambivalenz ist es in der weiteren Folge des Drogenkonsums wahrscheinlich, dass die Handlungsfähigkeit nicht aufrechterhalten, sondern immer mehr eingeschränkt wird und es so zur Entwicklung einer Krise kommt. Eine Intervention wird dann in jedem Fall erforderlich. Krisen fordern die soziale Reaktion deshalb heraus, weil sie diese zu ihrer eigenen Auflösung benötigen.

Die Ambivalenz von Nutzen und Gefahren, die von Drogen ausgeht, führt zwangsläufig zu Paradoxien. Eine davon ist das Interventionsparadox an sich. Pädagogen, Helfer und andere ‚Träger' sozialer Kontrolle und Unterstützung werden unweigerlich damit konfrontiert, wenn sie intervenieren. Von der Sicherheit im Umgang mit dem Interventionsparadox hängt es aber zuallererst ab, ob das ‚Eingreifen' überhaupt eine Chance hat, von den Betroffenen akzeptiert zu werden. Das Wissen und die Erfahrungen lassen es Helfern selbstverständlich erscheinen, was für ihre Klienten gut ist und was nicht. Wenn wir ihnen dieses dann mit einer gut gemeinten Hilfsabsicht nahe legen, ernten wir aber leider oft nur Ausweichen. Andere würden auch resignierend sagen: Die Betroffenen entziehen sich der Hilfe. In diesem Zusammenhang bedeutet Wissen sogar Ohnmacht (vgl. Böhnisch 1997). Damit wäre zunächst eine Grundeinstellung angegeben, die angesichts des Interventionsparadox eingenommen werden sollte.

Wie kann nun angesichts der genannten Paradoxien richtig reagiert bzw. eingegriffen werden? Der folgende Abschnitt soll eine kurze Einführung in die Thematik von psychosozialer Krise und Krisenintervention geben. Zunächst wird allgemein darauf eingegangen und anschließend werden einige Besonderheiten daraus für das Jugendalter im Zusammenhang mit abweichendem Verhalten besprochen.

Psychosoziale Krisen und Krisenintervention

Eine psychosoziale Krise ist zwischen Stress und Depression angesiedelt. Sie entwickelt sich, wie auch Stress, als ein Missverhältnis zwischen den zu bewältigenden Anforderungen und den dazu zur Verfügung stehenden Handlungsmöglichkeiten. Im Unterschied zum Stress, der sich nur auf einer Leistungsebene abspielt, betrifft das Missverhältnis bei einer Krise die ganze Person. Es handelt sich dabei um einen belastenden temporären, in seinem Verlauf und in seinen Folgen ‚offenen' Veränderungsprozess der Person. Er ist gekennzeichnet durch eine Unterbrechung der Kontinuität des Erlebens und Handelns, durch eine partielle Desintegration der Handlungsorganisation und eine Destabilisierung im emotionalen Bereich. Selbstzweifel ist ein zentrales Merkmal dabei (vgl. Fiedler 1988). Sonneck (1997) bezeichnet in Anlehnung an Caplan (1964) und Cullberg (1978) die psychosoziale Krise als Verlust des seelischen Gleichgewichts, den ein Mensch verspürt, wenn er mit Ereignissen und Lebensumständen konfrontiert wird, die er im Augenblick nicht bewältigen kann, weil sie von der Art und vom Ausmaß her seine durch frühere Erfahrungen erworbenen Fähigkeiten und erprobten Handlungsmittel zur Erreichung wichtiger Lebensziele oder zur Bewältigung seiner Lebenssituation überfordern.

Anders ausgedrückt, überschreitet die Traglast, der die Person ausgesetzt ist, ihre Tragkraft. Die Folge ist die Zerstörung ihres homöostatischen Gleichgewichts (Hoffmann/Roos 1997). Man wähnt sich am Ende, weil das Fass überläuft oder gar nichts mehr stimmt, was man gewohnt war. Aber auch ein plötzliches Ereignis kann so traumatisch sein, dass man sich völlig hilflos und unfähig fühlt, darauf besonnen zu reagieren, und man aus dem Gleichgewicht gerät.

In Anlehnung an Sonneck (1997) werden für die uns interessierenden Problemfelder zwei Hauptarten von Krisen benannt, die im Folgenden auch schematisch dargestellt werden. Das ist einmal die Situations- oder Veränderungskrise. Zum anderen ist das die Ereignis- oder traumatische Krise. Aus der Verflechtung der besonders durch Erikson beeinflussten psychosozialen Entwicklungstheorie mit der Krisentheorie (vgl. Hoffmann/Roos 1997) interessiert insbesondere die Entwicklungskrise. In ihren grundsätzlichen Merkmalen kommt diese der Veränderungskrise nahe. Diese Veränderung ist beim Heranwachsen grundsätzlich gegeben. Ereigniskrisen können diese zusätzlich problematisieren.

Jeder Mensch durchlebt also im Laufe seines Lebens kritische Situationen oder auch Phasen. Aufgrund des prozesshaften Geschehens spitzen sich diese aber nur dann zu, wenn die betroffene Person aufgrund ihrer individuellen Ressourcen gegenüber diesen Belastungen besonders verletzlich und überfordert ist, diese zu bewältigen. In jedem Fall ist ein Mensch unmittelbar bestrebt, sein Gleichgewicht aufrechtzuerhalten bzw. wieder einzurichten. Oft geht dieser ‚Zustand' mit abweichendem Verhalten einher, so dass die anderen Personen diesen zumindest erkennen und helfend oder grenzensetzend darauf reagieren können. Diese soziale ‚Funktionalität' einer Krise ist wichtig, da es kaum einem Menschen allein gelingt, gestärkt aus einer Krise hervorzugehen.

Allerdings kann eine unangemessene Reaktion die Krise zusätzlich verschärfen. In jedem Fall hat eine psychosoziale Krise gleichzeitig das Moment des Risikos und der Chance. Mit anderen Worten: Es muss häufig erst etwas Schlimmes passieren, bevor sich etwas ändert. Die Qualität der sozialen Reaktion auf die Krise entscheidet mit, welches der beiden Momente in den Vordergrund rückt. Egidi/Boxbücher (1996) definieren die Krise daher auch als Entscheidung oder entscheidende Wende. Bei den heranwachsenden Menschen wird der soziale Faktor sogar der maßgebliche für eine Wende sein.

Ereignis- oder traumatische Krise (Sonneck 1997 nach Cullberg 1978)

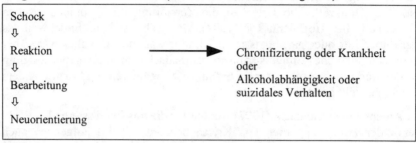

Veränderungskrise (Sonneck 1997 nach Caplan 1964)

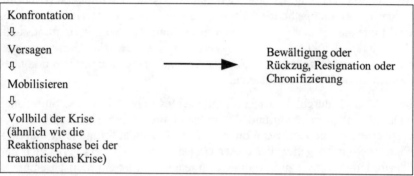

Krisen und Krisenintervention im Kontext von Erwachsenwerden und Delinquenz

Junge Menschen haben grundsätzlich krisenhafte Entwicklungsphasen und Situationen zu bewältigen und sind dabei auf die Hilfe und Erziehung der Erwachsenen angewiesen. Das trifft auch dann zu, wenn sie das nicht immer nach außen zeigen und obwohl sie ihre Orientierungen primär in den Peer-groups suchen und finden. Heranwachsende haben Entwicklungsaufgaben zu bewältigen, die schwierig sind und zusätzlich von sozialen Risiken begleitet werden und damit nicht nur besonders stressverursachend sind, sondern ernsthafte Krisen auslösen können. Für die Bewältigung der Anforderungen und Veränderungen stehen ihnen zunächst nur die in der Kindheit erworbenen und erprobten individuellen Ressourcen als Tragkraft zur Verfügung, die prinzipiell nicht genügen, um die größer werdende Traglast auszugleichen. Eigentlich reicht es aus pädagogischer Sicht nicht einmal aus, hier nur einen Ausgleich zu schaffen. Die jungen Menschen sollten dabei ‚wachsen' und lernen, so dass eine höhere Tragkraft entstehen kann.

Niemand gibt den jungen Menschen die Gewähr, dass sie erfolgreich dort ankommen, wo sie eines Tages als Erwachsene gebraucht werden. Als Jugendliche wandern sie oftmals in einem „tiefen Tal" (Menzen 1996) und suchen nach Orientierungen, wie sie am besten den Berg des Erwachsenseins erklimmen. Dafür brauchen sie diejenigen, die schon dort oben stehen, die Erwachsenen. In erster Linie brauchen sie aber die Gleichaltrigen, die mit ihnen das Tal durchschreiten. Wenn der Berg, auf den sie streben, zu hoch oder zu steinig ist, oder diejenigen, die bereits dort stehen, zu wenig Attraktives von da oben zu vermitteln haben, wollen sie, so lange es geht, unten bleiben. Denn so ergibt es keinen Sinn, die Last der Entwicklungsaufgaben auf sich zu nehmen. „Es ist eh alles sinnlos" und deshalb könne man ja alles (Entwicklungsaufgaben) „versauen", hört man oft von Jugendlichen, die lieber riskant und lustbetont im Jetzt leben. Dennoch bleibt bei den meisten das Ziel bedeutungsvoll. Es wird nur verdrängt oder ausgeblendet, weil es eben viel zu hoch oder zu ‚unbegreifbar' ist, wenn ihnen die verfügbaren Vorbilder dafür nicht zusagen. Es geht aber definitiv nicht, sich davon auszunehmen. Die Entwicklungsaufgaben müssen bewältigt werden. Dafür brauchen sie individuelle Stärken, die erst in diesem Kontext entwickelt und gefördert werden müssen, weil sie nicht selbstverständlich zum ‚Repertoire' der zurückliegenden Kindheit gehören.

Die jugendliche Entwicklungskrise wird deshalb auch als Sinnkrise verstanden (Erikson 1980; Fiedler 1988). Allein die Angst vor dem Scheitern beim Suchen nach dem Sinn des Lebens kann schon abweichendes Verhalten, unter anderem auch das, welches mit dem Drogenkonsum im Zusammenhang steht, zur Folge haben. In dieser kritischen Situation setzt der ‚Nutzen' der Drogen ein und macht sie zu einem scheinbar unverzichtbaren Mittel der Lebensbewältigung. „Drogen haben mir dabei geholfen", versinnbildlicht ein junger Mensch diese Situation aus seinem Selbst heraus.

Hier trifft zu, was Böhnisch (1999) als zweite Bewältigungsdimension in krisenhaften Konstellationen beschreibt. Zu den biografischen kommen die situativen Konstellationen hinzu, die mit dem abweichenden Verhalten selbst einhergehen. Die Ambivalenz des illegalen Drogenkonsums z.B. wird ebenso wie anderes abweichendes Verhalten oft erst dann krisenhaft spürbar, wenn dem durch Maßnahmen, z.B. der Polizei, Einhalt geboten und damit die bisherige Handlungsfähigkeit der Konsumenten bedroht wird.

Die Krisenintervention umfasst alle Aktionen, die dem Betroffenen bei der Bewältigung seiner Schwierigkeiten helfen. Sie ist eine reaktive Form psychosozialer Unterstützung, die es ermöglicht, delinquente junge Menschen in einer kritischen Situation nicht vollends ins Abseits geraten, sondern sie gestärkt aus ihr hervorgehen zu lassen, so dass sie sich zumindest besser kontrollieren können und weitere Hilfen annehmen, um die Risiken des Scheiterns ihrer Sozialisation wesentlich zu mindern. Insofern trägt die Krisenintervention unzweifelhaft sekundär-präventiven Charakter.

Die Krisenintervention als Bewältigungshilfe bleibt zwar wie jede andere psychosoziale Unterstützung in ihrer Wirkung begrenzt. Sie ist aber bei delinquenten und delinquenzgefährdeten jungen Menschen erfahrungsgemäß verblüffend Erfolg versprechend (Enke 1998 b, 1999), und zwar mit einem mit der sozialpädagogischen Beratung verknüpften Kriseninterventionsmodell, welches auf ein sofortiges Handeln in kritischen Situationen verweist und das Selbst der Betroffenen in den Mittelpunkt der Intervention stellt. Das geschieht methodisch über einen zeitnahen pädagogischen Bezug auf abweichendes Verhalten unter Beachtung der Trennung von Person und Delikt (vgl. Böhnisch 1999; Enke 1999).

Diese Unverzüglichkeit nach grenzensetzenden Maßnahmen, z.B. der Polizei, ist wichtig, weil die Veränderungsbereitschaft der Menschen in Krisen außerordentlich groß ist und mit der Verzögerung dieser Reaktion die Akzeptanz gegenüber Hilfen drastisch absinkt. Da die Menschen generell sehr rasch bestrebt sein werden, ihr Gleichgewicht zu regulieren bzw. wieder einzurichten, können sie, selbst wenn das bei Überforderung destruktiv geschehen ist, danach nicht mehr nachvollziehen, warum ihnen geholfen werden muss. Sie entziehen sich den notwendigen Unterstützungen – bis zur nächsten Krise. Es wurde bereits darauf verwiesen, dass die Polizei Handlungskompetenzen unterbindet und sie damit für die Betreffenden generell krisenhaft in Frage stellen kann. Cooles, abwiegelndes und uneinsichtiges Verhalten soll oft nur darüber hinweg täuschen.

Ein pädagogischer Bezug ,vermindert' den Druck der Betroffenen, sich in ihrer bedrohten Selbstbehauptung einzuigeln und eröffnet ihnen damit überhaupt erst die zumeist befreiende und von Wohlbefinden begleitete Möglichkeit, sich in der Interaktion mit den BeraterInnen den stressverursachenden Konflikten zu stellen, ohne sich dabei schwach fühlen zu müssen. Der pädagogische Bezug ist ein interaktiver Vorgang, der (zunächst) nicht auf der Ebene der rational-kognitiven Bewertung, sondern auf einer emotionalen Ebene abläuft. Für den Bezugnehmenden heißt das, die Bewältigungsdimension der Tat verstehend zu akzeptieren und gleichzeitig Grenzen aufzuzeigen und als eigenen Standpunkt gegenüber dem jungen Menschen zu vertreten (vgl. Böhnisch 1999). Ist dieser Bezug gelungen, eröffnen sich Erfolg versprechende Möglichkeiten, aus Krisen gestärkt hervorzugehen.

Bei straffälligen und von Straffälligkeit bedrohten jungen Menschen konnten bemerkenswerte Mitwirkungsbereitschaft und im weiteren Verlauf der Krisenintervention und Beratung Orientierungswechsel bis hin zu einer deliktfreien Lebensbewältigung festgestellt werden (Enke 1998b, 1999). Bei vielen (auch von Helfern!) schon stigmatisierten Jugendlichen und Heranwachsenden hat sich das Bild der ,Unverbesserlichkeit' damit deutlich gewandelt. Viele dieser jungen Menschen nahmen und nehmen Drogen. Bei den wenigsten sind die Drogen selbst, sondern die mit ihrem Konsum verbundenen situativen Anforderungen (Beschaffung) und Konsequenzen (Sanktionen, Ausgrenzung) zum Belastungsfaktor geworden. Dieser besondere Aspekt wirft viele Fragen auf, wie diesbezüglich angemessen interveniert werden kann.

Nicht alle, die Drogen konsumieren, sind bereits Suchtmittelabhängige, die ihr Verlangen nach den Drogen nicht mehr kontrollieren können (vgl. Schmidt, T. 1999; Schmidt, B. 1998; Ziehlke 1993). Viele davon werden allerdings dennoch der Risikoklientel zugeordnet. Sie laufen allen plausiblen Erfahrungen nach in die Gefahr, in die Abhängigkeit zu geraten. Sicher ist das jedoch keineswegs. Einige kontrollieren ihren Drogenkonsum nicht nur, um sich etwas vorzumachen, sondern bis dato tatsächlich. Interessant ist, wie Suchtmittelabhängigkeit entsteht und wie sich in diesem Zusammenhang Krisen entwickeln, die sie selbst und ihr Umfeld zum Reagieren zwingen.

Die Unterscheidung in Abhängige nach DSM-III-R und solche, die von Abhängigkeit bedroht sind, ist im Sinne der Sekundärprävention sinnvoll und wichtig, denn je frühzeitiger die Gefahren eines sich abzeichnenden Scheiterns der Drogensozialisation erkannt werden und angemessen interveniert wird, umso größer sind vermutlich die Chancen, eine nachhaltige Behinderung der gesamten Sozialisation zu vermeiden (vgl. Schmidt 1998).

In diesem Beitrag werden deshalb die Prozessstrukturen für die ‚Wege' in die Abhängigkeit und ihre eventuelle Bewältigung herausgearbeitet. Zehn zum Zeitpunkt der Krisenintervention drogenabhängige oder davon offensichtlich bedrohte Mädchen und Jungen, die sich außerdem in der Gefahr der Straffälligkeit und der sozialen Ausgrenzung befunden haben, wurden über einen Zeitraum, der weit über den Rahmen der Krisenintervention hinausgeht, analytisch begleitet. Von ihnen liegt neben den wichtigen Auswirkungen der Krisenintervention auch ihre ‚Vorgeschichte' vor. Die Längsschnittstudie ist Teil einer größeren qualitativen Untersuchung bei delinquenten und delinquenzgefährdeten jungen Menschen im Rahmen einer Dissertation an der TU Dresden, Fakultät Erziehungswissenschaften. Der fallübergreifende Vergleich soll sowohl typische Merkmale eines Risikoklientels aufdecken als auch auf die eventuellen Chancen, Möglichkeiten, aber auch auf die Grenzen der Intervention verweisen. Über das Erfassen der Prozessstrukturen werden Erkenntnisse erwartet, welche die methodischen Anforderungen und unter Umständen Besonderheiten der Krisenintervention bei Suchtmittelabhängigen und Risikoklientel definieren sollen.

Typische Prozessstrukturen – Wege in und aus der Abhängigkeit und mögliche Interventionen

Die vier Mädchen und sechs Jungen aus den neuen Bundesländern erzählen in den Interviews für sie bedeutsame Erlebnisse aus ihrer Vergangenheit und Gegenwart. Sie geben dabei bemerkenswert offen Auskunft über ihre Eigenschaften und ihre Fähigkeiten. Es ist ihr Selbstbild und ihre Sicht auf die Ereignisse, Umstände und sozialen Beziehungen, die ihr Leben bislang geprägt haben.

Diese so offenbarten biographischen und personalen Merkmale lassen sich zu typischen Mustern verdichten, die als wichtige Informationen zur Definition von Risikoklientel beitragen können. Da alle zehn Personen mehr oder weniger heftig in den Strudel der Abhängigkeit von Suchtmitteln geraten und darüber delinquent werden bzw. die Delinquenz bei ihnen immer im Kontext des Drogenkonsums steht, bekommen die Gemeinsamkeiten und Ähnlichkeiten in diesen Merkmalsausprägungen einen besonderen Stellenwert als Indikatoren für Risikoklientel.

Biografische und personale Merkmale

Die höchste, weil alle untersuchten Personen betreffende Übereinstimmung besteht in einer defizitären familialen Erziehung, die immer mit Konflikten einhergeht, welche negative Auswirkungen auf den Selbstwert der jungen Menschen haben. Die von ihnen erlebten und zum Zeitpunkt der Interviews auch als solche gedeuteten Defizite sind allerdings unterschiedlicher Natur. Sie reichen von der manuellen bis hin zur psychischen Gewalterfahrung (vor allem mit der Auslösung von Schuldgefühlen verbunden), vom übertriebenen Leistungsdruck bis hin zum völligen Fehlen von Grenzsetzungen. Bei einigen hat eine elterliche Überbehütung die Möglichkeiten, sich den Herausforderungen der Umwelt zu stellen und sich selbst auszuprobieren, offenbar erheblich eingeschränkt. Bei anderen hat vermutlich ein zu reichliches materielles oder finanzielles Versorgungsniveau frühzeitig die Weichen für die Herausbildung von Bequemlichkeit gestellt. Eine defizitäre materielle Situation der Eltern z.B. durch Arbeitslosigkeit wird nur von einem Mädchen bestätigt bzw. angesprochen. Eine nicht unerhebliche Einschränkung der Entwicklungsbedingungen scheint bei einigen allerdings der Alkoholkonsum der Eltern bewirkt zu haben.

Auffällig ist, dass bei allen Mädchen und bei zwei Jungen die Trennung der Eltern bzw. der Verlust eines Elternpaares zu verzeichnen sind, wobei das bis auf eine Ausnahme, wo zunächst die Mutter die Familie verlässt, die Väter betrifft. Der darauf folgende Partnerwechsel der Mütter ist durchweg von Konflikten begleitet, wobei die Differenzen mit den Stiefvätern am ausgeprägtesten sind. Die Beziehungen zu den Müttern bleiben immer höchst ambivalent. Eine wesentliche Auswirkung für die weitere Entwicklung dürften zudem die von der Hälfte der Interviewten erlittenen Traumatisierungen in ihrer Kindheit haben. Diese sind durch den Tod von Vater, Bruder – hierbei mit Schuldvorwürfen verknüpft – oder Großeltern hervorgerufen worden. Die meisten erinnern sich an eine harmonische Kindheit vor diesen Traumatisierungen, Trennungserfahrungen und Beziehungsverlusten. Alle sind sie aber ungeachtet der Konfliktphasen oder gerade deshalb auffällig bestrebt, diese Harmonie wiederherzustellen.

Abweichendes Verhalten wird mit 10 Jahren und ‚spätestens' mit 14 Jahren beginnend beschrieben, wobei sich sehr stark konfliktreiche identifikatorische Prozesse im Dreieck Familie – Ich – Peers entwickeln, die zumeist mit einem zunächst mentalen Bruch mit dem Elternhaus und der Hinwendung zu den gleichaltrigen oder etwas älteren Freunden verbunden sind. Das heißt aber bei keiner der untersuchten Personen, dass die alltägliche Basis (vgl. Feineis 1998) der Herkunftsfamilie materiell und emotional an Bedeutung verliert.

Bezogen auf die Schule lassen sich unterschiedliche Erfahrungen konstatieren. Diese verteilen sich in etwa auf drei Muster: Schon immer mäßig oder schlecht in der Schule, anfangs gut und dann schlecht geworden oder schon immer gut in der Schule.

Aus den in den Interviews immer umfassend thematisierten Wert- und Zukunftsvorstellungen lassen sich keine Hinweise entnehmen, die auf etwas anderes hindeuten als auf das Bestreben der jungen Menschen, eigentlich ein ganz normales, normkonformes Leben führen zu wollen.

Bei der Erfassung der berichteten Eigenschaften darf nicht übersehen werden, dass die Interviewten überwiegend – nur zwei Mädchen liefern keine direkten Hinweise dafür – relativ stark ausgeprägt Neugier, Abenteuerlust und Egoismus aufweisen. Ein auf Wirkung, Eindruck, Selbstbelohnung bedachtes oder andere ausnutzendes Konsumverhalten korrespondiert bei ihnen offenbar damit. Sicherlich ist es auch von Bedeutung, dass alle Zigaretten rauchen und dass diese Tatsache als selbstverständlich betrachtet und nicht im Zusammenhang mit der Suchtthematik verstanden wird.

Zwei typische Faktoren scheinen von zentraler Bedeutung zu sein. Der Selbstwert ist der erste Faktor. Das Selbstwertgefühl der Risikoklientel ist erheblich negativ ausgeprägt. Der zweite, wahrscheinlich auf dem ersten beruhende Faktor ist die Art und Weise der Bewältigung von Problemen. Zumeist wird ein Weg des geringsten Widerstandes gesucht. Es wird häufig von eigener Faulheit, Gleichgültigkeit, Labilität und Fluchtneigung bei auftretenden Schwierigkeiten berichtet. Es kann angenommen werden, dass diese Konstellation zunächst zu einer höheren ‚Aufgeschlossenheit' gegenüber den zumeist im Gruppenkontext stattfindenden Einstiegszenarien und -ritualen (vgl. Berger/Reuband/Widlitzek 1980) führt. Weiterhin ist zu vermuten, dass die Folgeerfahrungen aus dem Drogenkonsum, wenn sie diese Selbstwertdefizite dämpfen oder sogar gelegentlich aufheben, einen beachtlichen und vielleicht sogar alternativlosen bewältigungsspezifischen Nutzen erlangen.

Einstiegsfaktoren

Ihre ersten Erfahrungen mit illegalen Drogen machen fast alle befragten Personen im Kreis von Freunden. Nur ein Jugendlicher probiert zunächst gemeinsam mit seiner Freundin, bevor er den Konsum mit anderen Freunden fortsetzt. Es handelt sich beim Einstieg ausschließlich um den Konsum von Cannabisprodukten. Entweder wird angeboten und ausprobiert oder es wird irgendwann konsumiert, weil es die anderen Freunde auch alle tun. Das Zögern „wie bei allem, was man nicht kennt", ist anfangs durchaus vorhanden. Einige haben sogar über eine längere Zeit bei Angeboten und Einladungen zum Konsum in und mit der Gruppe Nein gesagt, bevor sie dann irgendwann doch zugegriffen haben. Begünstigend bzw. enthemmend wirken sich darauf auch die Probleme außerhalb der Gruppe aus. Ein Beispiel dafür:

> „Es is schwer, heute jemanden zu finden, der dich so akzeptiert, wie du bist. Du änderst dich automatisch, manchma sogar unbewusst, awer du änderst dich, du krichst das nich mit, awer es is so, du kannst tausendmal Nein sagen, ich war jenau so bein Drogen ich hab tausendma jesacht, passt off ich nehme das nich, bloß irjendwann kommt der jewisse Punkt, wo du das nimmst, ob de das willst oder nich, awer du nimmst es dann, warum weißt du selber nich."

Die Geborgenheit und die Verbindlichkeit der Gruppenzusammengehörigkeit und zum Teil Rituale des Beisammenseins, wo der Joint herumgereicht wird, bestimmen die Einstiegsituation weit mehr als der Stoff, um dessen Konsum es geht. Einige sprechen sogar von Gruppendruck, den sie empfunden haben. Das bedeutet aber nicht, dass sie gezwungen worden sind. Es sind die Handlungen der anderen, zu denen sie gehören wollen und die ihnen einen gewissen Erwartungsdruck auferlegen.

Allerdings spielt die Neugier – ein verbreitetes personales Merkmal – keine untergeordnete Rolle. Wenn schon, dann will man auch herausfinden, wie der Stoff wirkt und ob das den Erzählungen der anderen entspricht. Es kommt häufig vor, dass die erste Droge überhaupt nicht in dem erwarteten positiven Sinne wirkt. Bedenken gegenüber möglichen negativen Folgen gibt es aber kaum. Erstens weiß man, dass Cannabis nicht so ‚schlimm' sei und zweitens nimmt man ja kein Heroin und würde es auch nie ‚anfassen'. Man beruhigt sich vorausschauend damit, eine solche Selbstkontrolle aufrecht erhalten zu können. Die meisten wollten anfangs ohnehin nicht glauben, dass ausgerechnet ihnen das Schlimmste (Abhängigkeit) passieren kann.

Es ist so, dass von den untersuchten Personen die illegalen (weichen) Drogen (zunächst) nicht konsumiert werden, um die bislang belastenden Probleme damit zu bewältigen. Ähnliche Erkenntnisse zum Einstieg in den Drogenkonsum wurden auch durch Berger u.a. (1980), Reuband (1994), Kühnel/Matuschek (1995), Engel/Hurrelmann (1998) und Zirk (1999) berichtet, die den Einfluss der Gruppe als wesentlichen Einflussfaktor dabei herausgestellt haben. Gemeinsame biografische und situative Probleme der jungen Menschen wirken wie Schweißnähte bei der Gruppenfindung und -bildung. Die Suche nach Identität wird gleichsam begleitet von einer Sehnsucht nach sozialer Einbindung, nach einem Wir mit den gleichen Problemen. Das heißt nicht etwa, dass sie diese Sehnsucht gegenüber ihren Eltern oder anderen erwachsenen Bezugspersonen völlig aufgeben. Das Gegenteil ist, wie für diese Klientel festgestellt werden konnte, der Fall. Aber je unversöhnlicher und unlösbarer die Konflikte mit den Erwachsenen sind, umso wichtiger wird die Erfüllung dieser Sehnsucht in der Gleichaltrigengruppe. Es sind sehr polarisierte Orientierungswechsel, die sich in der nahezu vollständigen Abwendung von der Herkunftsfamilie hin zur Gleichaltrigengruppe vollziehen. Das birgt zumindest die Gefahr in sich, dass die Betreffenden zwar nur mit einem einzigen sozialen Erwartungsdruck, aber dafür umso zwingender konfrontiert werden. Dieser drastische Wechsel vollzieht sich zunächst ‚lediglich' auf mentaler Ebene und muss in der Folge nicht unbedingt von räumlicher Trennung bestimmt sein. Allem Anschein nach betrifft das auch junge Menschen, die die tägliche Basis und Unterstützung ihrer Herkunftsfamilie nicht aufgeben wollen oder können.

Indikatoren für Risikoklientel

Die Längsschnittstudie zeigt vorläufig – die vorliegenden Informationen lassen sich noch weiter verdichten –, dass das Risikoklientel durch eine Kombination aus biographischen, personalen und sozialen Faktoren zu definieren ist. Nach der Häufigkeit der diesbezüglich übereinstimmend gemachten Auskünfte der Interviewten kann ein Setting aus den folgenden Faktoren angenommen werden:

• Trennung der Eltern, Verlust eines Elternteils, zumeist des Vaters

• Frühe Traumatisierungen

• Erzieherische Defizite und Konflikte im Elternhaus, Sehnsucht nach Beziehungsharmonie

• Selbstwertdefizite, Schuldempfinden

• Konsumneigung und Neugier

• Passive und ‚bequeme' Bewältigungsmuster

• Geringe Selbstkontrolle

• Hohe Gruppenaffinität (Peers) mit ausgeprägtem Erwartungsdruck

• Zu späte oder defizitäre Reaktionen (Korrektive) auf abweichendes Verhalten vor allem aus dem sozialen Nahraum (Familie, Verwandte, Bekannte)

• Schleichender bis abrupter ‚Rückzug' aus Entwicklungsaufgaben (Schule, Lehre, Erwachsenwerden)

• Eigentlich konforme Lebensziele, deren Verlust oder Unerreichbarkeit mit Gleichgültigkeit überspielt wird

• Zigaretten rauchen

Fortsetzung und Folgen des Konsums

Bei aller Differenzierung der Verlaufskurven liegt allen Personen hinsichtlich ihres Drogenkonsums und der damit verbundenen Folgen ein gemeinsames, prozesshaftes Muster zugrunde. Es handelt sich um eine krisenhafte Zuspitzung ihrer Situation mit typischen Bewältigungsversuchen und Orientierungswechseln. Im vorläufigen Ergebnis dieser Bewältigung stehen Neuanpassungen, die unter Einbezug der verfügbaren individuellen Ressourcen und bestimmter Unterstützungen (insbesondere die professionellen) bei den meisten mehr oder weniger konstruktiv, bei zweien allerdings weiterhin nur destruktiv (chronifizierend) gelingen. Die Veränderungen geschehen nicht abrupt und schließen auch Rückfälle regelhaft ein. Die illegale Droge bzw. ihr Konsum spielt dabei grundsätzlich eine ambivalente Rolle. Das heißt, dass darüber gleichsam sowohl subjektiv nützliche als auch risikobehaftete und schädliche Effekte transportiert werden. Die Droge wirkt stressmindernd und stressauslösend oder verschärfend in einem. Diese Paradoxie stellt unter noch näher zu bestimmenden Voraussetzungen für die Annahme und den Erfolg der Intervention nachweislich kein unüberwindliches Hindernis dar.

Anhand der Abbildung 1 kann die Typik der Fortsetzung des Konsums von illegalen Drogen mit seinen Folgen und Veränderungen nachvollzogen werden.

Die zunehmend schwierige und letztendlich nicht mehr aufrecht zu erhaltende Verknüpfung aller bewältigungsrelevanten Ressourcen unter Einschluss der positiven Effekte der illegalen Drogen führt bei allen Interviewten zu einem kritischen Punkt. Hier fühlen sie sich am Ende, mobilisieren alle noch verfügbaren Kräfte und suchen nach bzw. sind offen für Hilfe (Stufe D). Die Droge selbst bleibt in ihrer Wirkung ambivalent. Sie ist Bewältigungsmittel – diesen Stellenwert hat sie bei allen längst erreicht – aber gleichzeitig stellen die mit ihrem Konsum verbundenen negativen Auswirkungen bei ihnen selbst und in ihrem Umfeld all das in Frage, was die alltägliche Aufrechterhaltung ihres psychosozialen Gleichgewichts unterstützt. Risiken und Nutzen stehen sich in den kritischen Momenten gegenüber und müssen abgewogen werden. Dabei kommt es zu der Bereitschaft, Änderungen vorzunehmen und nach Bewältigungsalternativen zu suchen.Das ist nicht unbedingt mit der zwingenden Absicht, abstinent (clean) zu werden verbunden, selbst wenn das geäußert wird. Es hat sich für die Bewältigung der Krise als eher ungünstig und überfordernd erwiesen, nur von einem selbst oder von außen auferlegten rigiden Ziel der Abstinenz auszugehen. In der Regel sperrt man sich gegen das ‚Wegnehmen'. Aber man ist dennoch offen für Bewältigungshilfen.

Abb. 1: Schema der Eskalation und Neuanpassung im Verlauf der Fortsetzung des Konsums illegaler Drogen

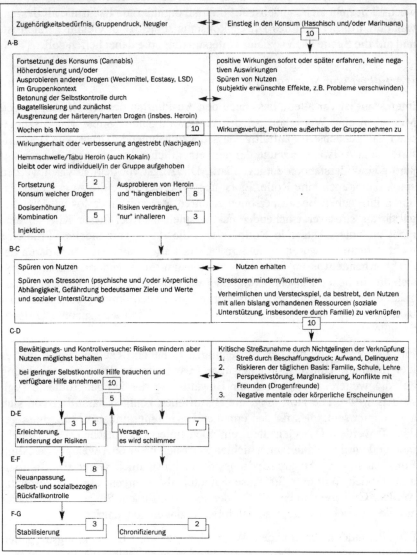

(Die Zahlen im Kästchen verweisen auf die Anzahl der Personen, für die nebenstehendes zutreffend ist)

Orientierungswechsel und Rückfallwahrscheinlichkeit

Der Orientierungswechsel bedeutet, jetzt nicht mehr so wie bisher weitermachen zu können. Die Wahrscheinlichkeit des Rückfalls muss aber auch danach regelhaft eingeschlossen werden. Der Rückfall hebt den Orientierungswechsel nicht zwingend auf. Im Gegenteil, er kann eine weitere nützliche Erfahrung auf dem schon eingeschlagenen Weg sein, wenn er nicht als Katastrophe gewertet wird. Der in der Krise stattfindende Orientierungswechsel bezieht sich zunächst auf die risikomindernde Kontrolle all dessen, was durch die Folgen des Drogenkonsums subjektiv in Gefahr geraten ist, und auf die Suche nach sozialer Unterstützung, die dabei helfen soll.

Wertigkeit von Stressoren

Interessant ist vor allem, dass nach den Auskünften der betroffenen jungen Menschen eine Wertigkeit bei den zu bewältigenden Stressoren auszumachen ist. Zunächst ist auffällig, dass der zunehmende Druck zur Beschaffung einen Aufwand erzeugt, der dem eigentlichen Streben nach Wegen mit geringen Widerständen entgegenläuft. Die Angst vor dem Erwischtwerden spielt dabei auch eine Rolle. Es ist aber in erster Linie die Angst, dass dadurch ihre nahen Bezugspersonen erfahren, was mit ihnen los ist. Die Illegalität als stressverursachender Faktor spielt also bei dieser Klientel eine nicht zu unterschätzende Rolle. Wenn die damit verbundenen Probleme nicht aufgetreten wären, so äußern sich fast alle, hätten sie kaum daran gedacht, irgendetwas an ihrem Drogenkonsum zu verändern. Daran knüpft sich die drohende Einschränkung oder der Verlust wichtiger sozialer Unterstützungen durch Familienmitglieder an, aber auch durch Freunde, die alsbald keine ‚richtigen' mehr sind, sondern nur noch so genannte Drogenfreunde.

Im Zusammenhang mit den Beziehungen zu nahen Bezugspersonen gibt es hier deutliche Hinweise auf negative Auswirkungen der Verlusterfahrung auf die weitere Bereitschaft zur Bewältigung der Drogenprobleme (vgl. Feineis 1998). Die Hoffnung, die Betroffenen könnten daraufhin von sich aus bemüht sein, alles für den erneuten Beziehungsaufbau zu tun, muss gedämpft werden. Das Gegenteil, ein noch tieferes Abrutschen, ist anzunehmen und wird von allen untersuchten Personen mehr oder weniger bestätigt. Ein absichtliches Ausgrenzen muss daher hinsichtlich seiner erhofften stimulierenden Wirkung für diese Klientel als unangemessen eingeschätzt werden. Grenzsetzungen müssen dennoch stattfinden. Sie sollten sich aber auf die wirklich wichtigen sozialen Beziehungen konzentrieren.

Die Behinderungen in der Wahrnehmung von Entwicklungsaufgaben (Schule, Ausbildung, Perspektive) werden auch, selbst wenn sie bereits ernsthaft und über eine längere Zeit vernachlässigt wurden, zum krisenerzeugenden Faktor. Negative mentale oder körperliche Folgeerscheinungen bei sich selbst oder bei anderen werden wahrgenommen. Sie motivieren im Arrangement mit den anderen Stressoren eher zu Veränderungen, als für sich allein genommen.

Bewältigungsmuster

Die mit dem Orientierungswechsel einhergehenden selbst- und umweltbezogenen Bewältigungsversuche sind vielfältig. Sie reichen vom ‚Umsteigen' auf die Ersatzdroge Alkohol, den fortgesetzten Konsum weicher Drogen bei Distanzierung von den harten bis hin zum Versuch des kontrollierten Umgangs mit harten Drogen, ohne delinquent zu werden und ohne die alltäglichen Aufgaben entscheidend zu behindern. Dabei werden Angebote zur Entgiftung, Beratung, Substitution angenommen, wenn zumindest der Wille besteht, aufzuhören. Einen so genannten *clean cut* gibt es nicht. Es werden andere Sozialbeziehungen gesucht und Angebote genutzt, die einen entsprechenden Rückhalt oder sogar Druck versprechen, den sie sich aufgrund mangelnder Selbstkontrolle nicht selbst ‚geben' können, um die anstehenden Probleme allein zu bewältigen oder um Versuchungen widerstehen zu können.

Bei den zwei Personen, bei denen es trotz der von ihnen auch angenommenen Hilfsangebote zum Versagen mit anschließender Chronifizierung gekommen ist, handelt es sich offensichtlich um eine Dauerkrise in dem einen Fall und in dem anderen bereits um eine Depression. Bei beiden spielten massive familiale Gewalterfahrungen und Traumatisierungen eine Rolle. Beide brauchen die Droge bzw. die kommunikative Wirkung ihrer negativen Folgen in einem Ausmaß, das die Begrenztheit von unterstützenden Interventionen drastisch aufzeigt.

Suchtmittelabhängigkeit

Die Suchtmittelabhängigkeit der untersuchten jungen Menschen äußert sich in psychischen und körperlichen Erscheinungen (Heroin). Denjenigen, die Letzteres erfahren haben, macht allerdings die psychische Abhängigkeit mehr zu schaffen als die körperliche. Die körperlichen Symptome sind in absehbarer Zeit überwunden, aber der psychische Druck hält sie dauerhaft gefangen. Insbesondere durch das Kokain werde der stärkste Wiederholungsdruck empfunden. Allerdings geschieht das auch schon beim Konsum von Cannabis. Zwei der untersuchten Klienten haben das zunächst bei allen vorhandene Tabu Heroin – der Konsum aller Drogen vermittelt offenbar wenig Bedrohliches, solange man kein Heroin nimmt – nicht gebrochen und sind bei weichen Drogen geblieben. Dennoch sind sie in eine Abhängigkeit geraten, die auch sie in die Krise geführt hat. Dabei spielt es offenbar keine Rolle, ob die weichen Drogen Ziel oder Begleiterscheinung der Delinquenz sind. Irgendwann vermischt sich beides.

Mobilisierung von Hilfen

Die thematisch vorläufig wichtigste Erkenntnis aus den Verlaufskurven ist, dass Drogenkonsumenten in kritische Phasen kommen, die sie nicht mehr allein bewältigen können, so dass sie alle verfügbare Hilfe mobilisieren. Allerdings ist es ein Trugschluss zu sagen, dass in solchen Momenten alles, was von außen an sie herangetragen und unternommen wird, auch akzeptiert wird. Es mag oft so erscheinen, dass Drogenabhängige sich helfen lassen wollen, aber dann doch bloß den Anschein dazu erwecken wollten. Drei Faktoren sind nach den hier vorliegenden Erkenntnissen maßgeblich daran beteiligt. Entweder haben die betreffenden Personen noch keinen Anlass, irgendetwas zu ändern. Sie kommen klar und sind weit ab von einer Krisenzuspitzung. Oder die Interventionen und angebotenen Hilfen werden ihren Bedürfnissen völlig unangemessen vorgetragen, so dass sie bestenfalls zum Schein akzeptiert werden. Eine dritte Möglichkeit ist, wenn zurückliegende Krisen destruktiv verlassen wurden und sie sich bereits in einer Phase der Depression befinden. Der günstigste Moment für die Intervention ist sicherlich eine ausgemachte Krise der Betroffenen. Es hat sich aber gezeigt, dass Unterstützungsangebote, die auch schon zuvor die Akzeptanz der jungen Menschen gefunden haben, einen Gebrauchswert erlangen, der, wenn er weiterhin verfügbar ist, in späteren kritischen Situationen umfassender genutzt wird. In den meisten der untersuchten Fälle hat die Krisenintervention einen mehr oder weniger begrenzten, aber immer substantiellen Anteil an der Stützung des Orientierungswechsels bzw. bei der Stabilisierung ihrer Neuanpassung gehabt.

Typische Reaktionsmuster auf Interventionen

Hinsichtlich der Interventionen haben sich typische Reaktionsmuster gezeigt. Die analysierten Interventionen sind ausschließlich professioneller Natur. Sie werden von BeraterInnen und zum Teil von LehrerInnen vorgenommen. Von Interesse ist ausschließlich die Wahrnehmung und Auswirkung der Art und Weise dieser Einwirkungen bei den KlientInnen und nicht die jeweilige Institution, die sie durchführt. Die grundsätzliche Bedeutung der professionellen Interventionen bei diesem Klientel wurde angesichts der Ohnmacht informeller Eingriffe schon herausgestellt.

Mit Blick auf die Verlaufskurve ist zunächst eindeutig festzustellen, dass ein maßgeblicher Faktor für die Annahme oder Nichtannahme von intervenierenden Maßnahmen die krisenhafte Situation der Adressaten ist. Sie müssen mit ihren Bewältigungsmitteln und Ressourcen situativ ‚am Ende' sein. Erst wenn die persönliche Handlungsfähigkeit mit all ihren typischen Begleiterscheinungen des Aufschiebens von und Vorbeimogelns an negativen Konsequenzen des Drogenkonsums subjektiv nicht mehr aufrechtzuerhalten ist, werden Verhaltensänderungen in Erwägung gezogen und Hilfen angenommen.

Frühzeitig grenzensetzende Maßnahmen können diesen Prozess forcieren, wenn die Situation erkannt wird oder ein Handlungsanlass (z.B. bei abweichendem Verhalten) besteht. So gesehen bekommt für diese Klientel die Illegalität des Drogenkonsums als stressauslösender Faktor eine Bedeutung für die weitere Entwicklung, der nicht unterschätzt werden darf. Die meisten der KlientInnen sehen zwar erst spät, aber letztendlich doch ein, dass das Grenzensetzen gut für sie war, weil entsprechende, oft ersehnte (!) Reaktionen nicht aus ihrem nahen Umfeld gekommen sind.

Zumindest für diese Klientel sind damit Erkenntnisse gewonnen worden, die die bislang ja auch nicht gesicherte Annahme (Wieland 1997), dass die Bedingungen der Illegalität sich erschwerend auf die Entwicklung einer Tradition risikoarmer Gebrauchsmuster von illegalen Drogen auswirken, widerlegen. Bei der Hälfte der untersuchten Personen sind die ersten Interventionen offensichtlich in eine Phase gefallen, in der sie durchaus glaubten, auch ohne Hilfe ‚klarkommen' zu können. Sie vermuten zunächst auch immer, dass sie zu etwas bewegt werden sollen, was sie (momentan) eigentlich nicht möchten, so z.b. bei dem angeblich nutzbringenden Konsum von Drogen. Stellt sich aber bereits im Erstgespräch heraus, dass es nicht nur darum geht, etwas wegnehmen zu wollen, sondern – oft überraschend – um ehrlich gemeinte Bewältigungshilfen, wird die Unterstützung angenommen. Auch wenn die Hilfen zunächst als sinnlos angesehen werden, entsteht, wie das ein Klient formuliert, die Erkenntnis, dass man ja von denen (Berater) etwas will und nicht umgekehrt. Selbst dann, wenn es im Moment keinen Veränderungszwang für die jungen Menschen gibt.

Entscheidend ist also die potentielle Verfügbarkeit einer Person, die helfen kann, falls es einmal ‚brennt'. In den hier analysierten Fällen hat sich das in der weiteren Verlaufskurve für die später von zunehmenden Problemen betroffenen Personen als eindeutig hilfreich erwiesen. Bis auf einen, der sich aus Schamgefühl zunächst nicht getraut hat, haben alle die Hilfen in Anspruch genommen. Die anderen mit Ausnahme des Klienten, der sich schon in einer depressiven Phase befand, haben die Intervention in einer zugespitzten Krisensituation (Stufe D) erfahren. Aber auch hier gilt, dass es von bestimmten Faktoren abhängig ist, ob die Interventionen angenommen werden und zur Beteiligung motivieren oder ausgeschlagen bzw. gemieden werden.

Die Faktoren, die aus der Sicht der interviewten Personen über die Akzeptanz oder Nichtakzeptanz der Interventionen entscheiden, sind von einer so bemerkenswerten Eindeutigkeit und Dichte, dass sie als elementare Handlungsorientierung für die Krisenintervention gelten können. Das muss deshalb angenommen werden, weil die Maßnahmen, die von ihnen akzeptiert worden sind, später konstruktive Auswirkungen gezeigt haben. Erwähnt werden muss auch, dass bestimmte Interventionen nur dem Schein nach akzeptiert werden, aber ‚innerlich' auf Widerstand stoßen. Im Folgenden sollen die für die Annahme oder Ablehnung von intervenierenden Maßnahmen ausschlaggebenden Faktoren gegenübergestellt werden.

Faktoren für die Nichtakzeptanz

- Es wird nicht auf die Vorstellungen und Bedürfnisse eingegangen. Die BeraterInnen haben „ihre Sicht der Dinge" oder ihre „Weisheit aus dem Lehrbuch". Sie wissen besser, was für die Betroffenen gut ist.

- Die BeraterInnen arbeiten „für andere" und hören auch eher auf diese Leute, etwa Familienmitglieder oder die Institution, zu der sie gehören.

- Vertrauliche Informationen werden weitergegeben, z.B. an die Eltern, die Polizei.

- Es geht in der „Aufklärung" und beim Eingreifen nur um die negativen Seiten der Drogenwirkung. Es entsteht der Eindruck des Zwanges und des Wegnehmenwollens.

- Nur reden, nichts tun.

- Sich mit Lügen, z.B. sofort clean werden zu wollen, „einwickeln" lassen.

Faktoren für die Akzeptanz

- Offen reden und die „Wahrheit" sagen können. Es wird zugehört und einfühlend verstanden.

- Direkte und unbürokratische Hilfen in Alltagsproblemen, die nicht als Einmischung verstanden werden, weil sie bedürfnisorientiert abgestimmt sind.

- In der Qualität der Beziehung eine „Mischung" aus vertrauensvoller, fast freundschaftlicher Atmosphäre und Orientierung versprechender Autorität („richtiger Druck", „Respektsperson"). Akzeptiert werden im Verhalten, wie es nun mal war oder ist, aber auch grenzensetzende Meinungen erfahren. Anregungen, die Entlastung versprechen, Mut machen, aber der Eigenverantwortung beim Umsetzen oder Ausprobieren überlassen bleiben (Modelllernen, Vorbild).

- Sich als BeraterIn nicht „einwickeln" lassen.

- Sich nicht nur am sanktionierten Verhalten/ Drogenkonsum aufhalten.

- Als entlastend und bestärkend wird empfunden, wenn die Gespräche die soziale Umgebung (Netzwerk) mit einbeziehen (siehe dazu auch Wolf, Andere Erwachsene, i.d.B.).

Diese bei allen Personen so übereinstimmende Unterscheidung von Faktoren, die entweder für die Annahme oder für die Ablehnung von Interventionen ausschlaggebend sind, lässt den folgenden Schluss zu: Die Methode der sozialpädagogischen Krisenintervention und Beratung scheint die besten Chancen auf Akzeptanz bei den Adressaten zu haben, wenn es gelingt, einen pädagogischen Bezug zum Drogenkonsum und dem damit korrespondierenden Verhalten herzustellen. Die Äußerungen der Klienten verweisen eindeutig darauf. Damit gibt es keine prinzipiellen Differenzen zum pädagogischen Bezug auf abweichendes Verhalten insgesamt, wie ihn Böhnisch

(1999) beschreibt. Das verweist auf die enormen Chancen pädagogischer Einflussnahme bei Risikoklientel und Drogenabhängigen.

Auswirkungen der Intervention

Die Auswirkungen der Interventionen zeigen sich sowohl auf personaler Ebene, also bei den KlientInnen selbst, als auch auf sozialer Ebene in ihren sozialen Netzwerken. In erster Linie sind es positive individuelle Auswirkungen, welche sie den Interventionen zuschreiben. Auf personaler Ebene wurden fast ausnahmslos die folgenden positiven Veränderungen berichtet (in Klammern die Anzahl derjenigen, die keine Hinweise geben, dass das für sie zutreffend ist)

- Stärkung des Selbstwertgefühls (2)
- Die Erfahrung, dass Reden hilft, indem man sich auch selbst zuhören kann (Selbstreflexion)(1)
- Entlastung, Erleichterung und später Sicherheit durch erfahrene Verfügbarkeit der Hilfe (1)
- Ermutigung und Bestärkung individueller Ressourcen und Fähigkeiten, Stimulanz selbstbestimmten Handelns (2)
- Umdenken, Umbewerten, Nachdenken über die eigene Situation, Konsequenzen und Bewältigungsalternativen, immer sowohl selbst- als auch sozialbezogen (1)

Die durch die Krisenintervention initiierten Veränderungen im sozialen Netzwerk, insbesondere in der Herkunftsfamilie sind bei der Mehrheit der untersuchten Personen von Relevanz für die Stabilisierung des Orientierungswechsels. Diesbezüglich herrscht auch durchweg Erleichterung und sogar Dankbarkeit vor. Das ist durchaus ein Argument gegen geforderte Hospitalisierungen, die mit der Trennung von den nahen Bezugspersonen einhergehen. Allerdings kann das wahrscheinlich nur für diejenigen gelten, die die basalen sozialen Ressourcen noch nicht aufgegeben haben und nach einer Harmonisierung streben.

Bei der Hälfte der Interviewten haben sich erfolgreiche Veränderungen im Bereich von Schule, Lehre oder Arbeit ergeben, die durch die Intervention eingeleitet wurden. Es gab bei ebenso vielen Klienten auch erfolgreiche Weitervermittlungen zu Spezialdiensten. Auffällig ist, dass alle in die Untersuchung einbezogenen jungen Menschen die professionellen Helfer, welche die von ihnen akzeptierten und mitgetragenen Interventionen vorgenommen haben, in ihr persönliches soziales Netzwerk aufgenommen und mit der wichtigen Funktionalität als erwachsener Helfer versehen haben.

Der weitere Lebensweg ist bei acht jungen Menschen von dem Bemühen gekennzeichnet, den Orientierungswechsel zu stabilisieren. Bei drei Personen kann dieses Bemühen bereits als definitiv erfolgreich eingeschätzt werden. Das Bemühen aller acht geht einher mit der Wahrnehmung der Entwicklungsaufgaben, Alltagsaufgaben und der Bewältigung der durchaus noch sehr großen Belastungen und Konsequenzen, die zum großen Teil auch noch aus ihrer Delinquenz herrühren. Keiner bzw. keine derjenigen, die eine Neuanpassung nach der Krise geschafft haben, ist vollkommen clean. Ein Mädchen befindet sich im Methadon-Programm. Für sie war die Alternative Methadon neben dem Beschaffungsstress das Motiv, Abstand vom Heroin zu gewinnen. Rückfälle sind bei allen die Regel. Sie werden aber viel schneller korrigiert, als das einst der Fall gewesen ist. Vor allem scheint ein erneutes Riskieren (Feineis 1998) viel eher die Selbstkontrolle anzuregen, und außerdem können fast alle ihrem Umfeld nichts mehr vormachen.

Wenn es noch eines Beweises dafür bedarf, dass Drogenresozialisation auch nachträglich ‚gelingen' kann – und hier schließt sich der Kreis zu den eingangs gemachten Bemerkungen (Wieland 1997) – dann finden wir den in der Tatsache, dass bei allen acht Personen nachweislich keine Delinquenz mehr zu verzeichnen ist. Die zumeist abrupten Abbrüche teilweise sehr ausgeprägter ‚krimineller Karrieren' sind verblüffend und inzwischen mindestens ein Jahr stabil.

Auf die beiden Personen, die in der Verlaufskurve ersichtlich, keinen Orientierungswechsel geschafft haben, trifft das natürlich nicht zu. Die Beschaffungskriminalität des 15-jährigen Mädchens konnte erst durch eine Festnahme und vorläufige Inhaftierung gestoppt werde. Der junge Mann musste eine Haftstrafe antreten. Nach ihrer Verbüßung ist er aber nur noch einmal durch ein Delikt nach dem Betäubungsmittelgesetz aufgefallen. Bei dem Mädchen hat auch Methadon nicht geholfen, vom Heroin insoweit Abstand zu gewinnen, dass sie nicht permanent dafür ‚zocken' muss (24-Stunden-Job).

Fazit der Analyse

Die Krisenintervention nimmt keineswegs für sich in Anspruch, die geeignetste Interventionsmaßnahme bei Drogenproblemen zu sein. Es hat sich aber gezeigt, dass Drogenabhängige in ausgemachte Krisen geraten, wenn sie bereits starke Symptome der psychischen und sogar körperlichen Abhängigkeit aufweisen. Solange die Personen mit ihrem zunehmend von der Droge und nicht von ihnen selbst bestimmten Verhalten etwas riskieren, was ihnen lieb und wichtig ist, kommt es zu einer ausgemachten Krise, die unbedingt als Chance verstanden werden muss. Ihre Selbstheilungskräfte werden mobilisiert und sie suchen nach Auswegen aus der misslichen Lage, die mit der in Krisen immer üblichen erhöhten Bereitschaft zur Annahme von Unterstützungen verbunden ist. Hier kann – bei fast allen untersuchten Personen ist das der Fall gewesen – ein Orientierungswechsel eintreten, der allerdings sozial unterstützt werden muss. Ist die soziale Desintegration bereits so weit fortgeschritten (eventuell als destruktive Folge früherer Krisen), dass ein Verlust basaler sozialer Unterstützungen nicht mehr drohen bzw. Stress verursachen kann, weil er schon eingetreten ist, und/oder die Droge bereits diesen schon kompensiert, ist der Chancenaspekt einer Krise nicht mehr gegeben. Dann ist offenbar bereits ein anderes Stadium eingetreten, das der Depression. Wenn die Droge instrumentalisiert wurde, um den Eltern ihre Schuld vor Augen zu halten und die eigene aussichtslose Situation zu rechtfertigen, ist eine psychiatrische Krise angezeigt. Zwei der untersuchten Personen scheinen davon betroffen zu sein. Die Droge scheint das Letzte zu sein, was sie noch haben.

Der Orientierungswechsel hin zur Vermeidung von Delinquenz und sonstiger Beeinträchtigung der Sozialisation mit einem wie auch immer risikoarmen Drogengebrauch und nicht Missbrauch ist die entscheidende qualitative Schwelle, die es zu unterstützen gilt. Dabei ist die Krisenintervention ausschließlich Bewältigungshilfe und das in erster Linie bei situativ akuten Problemen, die die Betroffenen zunächst selbst definieren. Sie ist keine Therapie oder sonstige auf den Konsum oder Abgewöhnung der Droge reduzierte Hilfsmaßnahme. Sie kann aber bei Bedarf darauf verweisen.

Allerdings ist es, wie die Analyse zeigt, selbst in Situationen der Krise entscheidend für die Annahme der Krisenintervention, dass die Kriterien der Akzeptanz bei den Adressaten erfüllt werden. Die Krisenintervention ist sogar in der Lage, Orientierungswechsel überhaupt erst zu stimulieren, wenn sie den Bedürfnissen und Situationen der Betroffenen angemessen ausgeübt wird. Angemessenheit bedeutet, dass mit der Intervention an den Problemen der jungen Menschen angesetzt wird und nicht ausschließlich an den negativen Seiten der Droge. Bedrohlich wirkt die Intervention immer, wenn die BeraterIn von vorn herein sagt, was für den Betroffenen gut ist und was nicht. Wenn die Intervention von den jungen Menschen emotional als Hilfe verstanden wird, kann und muss sie allerdings auch Grenzen setzen. Das ist es, was die von den jungen Menschen skizzierte „kumpelhafte Respektsperson" ausmacht, die ihnen eigentlich schon immer gefehlt hat.

Der Nutzeffekt der Droge behält nach wie vor seine Attraktivität. Die Auswirkungen des Drogenkonsums werden nun aber deutlicher in ihrer ganzen Ambivalenz gespürt und es werden Auswege zur Kontrolle dieser Ambivalenz gesucht, in erster Linie die Wiederherstellung der Handlungsfähigkeit, die eng an die Aufrechterhaltung der basalen Unterstützungen (Familie, Umfeld etc.) gebunden ist. Das Ziel der Abstinenz könnte anschließend verfolgt werden, wenn es die Betroffenen wollen. Das ist allerdings nicht mehr Sache der Krisenintervention.

Konzept und methodische Faustregeln für die Krisenintervention bei Suchtmittelabhängigen und Risikoklientel

Für die Krisenintervention bei Suchtmittelabhängigen und Risikoklientel kann nach den Erkenntnissen dieser Analyse ein Konzept Anwendung finden, das auch bei allen anderen ‚Formen' abweichenden Verhaltens Anwendung findet und zu bemerkenswerten Erfolgen bei von Delinquenz betroffenen jungen Menschen geführt hat. (Böhnisch 1999, Enke 1998b, 1999) Dieses Konzept ist auf der Grundlage von Sonneck (1997) und Fiedler (1988) und eigenen empirischen Erkenntnissen entwickelt worden. Es steht in grundsätzlicher Übereinstimmung mit dem Modell der Krisenintervention von Böhnisch (1999, S. 216).

Die Krisenintervention ist eine zeitlich begrenzte Beratungsform im Sinne der Soforthilfe in situativ-akuten Lebenslagen. Sie muss bei grundsätzlicher Methodenflexibilität vor allem die nachstehenden Aspekte beinhalten. Von zentraler Bedeutung ist dabei der pädagogische Bezug auf das abweichende Verhalten im Kontext von illegalem Drogenkonsum und Drogendelikten:

Interventionsschritte

● *Beziehungsaufbau gestalten*
durch Herstellung eines pädagogischen Bezugs getragen von Empathie und Echtheit, Halt und Autorität, verstehendes Akzeptieren und Grenzen Setzen aus dem Selbst der BeraterInnen

● *Emotionale Situation/spezifische Gefahren thematisieren und analysieren*
Aktueller Anlass (was ist passiert, was und wie hat er/sie bereits wie dagegen/dafür getan?)

 Neuorientierung im Selbst und im Sozialen

 Sinnfindung zwischen Autonomie und Anpassung

● *Soziale Situation berücksichtigen und verändern*
vorhandene Unterstützungsmöglichkeiten reaktivieren, dysfunktionale soziale Beziehungen ablösen

● *Kompetenz vor Defizit stellen*
gezielte Suche nach Stärken, jedoch auch Konfrontation bei Selbst- und Fremdgefährdungen

● *Arbeitsbündnis vereinbaren*
für weitere Maßnahmen im Umfeld und eventuelle funktionale Alltagshilfe

● *Beendigung der Krisenintervention*

Im Folgenden sollen noch einige Faustregeln für die Intervention genannt werden, die beachtet werden sollten, damit das Konzept ‚aufgeht' und grobe Fehler vermieden werden, welche die Akzeptanz der Maßnahmen erheblich stören oder gänzlich verhindern können. Erinnert sei hierbei noch einmal an das Interventionsparadox. Das Aushalten von Paradoxien und Ambivalenzen, die durchweg die Intervention begleiten, ist notwendig, weil unvermeidlich. Ein aus dem Besserwissen begründetes und nicht hinterfragtes Veränderwollen, egal ob das den Drogenkonsum oder das gesamte Bewältigungsverhalten betrifft, ist ein grober Fehler (Interventionsparadox).

Es gilt, unverzüglich auf die Problemsituationen der Klienten verständnisvoll und entlastend einzugehen. Allerdings darf das durch den/die Berater/in keineswegs verantwortungsübernehmend geschehen, da sonst die Selbstheilungskräfte der Betroffenen geschwächt werden. Es gilt dabei auch, das ‚Spiel' der Suchtmittelabhängigen oder RisikoklientInnen im Sinne von Tatrechtfertigungen und Instrumentalisierungen der HelferInnen grenzensetzend zu unterbinden. „Sich nicht einwickeln zu lassen" ist wichtig. Nur so kann man aus der Sicht der KlientInnen Autorität erlangen.

Eine tief schürfende Ursachenaufarbeitung muss grundsätzlich unterbleiben. Sie ist Sache weiterführender psychosozialer Hilfen. Die – wenn noch nicht vorhandene – Stimulierung und ansonsten Unterstützung des Orientierungswechsels der KlientInnen durch Bewältigungshilfen steht im Mittelpunkt. Dabei ist der weitere Umgang mit den illegalen Drogen weiterhin der Eigenverantwortung überlassen, nun aber auch den normativen Positionen seitens der BeraterInnen ‚ausgesetzt'. Mehr ist nicht nötig und sogar falsch. Es genügt für die wichtige Suche nach Orientierungen bei den KlientInnen. Nur Zuhören, ohne die eigene Position dazu zu vermitteln, ist also nicht hilfreich.

Ausnahmen von den ansonsten auch gültigen Regeln der Beratung bilden in der Krisenintervention die Konfrontation bei Selbst- und Fremdgefährdungen. Gegebenenfalls sind zunächst andere, medizinische oder psychiatrische Maßnahmen vordergründig notwendig. Das heißt bei Ausschluss gesundheitlicher Risiken aber nicht, dass in jedem Fall eine sofortige Hospitalisierung angestrebt werden muss. Ohne Orientierungswechsel führt sie erfahrungsgemäß zum sofortigen Abbruch. Ambulante medizinische Maßnahmen sind für viele angesichts des Erhalts basaler sozialer Beziehungen viel attraktiver und auch effizient!

Ein Fehler ist eine ausschließliche Defizitorientierung in der Beratung. Die Selbstwertvermittlung ist das A und O der sozialpädagogischen Intervention. (Böhnisch 1999) Das ist auch im Problemkontext der Drogenabhängigkeit nicht zu relativieren.

Die Beendigung ist kein formaler sondern ein methodischer Aspekt der Krisenintervention. Durch das Thematisieren der Befristetheit von Hilfen und das Abschließen werden sowohl selbstwertfördernde als auch diagnostische

Aspekte stimuliert. Die einen sind stolz, jetzt allein klar zu kommen. Andere könnten an diesem Punkt weitere Probleme offenbaren, wenn sie auch zunächst meinen, diese nicht allein und auch nicht mit Hilfe ihrer natürlichen Bezugspersonen bewältigen zu können.

Gütekriterien für die sozialpädagogische Krisenintervention müssen wiedergeben,

• ob die angebotenen Maßnahmen auf Akzeptanz und Mitwirkungsbereitschaft stoßen;

• ob neben der klientenzentrierten Arbeit auch das soziale Netzwerk einbezogen wird;

• ob die unterstützenden Maßnahmen Brückenfunktionen erfüllen und nicht abhängig machen;

• und ob sie für die Bewältigung der Entwicklungsaufgaben und aktuellen Ereignisse, Umstände/Situationen relevante positive Auswirkungen haben.

Wenn die pädagogische Intervention imstande ist, diese Gütekriterien einzuhalten, wird sie erfolgversprechend sein. Es geschieht dann genau das, was bereits Galilei als kategorische Voraussetzung für eine beim Menschen zu erzielende Veränderungswirksamkeit erkannte: Nicht lehren sondern dazu beitragen, dass die Menschen es in sich selbst finden, was es zu ändern gilt.

Literatur

Berger, H./Reuband, K.-H./Widlitzek, U.: Wege in die Heroinabhängigkeit. Zur Entwicklung abweichender Karrieren. Weinheim und München 1980
Böhnisch, L.: Abweichendes Verhalten. Eine pädagogisch-soziologische Einführung. Weinheim und München 1999
Böhnisch, L.: Sozialpädagogik der Lebensalter. Weinheim und München 1997
Born, G.: Krisenintervention. In: Koschorke/Samelberger: Schwangerschaft-Konflikt-Beratung. Göttingen 1978
Bossong, H.: Drogen und Alkohol. In: Hörmann, G./Nestmann, F. (Hrsg.): Handbuch der psychosozialen Intervention. Opladen 1988
Davison, G. C./Neale, J. M.: Klinische Psychologie. Weinheim 1996
Diewald, M.: Soziale Beziehungen: Verlust oder Liberalisierung? Soziale Unterstützung in informellen Netzwerken. Berlin 1991
Egidi, K./Boxbücher, M. (Hrsg.): Systemische Krisenintervention. Tübingen 1996
Engel, U./Hurrelmann K.: Was Jugendliche wagen. Eine Längsschnittstudie über Drogenkonsum, Stressreaktionen und Delinquenz im Jugendalter. Weinheim und München [3]1998.
Engel, U./Hurrelmann, K.: Psychosoziale Belastung im Jugendalter. Berlin 1989
Enke, T.: Bilanz und Perspektive sozialpädagogischer Jugendberatung und Krisenintervention nach polizeilichem Handlungsvollzug im Kontext eines modernen Verständnisses von sozialer Kontrolle. In: DVJJ-Journal, 1/1998
Enke, T.: Sozialpädagogische Krisenintervention nach polizeilichem Handlungsvollzug. In: Rössner, D./Jehle, J.-U. (Hrsg.): Kriminalität, Prävention und Kontrolle. Neue Kriminologische Schriftenreihe, Bd. 104. 1999

Enke, T.: Typische Problemlagen delinquenter junger Menschen und Erfolg versprechende Bewältigungshilfen. JUBP Halle. Bilanz der Arbeit 1998b

Erikson, M.: Jugend und Krise. Frankfurt/Berlin 1980

Feineis, B.: Soziale Netzwerkarbeit mit Drogenabhängigen. In: Röhrle, B./Sommer, G./Nestmann, F. (Hrsg.): Netzwerkintervention. Tübingen 1998

Fiedler, P.: Existentielle Krisen und Krisenintervention. In: Hörmann,G./Nestmann, F. (Hrsg.): Handbuch der psychosozialen Intervention. Opladen 1988

Fokus e.V.: Jugend und Drogen. Einstellungen und Verhaltensweisen Jugendlicher des Bundeslandes Sachsen-Anhalt zum Umgang mit Drogen oder drogenähnlichen Substanzen. Bericht zur soziologisch-empirischen Studie. Halle 1997

Frehsee, D.: Sinnvoller Umgang mit straffälligem Verhalten Jugendlicher in einer sich wandelnden Gesellschaft. In: DVJJ-Journal. Zeitschrift für Jugendkriminalrecht und Jugendhilfe, 8/1997

Frehsee, D.: Sozialer Wandel und Jugendkriminalität. In: DVJJ-Journal. Zeitschrift für Jugendkriminalrecht und Jugendhilfe, 6/1995

Happel, H.-V.: Krisenintervention im Sucht- und Drogenbereich. In: Straumann, U. (Hrsg.): Beratung und Krisenintervention. Köln 1992

Hoffmann, I./Roos, J.: Die Krisentheorie. Die vergessene Theorie der Sozialen Arbeit. In: Sozialmagazin, 9/1997

Jugendkriminalität und Jugendgefährdung im Land Sachsen-Anhalt, Jahresbericht 1998. Polizeilichen Kriminalstatistik (PKS). Landeskriminalamt. Magdeburg 1999

Kähler, H.-D.: Erstgespräche in der sozialen Einzelhilfe. Freiburg im Breisgau 1993

Kaiser, G./Kerner, H.-J./Sack, F./Schellhoss, H. (Hrsg.): Kleines Kriminologisches Wörterbuch. Heidelberg [3]1993

Killias, M./Rabasa, J.: Wie stark verringert ärztliche Heroinverschreibung die Delinquenz Drogenabhängiger? Erste Ergebnisse des schweizer Programms der medizinischen Heroin-Verschreibung. In: DVJJ-Journal, 1/1997

Kreuzer, A.: Drogenkontrolle zwischen Repression und Therapie – deutsche Erfahrungen. In: Rössner, D./Jehle, J.-U. (Hrsg.): Kriminalität, Prävention und Kontrolle. Neue Kriminologische Schriftenreihe, Bd. 104. 1999

Kühnel, W.: Die Bedeutung von sozialen Netzwerken und Peer-group-Beziehungen für Gewalt im Jugendalter. In: Zeitschrift für Sozialisationsforschung und Erziehungssoziologie, 2/1995

Kühnel, W./Matuschek, I.: Gruppenprozesse und Devianz. Risiken jugendlicher Lebensbewältigung in großstädtischen Monostrukturen. Weinheim und München 1995

Lenz, K.: Alltagswelten von Jugendlichen. Eine empirische Studie über jugendliche Handlungstypen. Frankfurt 1986

Lenz, K.: Prozessstrukturen biographischer Verläufe in der Jugendphase und danach. Methodische Grundlagen einer qualitativen Langzeitstudie. In: Combe, A./Helsper, W. (Hrsg.): Hermeneutische Jugendforschung. Opladen 1991

Menzen, K.-H.: Kids' Problems. Ein Studienbuch zur kindlichen und jugendlichen Entwicklung. Neuwied; Kriftel; Berlin 1996

Ministerium für Arbeit, Frauen, Gesundheit und Soziales des Landes Sachsen-Anhalt (Hrsg.): Moderne Drogen- und Suchtprävention (Modrus). Soziologisch-empirische Studie der Forschungsgemeinschaft für Konflikt- und Sozialstudien e. V. (FOKUS). Halle 1999

Münder, J. u.a.: Frankfurter Lehr- und Praxis-Kommentar zum KJHG. Münster [3]1998.

Oerter, R./Montada, L. (Hrsg.): Entwicklungspsychologie. Beltz [3]1995

Palentien, C.: Jugend und Stress. Neuwied; Kriftel; Berlin 1997

Petermann, H./Müller, H./Kersch, B./Röhr, M.: Erwachsen werden ohne Drogen. Ergebnisse schulischer Drogenprävention. Weinheim und München 1997

Reuband, K.-H.: Drogenkonsum und Drogenpolitik in Westeuropa. Epidemologische Befunde im Vergleich. In: Aus Politik und Zeitgeschichte, 9/1995

Reuband, K.-H.: Soziale Determinanten des Drogengebrauchs. Eine sozialwissenschaftliche Analyse des Gebrauch: weicher Drogen. Opladen 1994

Schmidt, B.: Suchtprävention b⌣i konsumierenden Jugendlichen. Sekundärpräventive Ansätze in der geschlechtsbezogenen Drogenarbeit. Weinheim und München 1998

Schmidt, T.: Lernziel: Kontrollierter Drogenkonsum, selbstbestimmter Drogenausstieg und Lebensqualität. In: neue praxis; 1/1999

Sonneck, G.: Krisenintervention und Suizidverhütung. Wien 1997

Stark, W.: Empowerment. Neue Handlungskompetenzen in der psychosozialen Praxis. Freiburg im Breisgau 1996

Straumann, U. (Hrsg.): Beratung und Krisenintervention. Köln 1992

Wieland, N.: Drogenkultur, Drogensozialisation und Drogenpädagogik. In: Zeitschrift für Sozialisationsforschung und Erziehungssoziologie, 3/1997

Ziehlke, B.: Deviante Jugendliche. Individualisierung, Geschlecht und soziale Kontrolle. Opladen 1993

Zirk, W.: Jugend und Gewalt. Polizei-, Sozialarbeit und Jugendhilfe. Stuttgart; München; Hannover; Berlin; Weimar; Dresden 1999

Teil VII
Selbstbilder
in der Drogenarbeit

Das abschließende Kapitel beschreibt die Selbstbilder, die Drogengebraucher von sich entwickeln, um diese als Zugang für Beratung und Therapie aufschließen zu können. In die nachfolgende Betrachtung zu den Selbst- und Fremdbildern, die unterschiedliche in die Drogenarbeit involvierte Professionen von sich entwickeln und mit denen sie durch ihre Klientel konfrontiert werden, fließen auch Ergebnisse einer empirischen Untersuchung ein.

Hans-Joachim Schille

Das Selbstbild von Drogengebrauchern im biographischen Zugang

Biographien als soziale Konstrukte

Die Beschäftigung mit Biographien ist geeignet, die Lebenssituation eines Menschen zu verstehen, das heißt seine Gegenwart, Vergangenheit und auch Zukunft, aber auch bestimmte Verhaltensweisen, Denk- und Gefühlsweisen deuten zu können. Schließlich ist der konkrete Mensch, der vor einer Beraterin oder einem Berater sitzt, das Ergebnis seiner Individualgeschichte. Jede Biographie hat eine makrosoziologische Perspektive, die sich mit den gesellschaftlichen Kräften befasst, die formend und prägend, aber auch erziehend auf den biographischen Verlauf des Individuums eingewirkt haben. Sie hat zweitens eine mikrosoziologische Dimension, die sich mit dem Erkennen der Regeln beschäftigt, nach denen sich Menschen im Verlauf ihres Lebens bestimmte Gegebenheiten aus dem gesellschaftlichen Umfeld für ihren Lebensvollzug aneignen. Das wird auch Individualisierung und biographische Sozialisation genannt. Beschäftigung mit einer Biographie heißt deshalb immer, sich auch mit dem sozialen Konstrukt zu beschäftigen und nicht bloß auf das Individuum zu sehen. Für den Lebenslauf von Menschen werden gern so genannte Normalbiographien unterstellt. Damit wird gemeint, dass es eine bestimmte Abfolge von Lebensereignissen mit bestimmten Konsequenzen gibt. Diese Auffassung hat infolge der geänderten gesellschaftlichen Verhältnisse immer weniger Gültigkeit. Wird in Beratungsgesprächen von solchen Normalbiographien ausgegangen, dann passiert es leicht, dass wesentliche Elemente für abweichendes Verhalten übersehen werden. Wird jemand aufgefordert, seine Biographie zu erzählen oder aufzuschreiben, dann ist zu bedenken, dass die Darstellung in der Regel für den beabsichtigten Hörer bzw. Leser geschrieben wird, dass in der Darstellung nach Meinung des seine Biographie erzählenden oder aufschreibenden Menschen das aufgeschrieben wird, was diesem für den Zuhörer oder Leser wichtig erscheint. Dazu kommt, dass jeder Mensch Vorstellungen darüber hat, wie sein Lebenslauf sein sollte oder sein könnte. Er wird bei der Darstellung seiner Biographie Tendenzen in dieser Richtung formulieren, die häufig nicht der Realität entsprechen. Bei der Anamnese in Beratungsgesprächen sind Berater geneigt, sich auf die individuelle Seite der Biographie zu konzentrieren. Es ist aber ebenso wichtig zu betrachten, welche gesellschaftlichen Einflüsse, welche Lebenslaufmuster in den individuellen Biographien erkennbar sind. Noch wichtiger ist es zu untersuchen, wie das Individuum diese gesellschaftlichen Steuerungen und kollektiven Lebenslaufmuster selbst beeinflusst hat, das heißt, wie es an seiner eigenen Biographie gearbeitet hat. Für die Sicht auf die Biographien von Drogengebrauchern erscheint uns die Individualisierung, das heißt die Freisetzung des Individuums, als Analysekriterium besonders wichtig. Dabei sollte besonders auf den Interaktionsprozess zwischen dem Individuum und den verschiedenen Lebenswelten sowie anderen Individuen geachtet werden.

Selbstbild und Biographie

Die Frage, wie gegebene Lebensbedingungen vom Subjekt verarbeitet werden, ist nicht nur für die Betrachtung der Biographie bedeutsam, sondern auch für die Betrachtung des Selbstbildes, das ein Mensch von sich hat. Der Begriff des Selbst ist erst in den letzten beiden Jahrzehnten in die Diskussion gekommen. Gottschalch bezeichnet „die Gesamtheit der Bilder, Vorstellungen, Empfindungen und Erinnerungen, die wir von der eigenen Person haben" als das Selbst (Gottschalch 1991, S. 55). Dem Selbst stellt er das Nicht-Selbst gegenüber, und er meint damit die anderen, die Umwelt. Darunter sind zuerst Mutter, Vater, die Familie, die Gleichaltrigengruppe zu verstehen. Man kann das Selbst auch als die Kontinuität in einer Biographie bezeichnen. Darunter ist zu verstehen, welche Gefühle, Bestrebungen, Handlungen, Meinungen die selben bleiben. Es ist die Frage nach der Identität gestellt, die als Kontinuität des Sich-Selbsterlebens zu beantworten ist. Zum Selbst gehört zweifelsohne das Selbstbewusstsein. Das ist die Fähigkeit, sich selbst zu distanzieren, sich selbst beobachten zu können, sich selbst bewerten zu können. So entsteht das Selbstbild, das ein Mensch von sich hat. Darin ist auch eingeschlossen, welche Haltungen, Verhaltensmuster und Bewältigungsstrategien das Individuum vom Anderen übernommen hat. Dieser Andere ist als ein generalisierter Anderer zu verstehen, der dem Individuum quasi als Gesellschaft gegenübertritt (vgl. Mead 1973).

Für die humanistischen Psychologen steht das Selbst im Mittelpunkt der Betrachtung und Entwicklung des Menschen. Sie verstehen es aber verschieden. Für die einen ist es eine organisierende Funktion im Individuum, mit der die Menschen Beziehungen untereinander eingehen. Für die anderen ist es das Bewusstsein einer denkenden und fühlenden Einheit, das mehr ist als die Summe auszuübenden Rollen. Für wieder andere ist es Integrität und innere Kraft eines Individuums. Es wird auch als das Zentrum des Seins betrachtet oder als Integrator, als synthetische Einheit, kurzum als das, was die Lebenskunst und die Lebensbewältigung bestimmt.

Diesen Auffassungen zum Selbst ist gemeinsam, dass es als handelnde Instanz betrachtet wird, bei der freilich unbewusste Funktionen eine Rolle spielen. Sigmund Freud verwendete den Begriff des Selbst noch nicht. Was er in ähnlicher Richtung als Begriff bildet, ist das Ich. Freud hat seinen Ich-Begriff mit folgendem Bild beschrieben: Das Ich sei ein Reiter, der die Kräfte des Pferdes zügeln soll. Freuds Biograph Siegfried Bernfeld schlug vor, das innere Bild von sich selbst, unabhängig davon, wie bewusst es ist und wie es bewertet wird, das virtuelle Selbst zu nennen (vgl. Bernfeld 1931, S. 40). Mit dem virtuellen Selbst soll der Gegensatz von Selbst- und Fremdbild einer realen Person gefasst werden. Bernfeld geht also davon aus, was zweifelsohne richtig ist, dass es keine Identität zwischen virtuellem Selbst und realem Selbst gibt, dass es zwischen der Selbstauffassung und der Fremdauffassung einer Person immer mehr oder weniger ausgeprägte Abweichungen gibt.

Unterschiedliches Verständnis des Selbstbegriffes gibt es nicht nur in den Sozialwissenschaften, sondern auch im umgangssprachlichen Bereich, wenn etwa vom Kind im Manne gesprochen wird und das Kindheits-Ich gemeint wird, wenn vom Vater-Ich, vom Mutter-Ich gesprochen wird und das Eltern-Ich gemeint wird, oder wenn man den vernünftigen Erwachsenen nennt und damit das erwachsene Ich meint. Wilfried Gottschalch hat schließlich aus der Analyse der Figur des Supermann abgeleitet, dass es auch ein Wunsch-Selbst gibt. Der Supermann kann alles, weiß alles, macht alles, bewältigt alles (vgl. Gottschalch 1991, S. 84). In der Biographie eines Menschen ist das Selbst am besten daran zu erkennen, wie sich ein Mensch selbst verwirklicht. Die sich selbst verwirklichende Person hat nach Maslow bestimmte Eigenschaften: „Größere Wahrnehmung der Realität; wachsende Akzeptierung seiner selbst, der anderen und der Natur; zunehmende Spontaneität; bessere Problemzentrierung; größere Distanz und Sehnsucht nach Zurückgezogenheit; wachsende Autonomie und Resistenz gegen Akkulturation; größere Frische des Verständnisses; größerer Reichtum der emotionalen Reaktion; höhere Frequenz der Grenzerfahrungen; wachsende Identifikation mit der menschlichen Spezies; veränderte zwischenmenschliche Beziehungen; demokratische Charakterstruktur; stark zunehmende Kreativität; gewisse Wandlungen im Wertsystem" (Maslow 1973, S. 41). Für diese Aufzählung können als Zusammenfassung auch die Begriffe psychische Gesundheit oder normale Entwicklung stehen. In diesem Zusammenhang sei Abraham Maslow noch einmal zitiert (ebd., S. 206): „Für selbstverwirklichende Menschen gibt es eine starke Tendenz zur Verschmelzung der Selbstbezogenheit und Selbstlosigkeit in eine höhere, übergeordnete Einheit." Dieses Bedürfnis ist auch in vielen Drogenbiographien zu erkennen. Damit es als ursprüngliches Bedürfnis verwirklicht werden kann, werden Drogen als Mittel zu seiner Befriedigung eingesetzt. Solche Stellen, in denen Drogen zur Chemie der Bewältigung werden, sind zweifelsohne Brüche, Sequenzen in Biographien. Sie finden sich am häufigsten im Jugendalter.

Sequenzen in Biographien: Identität und Identitätskrise

Sequenzen in Biographien sind unterschiedlich verursacht und finden sich eigentlich in allen Lebensaltern. Solche Sequenzen, wie sie für ost-sozialisierte Jungen und Mädchen die Wende in der DDR darstellte, sind natürlich selten. Am Wendeerleben und Wendebewältigen der heute in Drogen- und

Jugendberatungsstellen kommenden 20- bis 30-jährigen jungen Menschen lässt sich das Selbst im dargestellten Sinne gut erkennen. Beim genauen Hinsehen und Hinterfragen ist man immer wieder erstaunt, welche Kontinuitäten sich im Fühlen, Denken und Verhalten zeigen. Dabei ist zu bedenken, dass dieses Wendeerleben und Wendeverarbeiten überlagert ist durch die Prozesse der Pubertät und Adoleszenz. Damit wird natürlich die Betrachtungsweise kompliziert. Zwischen dem 12. und 20. Lebensjahr lösen sich die Heranwachsenden aus ihren Herkunftsfamilien, an die sie bis dahin emotional, rational und auch finanziell stark gebunden waren. Sie können nun ihre eigenen Kräfte besser erfahren und einschätzen. Sie wenden sich selbst zu, erkennen sich besser selbst und erweitern ihre persönlichen Beziehungen zu anderen sozialen Gruppen. Sie bereiten sich auf Rollen vor, die auf die gesamte Gesellschaft bezogen sind, wie zum Beispiel Berufsrolle, Bürgerrolle, Elternrolle.

In dieser entwicklungs- und entscheidungsträchtigen Zeit wird die Identität in Frage gestellt, aber auch verfestigt und verändert. Es kommt nicht selten zu einer Identitätskrise. Diese Identitätskrise ist ein häufiger Ausgangspunkt für jugendlichen Drogengebrauch. Deshalb wird im Folgenden dieses Problem gebunden an die Forschungen von Erik Homburger Erikson etwas ausführlicher dargestellt. Mit seinen Forschungen liefert Erikson akzeptable Antworten zu den im Jugendalter im Ergebnis von Selbstreflexion immer wieder gestellten Fragen, wer bin ich, wer werde ich sein, wie werde ich sein, warum bin ich anders als die anderen, warum kann ich nicht so sein wie die anderen usw. Hinter diesen Fragen stehen Auseinandersetzungen mit gesellschaftlichen Normen, kulturellen Überlieferungen, mit der erfahrenen Erziehung, mit sozialen Standards aber auch mit Idealen und Zukunftsperspektiven. Dabei ist es von der bisherigen Biographie abhängig, welche Auseinandersetzungen ein konkreter Jugendlicher führt, so dass davon ausgegangen werden muss, dass dieser Prozess individualspezifisch erfolgt. Erikson versteht unter Identitätskrise einen psychischen und sozialen Sachverhalt. Er kennzeichnet sie als „ein subjektives Gefühl wie auch eine objektiv feststellbare Eigenschaft persönlicher Gleichheit und Kontinuität gepaart mit dem Glauben an die Gleichheit und Kontinuität eines gemeinsamen Weltbildes", als „ein Zustand von sein und werden, der höchst bewusst (ja sogar selbstbewusst), und doch in seinen motivationalen Aspekten ganz unbewusst und durch dynamische Konflikte bedroht sein kann.". Die Identitätskrise ist charakteristisch „für eine bestimmte Entwicklungsphase, vor der sie nicht ausbrechen kann, weil die somatischen, kognitiven und sozialen Voraussetzungen erst dann gegeben sind; und über die hinaus sie nicht lange verzögert werden darf, weil die darauf folgenden und alle zukünftigen Entwicklungen von ihrem Ausgang abhängen. Dieses Lebensstadium ist die Jugend und Adoleszenz." „Sie ist abhängig von der Vergangenheit als Quelle starker in der Kindheit eingegangener Identifikationen; sie ist darauf angewiesen, dass in der Jugend neue Vorbilder gefunden werden; und ihr Ausgang hängt davon ab, dass im jungen Erwachsenenalter funktionierende Rollen angeboten werden" (Erikson 1977, S. 16f.). In seinen Büchern „Kindheit und Gesellschaft" (1976) und „Jugend und Krise" (1970) wendet sich Erikson ausführlich den Veränderungen der Heranwachsenden am Beginn des Jugendalters zu. Er stellt fest: Die sozialen Rollen ändern sich, die Ansichten ändern sich. Werte passen nicht mehr zur Erscheinung. Die Gefühle zum anderen Geschlecht ändern sich. Der Körper wächst. Das alles führt nach Eriksons Auffassung beim Jugendlichen zu Verwirrungen. Diese Verwirrung bezeichnet Erikson als Identitätskrise. In dieser Periode kommt es nach Erikson zu einer Rollenkonfusion und Identitätskonfusion. Die Jugendlichen wissen nicht, was sie sich und anderen bedeuten. Sie zeigen Erscheinungen der Abwehr, der Angliederung an Cliquen, können ihre Individualität zeitweise zurückstellen. Sie stigmatisieren sich äußerlich durch Sprache und Kleidung. Sie zeigen sich auch als intolerant, sie haben Konflikte mit den ihnen nahe stehenden Menschen, sie wiederholen alte Kämpfe, und sie finden Feinde, die eigentlich gar keine sind. Die Mehrzahl der Jugendlichen löst diese Probleme des Jugendalters, erwirbt ein starkes Gefühl und eine reale Erkenntnis über die eigene Individualität und ist bereit, in die Gesellschaft aufgenommen zu werden. Ein kleiner Teil schafft das nicht und wird die Anzeichen, die sich im Jugendalter zeigen, auch künftig an den Tag legen.

Erikson hält die Adoleszenz für die entscheidende Phase der Identitätsbildung und geht davon aus, dass es davon abhängt, ob die Gesellschaft den jungen Menschen eine Art Schonzeit, er nennt es psychosoziales Moratorium, gewährt, in der sie ihre Identität prüfen und entwickeln können. Zu diesem Rollenexperimentieren gehört auch der experimentelle Drogengebrauch. Erikson tritt dafür ein, dass jeder Heranwachsende eine Nische findet, „die fest umrissen und doch wie einzig für ihn gemacht ist. Dadurch gewinnt der junge Erwachsene das sichere Gefühl innerer und sozialer Kontinuität, das die Brücke bildet zwischen dem, was er als Kind war und dem, was er nunmehr im Begriff ist zu werden; eine Brücke, die zugleich das Bild, in dem er sich selber wahrnimmt, mit dem Bilde verbindet, unter dem er von seiner Gruppe, seiner Sozietät anerkannt wird." (Erikson 1959, S. 137). Diese Nische sollte in Beratungsgesprächen näher betrachtet und hinterfragt werden. Findet sie sich nicht oder hatte der Heranwachsende in ihr nicht ausreichend oder nicht lange genug Platz, so ist das ein wesentlicher Ansatzpunkt für die Erklärung abweichenden Verhaltens, für die Verfestigung des Drogengebrauchs.

Drogenbiographien als Spezialformen

Der Abschnitt zwischen Erstgebrauch und Abhängigkeit oder Entwöhnung wird gemeinhin als Drogenbiographie bezeichnet. Das ist natürlich nicht exakt, denn die verursachenden Faktoren für diese Biographie liegen im vorherigen Lebensabschnitt des Individuums. Drogenbiographien sind immer Unikate, das heißt jede Biographie hat ihre Spezifika. Dennoch lassen sich Gemeinsamkeiten finden. Becker hat 1973 versucht, ein so genanntes Karrierekonzept für Drogengebrauch zu beschreiben. Dabei geht er, wie es nicht anders sein kann, von der Triade des Drogengebrauches aus, berücksichtigt also Person, Umwelt und Angebot. Außerdem hat er die unterschiedlichen Ansätze zur Erklärung des Drogenerst- und des Drogenfolgegebrauchs bis zur Abhängigkeit berücksichtigt. Entgegen landläufigen Meinungen kommt auch Becker zu dem Schluss, dass es keine zwangsläufige und generell gültige Abfolge von Erstgebrauch bis zur Abhängigkeit gibt, und dass kein Faktor zwangsläufig den nächsten Schritt der Karriere bedingt. Beckers Konzept ist nach Phasen gegliedert. Es findet sich bei Scheerer/Vogt (1989). Wir fügen im Folgenden eine Kurzfassung der Phasen an.

Erstens: Phase des Erstgebrauches

Entscheidend, ob überhaupt eine Droge genommen werden kann, ist bekanntlich ihre Verfügbarkeit. Diese Verfügbarkeit wird von den gesellschaftlichen Bedingungen bestimmt. Dazu kommt die Einstellung zu Drogen, die das soziale Umfeld des Individuums hat. Hier ist besonders die Gleichaltrigengruppe bei Jugendlichen wirksam. Der Gebrauch wird gefördert, wenn Drogengebrauch Identitätsmerkmal einer Gruppe ist. Die Drogenszenen der 60er und 70er-Jahre sind ein schönes Beispiel dafür. Gerdes und von Wolffersdorff haben 1974 in ihrer Untersuchung festgestellt, dass diese Drogenkulturen die Funktion der Abgrenzung hatten, andererseits der Gewinnung unmittelbarer Erfahrung dienten und schöpferische Kräfte der Menschen freisetzen wollten. Ähnliche Verhältnisse bestanden für die Kokainszenen unter den Künstlern in den 20er-Jahren in Deutschland. Siehe dazu auch v. Wolffersdorff, Drogengebrauch als interkulturelles Phänomen, i.d.B.

Zweitens: Phase der Entscheidung für oder gegen den weiteren Drogengebrauch

Als Möglichkeiten dieser Phase bieten sich an, die Beendigung des Gebrauches, ein gewohnheitsmäßiger kontrollierter Gebrauch, wie er als Partygebrauch üblich ist, oder die Entwicklung eines heftigen Bedürfnisses nach der Droge, welches schnell zur Abhängigkeit führen kann. Das Bedingungsgefüge für diese Entscheidung wird von der Erfahrung geprägt, die sich mit dem ersten Drogengebrauch verbindet. Dabei fördert nicht nur eine positive Erfahrung weiteren Gebrauch, sondern auch eine negative Erfahrung, wenn sie in eine Gruppe integriert ist und etwa die Funktion der Abgrenzung zu den ‚Stinknormalen' hat. In dieser Phase kommt es zur Auseinandersetzung mit Werten und Normen der Gesellschaft, aber auch mit der eigenen Biographie, dem eigenen Wertsystem. Es ist nicht so, dass sich Drogengebraucher in dieser Phase einfach zuballern, sondern genau abwägen und ausbalancieren, was sie tun und was sie lassen. Natürlich spielt es auch eine Rolle, ob es Alternativen zum Drogengebrauch gibt, die geeignet sind, mit Lebenskrisen umzugehen oder Glück zu vermitteln. Erlebte Entlastung ist das häufigste Phänomen, das dazu führt, dass kontinuierlich Drogen gebraucht werden.

Drittens: Phase der Gewöhnung und Drogenkarriereverfestigung

Wenn Selbstkontrolle oder die soziale Integration des Individuums nicht in erforderlichem Maße gegeben sind, um den Drogenkonsum kontrollieren oder beenden zu können, kann es zu einem starken und regelmäßigen Drogengebrauch kommen, der zur Abhängigkeit in all den bekannten Folgen führt. Becker nennt das die Karriereverfestigung. Wenn die Ergebnisse der neueren Drogenforschung berücksichtigt werden, müssen auch biologische Dispositionen für diese Entwicklung wirksam sein. Gerdes und von Wolffersdorff stellten fest, dass bei Heroinabhängigen die Motivation zum Drogenkonsum überschattet ist „durch das permanente Erlebnis des Scheiterns an einer als feindselig, fremd und erniedrigend erfahrenen Umwelt" (a.a.O., S. 316). Gestörte Partnerbeziehungen, geringe Berufschancen, wenig soziale Kontakte kommen bei Drogengebrauchern als Faktoren für die Karriereverfestigung in der Biographie dazu. Dabei spielt die Vermittlung durch Gruppen eine entscheidende Rolle. Die Gewöhnung und Karriereverfestigung, so kann zusammenfassend festgestellt werden, vollzieht sich immer in wechselseitigen Prozessen zwischen Set und Setting. Beide begünstigen sich im Falle einer Drogenkarriere. Und deshalb ist es so wichtig, in allen Fällen individuell dieses Verhältnis zu untersuchen. Léon Wurmser hat im Nachwort zur deutschen Ausgabe seines ausgezeichneten Buches „Die verborgene Dimension. Psychodynamik des Drogenzwangs" (1997, S. 338f.) aus psychoanalytischer Sicht auf der Grundlage seines umfangreichen Klientenmaterials und der vor allem amerikanischen Literatur zum Problem des zwanghaften Drogengebrauchs folgende Faktoren ermittelt:

- Eine Intoleranz gegenüber den eigenen Gefühlen, vor allem solchen Gefühlen wie Unlust, Ängstlichkeit, Traurigkeit, Scham, Schuld, Minderwertigkeit, Ekel und Anspannung;
- schwer wiegende Regulationsstörungen bei der Behebung entstandener Konflikte. Darunter versteht er vor allem die Regulationsmechanismen im Umgang mit Gefühlen, speziell das Phänomen, nicht ausreichend differenzieren zu können, das sich in Extrempolarisierungen und Spaltungen zeigt;
- die so entstehenden Ängste werden als überwältigend erlebt. Sie verschaffen dem Drogengebraucher das narzisstische Gefühl zu zersplittern. Er gerät in eine narzisstische Krise.

Es wird ein Widerspruch zwischen den Bedürfnissen nach Zugehörigkeit und nach Eigenständigkeit erlebt. Ein falsches Selbst wird erlebt oder der Gebraucher schlüpft unter die Maske des falschen Selbst.

Wenn Wurmser richtig verstanden wird, so führt er die Pathogenese des Drogengebrauchs auf narzisstische Störungen zurück, die aber immer auf zentrale, also wichtige Über-Ich-Konflikte verweisen. Er hat es in seiner Praxis immer als hilfreich erlebt, narzisstische Konflikte als Auswirkungen von Über-Ich-Konflikten zu bearbeiten und nicht die narzisstischen Störungen als den Ausgangspunkt zu nehmen. Damit bewegt er sich in der unseres Erachtens richtigen Relation von Set und Setting.

„Lesen können" in Drogenbiographien

Wenn sich drogengebrauchende Ratsuchende an Drogen- oder Jugendberatungsstellen wenden, so entsteht neben bzw. infolge der Erörterung des Problems häufig die Aufforderung: „Erzähl mir von deinem Leben!" Jeder Mensch, der aus seinem Leben berichtet, erzählt viele Details, die oftmals ohne Zusammenhang erscheinen. Diese Details sind aber für diesen Menschen offensichtlich wichtig. Was er erzählt, hat er behalten. Was er nicht erzählt, hat er verdrängt. Soll aus der Biographie des Ratsuchenden heraus ein Rat gegeben werden, so ist das nur möglich, wenn der Mensch als ‚selbstgeschaffenes Ganzes' gesehen wird, das entstanden ist in der Auseinandersetzung mit den Gegebenheiten, in die er hineingeboren und in denen er sich entwickelt hat. Es kommt also darauf an, seine Stellungnahme zum Selbst mit ihm herauszuarbeiten, besser noch, diese Stellungnahme ihn selbst finden zu lassen. Es gibt vieles innerhalb der Individualität, was beim genauen Hinsehen in eine Richtung weist. Diese Richtung nennt man in der Individualpsychologie den Lebensstil eines Menschen. Darunter wird die Stellungnahme des Menschen zu den Anforderungen und Widrigkeiten des Leben verstanden. Der Lebensstil ist eine Schöpfung des Selbst. Das Individuum hat ihn entwickelt, wendet ihn an, um mit ihm erfolgreich zu sein. Gelingt ihm das nicht, modifiziert es diesen Lebensstil, der aber in den in der Kindheit erworbenen Grundstrukturen stets erhalten bleibt. Den Lebensstil aus einer Biographie herauszufinden, ist Verstehenslehre. Dazu können die Theoretiker des Verstehens – die Hermeneutiker – helfen. Wesentlicher Vertreter der Hermeneutik ist Wilhelm Dilthey mit seinem berühmten Essay aus dem Jahre 1894 „Ideen über eine beschreibende und zergliedernde Psychologie". In diesem Essay ging es Dilthey darum, den Menschen als Ganzes zu sehen, den man nicht einfach zählen, wiegen oder messen kann. Nur aus dem Ganzen lässt sich das Detail erklären, das Ganze nur im Zusammenhang der Details. Damit wendet Dilthey die Methode der Dichter an, nämlich sich hineinversetzen in den anderen, sich mit ihm identifizieren, ihn als Ganzes sehen.

Manchmal drängen sich in biographischen Erzählungen solche Lebensstileigenschaften, wie kämpfen oder aus dem Felde gehen oder sich über die Dinge stellen, direkt auf. Vielfach müssen sie aus den dargestellten Details durch Deutung abgeleitet werden. Damit erhebt sich die Frage, wie gelangt man bei Lebensstilanalysen zu solchen Ergebnissen? Zuerst ist es empfehlenswert, die gegenwärtige Situation des Ratsuchenden zur Kenntnis zu nehmen und zu erkunden, was hinter ihr steht. Welche Nöte und Aufgaben belasten ihn? Welche Erinnerungen hat er? Was kennzeichnet seine Arbeit, was sein Liebesleben, sein Gemeinschaftsverhalten, wie gestaltet er seinen Tagesablauf, seine Freizeit, welche Interessen hat er, welche Anschauungen, aber auch, unter welche Ängsten, Affekten und Stimmungen leidet er? Also Gegenwartsanalyse ist zu betreiben. Dabei geht es nicht in erster Linie darum, abweichendes oder gar krankhaftes Verhalten herauszufiltern, sondern immer die Relation von Krankem und Gesundem zu sehen, den Blick für das Positive zu haben, um Ansatzpunkte für die Arbeit mit dem Ratsuchenden zu finden (zur Kompetenzorientierung siehe auch Arnold/Stein, Übergang in die Arbeitswelt und Engel, Beratungskonzepte, i.d.B.)

Daran sollte sich eine Betrachtung der inneren und äußeren Lebensgeschichte als Vergangenheitsbetrachtung anschließen. Woran erinnert er sich aus seiner Familie? Welche Kindheitserinnerungen hat er überhaupt? Wie verlief seine Kindheit? Wie war die wirtschaftliche Lage der Familie? Wie ist er in der Schule zurechtgekommen? Welche Ideale und Vorbilder hat er? Welche Liebeserfahrungen? Was las er gern? Und so weiter und so weiter. Hier sind der Aufforderung „Erzähl mir dein Leben!" rückschauend auch keine Grenzen gesetzt. „Erzähl mir dein Leben!" bringt für den Ratsuchenden eine Entlastung und schafft, wenn es der Berater oder die Beraterin versteht, aktiv zuzuhören, ein für die weitere Arbeit notwendiges Vertrauensverhältnis.

Der dritte Schritt im ‚Lesen können' einer Biographie ist zweifelsohne der schwierigste. Es ist die Deutung. Die Lebensstildeutung, in der alle Fakten und Meinungen, alle Aussagen ins Verhältnis gesetzt werden, ist aber nur die mittelbare Aufgabe des Beraters oder der Beraterin. Wichtiger und besser ist es, weil hilfreicher für den Ratsuchenden, dass es ihm selbst im Dialog gelingt, die erinnerten Daten auf einen gemeinsamen Nenner zu bringen. Dabei ist es unwesentlich, wo man anfängt. Es obliegt der Kunst des Beraters, bei der Zusammenfügung der Symptome, der Aussagen zu helfen und dabei gleichzeitig Mut zu machen und eine Lösung für das Beratungsproblem zu finden. Das ist eine Puzzle-Arbeit. In dieser Puzzle-Arbeit bildet der Berater zwangsläufig Hypothesen. Diese Hypothesen müssen sich nicht bewahrheiten. Sie können sich auch als falsch erweisen. Sie sollten aber keinesfalls in der im Kopf des Beraters gebildeten Form dem Ratsuchenden übermittelt werden, sondern nur wenn es nötig ist in Frageform oder als Form der so genannten Spiegelung artikuliert werden. Spiegelung heißt, zu sagen oder zu fragen „Ich verstehe sie so ..." oder „Verstehe ich sie so richtig ...?" Auf diese Weise kommt man im so genannten hermeneutischen Zirkel des Verstehens in die Tiefe und der Wahrheit näher. Deutung ist Wahrheitssuche. Natürlich kann in solchen Gesprächen von Wahrheit nicht immer die Rede sein. Die Objektivität der Aussagen des Ratsuchenden kann in der Beratung nur ansatzweise überprüft werden, wenn etwa Widersprüche auftreten. Ansonsten muss der Perspektive des Ratsuchenden geglaubt werden.

Natürlich wird ein Berater oder eine Beraterin nicht auf Lügen hereinfallen. Lügen sind nicht bösartig gemeint sondern Selbstschöpfungen, um Verdrängtes zu verdecken, sind eine Form des Widerstandes, der in jedem Beratungsgespräch eine Rolle spielt. Durch die Prüfung der verbalen Sprache anhand der Körpersprache gelingt es, offenkundige Lügen zu erkennen. In solchen Fällen sollten Berater ihre körperliche Wahrnehmung spiegeln und sagen „Mir ist hier bzw. jetzt an Ihnen ein Widerspruch aufgefallen ..." und diesen Widerspruch dann auch benennen und zum Ausgangspunkt einer weiteren Klärung machen. Prinzip für das Deuten sollte sein, dass es taktvoll, in die Zukunft weisend und ermutigend ist, also Selbsterkenntnis bringt. Aber dabei kann es nicht bleiben. Der Ratsuchende erkennt auf diese Weise zwar seine Probleme, aber er muss auch erkennen, dass nicht nur er solche Probleme hat, dass auch andere Menschen solche und ähnliche Probleme haben. So begreift er ein wesentliches Element menschlichen Zusammenlebens. Er lernt bei der Interpretation seiner Biographie, bei der Analyse seines Problems, dass auch andere Menschen solche Probleme haben, und er lernt, dass andere Menschen hilfreich sein können bei der Suche nach der Lösung des Problems, nach der Wahrheit. Nur so wird es wohl gelingen, Ermutigung zur Abstinenz, Ermutigung zur Therapie, die ja der Zweck einer Beratung sind, zu erreichen.

Fremde Biographie und eigene Biographie

In die Erörterung einer Drogenbiographie ist nicht nur der Ratsuchende einbezogen, schließlich ist diese Tätigkeit ein Dialog von Ratsuchenden und Beratern, das heißt, der Berater geht in die Erkenntnisweise ein, auch er vollzieht innere Prozesse und Wandlungen. Er hat es ja mit einem Fremden und Unbekannten zu tun, in den er sich hineinversetzen muss und kann, dabei gerät er aber in Gefahr, eigene Vorurteile, ja sogar Ekel und Abneigung zu empfinden und Denkschablonen anzuwenden. In diesen Erörterungen muss für ihn der Leitfaden sein „Es kann im Leben eines anderen alles ganz anders sein, als es bei mir gewesen ist." Nur so wird der Berater die notwendige Flexibilität und Liberalität aufbringen, die einem Ratsuchenden gerecht werden kann. Die Andersartigkeit eines anderen zu verurteilen, ist sicher der größte Fehler. Gerade deshalb ist es äußerst wichtig, dass der Berater seine Worte genau abwägt und nicht durch eine falsche Wortwahl den Gang der Erörterung vorbestimmt oder gar das für das Beratungsgespräch notwendige Vertrauensverhältnis zerstört. Dieser Sachverhalt war es wohl, der Siegfried Bernfeld in seinem Werk „Sisyphus oder die Grenzen der Erziehung" (1925) dazu bewogen hat zu fordern, dass jeder Erzieher eine Persönlichkeitsanalyse haben soll, damit er sich im pädagogischen Verhältnis genau kennt. Das gilt im übertragenen Sinne natürlich für Drogen- und Jugendberater auch.

Es gibt eine weitere Ebene, auf der die Biographie des Beraters und der Beraterin in ein Beratungsgespräch eingeht. Berater und Beraterinnen kennen die überzeugenden Leistungen der Klassiker der Tiefenpsychologie Alfred Adler, Sigmund Freud und Carl Gustav Jung. Adler hat mit Intuition Krankengeschichten von unbekannten Patienten deuten können und richtige Therapien dafür vorgeschlagen. Er hat erstaunliche Zusammenhänge erraten. Das fußte auf seiner Erfahrung, und die Schlussfolgerungen, die er daraus gezogen hat, grenzen ans Geniale. Auch Freud gelang das. Bei ihm, vor allen Dingen in den späteren Veröffentlichungen, ist der Leser verwundert, welche tiefgründigen Deutungen er aus dem Wissen, das ihm seine Klienten übermittelt haben, gezogen hat. Noch beeindruckender ist das bei Jung, der in seinen Falldarstellungen beim Begreifen des Seelenlebens viele theoretische Elemente seiner Lehre benutzt. Wer nun einem Ratsuchenden Rat gibt, gelangt oft an den Punkt, sich daran zu erinnern, an sich und seinen Fähigkeiten zu zweifeln. Er fragt sich: „Warum kann ich das nicht? Warum muss ich mich so mühsam herantasten?" Zum Trost sei gesagt, dass bei den Klassikern der Tiefenpsychologie natürlich auch Spekulationen und schlichtweg Eitelkeit eine Rolle spielen. Es ist fraglich, ob sie in der konkreten Fallarbeit stets das, was sie später in ihren Texten fixiert haben, auch geleistet haben. Insoweit hat kein Berater Grund, an sich zu zweifeln, wenn es ihm schwerer fällt, zu deuten.

Anamneseraster für Drogenbiographien

Der folgende Raster ist kein Handlungsschema. In ihm sind nur die Dinge aufgelistet, die bei der Anamnese einer Biographie, bei der Deutung und bei der Beratung zu berücksichtigen sind:

1. Biographische Daten: Alter, Schule, Beruf, Arbeits-, Wohn-, finanzielle Situation, Elternstatus, Geschwisterzahl.

2. Die Alltagsphänomenologie: Wie sieht der Ratsuchende seinen Alltag und wie bewältigt er ihn vor und nach dem Drogengebrauch?

3. Welche sozialen Beziehungen hatte er vor und nach dem Drogengebrauch?

4. Wie ist die Gebrauchsgeschichte verlaufen? Welche Krisen und Brüche gab es? Gab es Beratungsgespräche? Gab es Therapien? Wie waren die Reaktionen des Umfeldes auf den Drogengebrauch, oder wurde der Drogengebrauch verheimlicht?

5. Und schließlich die Selbstinterpretation des Gebrauches: Wie sieht der Gebraucher seinen Gebrauch im Verhältnis von Kausalität und Finalität?

Daraus können die Wege zur Veränderung der Situation in die Abstinenz hinein oder zur Motivation für eine Therapie abgeleitet werden, indem man Schlussfolgerungen für die Entwicklung der Kommunikationsfähigkeit, Kooperationsfähigkeit, den Umgang mit den Gefühlen, der Weltanschauung, der Vorurteilsstruktur, der Handlungsfähigkeit, des geistigen Horizontes, der sozialen Lage oder auch des Verstehens der eigenen Biographie in der Dynamik zwischenmenschlicher Beziehungen ableitet.

Literatur

Bernfeld, S.: Sisyphus oder die Grenzen der Erziehung. Leipzig 1925
Bernfeld, S.: Trieb und Tradition im Jugendalter. Kulturpsychologische Studien an Tagebüchern. Leipzig 1931
Dilthey, W.: Ideen über eine beschreibende und zergliedernde Psychologie. 1894. In: Gesammelte Schriften. Bd. V, S. 139-240. Stuttgart und Göttingen 1982
Erikson, E. H.: Identität und Lebenszyklus. Frankfurt am Main 1959
Erikson, E. H.: Lebensgeschichte und historischer Augenblick. Frankfurt am Main 1977
Gerdes, K./von Wolffersdorff-Ehlert, C.: Drogenszene: Suche nach Gegenwart. Ergebnisse teilnehmender Beobachtung in der jugendlichen Drogensubkultur. Stuttgart 1974
Gottschalch, W.: Soziologie des Selbst. Heidelberg 1991
Heinritz, C.: Nun hieß es eben nochmal von vorn anfangen. Rundbrief einer Dresdner Mädchenklasse. Opladen 1990
London, J.: John Barleycorn (König Alkohol). München 1973
Mead, G.-H.: Geist, Identität und Gesellschaft aus der Sicht des Sozialbehaviorismus. Frankfurt 1973
Maslow, A. H.: Psychologie des Seins: Ein Entwurf. München 1973
Mayer, K.-U. (Hrsg.): Lebensverläufe und sozialer Wandel. Opladen 1990
Riemann, G.: Das Fremdwerden der eigenen Biographie. München 1988
Scheerer, S./Vogt, I.: Drogen und Drogenpolitik. Ein Handbuch. Frankfurt am Main 1989
Tillmann, K.-J.: Sozialisationstheorien. Eine Einführung in den Zusammenhang von Gesellschaft, Institutionen und Subjektwerdung. Hamburg 1989
Tossmann, H. P.: Haschisch-Abhängigkeit? Lebensgeschichten von Drogenkonsumenten. Frankfurt am Main 1987
Vonderach, G./Siebers, R./Barr, U.: Arbeitslosigkeit und Lebensgeschichte. Eine empirische Untersuchung unter jungen Langzeitarbeitslosen. Opladen 1992
Wurmser, L.: Die verborgene Dimension. Psychodynamik des Drogenzwangs. Göttingen 1997

Daniel Effenberger, Christian Kröhnert, Hans Müller,
Hans-Joachim Schille und Antje Werner

Berufsrollen in der Drogenarbeit – Selbst- und Fremdbilder

Der Rollenbegriff

Seit dem 11. Jahrhundert wird bereits das Wort Rolle im Sinne von Verhaltensweise, Funktion oder Beruf verwendet. Der Rollenbegriff teilt in der Neuzeit das Schicksal vieler in den Sozialwissenschaften verwendeter Begriffe. Er wird mehrdeutig verwendet. Genau besehen ist er ein Kulturbegriff, der sich aus den arbeitsteiligen Strukturen der Gesellschaft ableiten lässt.

Der Begriffsinhalt ist, allgemein formuliert, ein System von Verhaltensvorschriften und Verhaltenserwartungen, denen entsprochen werden muss. Diese Erwartungen und Vorschriften erscheinen im Verhalten als selbstverständlich, sie geben dem handelnden Individuum auch den Sinn seines Handelns vor. Als soziologische Kategorie beinhalten Rollen wie Berater, Therapeut, Pfarrer und Polizist Erwartungen und Normen, die sich im Sozialsystem entwickelt haben und in ihm als verbindlich gelten. In diesem Sinne sind Rollen gleichsam Muster für das Verhalten, das die Gesellschaft vom Rollenträger erwartet. Als sozialpsychologische Kategorie beinhaltet die Rolle ein Verhaltensmusterrepertoire für Helfen, Beraten, Vermitteln, Kontrollieren usw. Bezieht sich der soziologische Rollenbegriff mehr auf das Normen- und Wertsystem, so bezieht sich der sozialpsychologische Rollenbegriff mehr auf die Persönlichkeit der Rollenausübenden. In beiden Fällen ist zu unterscheiden zwischen zugewiesenen oder quasi ererbten Rollen wie Altersrollen, Geschlechterrollen, Verwandtschaftsrollen und erworbenen Rollen, wozu die Berufsrollen, die Rollen politischer Amtsträger, die Rollen von Staatsbediensteten und von kirchlichen Würdenträgern zu zählen sind. Indem sich jemand mit seiner Rolle identifiziert, entwickelt er ein Rollenselbstbild und gewinnt seine soziale Identität, die ihn zu gewissen Handlungen verpflichtet und berechtigt, die ihm aber auch Rechte gewährt und Pflichten auferlegt. Stimmen Rollenvorschriften oder Rollennormen nicht mit den Rollenerwartungen überein, können Rollenkonflikte entstehen, die sich auf die sozialen Beziehungen als instabilisierend auswirken.

Rollentheorien

Rollentheorien sind ein beliebtes Erklärungsmodell für den Sozialisations-prozess des Menschen. Die traditionelle Rollentheorie, wie sie etwa von Ralf Dahrendorf (1961) oder von Talcott Parsons (1951) vertreten wurde, geht davon aus, dass Rollenhandeln umso besser funktioniert, je eindeutiger die Rollenvorschrift und die Rollenausübung übereinstimmen. Das traditio-nelle Rollenmodell beschreibt die Übernahme der von der Gesellschaft vor-geschriebenen und als Erwartung an den Einzelnen herangetragenen Rollen. Wer diese Normen und Erwartungen nicht erfüllt, wird negativ sanktioniert. Dahrendorf beschreibt das so: „Die in Rollen gebündelten Verhaltenswei-sen begegnen dem Einzelnen mit einer gewissen Verbindlichkeit des An-spruchs, so dass er sich ihnen nicht ohne Schaden entziehen kann" (Dah-rendorf 1961, S. 35). Die interaktionistische Rollentheorie, die auch revi-dierte Rollentheorie genannt wird, betrachtet das Rollenverhalten in der Sicht auf zwischenmenschliche Interaktionen. Nach der interaktionistischen Rollentheorie hat der Einzelne mehr Chancen, sein Rollenhandeln subjektiv zu gestalten und seine Identität in der Rolle zu fördern. Ein Hauptvertreter der interaktionistischen Rollentheorie ist Lothar Krappmann (1988). Die Revision im interaktionistischen Rollenkonzept hebt darauf ab anzuerken-nen, dass es viele mögliche Rollen gibt und die Erwartungen nicht genau zu bestimmen sind. Folglich wird es in einer bestimmten Situation möglich, eine Rolle zu variieren und sie rückblickend an die eigenen Erfahrungen anzupassen. Das trägt dazu bei, den Widerspruch zwischen den gesell-schaftlichen Erwartungen und den individuellen Bedürfnissen des Rollen-inhabers zu verringern, aber auch Widerstand gegen die Rollenzumutungen, die die Gesellschaft formuliert hat, zuzulassen. So wird dem Einzelnen ein gewisser, wenn auch begrenzter, Spielraum für die Mitwirkung bei der Rol-lendefinition zugestanden. Er kann seine Rolle nach seinen Vorstellungen und Wünschen ausgestalten. Damit ihm das gelingt, bedarf es gewisser Rol-lenqualifikationen. Diese Rollenqualifikationen werden auch Rollenmerk-male genannt und im folgenden Gliederungspunkt dargestellt.

Georg Herbert Mead hat die Kommunikation mit anderen nach Annahme einer Rolle untersucht und herausgearbeitet, wie sich Einstellungen des Rolleninhabers und die Fähigkeit zur Empathie entwickeln. Er stellte in diesem Zusammenhang fest, dass im Werdegang der Rollenannahme die Selbstbeobachtung, die Reflexion des eigenen Tuns und die Voraussicht für das Handeln zunehmen. Das zeigte sich auch als ein Ergebnis unserer Un-tersuchungen zum Rollenverständnis der eingangs genannten Professionen. Der aus dem Kreis um Alfred Adlers Individualpsychologie kommende Ja-cob L. Moreno hat die spontanen Momente der Kommunikation zwischen verschiedenen Rollenträgern untersucht und daraus als Verfahren das Psy-chodrama entwickelt, bei dem Reflexion, Selbstbeobachtung und Empathie durch Rollentausch bei der Bearbeitung eines Problems des Einzelnen oder der Gruppe gefördert werden.

Rollenmerkmale als Qualifikationsmerkmale

Im Folgenden werden die für die in der Drogenarbeit tätigen Professionen aus unserer Sicht bedeutsamen Rollenmerkmale, die förderlich für die Rollenidentität sind, beschrieben.

Rollendistanz

Rollendistanz ist eine im hohen Maße identitätsfördernde Qualifikation im Sinne von freier Gestaltung der Rolle z.B. in Helfer- und Beratungssituationen. Das heißt, dem Rolleninhaber muss ein Abstand zu den Erwartungen anderer bewusst sein und zugestanden werden. Für die Drogenarbeit bedeutet das zum Beispiel, dass er sich nicht sklavisch einer bestimmten Drogenpolitik verpflichtet fühlt, sondern sich zu ihr Distanz erlaubt.

Empathie

Hier geht es um die Einfühlung in die Rollen anderer als eine wesentliche Voraussetzung für die Stabilität der eigenen Identität, die Kooperationsfähigkeit und für die Sensibilisierung anderen gegenüber. Für das Funktionieren eines Netzwerkes ist dieses Merkmal Empathie besonders wichtig, da es zum Vermeiden von Vorurteilen, zum Vermeiden von Intoleranz und Stereotyphandeln beiträgt. Für die Drogenarbeit bedeutet das zum Beispiel, davon abzugehen, dass alle Polizisten Anhänger einer repressiven Drogenpolitik sind. Das Einfühlen in die Zwanghaftigkeit des Drogengebrauchs bei Abhängigen ermöglicht es einem Berater, einen Abhängigen zu verstehen und auch Rückfälle in Entzugs- und Entwöhnungsprozessen zu tolerieren.

Ambiguitätstoleranz

Darunter wird die Toleranz von abweichenden Erwartungen und Bedürfnissen verstanden, die zwangsläufig zu einer Revision des eigenen Rollenmodells führt und eigenes Rollenlernen fördert. Die Ambiguitätstoleranz trägt dazu bei, dass der Rolleninhaber Dissens ertragen kann und es vermeidet, dieses Dissenserleben mit autoritären oder gar in Richtung Gewalt gehenden Maßnahmen aus der Welt zu schaffen.

Identitätsdarstellung

Ein Rolleninhaber muss sich in seiner Rolle selbst wahrnehmen können und verwirklichen. Dazu gehört auch die Fähigkeit, seine Rolle und sein Rollenverständnis in der Interaktion, trotz plastischer Normvorstellungen der verschiedenen Professionen, zu artikulieren und zu behaupten. Das schützt ihn im Falle widersprüchlicher Erwartungen, seine Rollenverwirklichung zu Gunsten anderer aufzugeben. Dazu gehört nicht nur eine allgemeine Ich-Stärke, sondern auch eine vom Berufsbild her bestimmte Ich-Stärke oder

Ich-Identität. Genau besehen geht es bei diesem Merkmal darum, den Unterschied zwischen dem Rollenselbst und der Rollenerwartung anderer in einen kommunikativen Dialog im Sinne einer Vereinbarung zu definieren, ohne Konflikte gänzlich aussparen zu können. Das gelingt nur, wenn solche Dialoge hierarchie- und statusfrei geführt werden.

Frustrationstoleranz

Dialoge führen oft zu scheinbar unüberbrückbaren Meinungsunterschieden, das heißt Einzelne tragen die Vereinbarungen nicht mehr mit, steigen aus. Solche Erfahrungen führen zu Frustrationen. Im komplizierten Feld der Drogenarbeit können aber auch übersteigerte Rollenerfüllung als Ideal oder Resignationen bei Erfolglosigkeit der Bemühungen um Abstinenz, um Bindung, um Vertrauen dazu führen, dass Frustrationen entstehen. Kurzum: Alle in der Drogenarbeit tätigen Professionen sind davon betroffen, Frustrationen zu ertragen und trotz dieser Frustrationen sich immer wieder um ihre Klientel zu bemühen, wissend, dass Rückfälle zur Arbeit gehören. Die Ermutigung kann ein Beschäftigter in der Drogenarbeit daraus erfahren, dass es nur einen Rückfall geben kann, wenn es bereits Fortschritte gegeben hat.

Kommunikationskompetenz

Kommunikationskompetenz ist eine wesentliche Grundqualifikation für alle in die Drogenarbeit einbezogenen Professionen. Darunter ist die Vermeidung von klienteninadäquater Sprache, die sich in Form von Anklagen, Diffamierungen und Ähnlichem zeigen kann, aber auch von Sprachklischees, sprachlichen Verengungen und selektiven Wahrnehmungen zu verstehen. Wesentlich ist, dass über Gefühle gesprochen werden kann, ohne dass es zu Übertragungs- und Gegenübertragungsmechanismen im Sinne der Psychoanalyse kommt. Am wichtigsten aber ist die Kompetenz, zuhören zu können, denn diese Fähigkeit bringt der Klientel zunächst einmal, was sie dringend braucht, nämlich Entlastung. Gerade die Kunst, ein Gespräch so zu führen, dass sich der Partner ermutigt fühlt, etwa in einen Entzug oder in eine Entwöhnung selbstbestimmt zu gehen, bedarf immer wieder des eigenen Gesprächsführungstrainings, bedarf immer wieder der Supervision, um nicht in Stereotype und Klischees zu verfallen.

Kreativität

Darunter ist das sich aus der Rollendistanz ergebende Vermögen zu verstehen, im komplizierten Feld der Drogenarbeit eigene neue Ideen zu entwickeln und so weit wie möglich auch zu verwirklichen, ohne an der bisherigen Rollenfixierung festzuhalten. Man könnte das auch als Aufgeschlossenheit gegenüber Neuem in der Drogenarbeit überhaupt bezeichnen.

Selbst- und Fremdbilder
von einigen Berufsrollen in der Drogenarbeit

Die folgenden Beschreibungen der Selbst- und Fremdbilder erheben keinen Anspruch auf Allgemeingültigkeit. Sie sind durch Interviews mit Vertretern der in das Projekt einbezogenen Professionen entstanden und haben die Qualität fon Näherungen. Mindestens je sechs Interviews wurden für das Selbstbild und ebenso viele für das Fremdbild durchgeführt. Bei einigen Professionen lag die Zahl der Interviews in beiden Bereichen höher. Außerdem sind die berufsrelevanten Äußerungen der Seminarteilnehmer in den Weiterbildungsveranstaltungen in die Verallgemeinerungen zum Selbst- und Fremdbildverständnis einbezogen worden.

Dass Fremdbilder oft andere Rollenerwartungen beinhalten, ist nicht verwunderlich. Diese Tatsache sollte für die Rollenträger ein ständiger Imperativ für Reflexionen und für das Handeln sein, auch wenn festgestellt wird, dass nicht alle Erwartungen erfüllbar sind.

Berufsrollenerwartungen haben eine formelle und eine informelle Dimension. Sie sind ihrem Wesen nach Wahrscheinlichkeiten, nach denen sich ein Rolleninhaber verhalten wird. Sie beziehen sich auf das eigene und auf das Verhalten anderer gegenüber. Die folgenden Beschreibungen wollen wir als Diskussionsgrundlagen verstanden wissen, die dazu beitragen können, Netzwerke zu optimieren und das eigene Berufsrollenverständnis zu relativieren, außerdem können sie dazu beitragen, im Fremdbildbereich falsche Erwartungen zu vermeiden.

Drogenberater

Die Jugendlichen sehen die Drogenberater als Helfer. Die den Gebrauch nicht akzeptierendenden Drogenberater betrachten sich selbst ebenfalls als Helfer – überwiegend mit dem Grundverständnis, Hilfe zur Selbsthilfe zu geben. In der akzeptierenden Präventionsarbeit beschreiben sie sich als bedingungslose Begleiter von Personen mit Drogenproblemen, jedoch nicht als Helfer, die jede Verantwortung übernehmen. Einige Drogenberater hatten jedoch Schwierigkeiten, sich ständig in ihrer Rolle zurechtzufinden, zu verwirklichen und motivieren zu müssen (gestörte Identitätsdarstellung). Sie äußerten Unzufriedenheit, Kraftverlust und sahen nur punktuelle Erfolge in ihrer Arbeit, was bis zur Frustration führt. Um die Qualität ihrer Arbeit zu halten, versuchen sie, diese Probleme durch Maßnahmen wie Supervision oder sogar eigene ambulante Psychotherapie auszugleichen.

Die Drogenberater in der akzeptierenden sowie in der nicht akzeptierenden Drogenarbeit wollen die Öffentlichkeit sachlich über Drogen und Sucht in Kenntnis setzen. Diese Aussagen stimmen mit denen der Jugendlichen überein.

Bei der Frage nach der Zielgruppe der Drogenberater wurde ein breites Spektrum an Zielpersonen erwähnt. Die von den Jugendlichen aufgezählten Zielpersonen stimmen weitestgehend mit denen der Drogenberater überein. Befragt nach den Zielen der Berufsgruppe, ähnelten sich gleichermaßen die Aussagen. Die Jugendlichen dachten an die Hilfe für Abhängige zur Bewältigung der Sucht, das Aufzeigen von Alternativen zu Drogen, die Rehabilitation von Abhängigen und die Hilfe bei einem Leben mit Drogen. Die Drogenberater beabsichtigen vor allem, eine Unabhängigkeit von Suchtmitteln bei den jugendlichen Drogengebrauchern zu erreichen und Gesundheitsschäden zu verhindern. Ein gemeinsames Ziel sahen die Jugendlichen und die Drogenberater in der Schaffung von Räumen und Plätzen für Jugendliche zur Freizeitgestaltung.

Die Drogenberater, die in der Primärprävention tätig sind, versuchen durch Vorträge und durch Benutzung von Medien, Kindern und Jugendlichen Lebenskompetenz zu vermitteln und den genussorientierten Umgang mit Drogen, auch mit Alltagsdrogen, zu erlernen oder sich bewusst gegen Drogen zu entscheiden. Bei ihrer Präventionsarbeit setzen die Drogenberater nur noch selten auf Abschreckung, doch gerade diese Art der Prävention wird von einigen interviewten Jugendlichen gewünscht.

Bei den Methoden und Mitteln, welche die Drogenberater bei ihrer Arbeit anwenden, nannten die Jugendlichen jedoch nur einen kleinen Teil dessen, was die Drogenberater wirklich anwenden. Ohne Beseitigung der Berührungsängste der Jugendlichen kann ein besseres Kennenlernen der Arbeit der Drogenberater auch in Zukunft nicht stattfinden. Die Methoden sind nach den Aussagen der Drogenberater von der Art der Prävention und dem Präventionstyp (akzeptierende oder nicht akzeptierende Drogenarbeit) abhängig. Einige Interviewte finden es sehr wichtig und gut, dass die Drogenberater die Sprache der Jugendlichen sprechen, jung sind und daher bei einer Beratung vertrauensvoll wirken. Angepasstes Verhalten an die Jugendkulturszene und eine gewisse Kommunikationskompetenz sind Kriterien, die auch für die Drogenberater eine wichtige Rolle spielen.

Die interviewten Jugendlichen gestehen den Drogenberatern, auch ohne vorherige Selbsterfahrung, ein hohes Wissen über die bekanntesten Drogen, über Hilfemaßnahmen und psychologische Kenntnisse zu. Nicht die theoretischen Kenntnisse, sondern einfache Kenntnisse über neue Drogen und deren Wirkungen fehlen, nach Ansicht der Jugendlichen, einigen Drogenberatern. Das heißt, die Jugendlichen vermissen das Wissen über die zurzeit benutzten Drogen.

Die heutige Drogenpolitik wird von beiden Seiten als sehr hinderlich beschrieben. Die Drogenberater sprechen von einer Behinderung der Arbeit der Beratungsstellen. Nach Meinung der Jugendlichen gibt es außerdem zu wenige Beratungsstellen, die das Problem der illegalen Drogen ernst nehmen.

Mit Jugend- und Drogenfragen befasste Polizeibeamte

Die Polizei ist in den Augen der Jugendlichen ein Sanktionierungsapparat, der das Ziel hat, Straftaten aufzudecken und zu verfolgen. Diese Aussagen der Jugendlichen werden durch die Präventionsbeamten selbst als normal eingeschätzt. Benennen die Polizeibeamten ihre Rolle, in erster Linie Ansprechpartner der Bevölkerung zu sein, so sehen die Jugendlichen die Rolle der Polizei hauptsächlich in der Bekämpfung der Drogenszene und des Drogenhandels sowie in der Durchsetzung von Recht und Ordnung. Obwohl sich die Beamten der Jugenddrogenprävention ihrer Verantwortung im Umgang mit ihrer Klientel aufgrund des Strafverfolgungszwanges bewusst sind und diese Tatsache zu Beginn jeder Präventionsveranstaltung offen ansprechen, stehen die Jugendlichen diesem Fakt sehr reserviert und abweisend gegenüber. Sie beklagen die rücksichtslose Verfolgung und Bestrafung ohne Kenntnisse der schwierigen sozialen Hintergründe und Ursachen des Drogenkonsums und fordern ein verstärktes Einfühlungsvermögen der Beamten. Aufgrund des Legalitätsprinzips sind die Polizisten jedoch in ihrem Handeln gebunden. Ihr Tätigkeitsfeld ist klar auf die Primärprävention begrenzt. Nur teilweise wussten die jugendlichen Befragten, dass sich die Präventionsarbeit der Polizei vorwiegend an nicht drogengebrauchende Kinder und Jugendliche wendet.

Die Verwirklichung des Zieles, dass Kinder und Jugendliche in einer drogenfreien Zukunft aufwachsen können, sehen die Jugendlichen dagegen in der Bekämpfung des illegalen Drogenmarktes und dem Versuch, das Drogenmilieu unter Kontrolle zu bringen. Hier ist zu erkennen, dass das Wissen (bzw. die Vermutungen) der Jugendlichen über die polizeiliche Drogenpräventionsarbeit nicht den tatsächlichen Gegebenheiten entspricht.

Die präventive Tätigkeit der Polizei sahen einige der befragten Jugendlichen ausschließlich in der Bekämpfung des Drogenbesitzes bzw. des Drogenhandels. Bekannt sind aber auch Vorträge, Veranstaltungen und herausgegebene Informationsmaterialien der Polizei zum Thema Drogen. Jedoch ist nur ein kleiner Teil der Jugendlichen, aus den bereits festgestellten Gründen, freiwillig bereit, an Präventionsveranstaltungen der Polizei teilzunehmen. Den Erfolg dieser Maßnahmen sehen die Jugendlichen nur, wenn die Barriere, die durch das Legalitätsprinzip aufgebaut wurde, durch Zusagen der Straffreiheit seitens der Polizei überwunden wird. Die jugendlichen Probanden regten an, Alkohol- und Drogenkontrollen im Straßenverkehr und Personenkontrollen an bekannten Punkten der Stadt und zu Technopartys durchzuführen.

Bezüglich der Fachkompetenz der Präventionsbeamten gehen die Meinungen auseinander. Jugendliche sehen diese bezüglich der Kenntnis und Beobachtung der Ursachen des Drogengebrauchs als nicht ausreichend an. Die meisten Aussagen der Jugendlichen basierten jedoch auf Vermutungen anstatt auf erlebten Erfahrungen. Oft entstehen Vorstellungen und Meinungen nur durch Berichte über Erlebnisse anderer Mitglieder der *peer-group*. Dagegen schätzen die Präventionsbeamten ihre Kenntnisse und ihr Wissen zur Durchführung von Präventionsveranstaltungen (bzw. für die Abdeckung ihres Tätigkeitsfeldes) als genügend ein. Jedoch wird immer wieder darauf hingewiesen, das eigene Wissen und die Fertigkeiten in den Bereichen der Pädagogik, der Psychologie, der Rhetorik und der Methodik erweitern zu wollen und zu müssen, um den stetig steigenden Anforderungen, die sich in ihrem Aufgabenbereich stellen, gerecht zu werden.

Pfarrer und diakonische Mitarbeiter

Für diese Professionen ergab sich insgesamt eine hohe Identität von Selbst- und Fremdbildern. Seelsorge und christliche Wertevermittlung sind der dominierende Rolleninhalt. Ebenso übereinstimmend sehen die Rolleninhaber und die Jugendlichen als Ziele der Arbeit Primärprävention und Krisenintervention bei Menschen jeden Alters.

Bezüglich der Prävention erwarten die Jugendlichen kompetentes Wissen über Drogen und Vorbildwirkung. Die Rolleninhaber sehen Prävention stark als Selbstwert- und Lebenskompetenzförderung und vermissen in ihrer Ausbildung den Gegenstand ,soziale Präventionstheorien'. Die methodische Vielfalt, die in der Jugendarbeit praktiziert wird, kommt an, wird von den Jugendlichen aber bezüglich des Drogengebrauchs informativer erwartet. Die jugendliche Klientel sieht in den Pfarrern und diakonischen Mitarbeitern zu Recht keine ,Drogenspezialisten', wohl aber mögliche Vermittler an andere professionelle Helfer. An Weiterbildung und Supervision sind Pfarrer und Diakone stark interessiert. Zeitmangel behindere ihre Wirksamkeit.

Sozialpädagogen

Die Interviews widerspiegeln überwiegend eine erfreuliche Tatsache: Die Sozialpädagogen sind als Berufsgruppe bei den Jugendlichen angekommen und werden als Dienstleister mit Doppelmandat angenommen. Sie verstehen sich selbst vorwiegend als Helfer zur Selbsthilfe. Von den Jugendlichen werden sie als vertrauenswürdige Helfer bei Problemlagen, trotz ihres häufig negativ stigmatisierten öffentlichen Bildes, geschätzt. Bezüglich der Zielgruppe (Kinder, Jugendliche und deren Bezugspersonen) der drogenpräventiven Arbeit und der Methoden (offene Jugendarbeit, aufsuchende Arbeit, flexible Angebote) sind Selbst- und Fremdbild weitgehend identisch. Die Präventionsauffassungen der Sozialpädagogen kristallisieren in Lebensweltorientierung und Förderung sozialer Kompetenzen.

Die Selbstreflexion der Arbeitsbedingungen offenbarte verbreitete Unzufriedenheit mit gesellschaftlichen Rahmenbedingungen, vor allem der Finanzierung von Aktivitäten und Projekten. Jugendliche erleben das nicht so. Sie bescheinigen der Profession in der Drogenarbeit gute fachliche Kenntnisse, Toleranz, Kreativität und Motivationsfähigkeit.

Literatur

Dahrendorf, R.: Homo Siciologicus. Opladen 1972

Dehmbach, B.: Zwischen Selbsthilfe und Expertenorientierung. Wiesbaden 1990

Haug, F.: Kritik der Rollentheorie. Frankfurt am Main 1974

Krappmann, L.: Soziologische Dimension der Identität. Stuttgart 1988

Mead, G.-H.: Geist, Identität und Gesellschaft aus der Sicht des Sozialbehaviorismus. Frankfurt 1973

Moreno, J. L.: Who shall survive? A new approach to the problem of human interrelations. Washington 1934

Scheerer, S./Vogt, I.: Drogen und Drogenpolitik: Ein Handbuch. Frankfurt am Main 1989

Wiswede, G.: Rollentheorie. Stuttgart 1977

Stichwortverzeichnis

AutorInnenverzeichnis

Arnold, Helmut, Dr., wissenschaftlicher Mitarbeiter am Lehrstuhl für Sozialpädagogik der Universität Leipzig; Vorsitzender des Instituts für regionale Innovation und Sozialforschung – IRIS e.V.

Bader, Thomas, Dipl.-Psych., Geschäftsführender Vorstand Drogenhilfe Tübingen e.V.

Böhnisch, Lothar, Dr., Professor für Sozialpädagogik und Sozialisation der Lebensalter an der Technischen Universität Dresden

Blum, Cornelia, Dipl.-Päd., wissenschaftliche Mitarbeiterin im Institut für Sozialarbeit und Sozialpädagogik der Technischen Universität Dresden und im Drogenprojekt von IRIS e.V.

Drößler, Thomas, Dipl.-Päd., wissenschaftlicher Mitarbeiter am Deutschen Jugendinstitut

Eberth, Alexander, Rechtsanwalt in eigener Niederlassung, München

Effenberger, Daniel, Dipl.-Päd., ehemals studentischer Mitarbeiter im Drogenprojekt von IRIS e.V.

Engel, Frank, Dipl.-Päd., wissenschaftlicher Geschäftsführer des Instituts für Beratungsforschung und -weiterbildung, Bielefeld

Enke, Thomas, Dr., Dipl.-Päd., Leiter der Jugendberatungsstelle der Polizei in Halle/Saale

Fritz, Karsten, Dipl.-Päd., wissenschaftlicher Mitarbeiter im Institut für Sozialpädagogik und Sozialarbeit der Technischen Universität Dresden

Funk, Heide, Dr., Professorin für Soziologie und Geschichte der sozialen Arbeit an der Hochschule für Technik, Wirtschaft und Soziales Mittweida/Roßwein

Gottschalch, Wilfried, Dr., Professor emeritus, Amsterdam/Bussum

Kröhnert, Christian, Dipl.-Päd., ehemals studentischer Mitarbeiter im Drogenprojekt von IRIS e.V.

Müller, Hans, Dipl.-Päd, ehemals studentischer Mitarbeiter im Drogenprojekt von IRIS e.V.

Röhm, Anne, Dipl.-Päd., Master of Public Health, Mitarbeiterin im Drogenprojekt von IRIS e.V., wissenschaftliche Angestellte im Landesgesundheitsamt Baden-Württemberg

Schille, Hans-Joachim, Dr., Professor emeritus, Leiter des Drogenprojekts von IRIS e.V.

Stein, Gebhard, Dr., Geschäftsführer von EGRIS, Hechingen

Stiehler, Matthias, Dr., Vorsitzender des Dresdner Instituts für Erwachsenenbildung und Gesundheitswissenschaft e.V.

Trautmann, Ralf, Dipl.-Päd, freischaffend im Bereich der betrieblichen Weiterbildung

Urban, Sylvia, Dipl.-Soz.Päd. (FH), Supervisorin, Projektleiterin in HIV- und Drogenprävention

Werner, Antje, Dipl.-Päd., ehemals studentische Mitarbeiterin im Drogenprojekt von IRIS e.V.

Wolf, Barbara, Dr., Projektleiterin bei OUTLAW gGmbH in Dresden

Wolffersdorff, Christian von, Dr., Professor für Sozialpädagogik an der Universität Leipzig